ADOLFINE NITSCHKE

HEILSAMES RÄUCHERN MIT WILDPFLANZEN

GOLDMANN

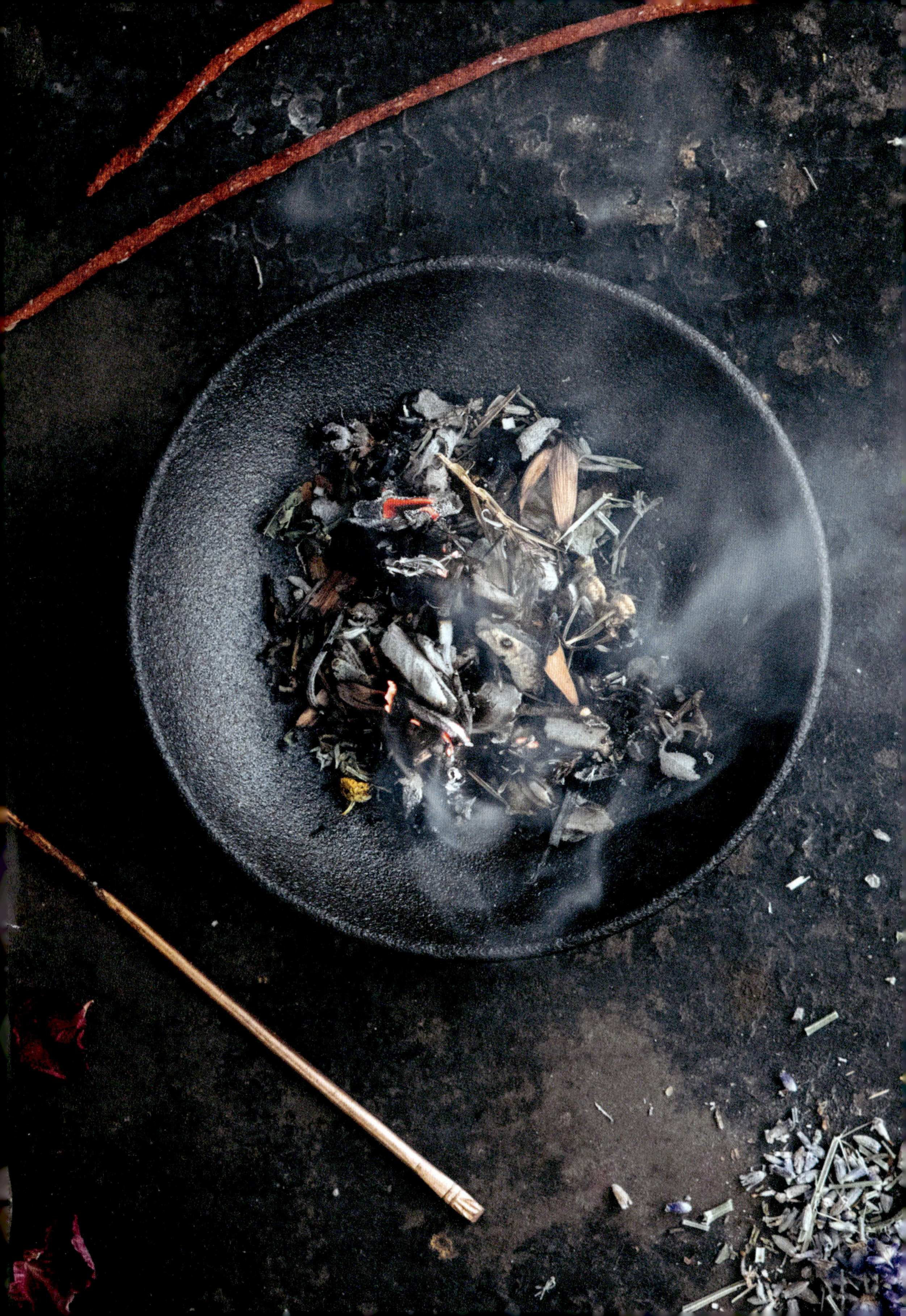

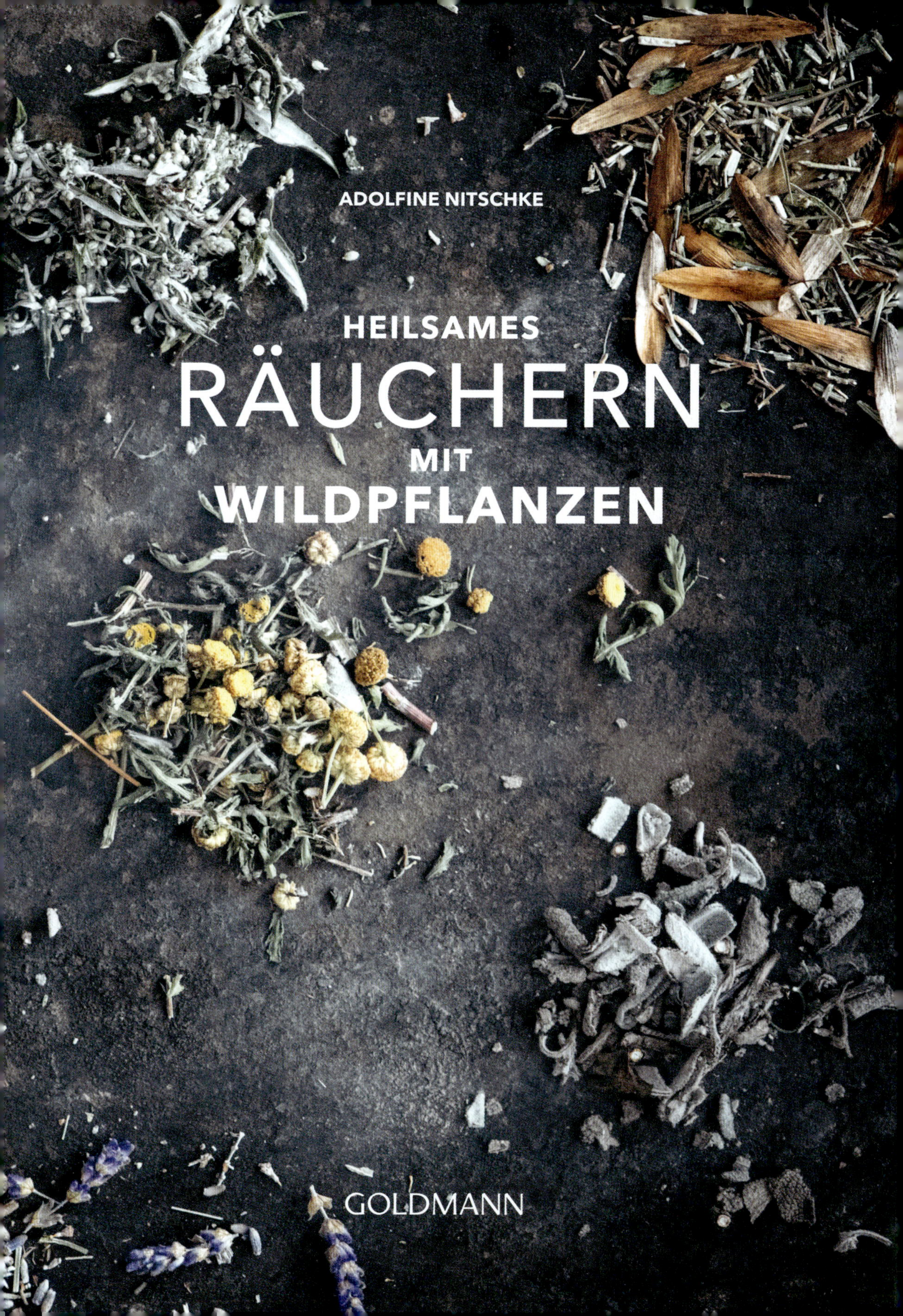

ADOLFINE NITSCHKE

HEILSAMES RÄUCHERN MIT WILDPFLANZEN

GOLDMANN

INHALT

In den Weidenkorb gelegt 7

RÄUCHERN FÜR KÖRPER, GEIST UND SEELE 9

Was bedeutet Räuchern? 11

Mit der Kraft des Feuers 11

Wo alles begann 17

Ursprünge des Räucherns 17

Am Anfang war das Harz 18

Die Kelten und ihr Leben mit Pflanzen 20

Räucherspuren 21

Wie wird geräuchert? 23

Ihr persönlicher Kraftort 23

Archaisch – alltagstauglich – am allerschönsten 24

Extra: Räuchern mit Kohle 26

Extra: Räuchern auf dem Stövchen 27

Schutzmantel 29

Energetische Reinigung von Haus und Hof 29

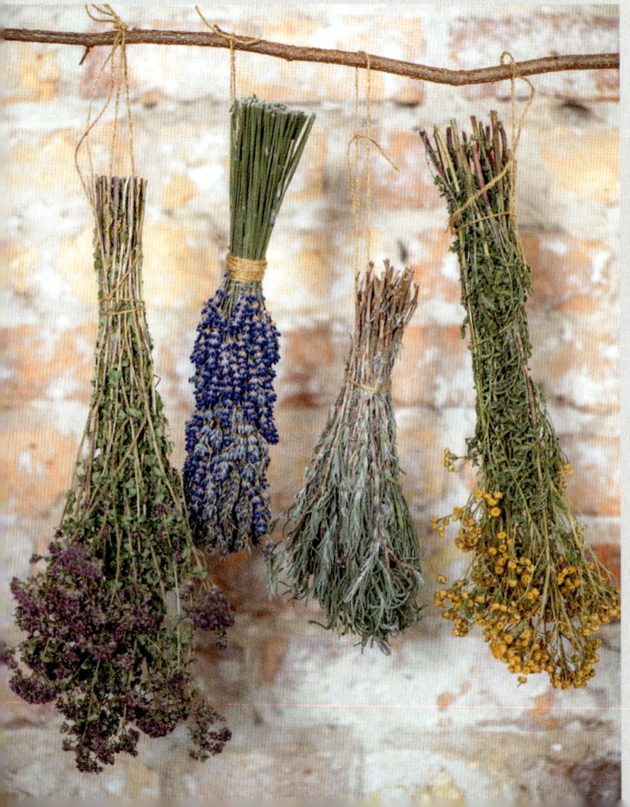

KRÄUTER, KNOSPEN UND HARZE ENTDECKEN 33

Sammeln, trocknen, lagern 35

Mit der goldenen Sichel – Sammeln bei unseren Ahnen 35

Harze – Tränen der Bäume 41

Frisch oder fossil? 41

Harze, Hölzer, Zapfen 44

Fichte, Waldkiefer, Europäische Lärche 44

Bernstein, Propolis, Apfel, Kirsche 46

Weihrauch, Copal, Myrrhe, Styrax 48

50 HEIMISCHE RÄUCHERPFLANZEN 51

Die Wirkungskreise 53

Naturschätze 53

Schutz und Reinigung 54

Salbei 54

Wacholder 56

Quendel 58

Ysop 60

Labkraut 62

Gundelrebe 64

Selbstheilungskräfte aktivieren 66

Mariengras 66

Kamille 68

Silberweide 70

Goldrute 72

Entspannung und Meditation 74

Baldrian 74

Hopfen 76

Zitronenmelisse 78

Wetterkräuter bei Stress und Ärger 80

Beifuß 80

Königskerze 82

Rainfarn 84

Johanniskraut 86

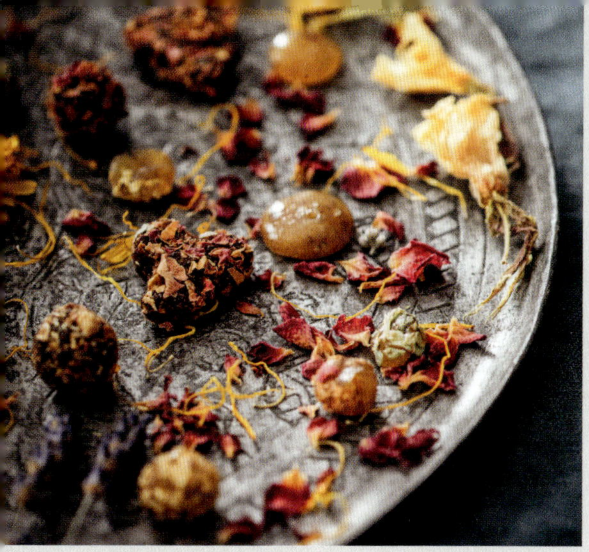

Harmonie und Wohlbefinden **88**
Heckenrose 88
Lavendel 90
Rosmarin 92
Myrte 94
Schwertlilie 96
Silberdistel 98
Quitte 100
Gute Laune mit Sonnenkräutern **102**
Alant 102
Dost 104
Ringelblume 106
Waldmeister 108
Kreativität entfalten **110**
Hängebirke 110
Frauenmantel 112
Konzentration fördern **114**
Kalmus 114
Pfefferminze 116
Selbstbewusstsein stärken **118**
Meisterwurz 118
Esche 120
Wermut 122
Weinraute 124
Loslassen und Neues beginnen **126**
Mädesüß 126
Weißdorn 128
Schneeheide 130
Räuchern für die Ahnen **132**
Holunder 132
Engelwurz 134
Erdrauch 136
Lebensbaum 138
Bartflechte 140
Traumarbeit, Visionen, Orakel **142**
Lorbeer 142
Eisenkraut 144
Mistel 146
Klatschmohn 148
Schafgarbe 150
Habichtskraut 152

RÄUCHERERLEBNIS UND RÄUCHERGENUSS 155
Flechten, bündeln, kneten **157**
Ursprünglich und naturverbunden – Räuchern im Freien 157
Räucherkonfekt im Blütenkleid 160
Stäbchen, Kerzen, Spiralen 162

RÄUCHERRITUALE ZELEBRIEREN 165
Mit Rauch durchs Jahr 167
Herbstmitte 168
Wintersonnenwende 170
Wintermitte 172
Frühlingstagundnachtgleiche 174
Frühlingsmitte 176
Sommersonnenwende 178
Sommermitte 180
Herbsttagundnachtgleiche 182

ANHANG 184
Tabelle: Räucherpflanzen von A bis Z 184
Register 188
Service 191
Impressum 192

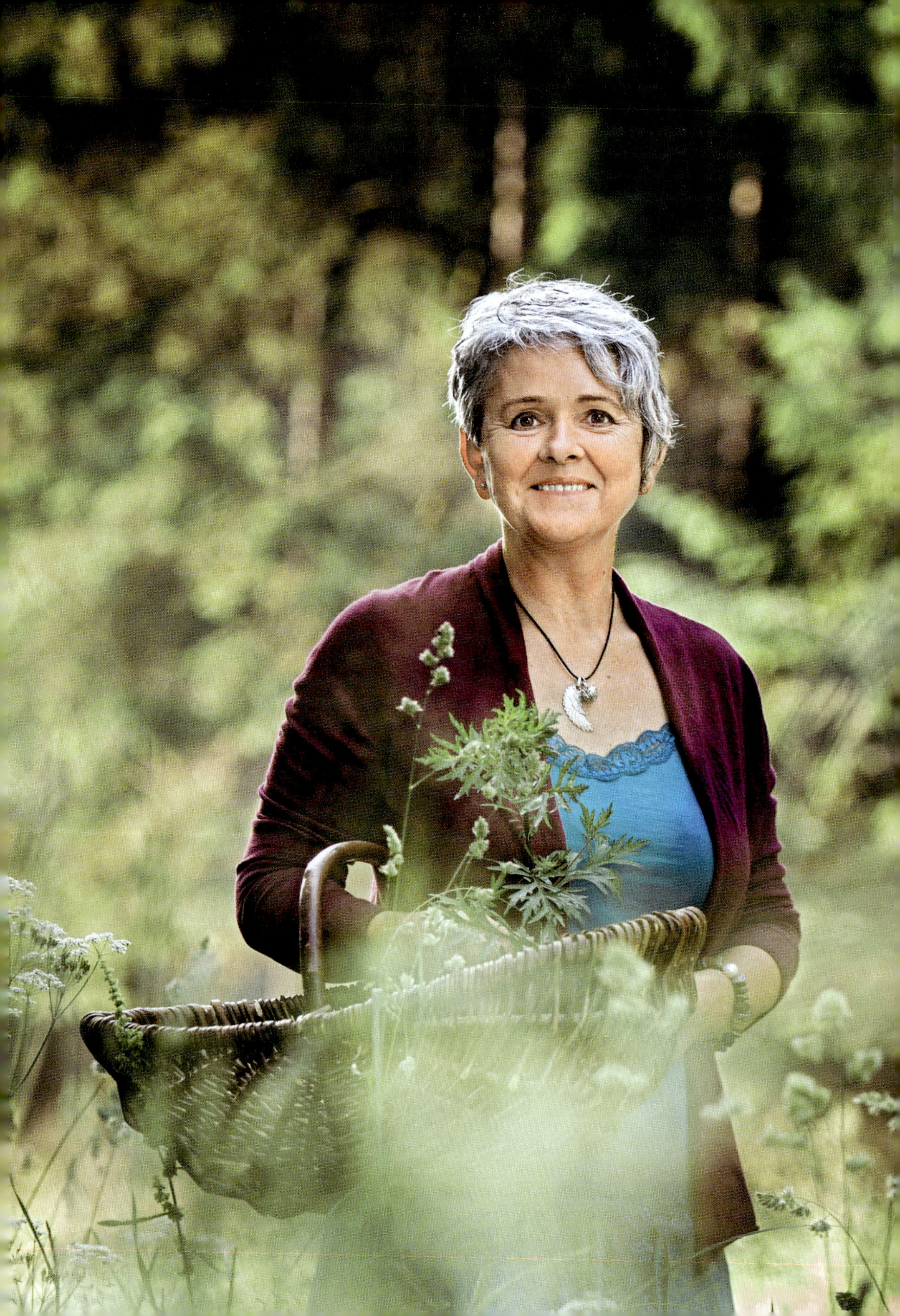

IN DEN WEIDENKORB GELEGT

VERWURZELT

Der Duft von frisch gekochten Kartoffeln, Tafelspitz, Endiviensalat, Preiselbeeren und Meerrettich lag in der Luft, als ich das Licht dieser Welt erblickte. Ich kam als Sonntagskind zur Welt, im Kreis der Familie, kurz vor dem Mittagessen. Die Hebamme hatte es nicht mehr rechtzeitig geschafft. Wahrscheinlich war sie mit dem Sonntagsbraten beschäftigt. Schon am zweiten Tag kam ich in den Genuss eines Teelöffels Kümmeltee. Dieser Schluck legte den Grundstein für eine positive Beziehung zu Kräutern. Nein, erinnern kann ich mich nicht mehr daran. Da es aber bei jeder passenden Gelegenheit erzählt wurde, bin ich mir sicher, dass es genau so passiert sein muss. Die Liebe zu Kräutern wurde mir sozusagen in die Wiege – oder in meinem Fall in den Weidenkorb – gelegt.

Kräuter, Pilze, Blüten und Beeren ergänzten in meiner Kindheit ganz selbstverständlich den Speiseplan. Je nachdem, was die Jahreszeit so hergab. Sehnsüchtig wartete ich auf die Holunderblüte. Denn dann gab es einen besonderen Leckerbissen: in knusprigem Bierteig ausgebackene Hollerküchl. Manchmal erfüllte auch Räucherduft das Haus, der den Tag und die Stimmung zu etwas Geheimnisvollem machte.

Jetzt

Die Magie des Räucherns fasziniert mich bis heute. Ich besinne mich wieder auf meine Wurzeln und Mutter Erde. Das Wort »Unkraut« habe ich aus meinem Wortschatz verbannt. Die grünen Wilden sind verkannte Schätze der Natur, die wir nutzen sollten.

Überbevölkerung wird bald zum Dauerbrenner-Thema werden. Wohin mit den Menschen? Reicht das Wasser? Woher nehmen wir die Nahrung? Architekten entwickeln bereits innovative Gebäude mit integrierten Flächen für den Anbau von Obst, Gemüse und Kräutern. In Großstädten ringen Naturfreunde unwirtlichen Plätzen Anbauflächen ab und legen Gemeinschaftsgärten an. Es ist höchste Zeit, dass wir das angestaubte Wildkräuterimage vergessen. Wildkräuter sind elementar. Sie gehören täglich und ganz selbstverständlich wieder auf den Tisch und in die Räucherschale. Sie können viel mehr, als uns satt zu machen und gesund zu erhalten. Verräuchert sind sie Nahrung für Körper, Geist und Seele. Inzwischen ist wissenschaftlich belegt, was die Menschen schon immer intuitiv spürten. Räuchern setzt Heilungsimpulse und hat Einfluss auf Emotionen und Wohlbefinden. Die Räuchertradition wird seit Jahrtausenden in allen Hochkulturen weltweit gepflegt. Nur bei uns scheint dieses Wissen verkümmert zu sein.

Entdeckungsreise

Nehmen Sie einen Korb und begleiten Sie mich beim Sammeln heimischer Räucherpflanzen. Ich zeige Ihnen, wo sie wachsen, wie man sie verarbeitet, welche Düfte sie auf der Glut entfalten und wie sie wirken. Mit wenigen Utensilien und Handgriffen integrieren Sie das Räuchern in Ihren Alltag. Es wird zu einer Kraftquelle, aus der Sie täglich schöpfen können. Ich möchte mit diesem Buch Ihre Räucherleidenschaft neu entfachen!

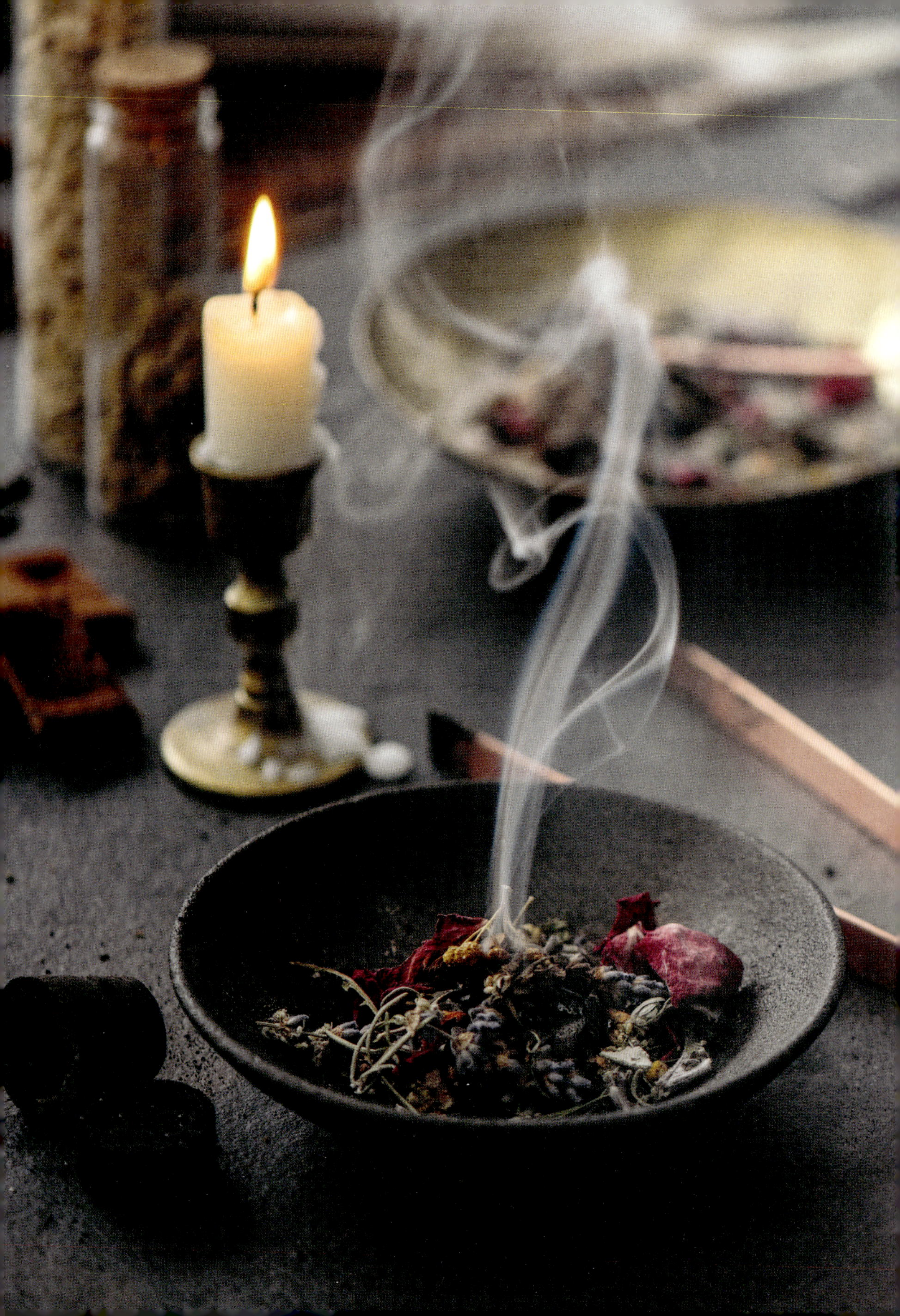

RÄUCHERN FÜR KÖRPER, GEIST UND SEELE

Raus aus der Hektik des Alltags … und hinein ins Räuchervergnügen – aber gewusst, wie! Überall und in jede Alltagssituation lässt sich das Räuchern integrieren, ganz modern fast ohne Rauch oder auf traditionelle Art mit Kohle.
Räuchern entschleunigt! Schon die ersten haptischen Eindrücke erden uns: Wir entzünden die Flamme, greifen mit der kühlen Kupferzange glühende Kohle, zerreiben griffige Kräuter zwischen den Fingern und erleben, wie sich die getrockneten Pflanzen zu heilsamem Rauch transformieren.

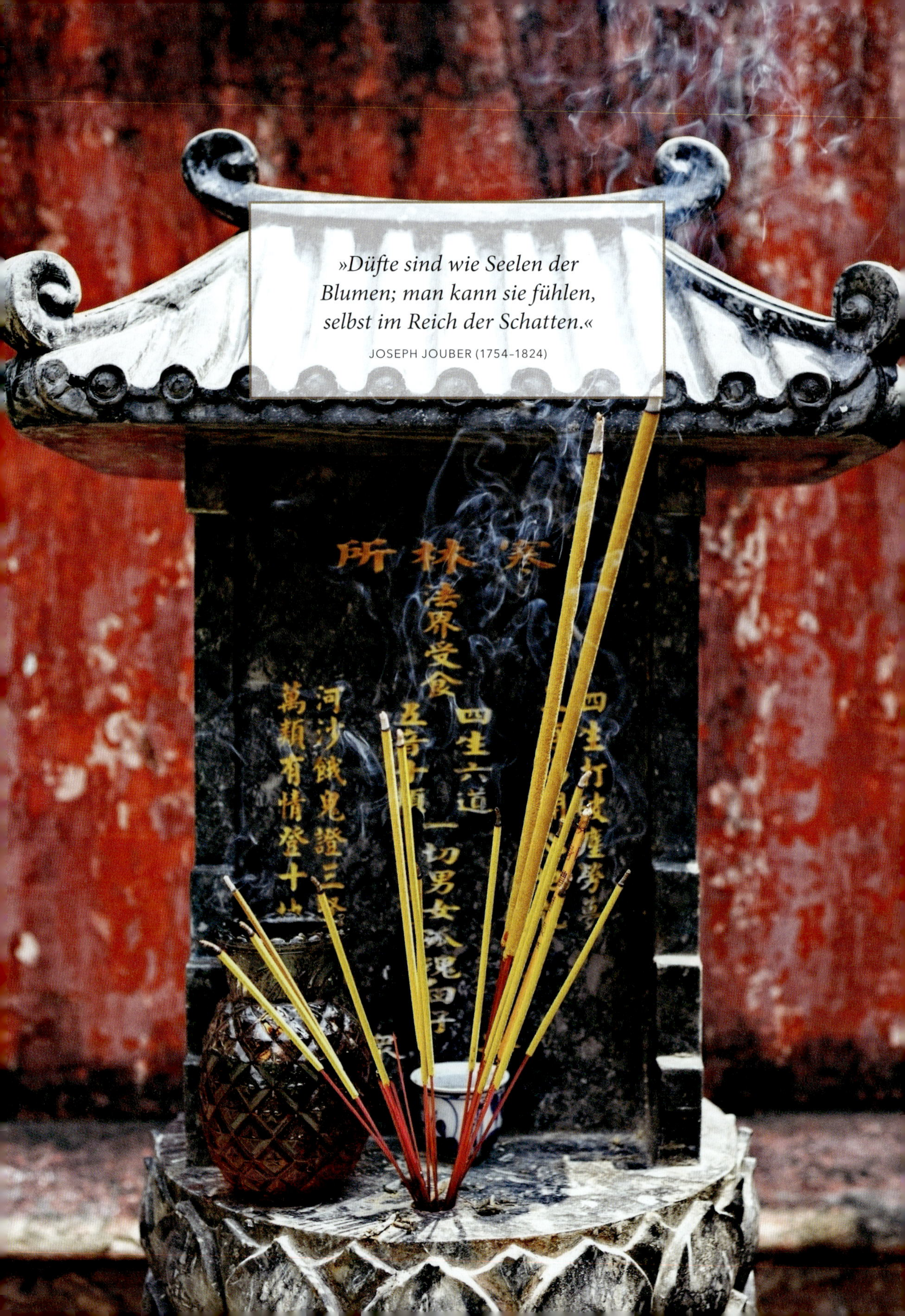

»Düfte sind wie Seelen der Blumen; man kann sie fühlen, selbst im Reich der Schatten.«

JOSEPH JOUBER (1754–1824)

WAS BEDEUTET RÄUCHERN?

An Schwarzwälder Schinken und »Steckerlfisch« denken die meisten, wenn sie das Wort »Räuchern« hören. Aber darum geht es in diesem Buch nicht. Räuchern ist grundsätzlich das Verbrennen oder Erhitzen von räucherbaren, aromatischen pflanzlichen Substanzen.

MIT DER KRAFT DES FEUERS …

Zu den Räucherstoffen zählen neben Harzen auch Hölzer, Rinden, Kräuter, Blüten, Blätter, Nadeln, Samen und Wurzeln. Ähnlich wie man beim Teeaufbrühen die Wirkstoffe der Pflanzen mit kochendem Wasser gewinnt, werden beim Räuchern die Inhaltsstoffe mit Feuer befreit. Durch das Element Feuer findet eine Transformation statt. Das Wesen der Pflanze wird von ihrem Körper gelöst, und die wertvollen Inhaltsstoffe werden über den Rauch freigesetzt. Die Duftmoleküle und Wirkstoffe gelangen über die Nase in das Großhirn und wirken sich direkt auf unser zentrales Nervensystem und unsere Gefühle aus.

Beim Räuchern geht es also darum, ähnlich wie in der Homöopathie die Wirkung (den Geist) der Pflanze vom Pflanzenkörper (der Materie) zu trennen. Der Rauch ist nicht mehr Physis und nicht Geist und deshalb ein perfekter Mittler zwischen Himmel und Erde. Zwei Dinge spielen beim Räuchern zusammen: die Kraft der Pflanze und die menschliche Absicht. Nur so kann der Rauch für die erwünschte Wirkung genutzt werden. Die Kräfte der Elemente verstärken die Wirkung. Die Glut steht für Feuer, die Schale für Wasser, die Pflanzen und Harze für Erde, der Rauch für Luft. Räuchern ist wie eine Botschaft an den Himmel. Es verbindet uns mit den höheren Mächten. Daher ist es seit Jahrtausenden Teil jeder Kultur.

… in Rauch auflösen

Erwarten Sie bitte keine Wunder! Eine Räucherung wird sicher nicht auf Anhieb all Ihre Probleme lösen. Aber häufiges Räuchern kann vieles erleichtern. Es wirkt sich positiv auf Körper, Geist und Seele aus.

Jeder von uns erzeugt Emotionen und Schwingungen, die in Räumen als Information gespeichert werden. Das ist für viele Menschen sogar spürbar. Schon beim Betreten eines Raumes bekommt man manchmal das Gefühl, hier herrscht »dicke Luft«. Besonders in Anwaltskanzleien und Büros, wo berufsbedingt gestritten wird, kann dies der Fall sein. Mit dem regelmäßigen Verräuchern geeigneter Kräuter kann man die Schwingungen verändern und den Raum von negativen Energien reinigen. Das Raumklima wirkt wieder einladend und warm. Aber Räuchern hat noch mehr Potenzial. Auf allen Kontinenten der Erde wird die Kraft des heilenden Rauchs genutzt.

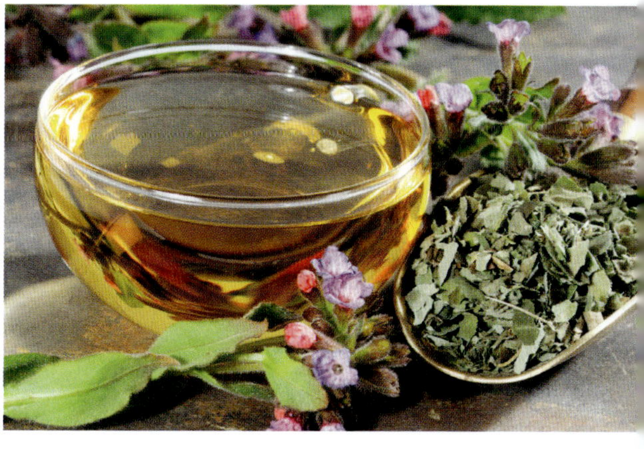

Tee oder Räucherung – zwei Möglichkeiten, um wirksame Inhaltsstoffe der Pflanzen aufzunehmen.

Die Palette der Wirkungskreise ist groß:

- Unterstützung kultischer und kirchlicher Rituale
- Jahreszeitenwechsel im Sonnen- und Mondzyklus
- wichtige Anlässe im Leben: Geburt, Hochzeit, Tod
- Meditation, Balancierung, Stärkung spiritueller Energien
- Kreativität, Konzentration, Selbstbewusstsein
- Schutz vor schlechten Einflüssen, Unheil, Geistern und Dämonen
- Schutz vor Unwetter, Hagel
- Reinigung, Desinfektion, Zerstörung von Krankheitskeimen, Bakterien, Viren in Krankenzimmern
- Anregung der Selbstheilungskräfte des Körpers, Vitalisierung
- Heilung und Linderung körperlicher und seelischer Beschwerden
- Steigerung des ganzheitlichen Wohlbefindens, Entspannung
- Anregung und Stärkung der körperlichen Lust
- für die Ahnen
- Orakel, Visionen, Traumarbeit
- Bewusstseinserweiterung, Ekstase, Trance
- Auffrischen von Räumen, Kleidung und Körpern
- Begrüßung und Verabschiedung von Gästen
- Haltbarmachen von Lebensmitteln

Ihre Botschaft an den Himmel

Ist Räuchern in der heutigen Zeit nicht überholt? Schon der Vorgang an sich ist faszinierend. Edle Harze, Hölzer und Heilkräuter verglimmen in der Räucherschale. Sie verwandeln sich durch die Kraft des Feuers und geben ihre kostbaren Inhaltsstoffe an eine kräuselnde Rauchsäule weiter. Duftender Rauch steigt Ihnen in die Nase, erfüllt den ganzen Raum, hüllt Sie ein, kriecht in alle Ritzen und saugt alles auf, was Ihnen schaden kann.

Ihre Wahrnehmung verändert sich, Ihre Stimmung. Sie können spüren, dass es noch so viel mehr geben muss zwischen Himmel und Erde. Sie blicken dem aufsteigenden Rauch nach und schicken ihm Ihre Gedanken, Bitten oder Gebete hinterher. Für einen Moment lösen sich die Alltagssorgen in Rauch auf. Sie atmen tief ein, nehmen den Kräuterduft wahr, das würzige Harz und erinnern sich an warme Sommertage. Sie sind dankbar für die Heilkräfte der Pflanzen, fühlen sich geschützt und gestärkt.

Später öffnen Sie die Fenster weit und geben den Rauchschwall frei. Zurück bleibt eine klare, gereinigte Atmosphäre. Sie können wieder aufatmen, kommen zur Ruhe, haben neue Kraft für Körper, Geist und Seele geschöpft, und alles erscheint in einem neuen Licht. Nein, Räuchern ist nicht überholt! Es gibt uns ein Stück Naturverbundenheit zurück und hilft uns dabei, wieder in den Rhythmus der Natur einzutauchen. Gerade in unserer hektischen Zeit ist das immens wichtig geworden.

Immer der Nase nach

Warum spielen Düfte in unserem Leben eine so große Rolle? Bei den wild lebenden Tieren ist es immer noch so, dass der Geruchssinn über Leben und Tod entscheiden kann. Sie können Feinde und Beutetiere wittern, Wasserstellen und paarungsbereite Weibchen aufspüren. Bei unseren Vorfahren spielte der Geruchssinn eine ähnlich zentrale Rolle.

Im Großstadtdschungel ist es schwierig, angesichts von Autoabgasen und Industrieanlagen Düfte zu erkennen. Aber in der freien Natur atmen wir gern tief ein, riechen die frisch gemähte Wiese, das duftende Heu, die salzige Meeresbrise oder die klare Luft im Wald. Glückshormone werden ausgeschüttet, wir tanken Energie, die einige Tage vorhalten kann.

Für den modernen Menschen scheinen Gerüche nicht mehr überlebensnotwendig zu sein, da eine Flut von optischen Eindrücken andere Sinneseindrücke überlagert. Trotzdem warnt uns der Geruchssinn noch vor Gefahren wie Feuer, Gas oder verdorbenem Essen. Unsere Nase bestimmt, wen wir gut riechen können und zum Partner nehmen. Blinde Menschen orientieren sich unter anderem an Gerüchen.

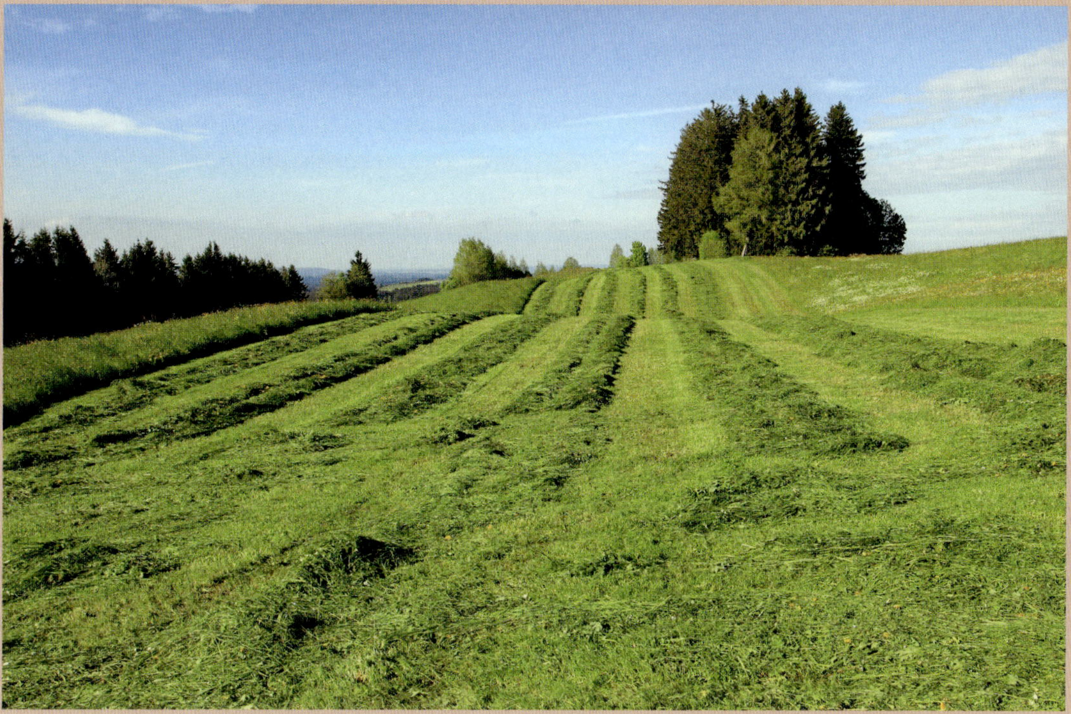

Frisch gemähtes Gras – sein Duft weckt Glücksgefühle und lässt uns Stress und Anspannung vergessen.

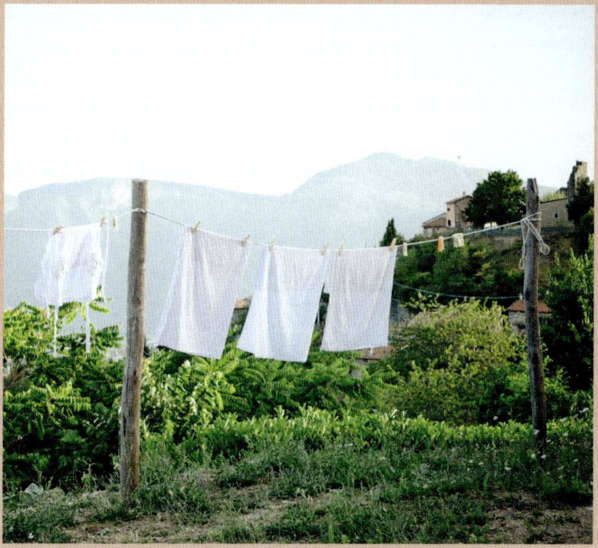

Der Geruch von an frischer Luft getrockneter Wäsche vermittelt für viele ein Gefühl von Urlaub.

MIT HAUT UND NASE RIECHEN

Wir atmen täglich etwa 23 000-mal ein und aus und brauchen dazu 12,5 Kubikmeter Luft. Beim Einatmen werden ständig Duftbotschaften in die Nase geschleust. Ein gesunder Mensch kann mehr als 10 000 verschiedene Duftnoten unterscheiden. Der Chemiker John E. Amoore hat 1964 sieben vom Menschen wahrnehmbare Duftklassen eingeführt, um die Vielzahl von Düften besser benennen zu können, der deutsche Chemiker Günther Ohloff machte etwas später acht daraus: animalisch, blumig, erdig, fruchtig, grün, harzig, holzig, würzig.

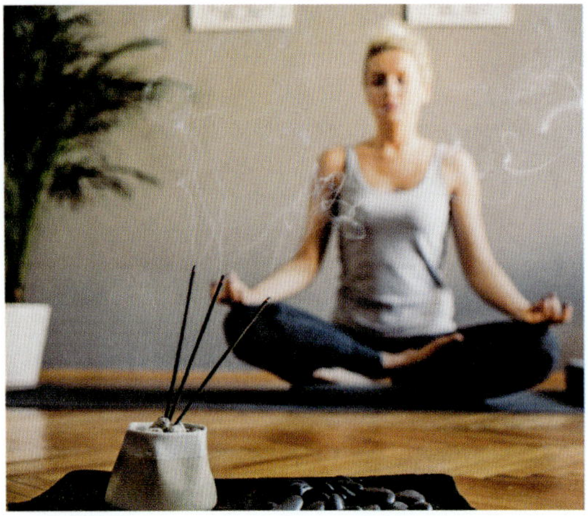

Der Duft von verräucherten Kräutern schafft die passende Atmosphäre für unser Tun.

Wie wir riechen

Alles, was uns umgibt, Materialien und Lebewesen, sondert Düfte ab, also eine chemische Substanz in Form von Molekülen. Wissenschaftler haben inzwischen herausgefunden, wie eine ausreichende Menge Duftmoleküle zu einem Nervenreiz werden kann.

Stark vereinfacht passiert Folgendes in unserer Nase, wenn wir räuchern: Feine Härchen halten erst einmal Schmutzpartikel in der Luft davon ab, in die Nase zu gelangen. Die Riechschleimhaut im oberen Teil der Nasenhöhle nimmt die Duftmoleküle in Empfang. Dort befinden sich auf einer Fläche von etwa drei Briefmarken mehrere Millionen Riechzellen, die in den Riechkolben münden, den Übergang zum Gehirn. In dieser Riechzone steuert das »olfaktorische System« das eigentliche Riechen. Es nimmt Düfte wahr, die sowohl durch die Nase als auch über den Mund beim Zerkauen von Nahrung aufgenommen werden. Hier ist die Verknüpfung von Mund- und Nasenhöhle zur Nasenschleimhaut, die letztendlich für unseren differenzierten Geschmackssinn verantwortlich ist. Ein weiteres Riechsystem, das sogenannte »trigeminale System«, ist schmerzempfindlicher und reagiert auf beißende Gerüche wie Rauch, Chlor oder Menthol. Dieses System schützt uns vor giftigen Substanzen. Wie wir Gerüche wahrnehmen, ist geschlechtsspezifisch. Daher werden auch weibliche und männliche Düfte unterschieden, was sich die Parfümeure zunutze machen.

Die Duftinformationen werden von dieser Riechzone an die verschiedenen Bereiche des Gehirns weitergeleitet und verarbeitet. Denn die Riechzellen sind gleichzeitig Nervenzellen, welche in der Lage sind, Informationen aus der Umgebung aufzunehmen und die chemische Botschaft der Duftmoleküle in eine elektrische Information zu übersetzen, damit sie unser Gehirn verstehen kann – wissenschaftlich »chemoelektrische Transduktion« genannt.

Die Duftbotschaft des Räucherwerks kommt schließlich im limbischen System, unserem »emotionalen« Gehirn, an. Das passiert so rasend schnell, dass unser höheres Bewusstsein, die Seele, und unser Unterbewusstsein schon längst reagiert und Empfindungen ausgelöst haben, bevor wir den Duft der Kräuter und Harze bewusst wahrnehmen.

Es gibt zusätzlich ein Bewertungssystem nach drei Noten für die Wahrnehmung von Düften: Die Kopfnote vermittelt uns einen ersten Eindruck vom Duft mit vorwiegend leicht flüchtigen Bestandteilen. Sie entscheidet meistens schon darüber, ob wir ihn mögen oder nicht. Die Herznote macht den eigentlichen Charakter unseres Räucherduftes aus. Die Basisnote bildet das Fundament mit den lang anhaltenden Duftnuancen.

Doch wir riechen nicht nur mit der Nase. Hanns Hatt und sein Team von der Ruhr-Universität Bochum haben etwas Erstaunliches herausgefunden. Die Forscher für Zellphysiologie konnten 350 verschiedene Arten von Riechrezeptoren beim Menschen nachweisen – nicht nur in der Nase. Innere Organe wie Niere, Darm, Prostata, aber auch die Haut sind mit Riechzellen ausgestattet. Unsere Haut kann riechen!

Düfte beeinflussen unser Wohlbefinden

Haptische, akustische und visuelle Eindrücke müssen zuerst in der Großhirnrinde verarbeitet werden. Düfte wirken jedoch direkt auf das limbische System. Dort werden Triebe gelenkt, Emotionen und Erinnerungen geweckt. Erlebnisse aus der Kindheit, die schon längst im Unterbewusstsein verschwunden waren, können wieder auftauchen, wenn wir einen Geruch aus der Vergangenheit wahrnehmen. Manchmal sind es negative Emotionen, wenn wir den Duft mit gefährlichen oder unangenehmen Ereignissen verbinden. »Proust-Effekt« nennt sich diese Laune des Gehirns. Oder wir riechen an einer reifen Feige im Supermarkt und sitzen plötzlich in Gedanken im Schatten des Feigenbaumes neben der Villa vom letzten Urlaub. Das ist wahrscheinlich einer der Gründe, warum wir Südfrüchte so gern an die Nase halten.

Diesen Effekt können Sie beim Räuchern nutzen. Mit etwas Lavendel oder getrockneter Bio-Zitronenschale auf dem Räuchersieb zaubern Sie eine wohlige und behagliche Atmosphäre. Gleich duftet es nach Urlaub vom Alltag. Die Magie der Duftnoten lässt uns nicht los. Alles soll gut riechen. Deshalb liegen Parfüms und Duftkerzen im Trend. Wir versetzen unsere Wäsche, Putzmittel und sogar unsere Nahrung mit synthetischen Duftstoffen. Die Deutschen verbinden Sauberkeit und Frische mit der Kraft der Zitrone, die Spanier mit Chlor, die Russen mit Fliederduft.

Schon beim Anblick dieses Bildes steigt uns der Geruch von Lavendel in die Nase.

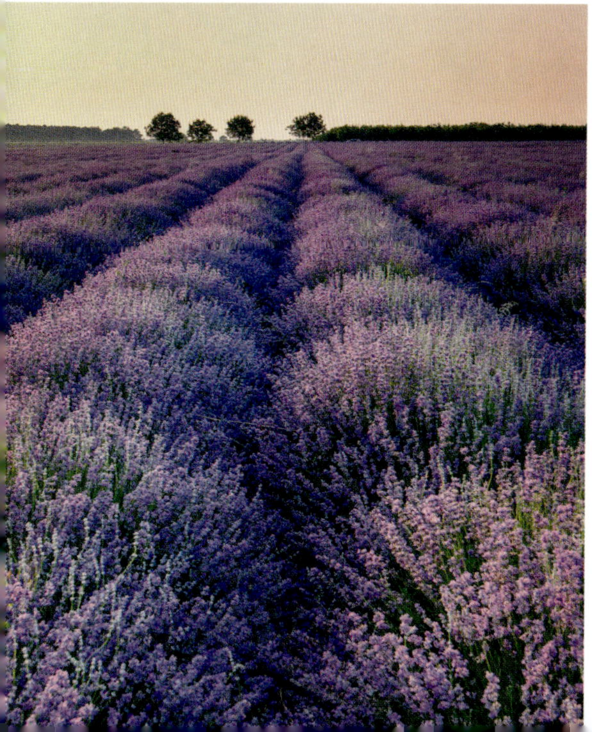

Schwangerschaft – Babys – Asthma

Werdende Mütter reagieren vor allem im ersten Drittel der Schwangerschaft sehr sensibel auf Gerüche. Sie entwickeln oft eine Abneigung gegen Parfüm, Rauch und bestimmte Essensgerüche. Babys verlassen sich in den ersten Lebensmonaten fast nur auf ihre Nase, bis die anderen Sinne stärker ausgeprägt sind. In den ersten drei Lebensjahren bildet sich ein Geruchsgedächtnis, das für das weitere Leben wichtige Eindrücke hinterlässt, insbesondere bei der Nahrungsauswahl.

Während der Schwangerschaft verzichten Sie besser auf das Räuchern. Viele Pflanzen können Wehen auslösen, wie Rainfarn, Beifuß, Muskatellersalbei oder Sadebaum. Auch in der Wildkräuterküche sollten Sie übervorsichtig sein. Am besten sprechen Sie mit Ihrem Frauenarzt darüber.

Babys und Kinder bis drei Jahre sollten Sie nicht abräuchern. Sie können aber ihre Kinderzimmer ausräuchern, wenn sie nicht im Raum sind, am besten mit Pflanzen mit niedrigem Haltepunkt (der Duft hält sich nicht lange) wie Salbei, Rose, Lavendel, Ringelblume oder Minze. Lüften Sie danach kräftig durch.

Asthmatiker müssen nicht grundsätzlich auf das Räuchern verzichten. Für einige ist es zwar völlig ungeeignet, aber auf manche wirkt es entspannend. Die richtige Wahl der Kräuter und Harze ist entscheidend. Auf einem Räucherstövchen mit Sieb verglimmen die Räucherstoffe schonender. Aber auch hier empfehle ich, dies vorher mit Ihrem Arzt abzuklären.

»Gum biodh ràth le do thurus.
Möge deine Suche erfolgreich sein.«

GÄLISCHER SPRUCH

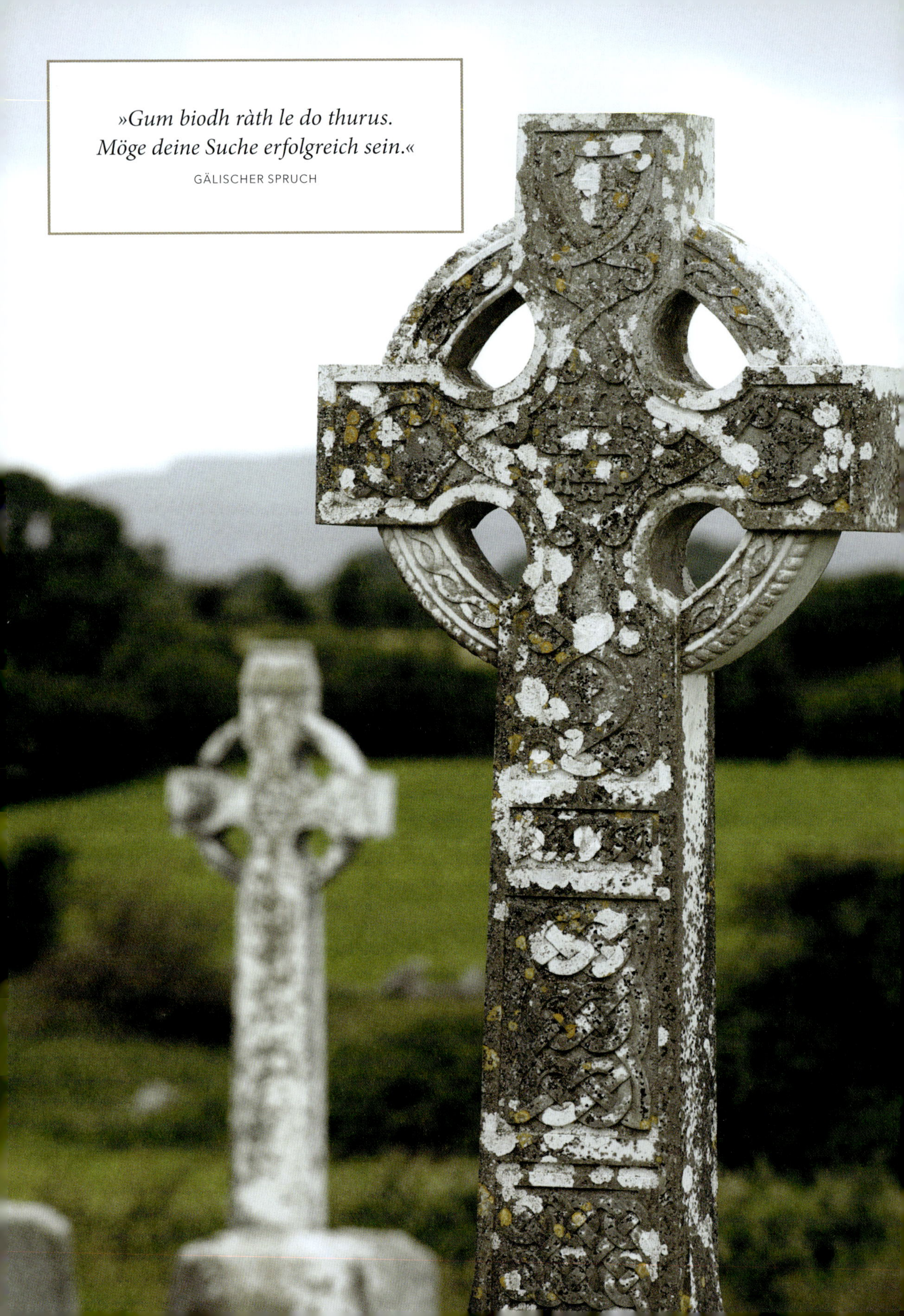

WO ALLES BEGANN

Funde in Steinzeitsiedlungen zeugen davon, dass schon unsere Vorfahren den aromatischen Rauch schätzten und nutzten. Anhand verklumpter Harz- und Pflanzenreste, den »Räucherkuchen«, können Wissenschaftler heute auf die verwendeten Räucherstoffe rückschließen.

URSPRÜNGE DES RÄUCHERNS

Während sich in der Altsteinzeit die Männer der Jagd widmeten, sammelten die Frauen Pflanzen. Durch Erfahrung lernten sie deren unterschiedliche Wirkungen kennen: Sie waren essbar oder giftig, konnten Krankheiten heilen, die Empfängnis verhüten oder verräuchert Dämonen austreiben, Halluzinationen hervorrufen und in Ekstase versetzen. Dieses teilweise lebensnotwendige Wissen wurde von einer Generation zur anderen weitergegeben. In der Jungsteinzeit wurden die Menschen sesshaft, bauten Pflanzen nach ihrem Bedarf an und stellten Gewänder aus Pflanzenfasern her. Wildkräuter spielten dabei immer noch eine entscheidende Rolle im Alltag.

Wer selbst einmal an einem lauen Sommerabend am prasselnden Lagerfeuer saß, kann die Entstehung des Räucherns nachvollziehen: Nach der erfolgreichen Jagd saß die ganze Sippe um ein großes Lagerfeuer und verzehrte das erlegte Wild. Als Brennholz dienten Äste von Sträuchern und Bäumen der Umgebung. Kinder warfen vertrocknete Gräser und Kräuter in die Glut, dass es nur so qualmte. Die feinen Nasen konnten sehr wohl die verschiedenen Duftnuancen unterscheiden – den edlen Duft der Lärche, den würzigen Wacholder, den krautigen Beifuß, den beißenden Erdrauch. Sehr schnell entdeckten die Menschen deren Heilkräfte als Hustenlöser oder bewusstseinserweiterndes Mittel. Und sie stellten fest, dass der Rauch Fleisch und Fisch für lange Zeit haltbar machen konnte. Diese Erkenntnis sicherte in einem langen Winter das Überleben eines ganzen Dorfes.

Aus diesen primitiven Anfängen entwickelte sich auf allen Kontinenten eine regelrechte Räucherkultur. Ursprünglich wurden nur einheimische Pflanzen verwendet. Das einfache Volk sammelte Harze und Kräuter in den benachbarten Wäldern und Wiesen. Doch schon bald wurden Harze als teure Handelsgüter transportiert. Kelten und Germanen drangen im Gefolge der Römer bis Persien vor und brachten von dort die ersten exotischen Harze mit. In Tempeln, Palästen, Klöstern und Kirchen wurden ganze Reichtümer für edles Räucherwerk aus dem Ausland eingetauscht. Welthandelsstraßen wie die berühmte Weihrauchstraße, verbanden alle wichtigen antiken Zentren und Heiligtümer und versorgten sie mit den begehrten Räucherwaren.

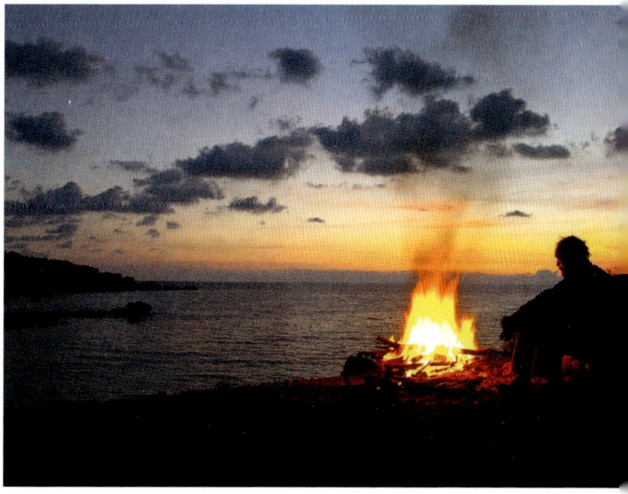

Pflanzen verräuchern über einem Lagerfeuer ist die ursprünglichste Form des Räucherns.

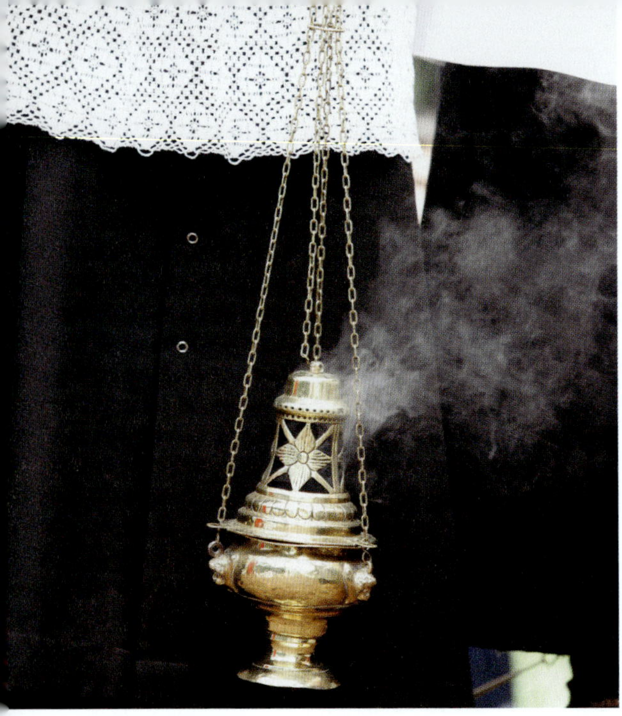

Weihrauch ist das wichtigste Räucherharz bei religiösen Zeremonien und Ritualen.

AM ANFANG WAR DAS HARZ

Gold, Weihrauch und Myrrhe schenkten die Heiligen drei Könige aus dem Morgenland dem neugeborenen Messias. Dies waren die drei kostbarsten Dinge, die man sich zu dieser Zeit vorstellen konnte – Gold und zwei Räucherharze! Zur Zeit der Geburt Jesu hatte die Räucherkultur ihren Höhepunkt erreicht. Im Alten und Neuen Testament werden an mehreren Stellen Duft- und Räuchersubstanzen erwähnt: Harze wie Weihrauch und Myrrhe, Balsam, Galbanum, Labdanum, Styrax, aber auch Hölzer wie Adlerholz, Aloe, Zimt, Narde oder Zeder. Das Räuchern war fester Bestandteil des jüdischen Glaubens.

Weihrauch und Myrrhe waren so wichtig und wertvoll, dass sie teilweise mit Gold aufgewogen wurden. Mit Karawanen und auf dem Seeweg wurden neben Salz und Gold Unmengen von Räucherstoffen transportiert, etwa über die Weihrauchstraße. Der Bedarf konnte kaum gedeckt werden, da Babylonier, Perser, Ägypter und Griechen die Harze großzügig auf riesigen Altären verräucherten.

In unseren Breitengraden hat es die »Bernsteinstraße« als Handelsroute für das fossile Harz aus der Nord- und Ostsee zu einem gewissen Bekanntheitsgrad gebracht.

Weihrauch und Myrrhe waren geschätzte Heilmittel, und zusammen verräuchert verschmolzen sie zu einem Paar des göttlichen Wohlgeruchs. Um die Götter wohlwollend zu stimmen, kamen bei religiösen Zeremonien und Ritualen ausgewählte Hölzer, Harze und Kräuter in den Tempeln zum Einsatz. Aber nicht nur dort, auch in den Wohnräumen und Innenhöfen war Räuchern mit wohlriechenden Räucherstoffen an der Tagesordnung.

Tipi, Tempel, trautes Heim

Rund um den Globus zieht sich eine historische Räucherspur. Jahrtausendelang war das Räuchern bei den meisten Völkern dieser Erde wichtiger Bestandteil des täglichen Lebens. Im Orient und in der antiken Welt, auf dem indischen Subkontinent, in Tibet und Nepal und in Mittel- und Südamerika gab es kulturelle Zentren, die das Räuchern praktizierten. Die ausgeprägte Duft- und Räucherkultur des Orients spiegelt sich zum Teil in den arabischen Geschichten aus »Tausendundeiner Nacht« wider, die Räucherkultur Indiens im Ayurveda, der indischen Heillehre. Um die Gegenwart der Götter zu gewährleisten, wurde in China in Tempeln und Privathäusern geräuchert. Auch erotische Rituale wurden von duftendem Räucherwerk begleitet. Die Japaner entwickelten aus der langen Tradition des Räucherns sogar eine besondere Räucherzeremonie, die Koh-Do-Zeremonie, die auch der »Weg des Räucherns« genannt wird. Es handelt sich dabei um eine meditative Zeremonie, bei der man den »Klang des Duftes« hört. Vor allem in östlichen Ländern ist

das Räuchern bis heute nicht aus dem Alltag wegzudenken.
In Nordamerika waren es die indianischen Völker, die sich intensiv mit dem Räuchern beschäftigten. Dort hat es eine lange Tradition. Räucherpflanzen sind für Indianer ein Geschenk von Mutter Erde. Sie bewirken den Einklang mit der Natur, heilen Krankheiten, vertreiben schlechte Geister und erleichtern den Kontakt zu den Ahnen. Deshalb werden vor allem Kräuter bei Ritualen und in der Schwitzhütte entzündet und manchmal auch in der Friedenspfeife geraucht. Bei den Hochkulturen der Mayas, Inkas und Azteken in Mittel- und Südamerika kamen vor allem Copal-Harze in die Räucherschale. Die Medizinmänner der afrikanischen Stämme verbrannten ebenfalls für magische und medizinische Zeremonien geeignetes Räucherwerk.
Eine Reise durch die Menschheitsgeschichte zeigt, dass das Räuchern schon in den Anfängen sakralen, zeremoniellen, rituellen und heilenden Zwecken diente. Millionen von Menschen praktizieren seit Jahrtausenden weltweit die alte Kunst des Räucherns – bis heute.

»Ötzi« und der Zunderschwamm

Kein Rauch ohne Feuer. »Ötzi«, der »Mann aus dem Eis«, hatte auf seiner Wanderung durch die Ötztaler Alpen unter anderem zwei zylindrische Behälter aus Birkenrinde mit interessantem Inhalt dabei. »Die Mumie von Similaun« lebte vor ca. 5000 Jahren. Ihre menschlichen Überreste sind in Südtirol im Archäologiemuseum in Bozen aufgebahrt. Wissenschaftler sind seit Jahren damit beschäftigt, die Gletschermumie und alles, was sie bei sich trug, sorgfältig zu untersuchen. Dabei kommen immer wieder erstaunliche Erkenntnisse ans Tageslicht. Einer der innen verkohlten Birkenköcher war offenbar für den Transport von glühender Holzkohle bestimmt, die in frische Spitzahornblätter gewickelt war. In einer weiteren Gürteltasche fand man »Trama«, das Fruchtfleisch des Zunderpilzes, mit Pyrit versetzt. Schwefelkies oder Pyrit, Feuerstein und Zunderschwamm bildeten zusammen das Schlagfeuerzeug der Steinzeit. Die Tramaschicht übernahm dabei die Rolle des Funkenfängers. Für den Fall, dass die Glut seiner mitgeführten Holzkohle erlosch, konnte Ötzi so immer noch sein prähistorisches Feuerzeug nutzen. Zum Feuermachen leistete der Zunderschwamm *(Fomes fomentarius)* gute Dienste. Schon im Neolithikum befiel der Pilz vor allem geschwächte Rotbuchen, Birken oder Pappeln. Zunächst musste der hellgraue, konsolenförmige Pilz mühevoll geklopft, in Urin eingeweicht, gekocht und wieder getrocknet werden. Die so gewonnene Tramaschicht des Pilzes lieferte das beliebte Material zum Feuermachen. Fiel ein kleiner Funke darauf, brannte es »wie Zunder«.
Der »Mann aus dem Eis« hatte auch zwei Birkenporlinge für seine Reise eingepackt. Von diesem Pilz weiß man, dass er blutstillend und desinfizierend wirkt oder als Aufguss bei Würmern und Magenbeschwerden hilft. Forscher fanden entsprechende Bakterien in Ötzis Magen, vermutlich hatte er sie als Heilmittel dabei. Und wenn nicht: Auch der Birkenporling lässt sich als Funkenfänger verwenden.

HEILENDES RÄUCHERN

Im alten Ägypten kümmerten sich schon 4000 v. Chr. kräuterkundige Ärzte und Beschwörungspriester um körperliche und seelische Krankheiten der Menschen, die es sich leisten konnten. Sie rührten Arzneien an, stellten Cremes und kosmetische Produkte her und nahmen Räucherungen vor. Wurden Pharaonen zu Grabe getragen, stellte man ihnen Räuchergefäße und Harze als Grabbeigabe neben den Sarkophag, um die Reise des Pharaos mit Wohlgerüchen zu begleiten. Die Toten wurden mit Harz eingerieben und in mit Harz getränkte Leinenbinden gehüllt.

DIE KELTEN UND IHR LEBEN MIT PFLANZEN

Der Kreislauf der Natur bestimmte das bäuerliche Leben, das sich ca. 6000 v. Chr. in Europa ausbreitete. Der damalige Mensch war abhängig von den Pflanzen, die Nahrung, Schutz und Heilung boten. Den Wandel der Jahreszeiten erklärte man sich mit einer weiblichen Gottheit, die sich zu jeder Jahreszeit in einer anderen Form zeigte. Im Frühjahr kam sie zurück, wurde geboren, durchlebte die Jugend bis zur Reife und wurde am Ende wieder von der Erdmutter aufgenommen, um im nächsten Frühjahr wieder geboren zu werden.

Die Kelten prägten die Grundzüge unserer europäischen Bauern- und Volkskultur. Von römischen Geschichtsschreibern wie Gaius Plinius Secundus wissen wir viel über ihren Alltag. Sie lebten im Einklang mit der Natur, waren bodenständige, praktisch veranlagte Menschen. Sie kannten sich gut in der Umgebung aus, wussten, was nützlich war, was man essen konnte und was besser nicht. Weißdorn- und Schlehenhecken, als schützender Hag um die Häuser und Stallungen gepflanzt, dienten als Schutz vor Feinden und wilden Tieren. Die Wände ihrer Häuser und Zäune waren aus Flechtwerk der Weide. Auch Körbe stellten sie daraus her.

Sie erkannten Signaturen der Pflanzen (→ Seite 72) und konnten Rückschlüsse auf deren Heilkraft ziehen. Nach keltischem Glauben waren Pflanzen keine unbeseelten Gebilde, sondern hatten neben dem Körper eine kräftemäßige Ausstrahlung. Deshalb halfen Heilkräuter auch, wenn man sie als Amulett trug, auf den Körper auflegte oder bei Ritualen verräucherte.

Die Feuerstelle war das Herz des Hauses. Auf kleinen Hausaltären räucherten die Kelten für ihre Götter und brachten Opfergaben dar. Im Zentrum der keltischen Siedlung war in der Regel eine große Feuerstelle, an der bei besonderen Ritualen einheimische Räucherstoffe verbrannt wurden. Als die Römer Gallien eroberten, erlosch ihre Kultur langsam, indem man sie christianisierte. Die heidnischen Jahreszeitenfeste wurden zu christlichen Feiertagen; auf die keltischen Kraftorte und Kultstätten baute man Kapellen und Kirchen.

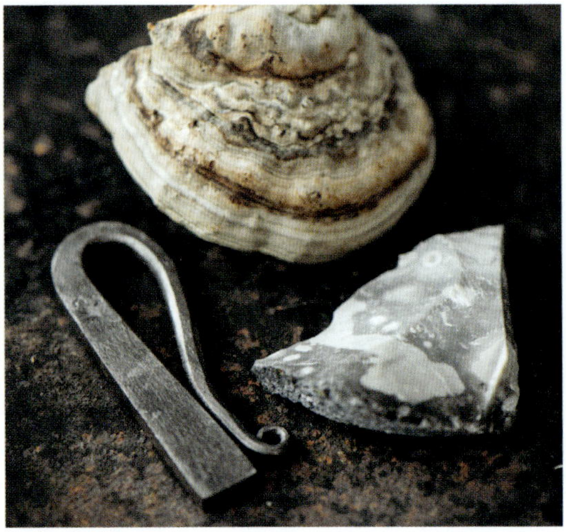

Feuer entfachen wie unsere Ahnen: mit Feuerstein, Feuerschläger und Zunderschwamm.

Per fumum

Im alten Rom wurden noch riesige Mengen Räucherwerk für Opferzeremonien zu Ehren der Götter und für andere Feierlichkeiten verbraucht, sowohl in den privaten Villen als auch an öffentlichen Orten. Das Wort »Parfüm« leitet sich nicht von ungefähr von lateinisch »per fumum« ab, was »durch den Rauch« bedeutet. Ursprünglich wurde Weihrauch damit bezeichnet, den die Römer ins Feuer streuten, wenn Opfertiere verbrannt wurden. So wurde nicht nur eine Verbindung zu den Göttern hergestellt, sondern wohl gleichzeitig der Gestank überdeckt. Um die Verwendung von Räucherwerk in geregelte Bahnen zu leiten, erließen die Römer im Jahr 95 v. Chr. ein Gesetz, das regelte, welche Räucherstoffe für welche Gottheit verwendet werden durften.

Die Römer und später im 8. Jahrhundert Karl der Große waren es auch, die mediterrane Kräuter wie

Salbei und Lavendel in unsere Regionen brachten. Diese sonnenhungrigen Kräuter bereicherten zunächst den Proviant der römischen Soldaten und später in den Klosterküchen die Gerichte der Nonnen und Mönche mit ihren ätherischen Ölen. Schließlich überwanden die »römischen« Kräuter die dicken Klostermauern und siedelten sich in Bauerngärten der normalen Landbevölkerung an. Heute sind sie aus unserem Garten, unserer Küche und unserer Räucherschale nicht mehr wegzudenken.

RÄUCHERSPUREN

Und wie sieht es mit der Räucherkultur in unserer heutigen Zeit aus?

Die magischen Naturkräfte waren bei unseren Vorfahren immer präsent. Erst in den letzten Jahrhunderten wurden sie in unserer Kultur zum Aberglauben degeneriert. Es schien so, als würde das uralte Wissen um die Heilkraft des Räucherns in Vergessenheit geraten. Gerade findet ein Umdenken statt, das sich durch alle Altersschichten zieht. Der Mensch besinnt sich wieder auf die überlieferten Werte unserer Vorfahren. Das Bedürfnis nach Naturverbundenheit und nach der Urkraft des Feuers keimt erneut auf. In vielen modernen Wohnungen brennen wieder knisternde Feuer in Holzöfen und offenen Kaminen. Leider erschwert die oftmals fragwürdige Brandmelder-Regelung den Zugang zu diesem Grundbedürfnis des Menschen. Doch meist reicht schon ein Räucherstövchen oder -stäbchen als Hilfsmittel, um uns wieder in den Rhythmus der Natur eintauchen zu lassen. Es ist nur eine Frage der Zeit, bis das Räuchern auch bei uns wieder so selbstverständlich wird wie Zähneputzen.

Glimmende Räucherstäbchen oder Räucherkerzen lassen uns in den Rhythmus der Natur eintauchen, und ihr Duft beschert uns eine Auszeit von der Hektik der modernen Zeit.

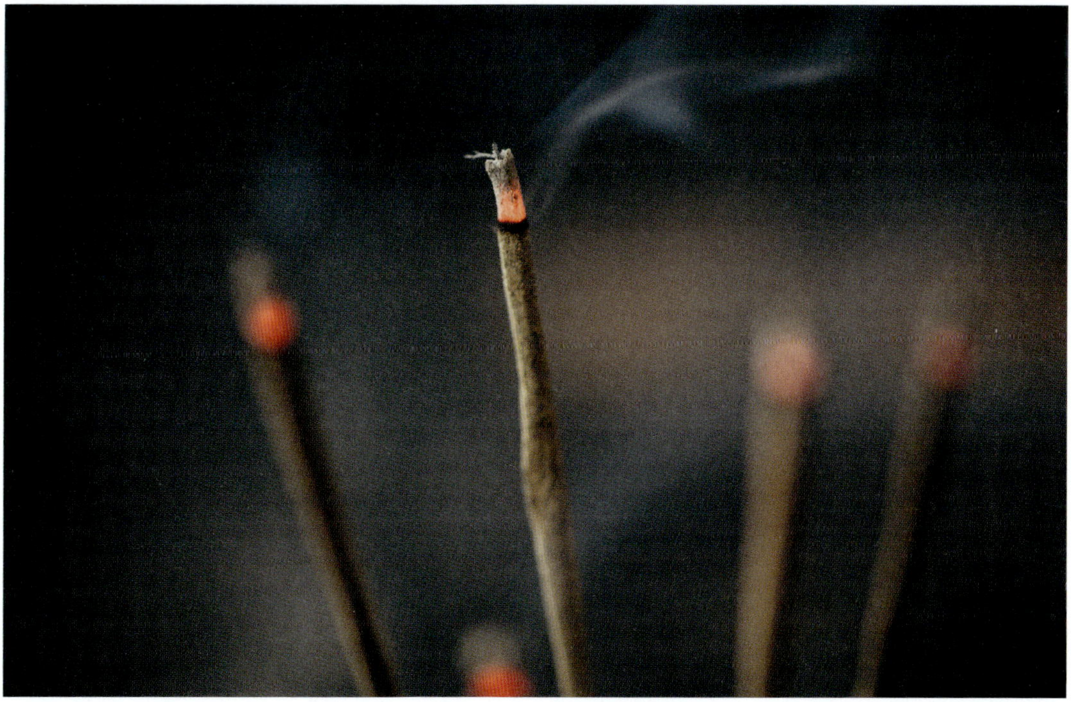

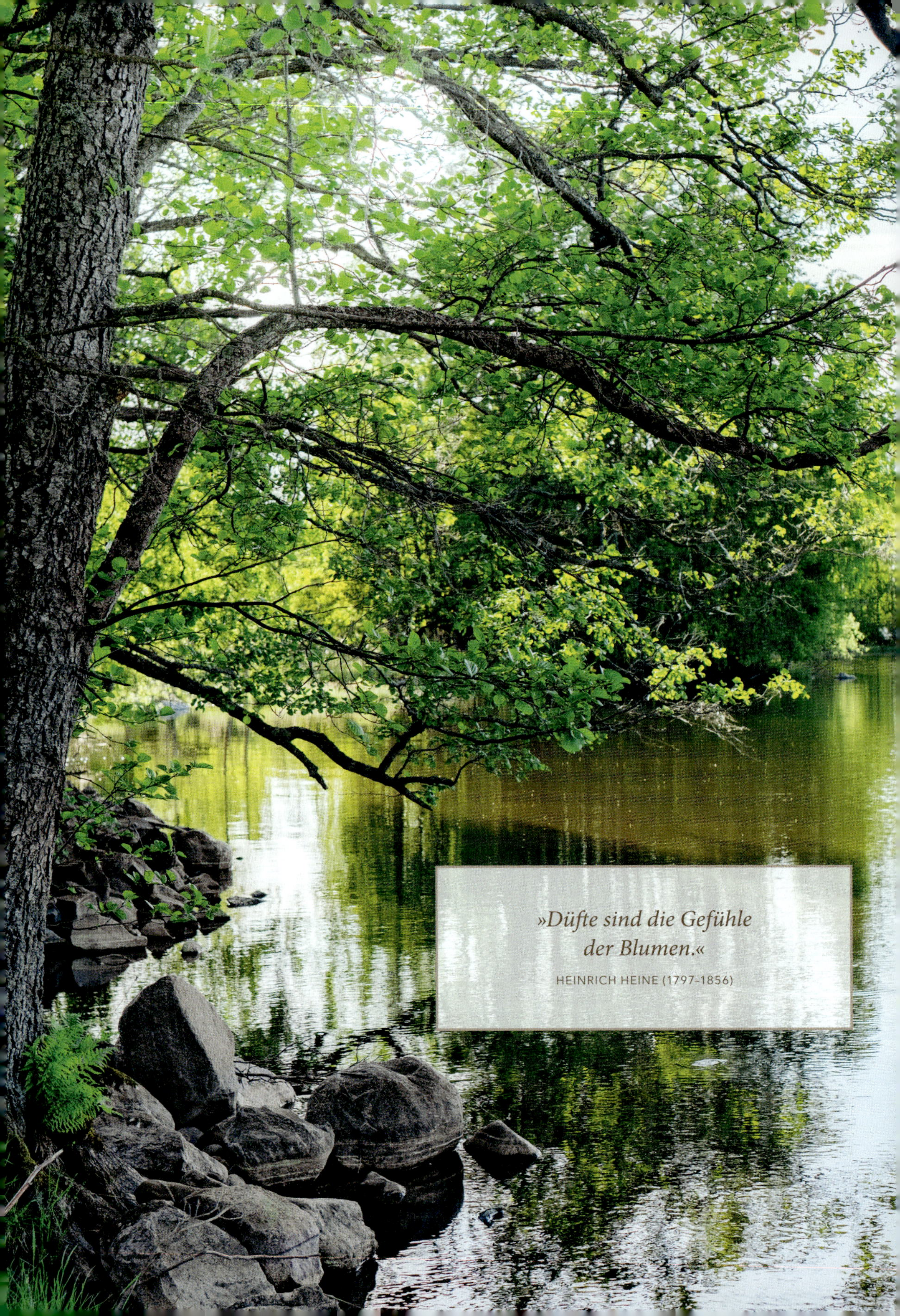

»Düfte sind die Gefühle der Blumen.«

HEINRICH HEINE (1797–1856)

WIE WIRD GERÄUCHERT?

Mit wenigen Handgriffen und einer einfachen Grundausstattung können Sie das Räuchern täglich in Ihren Alltag integrieren. Sie steigern Ihr körperliches und seelisches Wohlbefinden, harmonisieren das Raumklima und tanken Kraft für alle Herausforderungen, die das Leben bereithält.

IHR PERSÖNLICHER KRAFTORT

Wer gern und viel räuchert, schätzt seine kleine »Räucheroase« in der Wohnung. Wählen Sie dafür einen Platz, an dem Sie sich wohlfühlen und an den Sie sich ungestört zurückziehen können. Entfernen Sie zunächst leicht brennbare Gegenstände in der Nähe, damit sie kein Luftzug auf die Glut wehen kann. Auf einer feuerfesten Unterlage legen Sie alle nötigen Räucherutensilien und eine Grundausstattung an Kräutern und Harzen bereit. So können Sie jederzeit mit dem Räuchern beginnen. Wenn Sie Familienfotos, eine Kerze und frische Blumen dazustellen, wirkt es wie ein Hausaltar unserer Vorfahren.

»In der Ruhe liegt die Kraft!«

Natürlich ist es am schönsten, wenn Sie sich Zeit für Ihr persönliches Räucherritual nehmen können. Es gibt aber ebenso die Möglichkeit, schnell zwischendurch etwas Räucherwerk aufzulegen, wenn Ihnen danach ist. Sogar auf dem Schreibtisch in Ihrem Büro findet sich Platz für ein Räucherstövchen. So steht dem alltäglichen Räuchern nichts mehr im Weg.

Es ist an keinen bestimmten Platz gebunden. Sie können im Haus räuchern, im Garten oder an einem schönen Ort im Freien. Menschen haben schon immer Kraftorte aufgesucht, von denen eine besondere Energie ausgeht. Kultstätten oder Wallfahrtskirchen wurden oft an diesen Plätzen errichtet, wie Geomanten bestätigen. Wir können dort Kraft schöpfen, unsere Seele baumeln lassen oder unsere Energie bündeln. In der Natur gibt es viele Landschaftselemente mit besonderer Ausstrahlung. Das kann eine Bank an einem Aussichtspunkt sein, eine kleine Kapelle auf einem Hügel, den man erst bezwingen muss, eine versteckte Höhle, die zum Rückzugsort wird, oder eine Brücke, die zwei Ufer miteinander verbindet. Sich an einen knorrigen Baum zu lehnen erdet, vermittelt Geborgenheit und Trost. Bricht ein Lichtstrahl durch das Blätterdach einer Waldlichtung, wirkt der Wald wie verzaubert, wie ein heiliger Hain. Eine stille Quelle belebt, ein Wasserfall und die Meeresbrandung durchströmen uns mit Kraft. Machen Sie sich auf den Weg, um Ihren persönlichen Kraftort zu finden. Sie können immer wieder dorthin kommen, um Kraft zu tanken oder um ein Räucherritual durchzuführen.

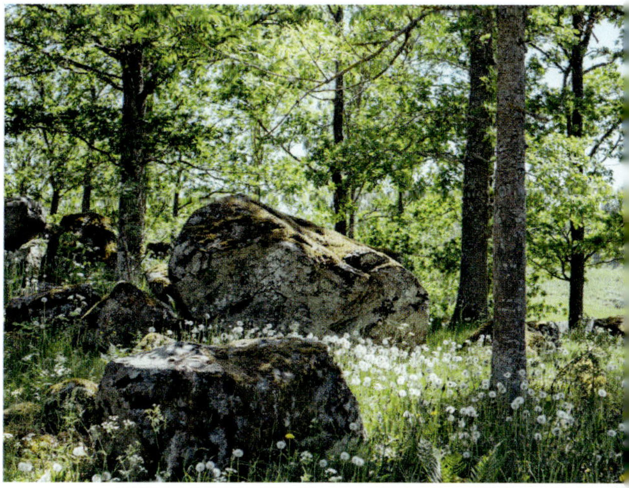

Kraftorte in der Natur erkennen Sie an ihrer besonderen Ausstrahlung.

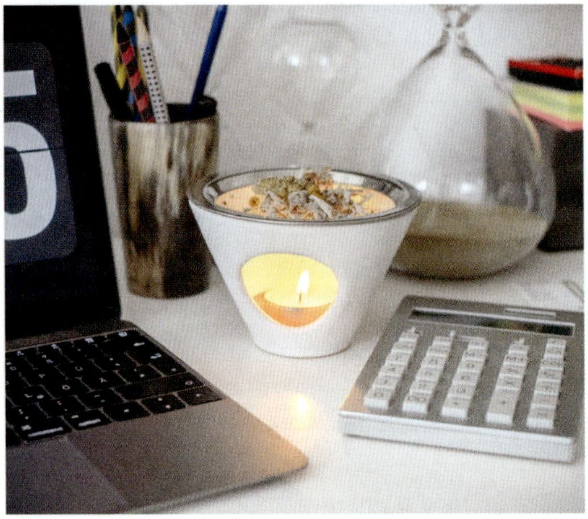

Räuchern ist alltagstauglich. Selbst auf dem Schreibtisch ist Platz für ein Räucherstövchen.

ARCHAISCH – ALLTAGSTAUGLICH – AM ALLERSCHÖNSTEN

Es gibt verschiedene Möglichkeiten zu räuchern. Am besten probieren Sie einige aus. Wer einmal mit dem Räuchern begonnen hat, der wird schnell seine Lieblingsmethode herausfinden. Am gebräuchlichsten ist das Räuchern auf Schnellzünder- oder Kräuterholzkohle mit Sand in der Schale. Vielleicht räuchern Sie lieber in einer Abalone-Muschel, mit einem feuerfesten Pfännchen oder im Räucherstövchen mit Teelicht und Siebeinsatz. Letztere Variante hat den Vorteil, dass lose Kräuterteile nicht so schnell verbrennen. Die Duftentfaltung und damit die heilende Wirkung ist beim Gebrauch eines Stövchens nachhaltiger. Es gibt auch Räucheröfen und -pyramiden. Hier werden durch die aufsteigende Wärme des Rauchs die Flügel der Pyramide in Bewegung gebracht, damit sich der Räucherduft optimal im Raum verteilen kann. Für Salbei, Beifuß und Wermut braucht man gar keine Wärmequelle von unten. Sie lassen sich leicht zu einem kleinen Ball formen, den man in einer feuerfesten Schale anzünden und wieder ausblasen kann. Die Kräuter glimmen dann rauchend weiter.

Am allerschönsten ist das Räuchern bei einem Lagerfeuer unter dem Sternenhimmel. Laden Sie Ihre besten Freunde dazu ein und genießen Sie dieses Dufterlebnis gemeinsam. Größere Kräuterbündel oder keltische Räuchermischungen eignen sich dafür ganz besonders gut.

Achten Sie beim Kauf von Räuchermischungen, Kyphikugeln, Räucherkegeln oder -stäbchen auf eine hochwertige Qualität. Sie bestehen aus vielen Zutaten und werden in einigen Fällen mit chemischen Zusatzstoffen versetzt. Dabei macht es große Freude, Räucherkegel selbst herzustellen (→ Seite 162). Oder Sie wählen den ursprünglichsten Weg und verwenden einheimische Pflanzen und Harze pur.

Vom Bügeleisen zum Räucherpfandl

In einigen Heimatmuseen stehen die schweren Ungetüme aus Eisen, mit denen unsere Urgroßmütter noch die Laken aus Leinen glatt gebügelt haben. Diese unhandlichen Haushaltsgeräte hatten einen Deckel und darunter einen Hohlraum, der vor dem Gebrauch mit Briketts oder glühenden Kohlen aus dem Holzofen gefüllt werden musste. An der Seite sorgten einige Öffnungen für die nötige Luftzufuhr, um die Kohle am Glühen zu halten. Unsere findigen Vorfahren kamen dabei schnell auf die Idee, dass man das Bügeleisen genauso gut zum Ausräuchern von Hof und Stall verwenden konnte.

Meine Oma Luise war praktischer veranlagt. Sie legte die glühende Kohle aus dem Ofen auf eine einfache Eisenkehrschaufel. Diese war wesentlich leichter, handlicher und hatte den Vorteil, dass man am Rand viel Räucherwerk für den Nachschub unterbringen konnte. Denn es dauerte seine Zeit, bis alle Stallungen und das Haus ausgeräuchert waren. Mit der qualmenden Eisenkehrschaufel in der Hand schritt sie durch den Stall. Die duftenden Kräuter stammten aus dem Kräuterbüschel, der Weihrauch kam vom Kramerladen nebenan. Ihre Kehrschaufel war wahrscheinlich der Vorläufer der Räucherpfanne.

Heute haben Sie die Qual der Wahl bei der Vielzahl wunderschöner Schalen und Stövchen, die im Handel angeboten werden. Ganz egal, ob Ihr Räuchergefäß aus Speckstein, Ton, Lavastein, Glas, Kupfer oder Messing ist, ob es einen Griff hat oder keinen, ob es von Hand bemalt wurde oder die Form eines Drachen hat – es muss vor allem feuerfest sein und auf einer feuerfesten Unterlage stehen.

Die üblichen Vorsichtsmaßnahmen beim Umgang mit Feuer sollten Sie nicht außer Acht lassen. Beim Räuchern mit Kohle entsteht starke Hitze. Es können auch Funken fliegen. Außerdem sollten Sie das angezündete Räucherwerk nie unbeobachtet lassen, und es muss für Kinder und Haustiere unerreichbar sein. Räucherkohle kann für Stunden heiß bleiben. Lassen Sie die Rückstände vor dem Entsorgen immer ausreichend abkühlen.

Beim Räuchern in der Wohnung werden vorher die Fenster einen Spaltbreit geöffnet und danach die Räume ordentlich durchgelüftet. Denn alles, was mit dem Rauch gelöst wird, soll hinausströmen können. Legen Sie anfangs nur eine Prise Räucherwerk oder ein kleines Klümpchen Harz auf. Die Rauchentwicklung kann sehr unterschiedlich sein. Nach und nach bekommen Sie ein Gespür für die richtige Dosierung, und Sie werden merken, wann es wieder Zeit ist, das Haus auszuräuchern.

Es gibt eine Vielzahl an schönen Räucherschalen. Wichtig: Feuerfest müssen sie sein.

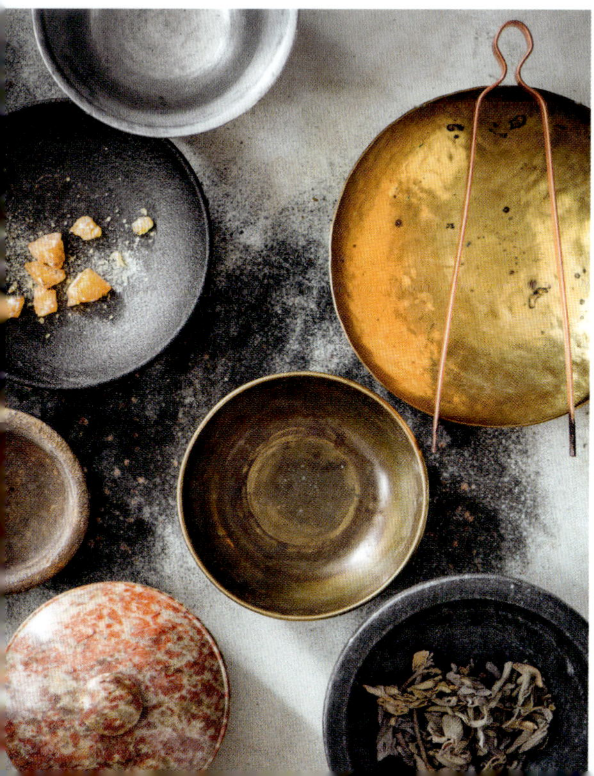

Mit Löffel, Zange und Feder

Im Handel gibt es nützliche kleine Kupferlöffel, mit denen man das Räucherwerk gut dosieren und auflegen kann. Lassen Sie die Kräuter, Blüten oder Harze nur so lange auf der Kohle, wie sie gut riechen. Sind die ersten Pflanzenteile verglimmt, muss man sie mit dem Löffel von der Kohle oder dem Sieb entfernen und frisches Räucherwerk nachlegen. Brenzlig riechen sollte es nicht. Es kann aber vorkommen, dass einige Gerüche nicht angenehm für Sie duften. Wenn sich der meiste Rauch verflüchtigt hat, entfalten einige Düfte erst ihre Kraft.

Zum Räucherbesteck gehört auch eine Kupferzange, mit der die Räucherkohle problemlos über der Kerzenflamme entzündet werden kann. Mit ihr lässt sich die glühende Kohle verschieben oder verbrauchtes Räucherwerk entfernen. Natürlich können Sie auch andere Hilfsmittel oder Omas Zuckerzange dafür verwenden.

Beim Ausräuchern leistet eine Feder gute Dienste. Energetische Verschlackungen können wie Spinnweben in den Zimmerecken festhängen. Die Feder vergrößert die Reichweite Ihrer Arme. Mit ihr können Sie den Rauch in schwer zugängliche Winkel fächeln. Am besten eignen sich Federn eines kämpferischen Greifvogels. Achten Sie beim Kauf auf eine schöne Spitze. Damit lassen sich energetische Spannungen wie mit einer Häkelnadel leichter wegziehen. Sie haben eine Abneigung gegen Federn? Kein Problem. Auch dafür gibt es Ersatz. Ein Wedel aus Buchs oder Salbei tut es auch.

RÄUCHERN MIT KOHLE

Die traditionellste Art ist das Räuchern mit Holzkohle auf Sand in einer feuerfesten Schale. Die Kohle glüht für längere Zeit, die zum Ausräuchern von Häusern und für Rituale nötig ist. Eine höhere Rauchentwicklung ist bei Kohle auch erwünscht. Der Rauch verstärkt die Wirkung.

DAS BRAUCHEN SIE: feuerfestes Gefäß, Feuersand, Kohle, Zange, Streichhölzer, Kerze, Räucherware

STEP 1: *Füllen Sie ein feuerfestes Gefäß mit Feuersand oder Kieselsteinen, und entzünden Sie die Kohle mit einer Zange über der Kerzenflamme. Die Schnellzünderkohle knistert und sprüht beim Anzünden kleine Glutfunken wie eine Wunderkerze.*

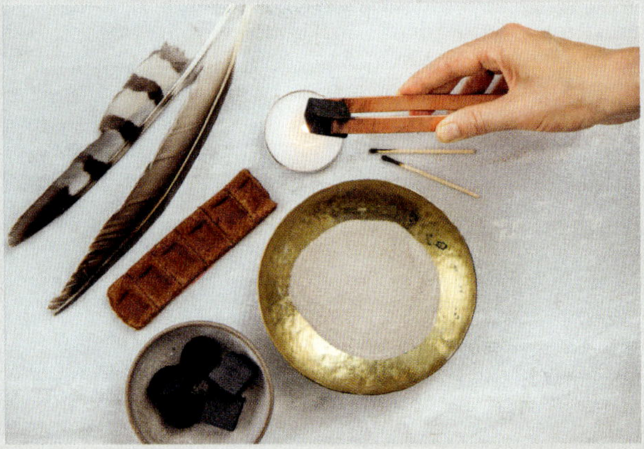

STEP 2: *Erst wenn die Kohle ganz durchgeglüht ist, legt man sie mit der Vertiefung nach oben auf den Sand und wartet fünf Minuten, bis sich ein weißer Aschefilm bildet. Sie können das Durchglühen durch Fächeln oder Pusten beschleunigen.*

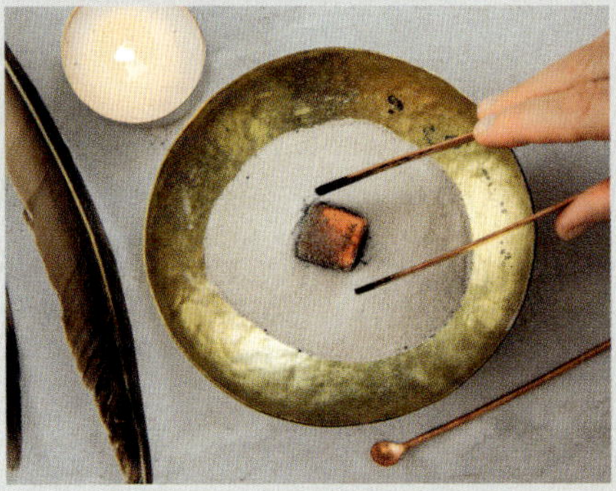

STEP 3: *Etwas Sand auf der glühenden Kohle sorgt dafür, dass die enthaltenen Kräuter ihren Duft entfalten können, ohne sofort zu verglühen oder zu verkohlen. Zarte Blüten können auch neben die Kohle gelegt werden. Oft reicht die Hitze schon aus.*

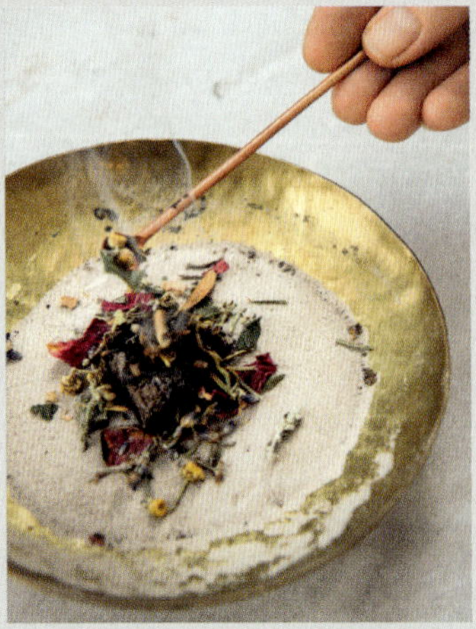

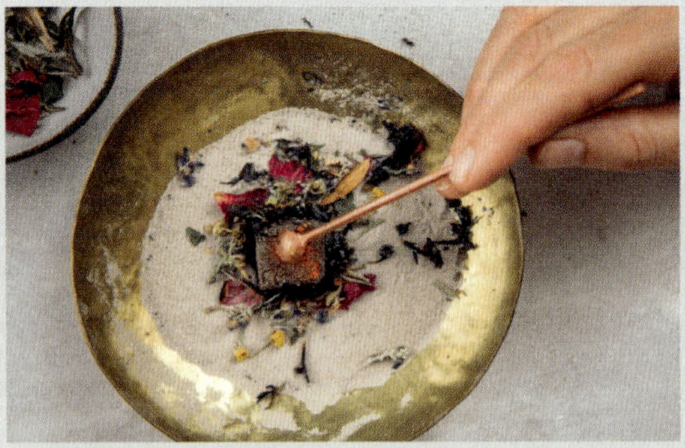

STEP 4: *Wenn das Räucherwerk verglimmt ist, entfernen Sie die Reste und streuen frisches Räucherwerk auf die Kohle. Den Vorgang wiederholen Sie so oft, bis die Kohle ganz verglüht ist. Die ausgekühlten Reste können Sie auf dem Kompost entsorgen.*

RÄUCHERN AUF DEM STÖVCHEN

Ein Räucherstövchen verkörpert modernes Räuchern. Es ist problemlos in den Alltag zu integrieren und passt überall, wo es weniger rauchen soll: ins Büro, zum Yoga oder zum sinnlichen Abend zu zweit. Lose Kräuterteile verbrennen nicht so schnell. Die heilende Wirkung ist nachhaltiger.

DAS BRAUCHEN SIE: Stövchen, Sieb, Streichhölzer, Teelicht, Räucherware

STEP 1: Als Hitzequelle dient ein Teelicht. Das Räucherwerk wird auf ein feinmaschiges größeres Sieb aus Edelstahl oder Messing gelegt. Das ermöglicht die Kontrolle der Rauchentwicklung. So kann man schonend und öfter zwischendurch räuchern.

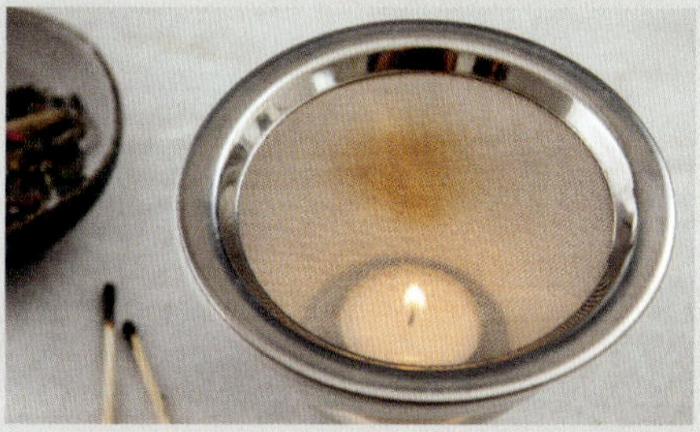

STEP 2: Streuen Sie zunächst das Räucherwerk an den Rand des Siebes, damit es ganz sanft, ohne zu rauchen, verglimmen kann. Es entfaltet sich der pure Duft der Kräuter und Harze. Häufiges Wegnehmen verglimmter Pflanzenteile entfällt bei dieser Methode.

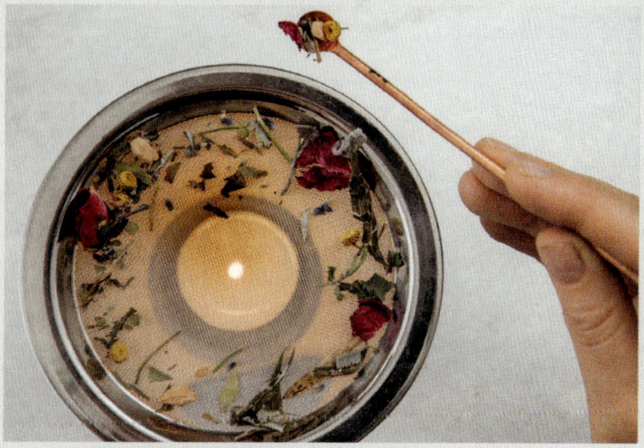

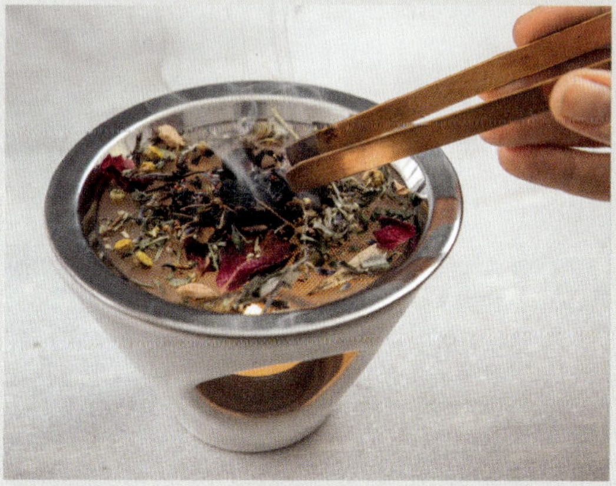

STEP 3: Möchten Sie etwas Rauch, schieben Sie die Kräuter in die Mitte des Siebs. Kräuter und Blüten verglühen schneller als Harze. Sobald sie beginnen zu verkohlen, sollten sie mit einem kleinen Löffel, einem Federkiel oder einer Zange entfernt werden.

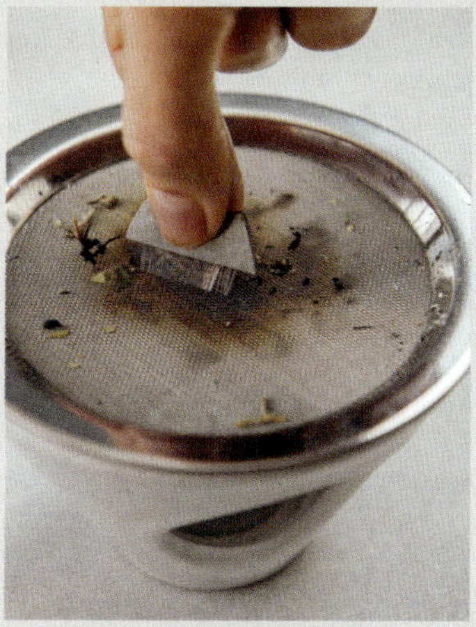

STEP 4: Nach häufigem Gebrauch verklebt das Sieb von den Harzen. Brennen Sie es über der Kerzenflamme aus, und bürsten Sie es mit einer Drahtbürste und etwas Spülmittel unter fließendem Wasser aus. Schon ist es wieder sauber und einsatzbereit.

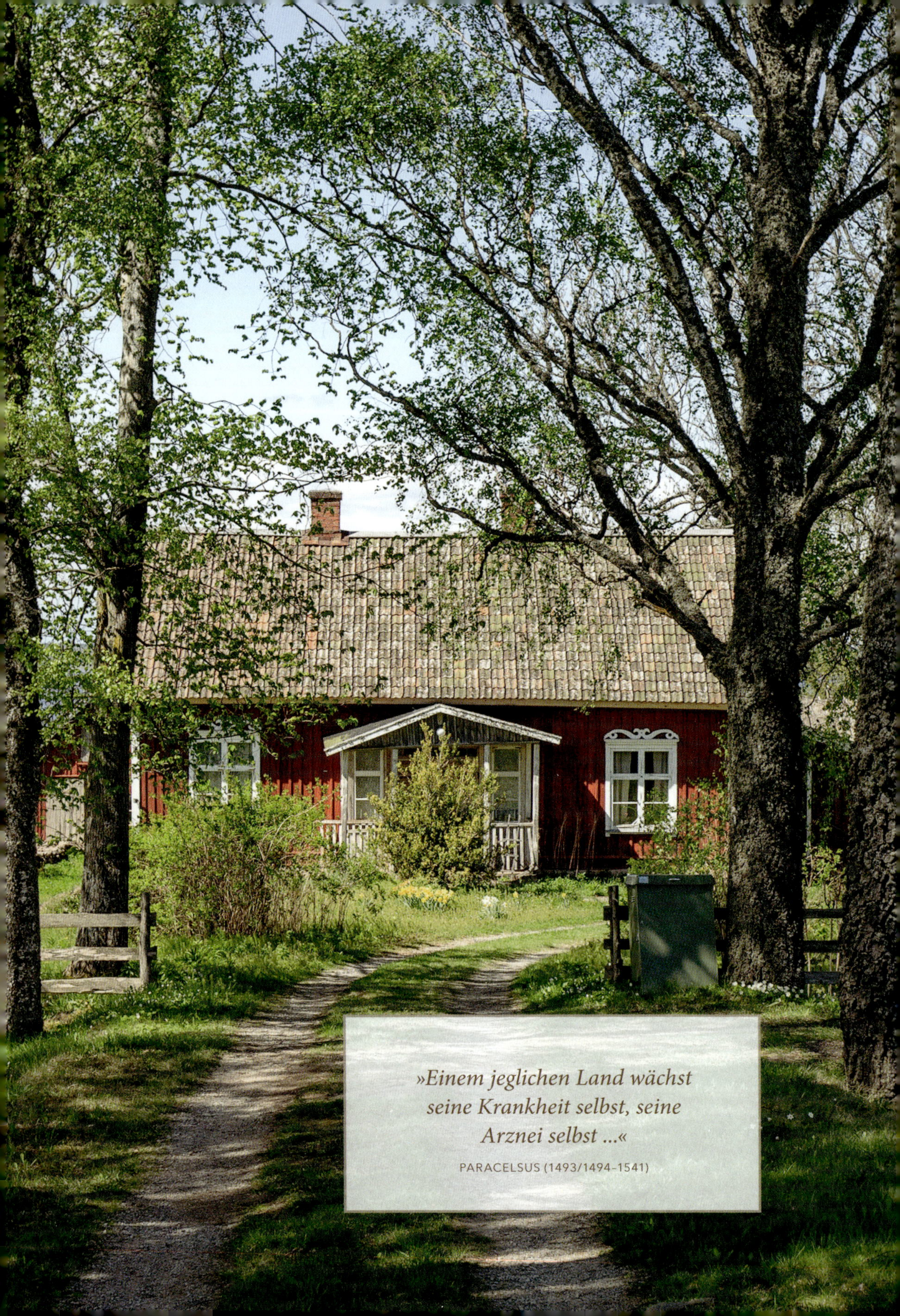

»Einem jeglichen Land wächst seine Krankheit selbst, seine Arznei selbst ...«

PARACELSUS (1493/1494–1541)

SCHUTZMANTEL

Alle Bewohner und Nutzer eines Hauses hinterlassen ihre Energien – positive und negative. Nichts geht verloren und kann deshalb ungelöst im Raum stehen. Gerade in älteren Häusern oder Büros sollte die Atmosphäre öfter von schlechten Einflüssen gereinigt werden.

ENERGETISCHE REINIGUNG VON HAUS UND HOF

Jeder kann ausräuchern, also keine Angst! Auch Sie werden auf Ihre eigene Art intuitiv genau das Richtige tun. Schon unsere Vorfahren haben regelmäßig Haus und Hof mit Rauch gereinigt – bei Jahreszeitenfesten, bei einem Todesfall in der Familie, bei Krankheiten, für Übergangsriten, bei Umzug, Unwetter, für das Vieh oder zu besonderen Feierlichkeiten. Dabei musste man kein Schamane oder Heiler sein.

In Häusern können unterschiedliche Problematiken vorherrschen. Störungen durch belastetes Baumaterial oder bedenkliche Einflüsse aus geomantischer Sicht kann Räuchern nicht beseitigen. Bei menschlichen Schicksalen aber, die nicht verarbeitet werden konnten, setzt der Rauch wertvolle Heilungsimpulse. Dazu gehören Emotionen, schmerzhafte Erlebnisse von Gewalteinwirkung, wie Kriegserlebnisse, Aggressionen gegen sich selbst und andere oder Alkoholprobleme. Wenn ein Trauma das Haussystem und die eigene Blutlinie belastet, reicht Reinigen nicht aus. Der heilende und segnende Aspekt spielt dann ebenfalls eine große Rolle. Familienaufstellungen, Rückführungen, Therapien können in Verbindung mit einer energetischen Hausreinigung die Schmerzkörper-Dynamik lösen und transformieren. Respektieren Sie bitte den Wunsch anderer Mitbewohner, die das Ausräuchern ihres Zimmers ablehnen.

Wem eine Hausräucherung zu zeitaufwendig erscheint, der kann als Ersatz zunächst eine spezifische Räucherung vornehmen. Dabei werden stellvertretend für das ganze Haus entweder die Eingangstür oder ein Raum ausgewählt und geräuchert. Bevor Sie mit dem Räucherritual beginnen, sollte die Wohnung aufgeräumt und sauber sein. Putzen ist die alltägliche Form der Reinigung, Räuchern die feinstoffliche Art. Ausgeräuchert wird dann meistens in zwei Durchgängen: Zuerst wird gereinigt, dann gesegnet oder harmonisiert. Wichtig ist dabei die innere Einstellung und die Auswahl der Kräuter.

Die Qualität der Räucherung steht und fällt mit der Energiequalität des verwendeten Räucherwerks. Es ist ratsam, möglichst regionale Kräuter und Harze zu verwenden. Denn jedes Produkt speichert die Energie des Herkunftslandes, der Herstellung selbst und des Vertriebs.

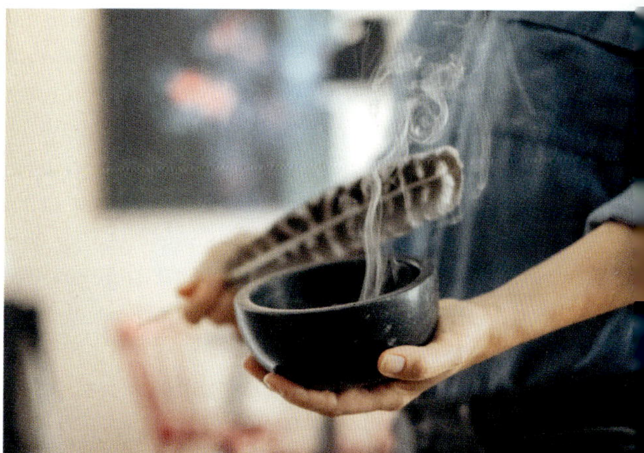

Mit einer Feder können Sie den reinigenden Rauch in alle Winkel der Wohnung fächeln.

Dann kann es losgehen

Bereiten Sie alle Utensilien vor. Zur Hausräucherung brauchen Sie eine Kerze, eine tragbare feuerfeste Schale mit etwas Sand, Streichhölzer, Räucherkohle, eine Feder (oder ein Salbei- oder Buchsbüschel) und die passende Räuchermischung. Halten Sie Fenster und Türen zumindest einen Spalt geöffnet, damit der Rauch entweichen kann. Das ist wichtig. Was den Rauch flieht, sollte das Weite suchen können. Wenn Sie alles vorbereitet haben, kann es endlich losgehen.

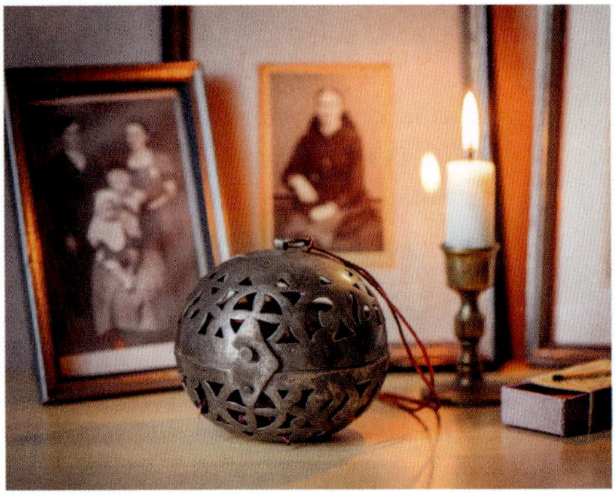

Eröffnen Sie die Hausräucherung mit einer brennenden Kerze bei den Bildern Ihrer Ahnen.

Der wichtigste Aspekt beim Ausräuchern ist der erwünschte Effekt. Denken Sie während des Rundgangs an den Zweck dieser Räucherung. Was soll der Rauch für Sie bewirken? Ein überlieferter Spruch, der wie ein Mantra laut beim Ausräuchern gesprochen wurde, ist »Glück ins Haus, Unglück hinaus!«. In den ländlichen Gegenden Bayerns wird traditionell das Vaterunser oder der Rosenkranz gebetet. Ein möglicher Räucherspruch wäre: »Alles, was nicht an diesen Ort gehört, was aus der Vergangenheit hier wirkt, gebe ich nun frei. Es kann zu seinem Ursprung zurückkehren und dort heilen.«

Sie können auch Ihre eigenen Segenswünsche formulieren, um den Rauch mental zu unterstützen. Vermeiden Sie negative Assoziationen, und benutzen Sie vor allem positive Formulierungen. Ihnen fallen bestimmt Wünsche ein, die genau auf Ihre Lebenssituation zugeschnitten sind. Die Wahl Ihrer Worte eröffnet Möglichkeiten. Sie können allein ausräuchern oder Freunde und Familienmitglieder einbinden. Jemand trägt die Schale, ein anderer die Räuchermischung. Es darf dabei gesungen, gerasselt oder getrommelt werden. Die Lieder können religiös oder lebenslustig sein. Gerade für den Neubezug eines Hauses ist dies ein schönes Ritual.

Entzünden Sie zunächst eine Kerze zur Eröffnung des Rituals bei den Fotos Ihrer Ahnen oder in der Küche, in der Nähe des Herdfeuers, dem Mittelpunkt des Hauses und Treffpunkt der Familie. Beginnen Sie bei Ihrer Hausreinigung an der Haustür, dort begegnen sich Außen- und Innenwelt. Weiter geht es in den Keller und von dort aus durch das ganze Haus. Folgen Sie der reinigenden Kraft des Rauchs, der nach oben steigt. Dann gehen Sie ins Erdgeschoss, in den ersten Stock und weiter bis unters Dach. Traditionell bewegt man sich im Uhrzeigersinn. Hören Sie einfach auf Ihre Intuition. Jeder Raum wird mehrmals geräuchert, auch die Speisekammer oder Gästetoilette. Lassen Sie keinen Raum aus. Fächeln Sie den Rauch hinter Schränke, unter Kommoden und Betten. Wo Sie das Bedürfnis haben, länger und intensiver zu räuchern, sollten Sie das auch tun. Lassen Sie sich von Ihrem Gefühl leiten. Vertrauen Sie Ihrem Gespür. Möchte Ihr Körper an einer Stelle instinktiv stehen bleiben, folgen Sie diesem Impuls. Manchmal macht der Rauch einen Bogen, als wolle er einem Hindernis ausweichen. Räuchern Sie dann so lange, bis der Rauch wieder harmonisch fließt.

Mit der Feder lässt sich der reinigende Rauch in alle Winkel fächeln. Gerade dort hängen oft energetische Verschlackungen. In Zimmerecken können Sie die Federspitze spiralförmig führen und so Störungen einfangen und nach unten ausschlagen. Ruckartiges Fächeln bringt Bewegung in Erstarrtes. Ab und zu reinigen Sie die Feder, indem

Sie sie kurz durch den Rauch ziehen. Sie werden spüren, dass die Feder manche Bewegungen wie von selbst steuert. Neigt sie eher zu kreisförmigen Schwüngen, als wolle sie etwas einfangen, hängt eine aktuelle Problematik im Raum. Wird die Feder schwer und zieht den Arm nach unten, ist sie an dieser Stelle fertig.

Am Verbrauch der Räucherstoffe lässt sich oft erkennen, wie stark die Räume energetisch belastet sind. Es kann vorkommen, dass eine Räucherkohle nicht ausreicht. Wer möchte, kann zusätzlich das Haus und den Garten im Uhrzeigersinn umrunden und ausräuchern. Nach dem Räuchervorgang können Sie sich selbst kurz abräuchern, indem Sie die Räucherschale um Ihren Körper schwenken. Zuletzt blasen Sie die Kerze aus, um das Hausreinigungsritual bewusst zu beenden. Lassen Sie die Kohle aus Sicherheitsgründen komplett ausglühen. Nach der Räucherzeremonie lüften Sie ausgiebig bei weit geöffneten Fenstern, damit alle schädlichen Energien, die der Rauch aufgenommen hat, hinausbefördert werden. Ihr Haus ist jetzt auf allen Ebenen gereinigt. Wenn Sie danach die Räume betreten, spüren Sie sofort die positive Energie. Die Raumluft wirkt klarer, heller und strahlender.

Besonders beim Neubezug eines Hauses kommt nach der Reinigungsräucherung die Segensräucherung. Dies ist nicht unbedingt erforderlich, rundet die Zeremonie aber ab. Vor allem Wohnzimmer, Küche und Schlafzimmer können noch harmonisiert und gesegnet werden. Rosenblütenblätter, Lavendel und Styrax eignen sich dafür sehr gut.

In diesem Sinne wünsche ich Ihnen »Glück ins Haus und Unglück hinaus.«

Haben Sie alle Räume Ihrer Wohnung oder Ihres Hauses mit dem Reinigungsritual ausgeräuchert, öffnen Sie zum Abschluss die Fenster ganz weit, um alle schädlichen Energien mit dem Rauch abziehen zu lassen.

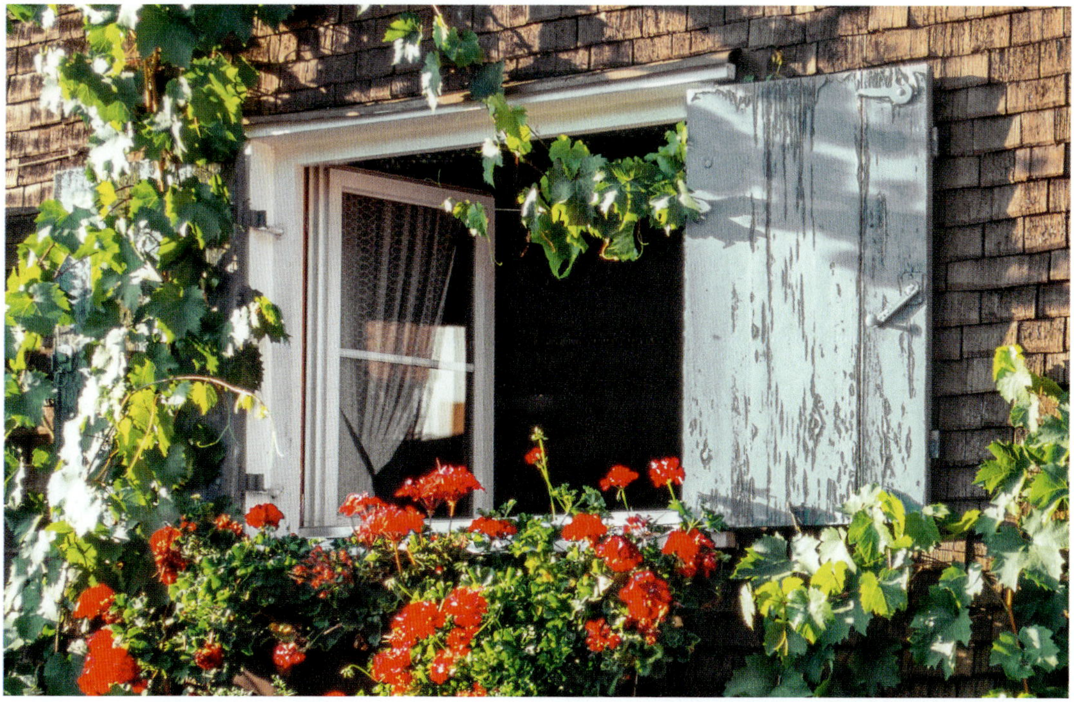

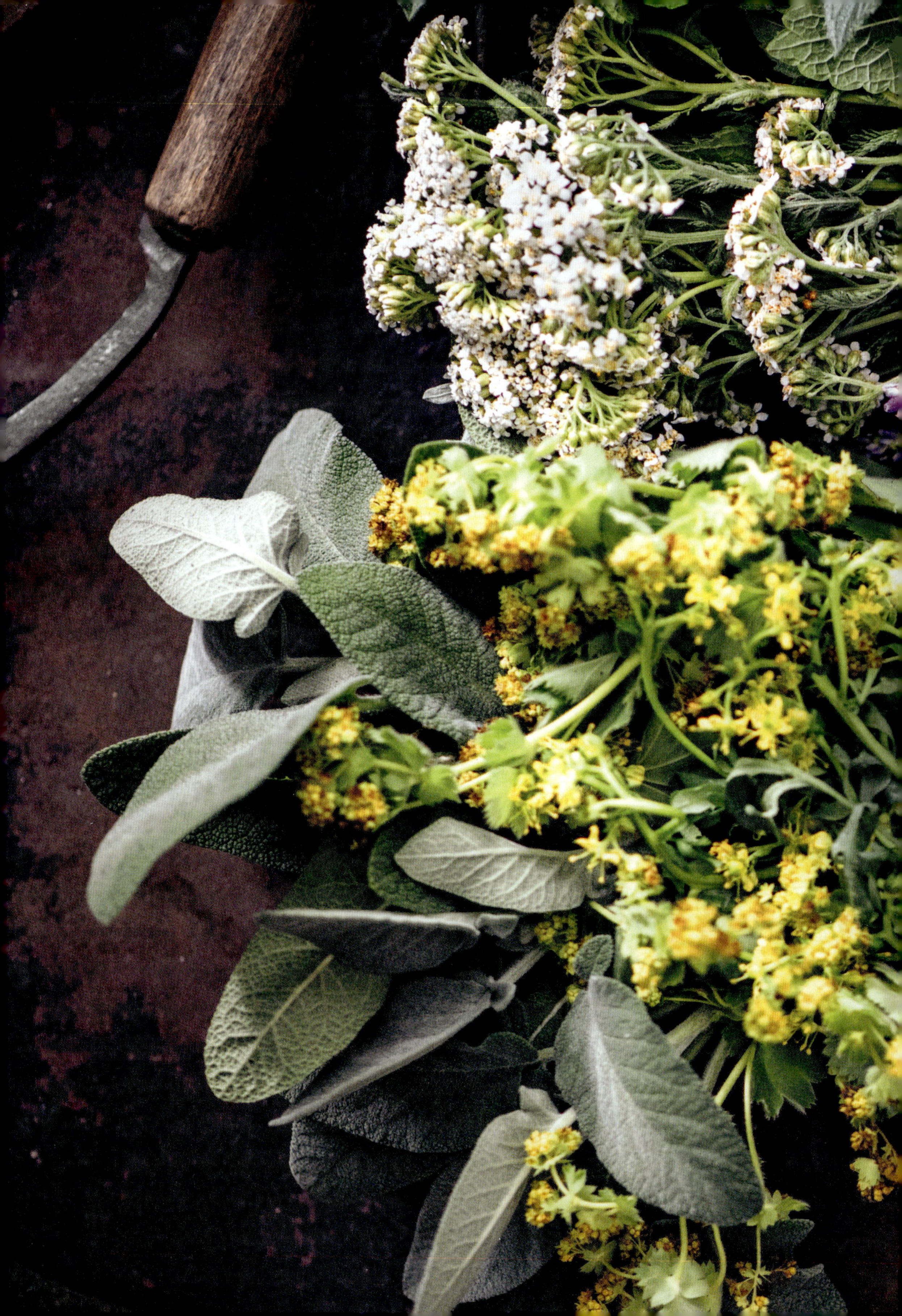

KRÄUTER, KNOSPEN UND HARZE ENTDECKEN

Ganz in Ihrer Nähe warten viele einheimische Räucherpflanzen darauf, von Ihnen gepflückt zu werden. Schöpfen Sie aus der Fülle der Natur, und sammeln Sie unverfälschte Naturschätze: erdige Wurzeln, würzige Kräuter, leuchtende Blüten und glitzerndes Harz direkt vom Baum.

Sorgfältig wird das Sammelgut getrocknet, geraspelt, gemörsert, gemischt, bis es beim Räuchern duftend seine heilkräftige Wirkung offenbart. Räucherwerk für seine eigenen Ansprüche und Bedürfnisse zusammenzustellen ist etwas ganz Besonderes.

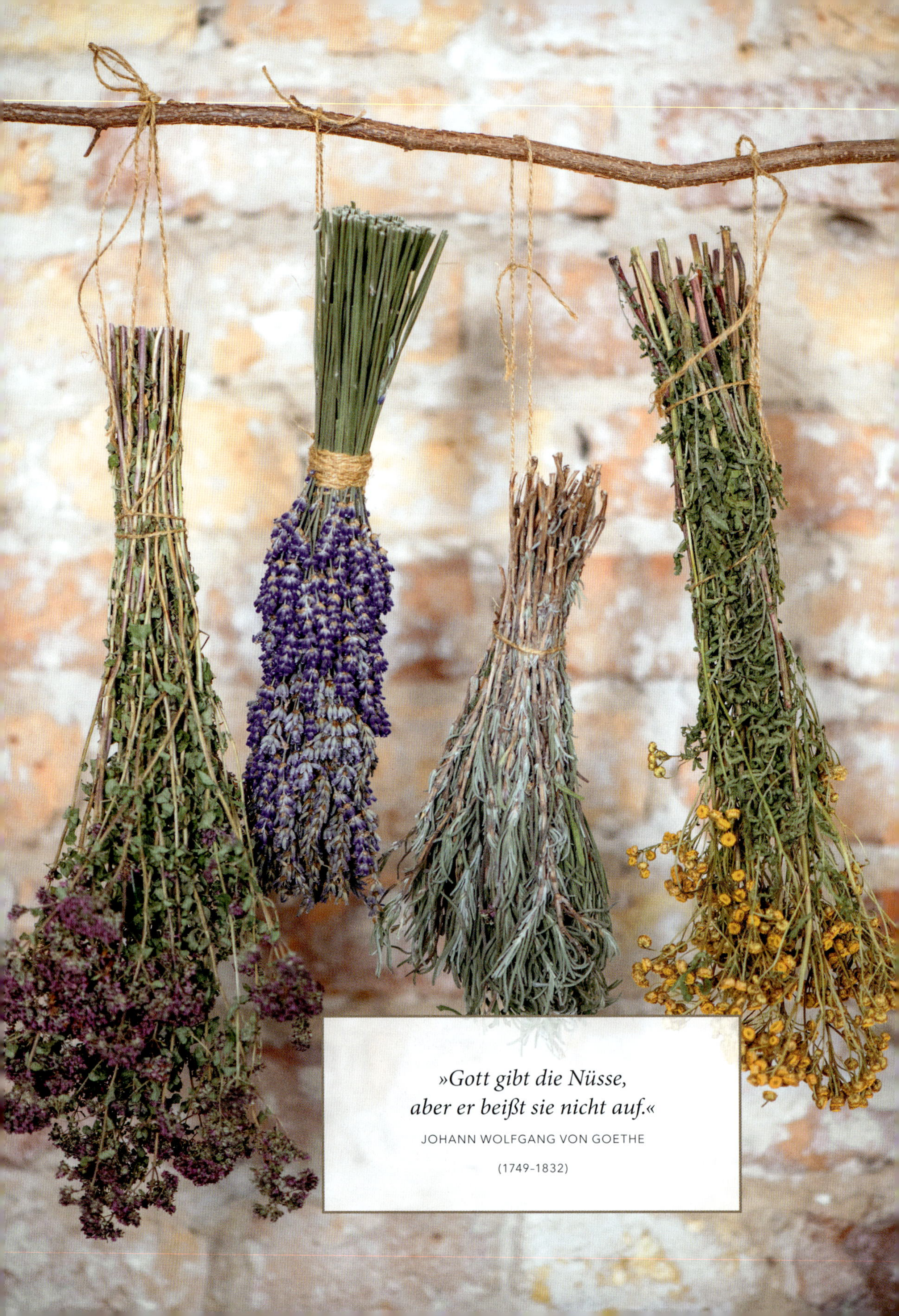

*»Gott gibt die Nüsse,
aber er beißt sie nicht auf.«*

JOHANN WOLFGANG VON GOETHE

(1749–1832)

SAMMELN, TROCKNEN, LAGERN

Sie haben weder Garten noch Balkon? Das ist kein Problem. Schnappen Sie sich einen Erntekorb, eine gute Gartenschere oder eine Sichel, und machen Sie einen Spaziergang. Nahe gelegene Bäche, Wälder, Wiesen und Parks haben den Tisch reich mit Räucherkräutern für Sie gedeckt.

MIT DER GOLDENEN SICHEL – SAMMELN BEI UNSEREN AHNEN

Ohne die Lichtverschmutzung moderner Zivilisationen konnten die Menschen in der Altsteinzeit die zyklisch wiederkehrenden Himmelsereignisse am kristallklaren Sternenhimmel lesen wie ein magisches Bilderbuch. Für den aufkommenden Ackerbau der Jungsteinzeit waren diese Beobachtungen für Aussaat- und Erntetermine von entscheidender Bedeutung. Die Ernte richtete sich nach dem Stand von Sonne, Mond und Sternbildern und manchmal nach bestimmten Lostagen.

Die Heilkraft einer Pflanze war eng mit dem Geist der Pflanze verbunden, also dem spirituellen, anderweltlichen Aspekt der Pflanze. Aus diesem Grund gehörten zum Ernteritual oft Zauberworte oder Sprüche. Um den Pflanzengeist günstig zu stimmen, ernteten die Kelten Heilpflanzen außerdem nach festgelegten Ritualen – meistens früh am Morgen, nüchternen Magens, schweigend, ohne auf dem Weg zurückzublicken, mit dem Gesicht nach Osten, meistens mit der linken Hand. Manchmal waren sie barfuß oder bemalt. Bei der Ernte von Bilsenkraut, Eisenkraut oder Eberraute sollte der Sammelnde nackt sein. Zum Dank ließ man oft Geschenke zurück oder goss Milch auf die Wurzeln. Als Gegengabe für eine reiche Ernte könnten Sie etwas Speichel oder ein Haar zurücklassen. Sie tragen Ihre genetische Information und sind gleichzeitig Dünger für die Pflanze.

Einige Quellen berichten, dass auch das Werkzeug für die Ernte ausschlaggebend war. Alantwurzeln wurden mit einem Knochen oder einem Messer aus Elfenbein ausgegraben. Plinius erwähnt die Ernte »sine ferro« (ohne Eisen). Vom Ernteritual der sehr seltenen Eichenmistel berichtet er, dass der weiß gekleidete Druide mit einer goldenen Sichel die Mistel abschnitt, die in einem weißen Tuch aufgefangen wurde, denn sie durfte nicht mit der bloßen Hand berührt werden. Die goldene Sichel vereinte zwei Symbole, die Sonne (gold) und den Mond (Sichel). Die überlieferten Sammelrituale lehren uns, dass sorgfältiges Sammeln ratsam ist, um die Pflanzenenergien zu bewahren. Die grünen Erdbewohner sind Lebewesen, die sich an Umweltbedingungen und bestimmte Lebensräume angepasst haben. Sie verdienen unsere Bewunderung und Dankbarkeit für ihre Heilkräfte.

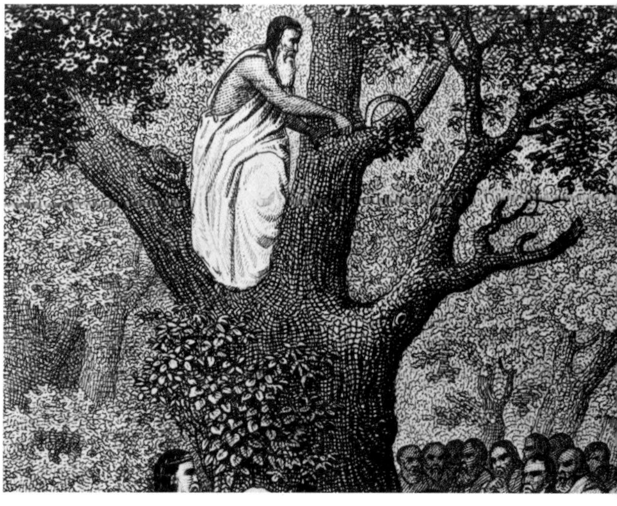

Das Ernten von Räucherpflanzen war bei unseren Vorfahren eine rituelle Handlung.

Kräuter aus dem Garten und vom Balkon

Für Räuchermischungen können Sie die Pflanzen sowohl in der Natur als auch im Garten sammeln. Im Idealfall wachsen die wichtigsten Räucherpflanzen in Ihrem Naturgarten vor Ihren Augen. Das hat den Vorteil, dass Sie den richtigen Erntezeitpunkt nicht verpassen. Außerdem können Sie sicher sein, dass Ihr Erntegut nicht verunreinigt oder gespritzt ist. Gärtnereien und Gartencenter haben inzwischen ihr Sortiment mit Heilpflanzen erweitert. Es gibt Kalmus für den Teich, Engelwurz und Eisenkraut für das Blumenbeet sowie Raritäten wie Rainfarn, Alant oder Alraune für Ihren magischen Räuchergarten.

Viele Menschen sind überzeugt davon, dass Pflanzen, die unser Körper braucht, von selbst in den Garten kommen und die stärkste Heilkraft besitzen. Andere lassen sich problemlos ansiedeln, wenn man Bodenbeschaffenheit und Standort berücksichtigt.

Die Natur wird es Ihnen danken, wenn Sie möglichst viele heimische Kräuter, Sträucher und Bäume in Ihren Garten pflanzen. Weißdorn und Holunder bieten nicht nur Schutz vor schlechten Einflüssen und fremden Blicken, sondern auch Nistplätze für über 30 heimische Vogelarten und Futter für ca. 100 Insektenarten. Im Lauf des Jahres werden Sie mit frischen Knospen, Blättern, Blüten, Beeren und Mark für die Wildkräuterküche und die Räucherschale versorgt.

Auch im Wintergarten, auf der Terrasse und auf dem Balkon gedeihen wichtige Räucherpflanzen, zum Beispiel Küchenkräuter wie Salbei, Thymian, Lavendel im Blumenkasten, Wacholder im großen Topf oder Lorbeer und Myrte als Topfpflanze.

Wildkräuter sammeln und ernten

Bei Regen, Nebel oder feuchtem Wetter können Sie getrost zu Hause bleiben. Die günstigste Sammelzeit ist bei schönem Wetter am späten Vormittag, wenn die Pflanzen nicht mehr feucht vom Morgentau sind. Eine Ausnahme sind dabei mediterrane Kräuter mit ihrem hohen Anteil an ätherischen Ölen. Diese sollten in der Mittagszeit geerntet werden, wenn die Sonne vom Himmel brennt. Jede Pflanzenart bevorzugt einen anderen Standort. Manche mögen es sonnig oder trocken, andere lieben feuchten Boden oder den Schutz einer Baumkrone. Wählen Sie deshalb eine möglichst abwechslungsreiche Sammelroute. Im Lauf der Zeit werden Sie immer mehr geeignete Sammelplätze entdecken.

Denken Sie an den Schutz vor Zecken, bevor Sie aufbrechen. Kokosöl enthält viel Laurinsäure und hat sich als natürlicher Zeckenschutz bewährt. Ausgerüstet mit festem Schuhwerk, einem Korb, einer Stoff- oder Papiertasche und kleinen Butterbrottüten aus Papier können Sie losgehen. Die meisten Pflanzen lassen sich mit der Hand ernten. Für einige braucht man eine gute Gartenschere, ein Messer aus Keramik oder eine Sichel. Wurzeln lassen sich mit Stecheisen oder Spaten ausgraben. Da sie meistens stark verschmutzt sind, wickelt man

Viele Räucherkräuter sind dekorative Pflanzen und verschönern Ihren Garten oder Balkon.

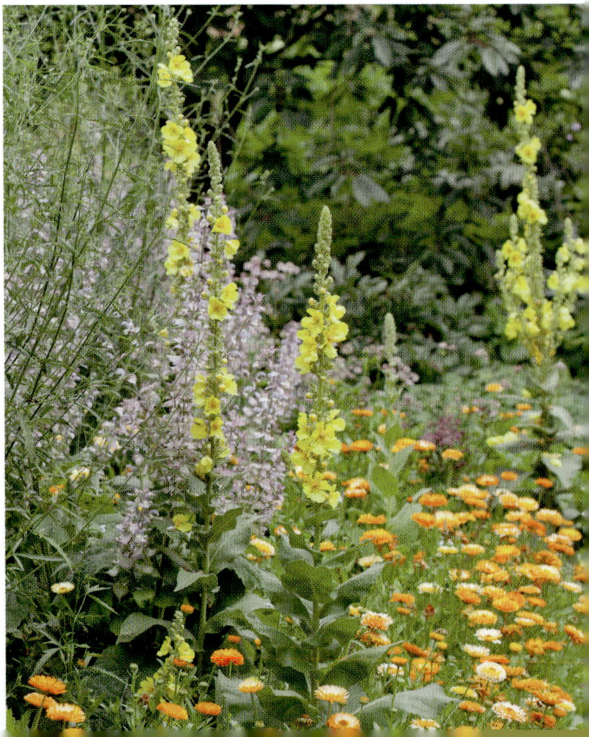

sie in Zeitungspapier, bevor sie im Korb landen. Zarte Knospen kommen in die Butterbrottüten.

Wildpflanzen sollten Sie so sauber wie möglich ernten, damit Sie sie nicht waschen müssen. Sammeln Sie deshalb weit genug entfernt von Straßenrändern, Autobahnen, Äckern, die mit Pestiziden verunreinigt sind, Bahndämmen, Industrieanlagen und Stellen, an denen Hunde ihr Bein heben. Sammelorte und Pflanzen sollten einen gesunden Eindruck machen.

Ernten Sie nur so viel, wie Sie brauchen und verarbeiten können. Gute Sammler hinterlassen keine Spuren. Rupfen Sie nicht wahllos die Blütenstängel ab, sondern sammeln Sie mit Respekt vor der Pflanze.

Mit der altbewährten keltischen Dreier-Methode können Sie nichts verkehrt machen: Ein Drittel bleibt für den Erhalt der Pflanze zum Aussamen zurück. Sie soll sich weiterentwickeln und vermehren können. Ein weiteres Drittel ist für andere Sammler bestimmt oder für Tiere, die sich von dieser Pflanze ernähren. Das letzte Drittel dürfen Sie mitnehmen.

Sammeln Sie nur Pflanzen, die Sie hundertprozentig kennen, denn es gibt viele giftige Doppelgänger. Am besten lassen Sie sich bei einer Wildkräuterführung die wichtigsten Kräuter zeigen. Mittlerweile gibt es neben den Bestimmungsbüchern auch gute Apps.

Besondere Sammelzeiten

Beim Sammeln von Räucherpflanzen achtet man weniger auf die körperliche Heilkraft, sondern vor allem auf den seelisch-geistigen Effekt der Pflanzen.

Wenn Heilkräuter zu bestimmten Mondphasen und Tageszeiten geerntet werden, besitzen sie den höchsten Wirkstoffgehalt und sind dann von hoher Qualität. Schon Hildegard von Bingen rät, Heilkräuter bei zunehmendem Mond zu sammeln. Pflanzen empfangen das Licht der Sonne und die Strahlen aller Himmelskörper und setzen

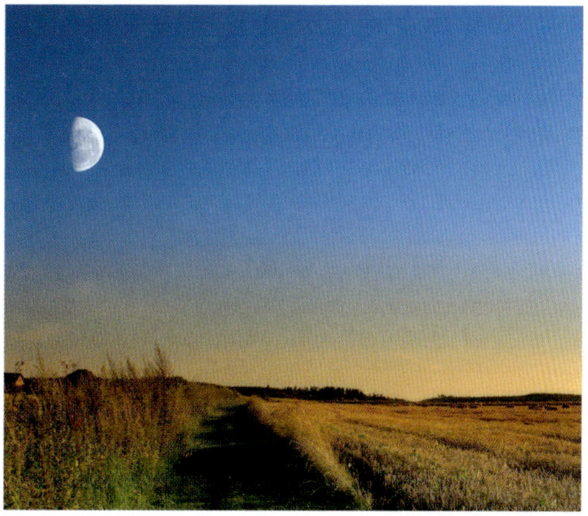

Der Mond hat großen Einfluss auf die Heilkraft der Pflanzen und bestimmt ihren Sammelzeitpunkt.

diese in Materie und Heilkräfte um. Der Mond nimmt besonderen Einfluss auf die Erde und seine Bewohner. Bei uns wirkt er auf die Intuition und unsere Instinkte. Bei den Pflanzen reichern sich je nach Mondzyklus entweder viel oder wenig Feuchtigkeit und Heilkräfte in den Pflanzenteilen an. Bei zunehmendem Mond geht die Kraft in die oberen Pflanzenteile, bei abnehmendem Mond in die Wurzeln. Doch mithilfe des Mondkalenders geht es wesentlich genauer.

Blütentage: Blüten werden voll erblüht geerntet, bei Vollmond oder zunehmendem Mond in einem Luftzeichen (Zwillinge, Waage, Wassermann).

Blatttage: Die beste Erntezeit für Knospen, junge Blätter und Kräuter vor der Blüte ist bei zunehmendem Mond in einem Wasserzeichen (Krebs, Skorpion, Fische).

Fruchttage: Reife Früchte und Samen werden bei abnehmendem Mond in einem Feuerzeichen (Widder, Löwe, Schütze) gepflückt.

Wurzeltage: Wurzeln gräbt man im Frühjahr vor dem Austrieb oder noch besser im Herbst bei abnehmendem Mond, Vollmond oder Neumond, wenn der Mond durch ein Erdzeichen (Stier, Jungfrau, Steinbock) wandert.

Wenn Sie Pflanzen an den ihnen zugeordneten Wochentagen sammeln, fangen Sie den kosmischen Einfluss der Planeten ein. Montags wäre dann die Baldrianernte, da dieser unter Mondeinfluss steht, am Freitag, dem Tag der Venus, wären die Frauenkräuter dran. Aber das würde an dieser Stelle zu weit führen.

Es gibt jedoch traditionelle Kräutersammelzeiten im Jahr, etwa den 24. Juni, das Hochfest Johannes des Täufers, sowie den wohl bekanntesten und wichtigsten Zeitraum, die »Frauendreißiger«, die vom 15. August bis zum 15. September dauern.

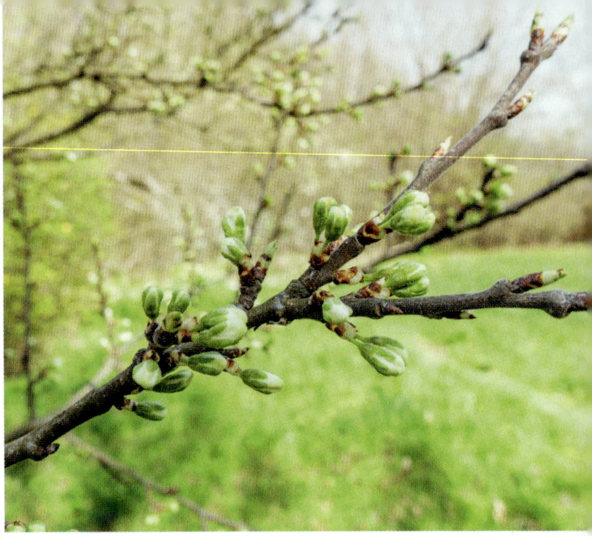

Kostbares Räuchergut: In den Knospen steckt die geballte Kraft einer Pflanze.

Knospen, das Juwel der Bäume

Im Frühjahr heißt es für den Wildkräutersammler Augen auf. Das Kostbarste, was Bäume und Sträucher zu bieten haben, treibt gerade aus, die ersten Knospen sprießen. »Gemma« (= Edelstein, Juwel) lautet die lateinische Bezeichnung für Knospe. Der Baum schickt seine genetische Information, das Embryonalgewebe, das auf Wachstum und Zellvermehrung programmiert ist, in alle Pflanzenteile, die am Anfang des Wachsens stehen: in Knospen, Sprosse, Triebe, Blätter, Kätzchen, Blüten, Rinde und Wurzeln. Diese Pflanzenkräfte werden als pflanzliche Auszüge in der Gemmotherapie erfolgreich für die Zellerneuerung genutzt und kommen auch in den »Bach-Blüten« zum Einsatz. Seit Jahrhunderten nutzen Menschen die jungen Pflanzenteile heimischer, ungiftiger Bäume als energiereiche Nahrungsergänzung. Um sie länger haltbar zu machen, werden Knospen und junge Blätter meistens getrocknet und zu Mehl pulverisiert, das man vielen Speisen zufügen kann. Probieren Sie doch einmal Pfannkuchen, die mit grünem Lindenblättermehl angereichert sind. Dieser Augen- und Gaumenschmaus voller Vitalkraft wird Sie bestimmt begeistern.

Zum Räuchern eignen sich vor allem die Knospen von Apfel, Birke, Buche, Eberesche, Erle, Kirsche, Sanddorn, Schwarzpappel, Rosskastanie, Walnuss und von Nadelbäumen. Ein Fingerhut voll reicht schon, um Ihren Jahresvorrat an Räucherkräutern zu bereichern. Die teilweise etwas klebrigen Knospen enthalten ätherische Öle und Harze, die auf dem Räuchersieb angenehm duften. Kauen Sie beim Ernten eine Birkenknospe. Der harzig-frische Geschmack und die wertvollen Inhaltsstoffe bringen Ihren wintermüden Körper auf Trab.

Sammeln Sie ebenso die Blüten von Apfel, Ahorn, Holunder, Kirsche, Linde, Rose und Rosskastanie und die Kätzchen von Birke, Erle, Hasel, Schwarzpappel, Weide und Walnuss. Im Frühjahr lässt sich besonders leicht die Rinde von Birke, Kirsche, Linde, Rosskastanie und Nadelbäumen von jungen Zweigen lösen. Aber bitte bedenken sie: »Äpfel sammelt man in Kübeln, Kräuter im Korb, Knospen im Fingerhut.«

Trocknen und verarbeiten

Das handgepflückte Erntegut muss schonend und so schnell wie möglich weiterverarbeitet werden. Die wohl älteste Methode, Pflanzen über einen längeren Zeitraum haltbar zu machen, ist das Trocknen. Der beste Platz zum Trocknen ist ein luftiger, aber warmer Ort im Schatten. In der prallen Sonne verlieren Heilpflanzen schnell die kostbaren ätherischen Öle. Als die meisten Dachböden noch nicht ausgebaut und isoliert waren, boten sie die perfekten Trockenplätze für Kräuter.

Heutzutage muss man sich meistens anders behelfen.

Triebspitzen und Kräuterstängel lassen sich leicht bündeln und kopfüber hängend trocknen. Blätter und Blüten breitet man am besten dünn in einer lockeren Schicht auf Sieben, Gittern oder Papier aus. Achten Sie darauf, dass Ihr Erntegut vor Witterungseinflüssen geschützt ist. Es ist gut, wenn Sie für eine gute Belüftung sorgen und die Pflanzenteile ab und zu vorsichtig wenden.

Gibt es eine längere Regenperiode, kann man die Pflanzen auch mit künstlichen Wärmequellen auf dem Dörrapparat oder im Elektroherd trocknen. Dabei ist aber zu beachten, dass Kräuter mit einem hohen Anteil an ätherischen Ölen nicht über 35 °C erhitzt werden dürfen, alle anderen nicht über 60 °C. Feine Wurzeln, wie die vom Baldrian, werden vor dem Trocknen sorgfältig ausgewaschen und gekämmt, um sie von Schmutzresten zu befreien. Dann kann man sie auf eine Schnur hängen oder auf Papier ausbreiten. Größere Wurzelstöcke und Wurzeln werden zerteilt und schon vor dem Trocknen zerkleinert.

Erst wenn alle handverlesenen Pflanzenteile rascheltrocken sind, können sie sorgfältig abgefüllt werden. Dunkle, gut verschließbare Gläser, Baumwoll- und Leinensäckchen oder manche Metalldosen eignen sich am besten zur Aufbewahrung an einem trockenen und dunklen Ort. Größere Mengen sind in Pappkartons gut aufgehoben. Die Inhaltsstoffe bleiben länger erhalten, wenn Sie die Kräuter bei abnehmendem Mond abfüllen. Vergessen Sie nicht, alles mit Datum und Inhalt zu beschriften. Nach einem Jahr sollte Ihr Sammelgut durch frisches ersetzt werden, da die Heilkräfte der Kräuter nachlassen.

Wenn Sie Ihre Pflanzen gesammelt haben, gilt es, sie so schnell wie möglich haltbar zu machen. Am einfachsten ist es, sie an einem luftigen Ort im Schatten zu trocknen, am besten auf einem Trockengitter.

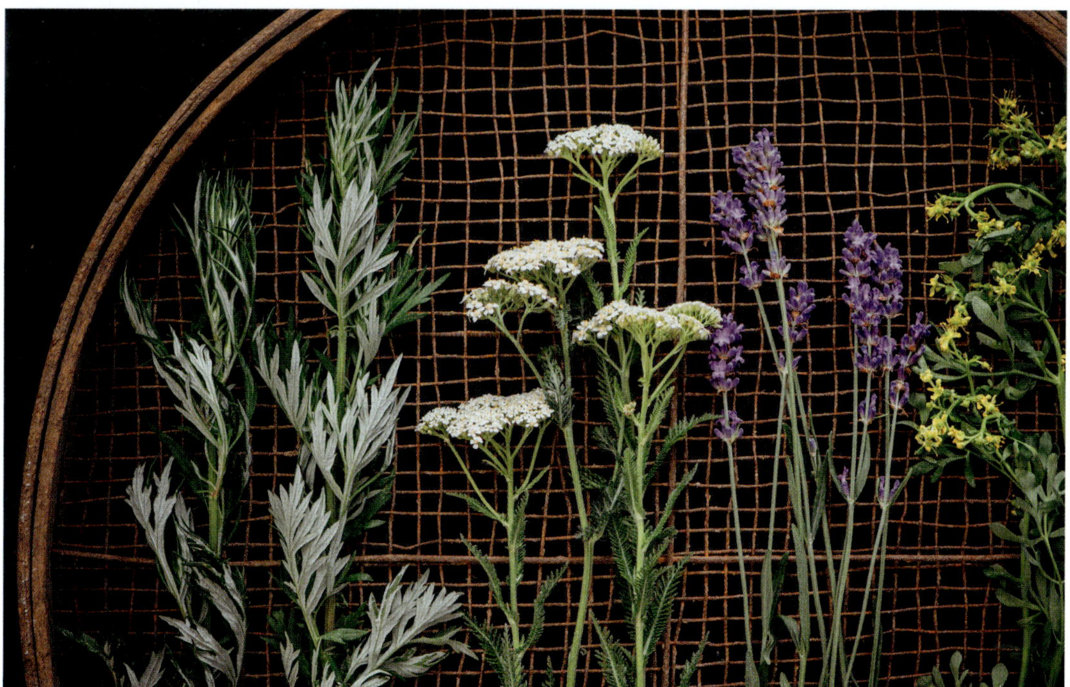

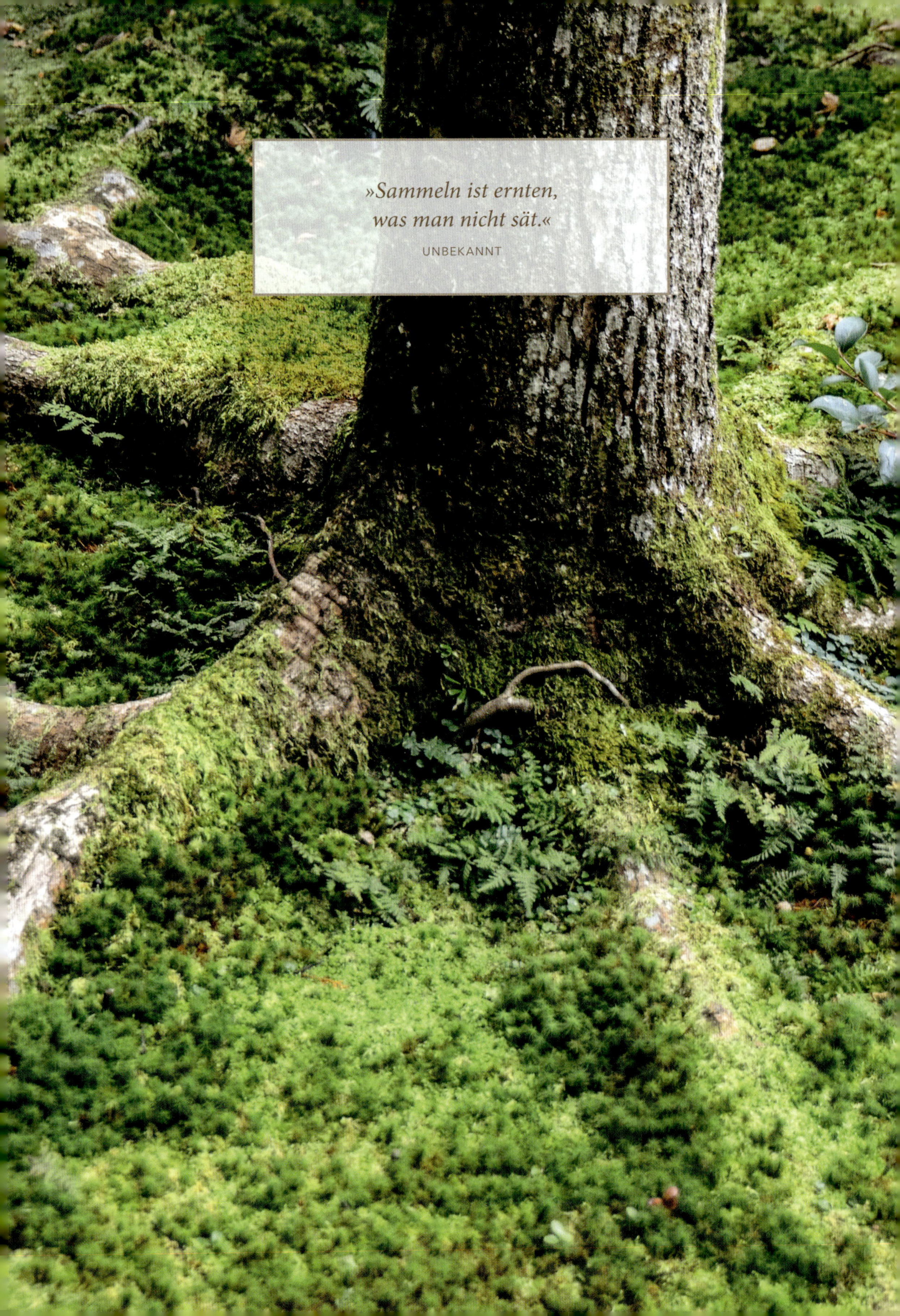

»Sammeln ist ernten,
was man nicht sät.«

UNBEKANNT

HARZE - TRÄNEN DER BÄUME

»Tränen der Bäume« oder »Gold des Waldes«, so nennt man die Baumharze. Als »Pech« wird die zähflüssig-klebrige Masse vor allem in Süddeutschland und Österreich bezeichnet. Die Volksmedizin nutzt ihre heilsamen Wirkstoffe. Manche Terpene sollen gegen Krebs wirksam sein.

FRISCH ODER FOSSIL?

Harz oder Balsam setzt sich aus ätherischen Ölen, Alkoholen, Harzsäuren, Phenolen und anderen organischen Verbindungen zusammen. Es kann gelblich bis bräunlich sein, klar, trüb und honigdick. Beim Trocknen verdunsten die flüchtigen Inhaltsstoffe, zurück bleibt hartes, trockenes Harz. Keines gleicht dem anderen. Jede Baumart hat ihr eigenes Harz mit einem ganz bestimmten Duft und Aroma.

Rezente Harze stammen von heute noch lebenden Bäumen. Sie lassen sich leicht in Öl, Alkohol oder Benzin lösen, aber nicht in Wasser. Für den Verkauf werden Baumrinden künstlich angeritzt, um das austretende Harz gewinnen zu können. Dieser Vorgang nennt sich Harzen. Unsere selbst gesammelten Harze von bereits abgeheilten Wunden vermitteln uns daher schon beim Sammeln ein gutes Gefühl.

Fossiles Harz kennen wir als Bernstein. In Alkohol ist es schlecht löslich. Man nimmt an, dass es von einer prähistorischen Koniferenart stammt. Die Ursprungsbäume sind nicht mehr feststellbar. Das Meer spült Bernstein besonders nach Stürmen an die Strände von Nord- und Ostsee. Er wird aber auch im Bergbau geborgen.

Kaugummi der Steinzeit

Baumharze wurden schon in der Steinzeit als eine Art Kaugummi verwendet. Das belegen archäologische Funde in der Schweiz, in Finnland und Schweden. In Süddeutschland fand man beispielsweise ein etwa 6000 Jahre altes Stück Birkenharz mit Zahnabdrücken. Auch von den Ägyptern und Römern sind Harze mit fruchtigen Zutaten zum Kauen überliefert. Als der erste Kaugummifabrikant John Curtis Jackson 1848 mit der Produktion seines Kaugummis begann, verwendete er ein indianisches Rezept mit den Grundzutaten Fichtenharz und Bienenwachs.

Maler nutzten Harze zum Binden der Farbpigmente für ihre Ölbilder. Auch in der Industrie finden Harze Verwendung bei der Herstellung von Naturfarben, Lacken, Klebstoffen und von Pharmazeutika. Die Griechen mischen Harze lieber in ihren Wein, der als Retsina bekannt wurde.

Schmilzt man 250 ml Olivenöl mit 125 g gereinigtem Harz (Lärche, Fichte, Kiefer) und zuletzt mit etwas Bienenwachs, erhält man eine Hustensalbe.

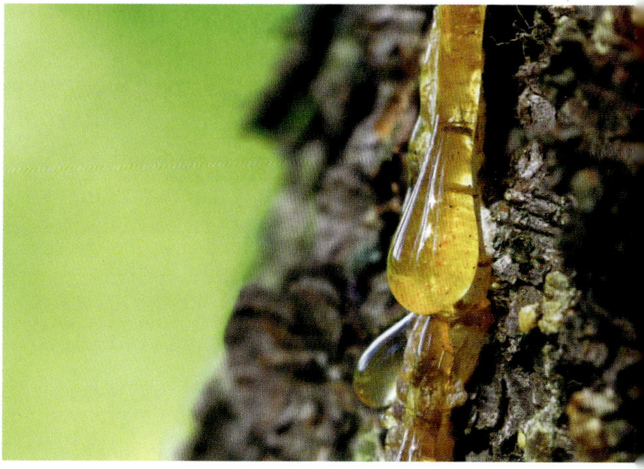

Wurde die Rinde eines Baumes verletzt, tritt Harz aus – der Baum weint.

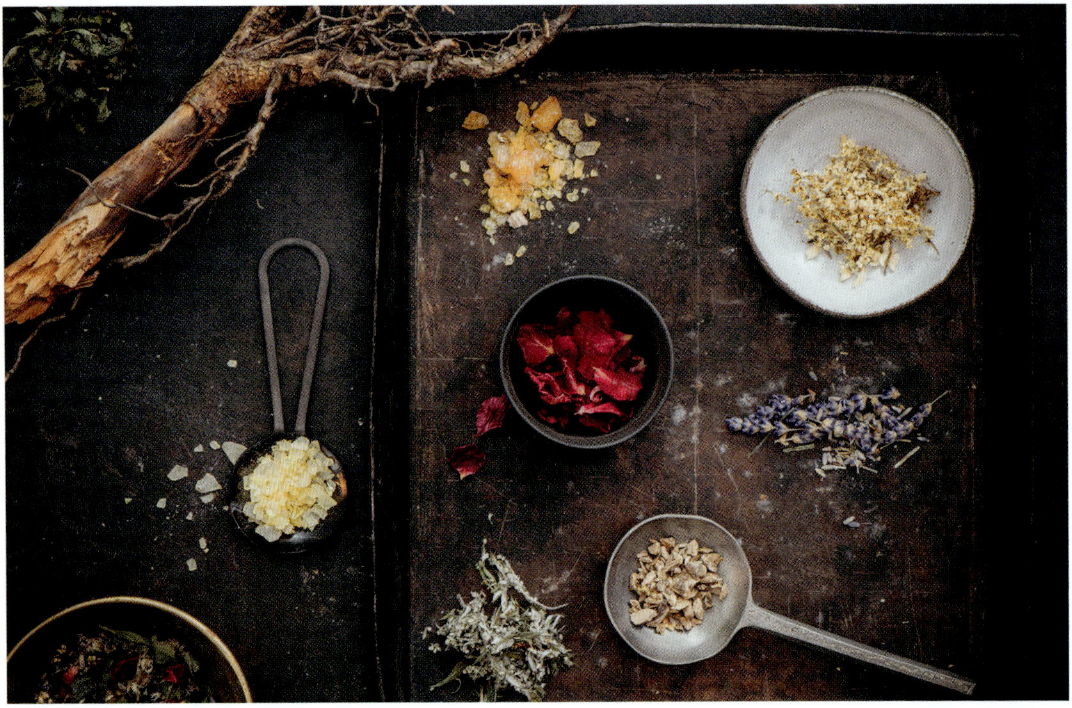

Harze, Blüten, Kräuter und Wurzeln sind gesammelt, gereinigt und zerkleinert und liegen, fein säuberlich zu Häufchen aufgeschichtet, parat. Nun können Sie Mischungen zusammenstellen oder alles einzeln verpacken.

Gutes Netz im Wald

Die meisten Menschen denken, dass die an einen Standort gebundenen Pflanzen nicht mit ihrer Umwelt kommunizieren können und wehrlos allem ausgesetzt sind. Forscher konnten aber nachweisen, dass zum Beispiel Bäume spüren, wenn sie von einem Fressfeind angegriffen werden, und dass sie diesen mit ungenießbaren Substanzen, die sie in die Blätter pumpen, vertreiben. Auch können sie über Duftstoffe Feinde dieses Fressfeindes anlocken und andere Bäume alarmieren, dass Gefahr in Verzug ist. Noch schneller als die chemische Duftbotschaft funktioniert ein Frühwarnsystem mit elektrischen Impulsen. Im Wald sind die Bäume durch ein kompliziertes Wurzelsystem miteinander vernetzt. Dazwischengeschaltete Pilze agieren dabei fast wie die Glasfaserkabel des Internets. In unvorstellbarer Dichte durchweben diese sogenannten Hyphen den Waldboden. »Wood-Wide-Web« nennt die Wissenschaft dieses Phänomen der Nachrichtenübermittlung bei Bäumen. Über die verborgenen Sinne der Pflanzen gäbe es noch viel Erstaunliches zu erzählen. Deshalb meine Bitte: Denken Sie daran, dass Pflanzen empfindsame Wesen sind, und sammeln Sie mit Respekt vor der Pflanze und der Natur!

Harze sammeln und reinigen

Nehmen Sie für die Harz-Ernte ein scharfes Messer und mehrere beschriftete Behälter mit. So können Sie Ihr Erntegut auch zu Hause noch unterscheiden. Saubere Schraubdeckelgläser eignen sich gut dafür.

Um dem Baum keine weiteren Verletzungen zuzufügen, erfordert das Sammeln von Harzen besondere Achtsamkeit. Suchen Sie nach Bäumen, deren

Wunde schon Zeit hatte zu heilen. Altes, gebrauchsfertiges Harz fühlt sich trocken und hart an. Lösen Sie es ganz vorsichtig mit dem Messer von der Rinde. Oft bilden sich kleine Knoten, Wülste oder Rinnsale aus Harz entlang des Stammes, die sich problemlos mit der Hand abbrechen lassen. Ernten Sie nur so viel, wie sich leicht ablösen lässt, ohne dem Baum weiteren Schaden zuzufügen.

Altes Fichten- und Kiefernharz ist ganz leicht, dunkel und klingt hohl, wenn man daraufklopft. Von zu frischem Harz werden Ihre Finger sehr klebrig. Weiches Harz sollte mindestens zwölf Monate trocknen, bevor Sie es zum Räuchern verwenden. Erst dann kann sich der gewünschte Duft entfalten. Ist es zu frisch, füllt es den ganzen Raum schnell mit Qualm. Selten zu finden sind unser heimisches Lärchenharz und Wacholderharz. Wacholder sondert weder schnell noch viel Harz ab. Umso mehr schätzt man es, wenn man es in die Finger bekommt. Es dauert jedoch etwa sechs Monate, bis es trocken und gebrauchsfertig ist.

Durch die neue Waldbewirtschaftung werden in vielen Wäldern breite Schneisen von Bäumen gefällt. Zurück bleiben verletzte Bäume am Rand. Auch traditionelle Baumfällplätze sind eine Fundgrube für Harzsammler, denn fallende Bäume verletzen oft benachbarte Bäume. Auch oder gerade an diesen Orten sollten Sie den Respekt vor den Pflanzen nicht vergessen und sich für das kostbare Harz bedanken.

Zu Hause packen Sie das trockene Harz am besten in einen Leinensack, damit es nicht in alle Richtungen fliegt, und zertrümmern es mit einem Hammer. Die kleinen Harzstücke können Sie dann mit dem Mörser weiter zermahlen oder grob mit anderen Räucherstoffen mischen.

Harze aus unseren Wäldern sind manchmal durch Rindenstückchen oder seltener durch kleine Insekten verunreinigt. Rinde stört nicht beim Räuchern, tote Insekten möchte aber kaum jemand im Räucherwerk haben. Im Idealfall sammelt man das Harz möglichst sauber und verwendet es naturrein.

Mischen und aufbewahren

Für alles ist ein Kraut gewachsen. Richtig zusammengestellt können uns Räuchermischungen das ganze Jahr hindurch begleiten. Deshalb ist es sinnvoll, sie je nach erwünschter Wirkung zu mischen. Getrocknete Pflanzenteile können geschnitten, gehackt, mit den Händen zerbröselt oder im Mörser gemahlen werden. Bei der Zubereitung springt unser Ethos wie ein mentaler Funke auf die Räuchermischung über. Sind die Kräuter vorbereitet, kommen die Harze dazu. Zum Räuchern auf dem Sieb lassen Sie alle Bestandteile etwas grober. Blüten sind willkommene Farbtupfer. Für Kohle oder Pfännchen können Sie die Zutaten auch mahlen und zu einer Paste verkneten.

Grundrezept: Mischen Sie maximal neun Komponenten zusammen. Wählen Sie eine Wurzel, ein Holz, ein bis zwei Harze und vier bis fünf Kräuter. Nehmen Sie von jeder Komponente einen Teil, z. B. je 4 g, von der Wurzel die Hälfte (also 2 g).

Lagern Sie Ihr gesamtes Räucherwerk in gut schließenden Gefäßen aus getöntem Glas, Holz oder Pappe und bewahren Sie diese in einem Schrank oder einer Kommode, geschützt vor Tageslicht, auf.

Zerkleinern Sie Ihre Mischung an Räucherkräutern und -harzen in einem Mörser.

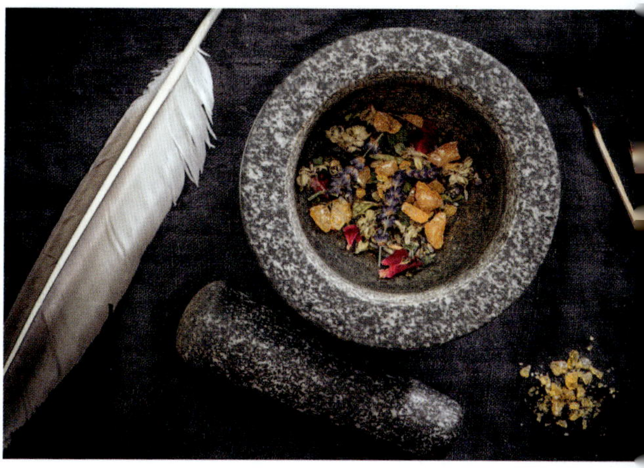

HARZE, HÖLZER, ZAPFEN

Heimischer Waldweihrauch *(Olibanum sylvestre)* ist kaum zu übertreffen. Seine reinigende Kraft und der kräftige, würzige Wohlgeruch beleben unsere Sinne und verbinden uns mit Mutter Natur. Naturrein, gereift, handverlesen und mit Herzblut selbst gesammelt - besser geht es nicht.

Unter dem Sammelbegriff Waldweihrauch versteht man im Handel ein Gemisch aus Fichten- und Kiefernharz, da dieses am häufigsten vorkommt. In Ihren Waldweihrauch können Sie zusätzlich Tannen-, Lärchen- oder Wacholderharz geben. Beim Verräuchern wird Sie der Duft an einen Waldspaziergang im Sommer erinnern. Wenn Sie mit einer Räuchermischung eine bestimmte Wirkung erzielen möchten, wählen Sie gezielt Harze, Rindenstücke, Zapfen oder Gummi aus dem reichen Angebot der Natur.

FICHTE

Picea abies

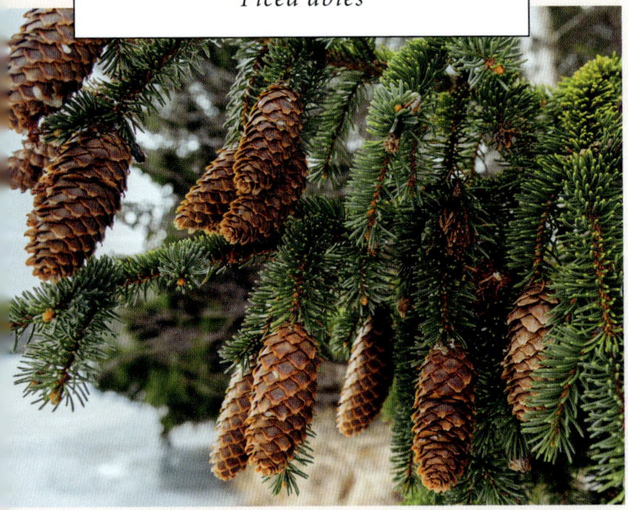

VERWENDETE PFLANZENTEILE

Harz, Zapfen, Holz, Rinde, Nadeln, Sprosse
Achtung: Im Handel wird Fichtenharz oft als Burgunderharz *(Pix burgundica)* angeboten. Dabei handelt es sich meist um einen Destillationsrückstand, nachdem dem Fichtenharz die Terpentinöle entzogen wurden.

WIRKUNG BEIM RÄUCHERN

Das würzig duftende Harz wirkt keimtötend, desinfizierend, reinigend. Es regt die Selbstheilungskräfte an, schützt vor störenden Einflüssen, klärt die Atmosphäre, hilft bei der Heilung alter seelischer Wunden, fördert die Konzentration, macht den Brustraum frei, öffnet uns für neue Impulse und unterstützt uns dabei, uns selbst treu zu bleiben.

MYTHOLOGIE / VOLKSMEDIZIN

Der »Weihrauch der deutschen Wälder« wurde von der Landbevölkerung verräuchert und medizinisch genutzt, lange bevor Weihrauch erschwinglich wurde. Man glaubte, in der Fichte wohne ein weiblicher, schützender Baumgeist, der beim Räuchern seine Kraft entfalte.

WALDKIEFER
Pinus sylvestris

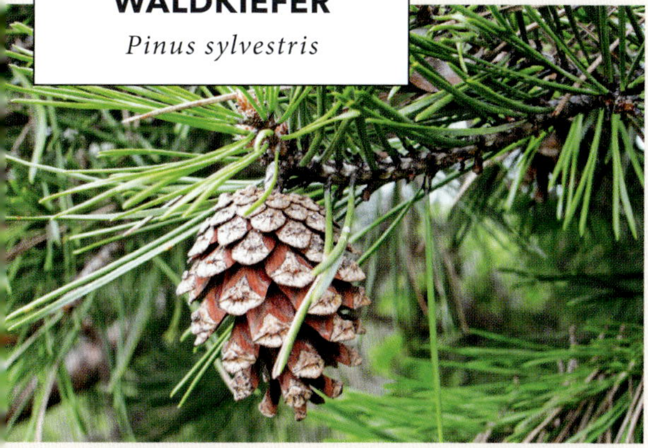

VERWENDETE PFLANZENTEILE
Harz, Zapfen, Holz, Rinde, Nadeln, Sprosse
Achtung: Dem im Handel erhältlichen »Kolophonium« wurden die Terpentinöle entzogen. Selbst gesammeltes Kiefernharz ist dagegen ursprünglich und naturrein.

WIRKUNG BEIM RÄUCHERN
Kiefernharz duftet sanft, warm, zurückhaltend, harzig-waldig und balsamisch. Es wirkt desinfizierend, reinigend, klärend, schützend, erwärmend, stimulierend und stärkend. Außerdem macht es Stimmungen weich, kräftigt und entspannt die Nerven, stärkt die Lunge, vertreibt Melancholie, löst Restemotionen und Schuldgefühle, bringt Geist und Seele in Einklang und lässt rastlose Menschen zur Ruhe kommen. Kiefernharz wirkt noch intensiver als Fichtenharz.

MYTHOLOGIE / VOLKSMEDIZIN
Schon die Germanen verräucherten Kiefernharz als Schutz vor bösen Mächten und nutzten es für medizinische Zwecke. Es ist ein wirksames altes Heilmittel bei Lungenkrankheiten, fördert die Durchblutung und stillt den Hustenreiz.

EUROPÄISCHE LÄRCHE
Larix decidua

VERWENDETE PFLANZENTEILE
Harz, Zapfen, Holz, Rinde, Nadeln

WIRKUNG BEIM RÄUCHERN
Beim Räuchern entwickelt Lärche einen unvergleichlich edlen, feinwürzigen Duft. Lärche wirkt anregend, kräftigend, stimulierend und schützend. Sie unterstützt den Neubeginn, stärkt das Selbstvertrauen, gibt positive Energie und lindert Atemwegserkrankungen.

MYTHOLOGIE / VOLKSMEDIZIN
In der Mythologie dient der Baum Feen als Tanzplatz und Wohnstatt. Die Lärche ist ein Symbol für Neuanfang, Spontaneität, Wagemut, Erneuerung und soll Glück bringen.
Das aus dem Harz gewonnene »Venezianische Terpentin« wurde zur Blutstillung, bei Nerven- und Ohrenschmerzen, Hauterkrankungen, Gallensteinen, Wurmbefall und Durchfall verwendet. Die Rinde trug man pulverisiert auf eitrige und schlecht heilende Wunden auf.

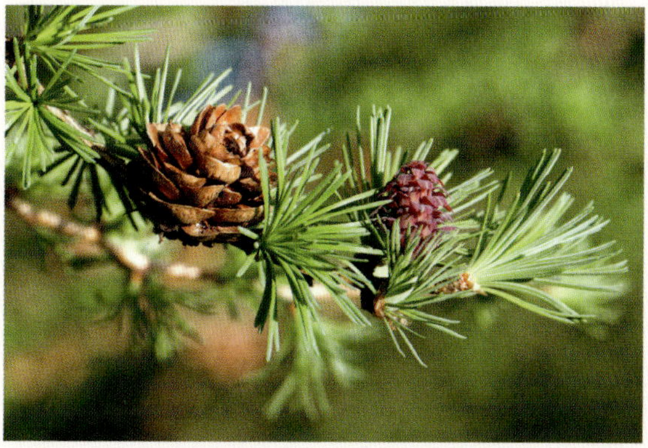

BERNSTEIN

Succiunum

VORKOMMEN UND MERKMALE

Weltweit wurde das Harz von Laub- und Nadelbäumen von Flüssen ins Meer gespült und nach Millionen von Jahren wieder freigegeben, etwa an der Ostsee. Bernstein ist sehr leicht, glitzert und brennt, wenn man ihn anzündet. Gute Qualität schimmert wie Honig. Minderwertiger Pressbernstein hat glatte Schnittstellen.

VERWENDETE PFLANZENTEILE

fossiles Harz

WIRKUNG BEIM RÄUCHERN

Bernsteinrauch wirkt schützend, reinigend, stärkend, entspannend, erwärmend und heilend. Er stimmt positiv, hilft beim Verarbeiten älterer Problematiken und sorgt für Erneuerung.

MYTHOLOGIE / VOLKSMEDIZIN

Das »Gold des Nordens« nutzte man zur Schmuckherstellung, für medizinische Zwecke und als Räucherstoff.

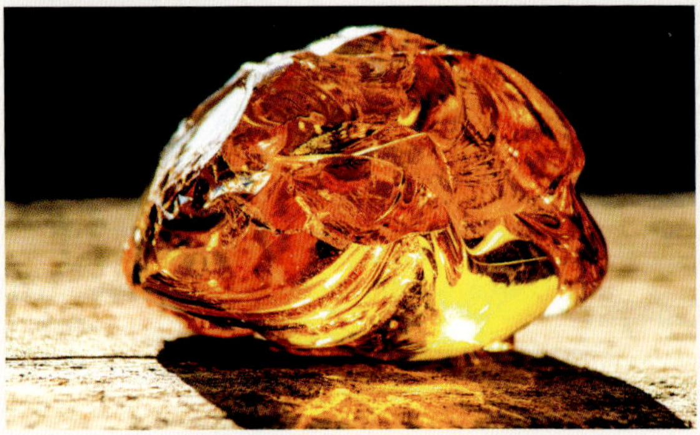

PROPOLIS

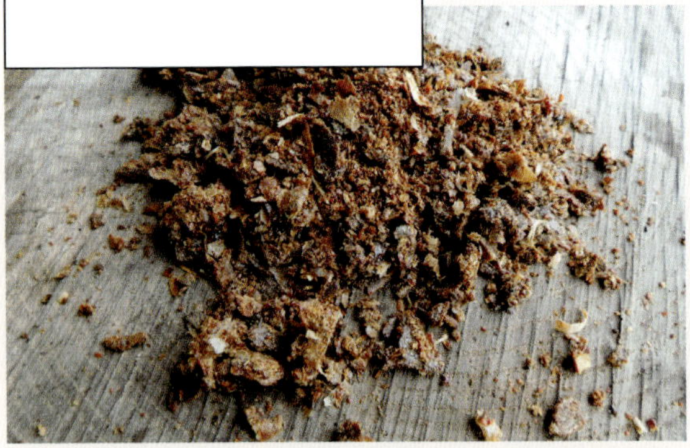

VORKOMMEN UND MERKMALE

Imker kennen es, denn Bienen produzieren diese wachsähnliche Kittmasse zur Verdichtung ihres Stocks aus Knospenharzen, Wachsen, ätherischen Ölen und Blütenpollen. Hauptrohstoff ist das Harz der Schwarzpappelknospen.

VERWENDETE PFLANZENTEILE

Rohware des Bienenprodukts

WIRKUNG BEIM RÄUCHERN

Auf dem Räuchersieb entfaltet Propolis einen warmen, balsamischen Duft, der an Honig erinnert. Der Rauch wirkt desinfizierend, harmonisierend, schützend, segnend und umhüllend. Sein heilender Effekt beruhigt die Nerven, unterstützt die körpereigenen Abwehrkräfte, bringt uns in Balance und stärkt das Vertrauen in unsere Intuition.

MYTHOLOGIE / VOLKSMEDIZIN

Gereinigtes Propolis als Tinktur wirkt antimykotisch und entzündungshemmend. Bienen schützen damit ihr Volk gleichzeitig vor Krankheiten.

APFEL

Malus domestica

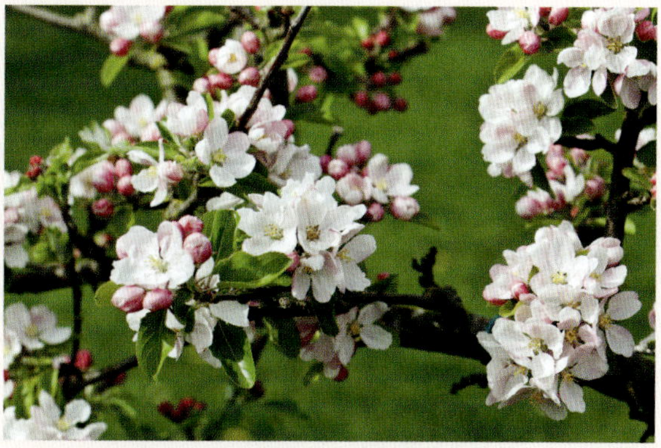

VORKOMMEN UND MERKMALE

alte Kulturpflanze, in vielen Sorten verbreitet

VERWENDETE PFLANZENTEILE

Gummi, Holz, Rinde, Knospen, Blüten

WIRKUNG BEIM RÄUCHERN

Sein frischer, holzig duftender Rauch wirkt reinigend, belebend, stärkend und sinnlich anregend. Bei spiritueller und ritueller Anwendung ist die reinigende Kraft besonders stark. Alle Pflanzenteile haben eine ähnliche Wirkung. Knospen und Blüten passen sehr gut in aphrodisierende Mischungen.

MYTHOLOGIE / VOLKSMEDIZIN

In der griechischen Mythologie widmete der Fruchtbarkeitsgott Dionysos den Apfel Aphrodite als Sinnbild für Schönheit, Liebe und Fruchtbarkeit. Der als weiblich geltende Apfelbaum steht für Fruchtbarkeit und Leben und ist ein christliches Symbol für Versuchung.

KIRSCHE

Prunus avium

VORKOMMEN UND MERKMALE

alte Kulturpflanze, viele Sorten

VERWENDETE PFLANZENTEILE

Gummi, Holz, Rinde, Knospen, Blüten

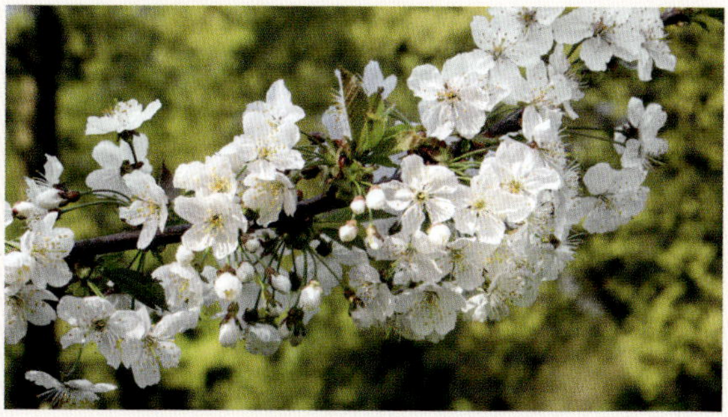

Kirschharz ist selten und weniger bekannt, hat aber viele gute Eigenschaften als Räucherwerk. Es wird pulverisiert Mischungen zugegeben.

WIRKUNG BEIM RÄUCHERN

Beim Verräuchern duftet das Gummi sehr neutral. Am besten mischt man es mit anderen Harzen und Kräutern. Es wirkt antibakteriell, entzündungshemmend und beruhigend, nimmt die Nervosität, bringt die innere Ruhe und Stärke zurück und macht gelassen.

MYTHOLOGIE / VOLKSMEDIZIN

Dioskurides empfahl Kirschgummi mit Wein getrunken bei Blasensteinen und zur Vitalisierung. Das heilsame »Katzengold« half auch in Wein gekocht oder als Sirup bei Husten, Katarrh und Erkrankungen der Atemwege.

WEIHRAUCH

Olibanum/Boswellia

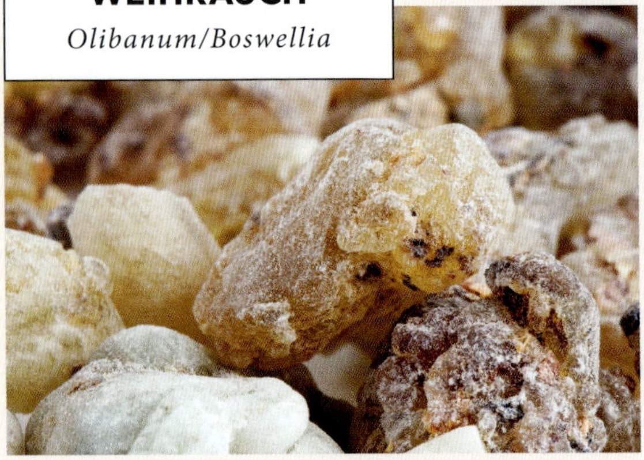

VORKOMMEN UND MERKMALE

Weihrauch stammt von Balsamstrauchgewächsen *(Burseraceae)*. Reine, unbehandelte Sorten sind hochwertiger und wie Tränen oder Klumpen geformt. Duftweihrauch oder eingefärbte Weihrauchkugeln sind künstlich aromatisiert.

VERWENDETE PFLANZENTEILE

Harz

WIRKUNG BEIM RÄUCHERN

Der feine, balsamische, etwas süßliche Duft ist den meisten bekannt von Ritualen, Opferungen, Meditationen. Er wirkt segnend, heilend, desinfizierend, reinigend, beruhigend, entzündungshemmend, schmerzstillend, stimmungsaufhellend. Weihrauch fördert die Konzentration, neutralisiert schwere Energien, vertreibt Angstzustände. Er unterstützt meist männliche Aspekte.

MYTHOLOGIE / VOLKSMEDIZIN

In der Antike war Weihrauch das wichtigste Räucherharz überhaupt. Die Standorte von Weihrauch- und Myrrhebäumen zählten zu den am besten gehüteten Geheimnissen.

COPAL

Bursera odorata

VORKOMMEN UND MERKMALE

Copal ist ein Oberbegriff für Harze von verschiedenen Laubbäumen in Süd- und Mittelamerika, die traditionell von der Bevölkerung bei Heilzeremonien verräuchert wurden.

VERWENDETE PFLANZENTEILE

Harz

WIRKUNG BEIM RÄUCHERN

Copal duftet fruchtig, balsamisch-zitronig, mit leichter Kampfernote. Seine vielfältige Wirkung ähnelt der des Weihrauchs: heilend, segnend, klärend, inspirierend, belebend. Copal vertreibt dunkle Energien, transformiert träge Schwingungen in höhere, öffnet Geist und Herz und regt die Kreativität und Fantasie an.

MYTHOLOGIE / VOLKSMEDIZIN:

Menschen, die Weihrauch nicht vertragen, können auf Copal ausweichen. Er ist kulturgeschichtlich nicht so stark geprägt.

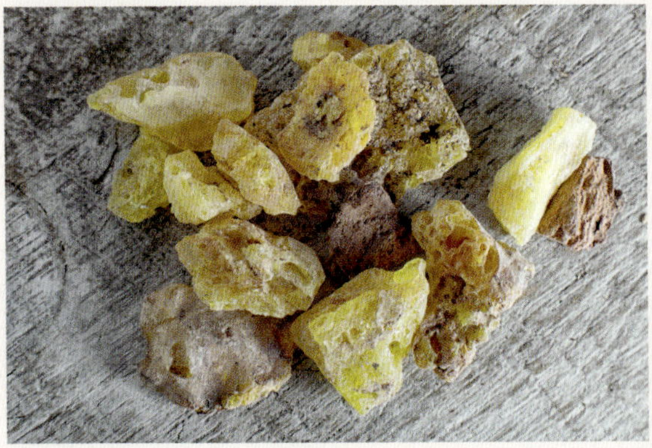

MYRRHE

Commiphora myrrha

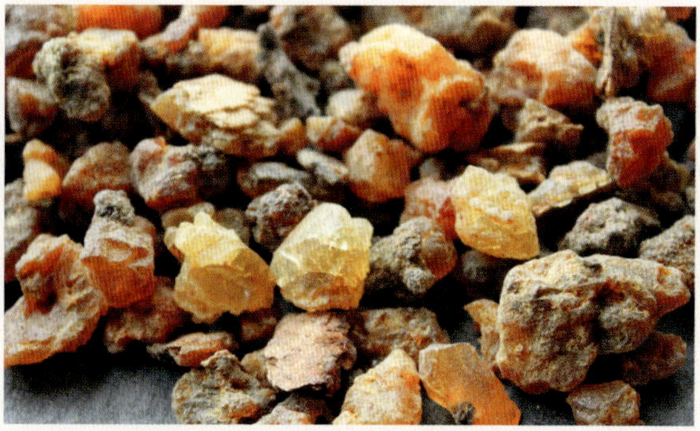

VORKOMMEN UND MERKMALE

Myrrhe ist das Harz von Balsambaumgewächsen *(Burseraceae)* aus Südarabien und Somalia.

VERWENDETE PFLANZENTEILE

Harz

WIRKUNG BEIM RÄUCHERN

Der Duft beim Verräuchern reicht von süß, warm, erdig, würzig bis erotisch. Um Frauen und die weibliche Linie zu stärken, ist Myrrhe die erste Wahl. Sie kann helfen, das Schicksal anzunehmen, inneren Frieden zu finden und einen Neuanfang zu wagen. Myrrhe wirkt stark reinigend, heilend, segnend, erdend, stimmt optimistisch und bringt Körper, Geist und Seele in Einklang. Sie eignet sich für Meditationen.

MYTHOLOGIE / VOLKSMEDIZIN

Myrrhe galt in vielen Kulturen als Symbol für weibliche Sinnlichkeit und den Schoß der Erde. Zusammen mit Weihrauch ist sie seit jeher einer der Hauptgrundstoffe bei Räucherungen.

STYRAX

Liquidambar orientalis

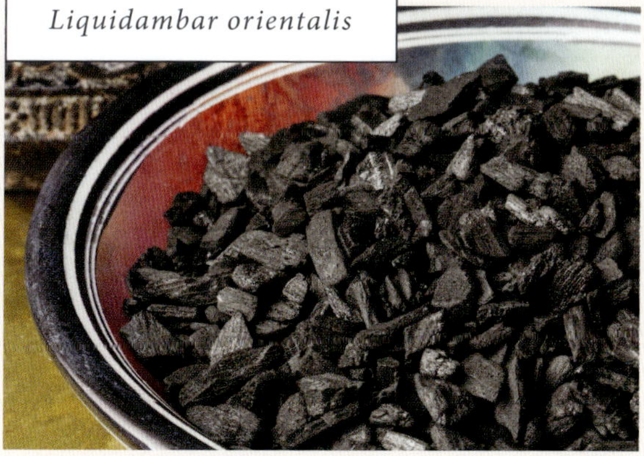

VORKOMMEN UND MERKMALE

Styrax wird aus dem Storax- oder Amberbaum in Kleinasien und im östlichen Mittelmeergebiet gewonnen. Es wird auch flüssiges Amber oder Balsam genannt. Es enthält ätherische Öle, Zimtsäure, Harze, Gummi und Vanillin. Mit dem Öl aus Rohstyrax werden Holzkohleplättchen getränkt, die als Räucherwerk dienen.

VERWENDETE PFLANZENTEILE

Harz und Rinde

WIRKUNG BEIM RÄUCHERN

Der sinnlich-balsamische, süße Duft des Rauchs wirkt entspannend, beruhigend, segnend, sensibilisierend. Er öffnet das Herz, harmonisiert, baut geistige und emotionale Spannungen ab, weckt das Selbstvertrauen, vertreibt Sorgen und negative Stimmungen – und Insekten.

MYTHOLOGIE / VOLKSMEDIZIN

In der griechisch-orthodoxen Kirche ist Styrax neben Weihrauch der wichtigste Räucherstoff.

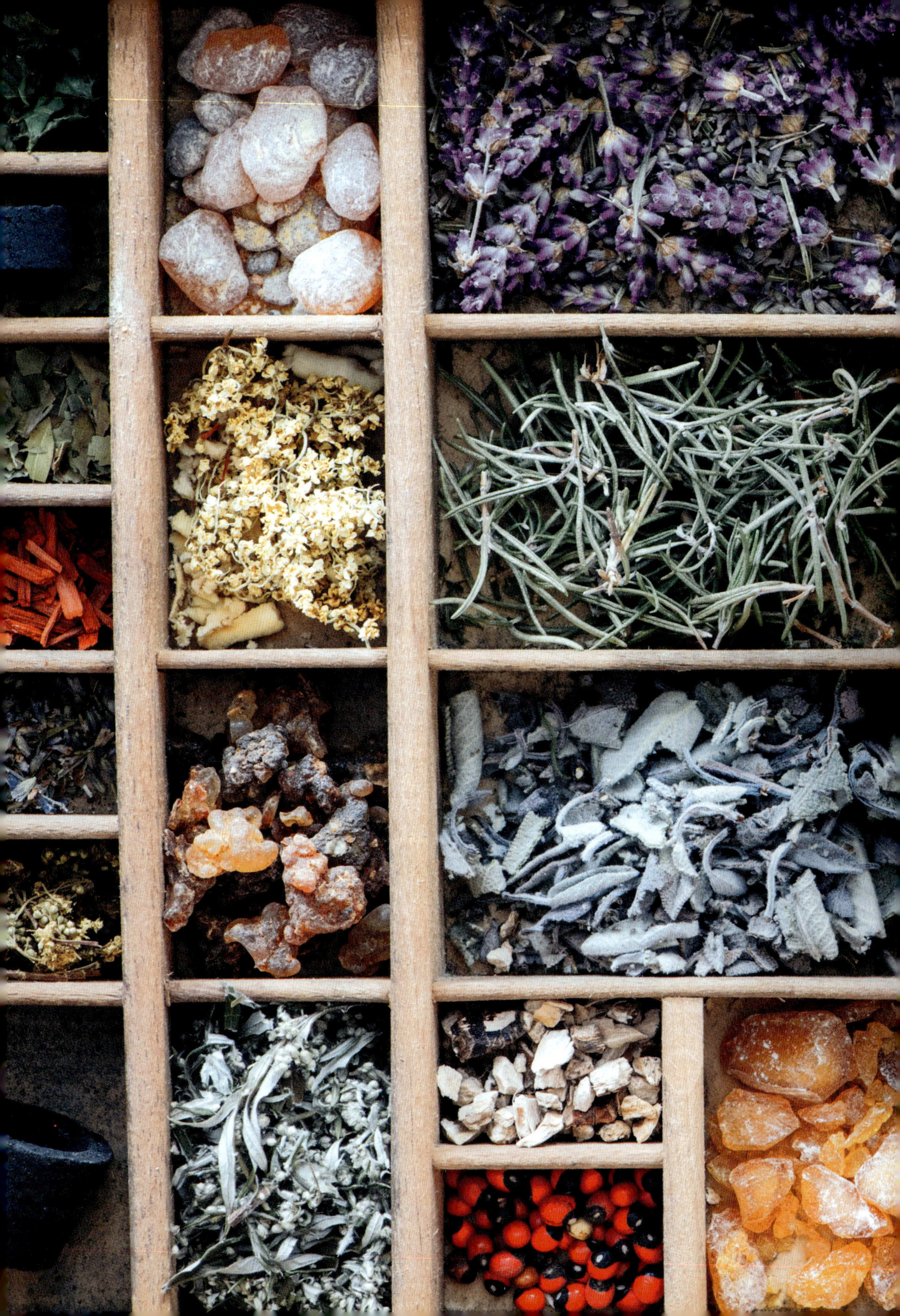

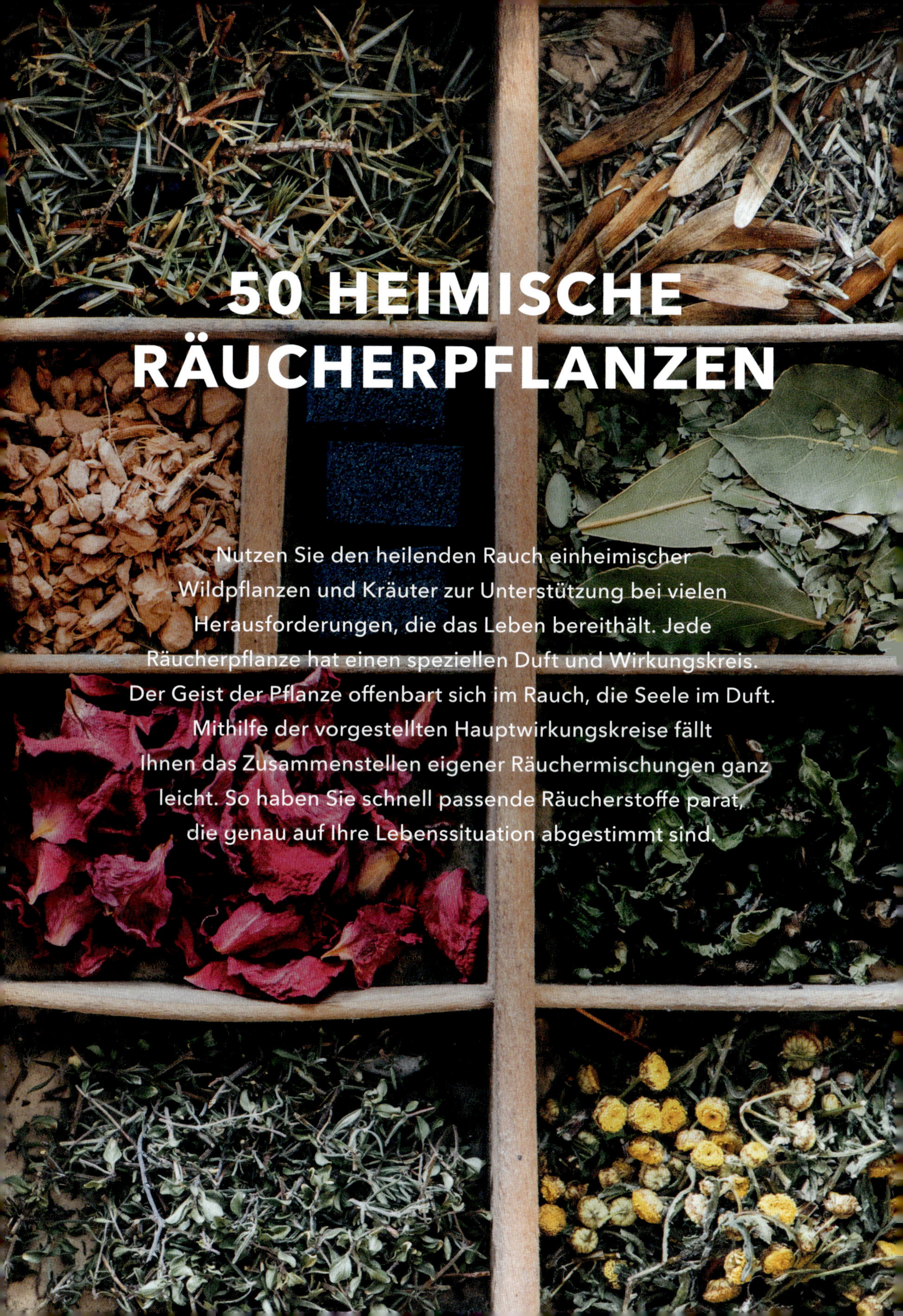

50 HEIMISCHE RÄUCHERPFLANZEN

Nutzen Sie den heilenden Rauch einheimischer Wildpflanzen und Kräuter zur Unterstützung bei vielen Herausforderungen, die das Leben bereithält. Jede Räucherpflanze hat einen speziellen Duft und Wirkungskreis. Der Geist der Pflanze offenbart sich im Rauch, die Seele im Duft. Mithilfe der vorgestellten Hauptwirkungskreise fällt Ihnen das Zusammenstellen eigener Räuchermischungen ganz leicht. So haben Sie schnell passende Räucherstoffe parat, die genau auf Ihre Lebenssituation abgestimmt sind.

»Pflanzendüfte sind wie Musik für unsere Sinne.«

AUS PERSIEN

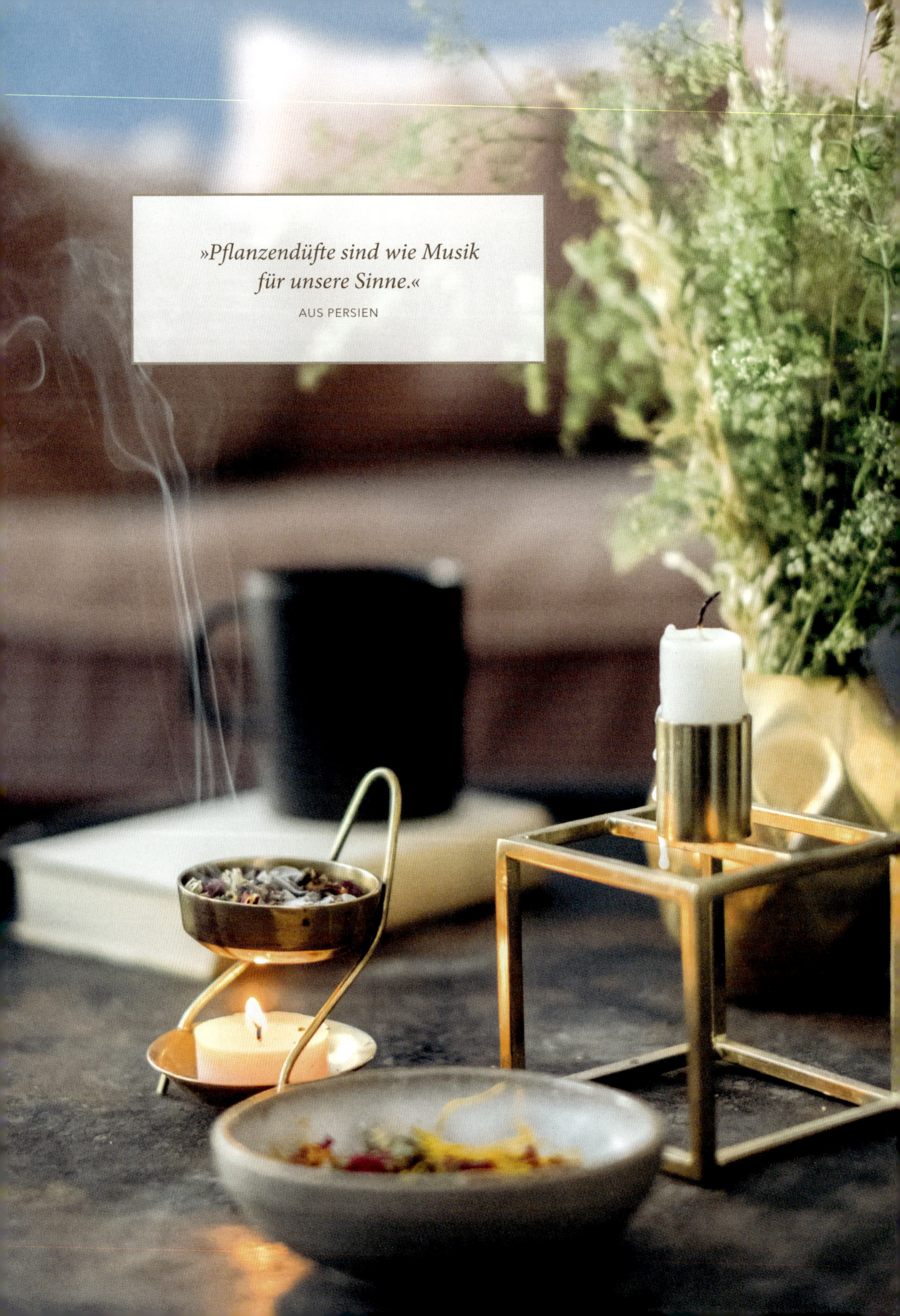

DIE WIRKUNGSKREISE

Unsere heimische Natur ist so vielfältig, dass wir für jede Räuchergelegenheit die passenden Kräuter, Wurzeln oder Rinden finden, um unser Räucherziel zu erreichen.

NATURSCHÄTZE

Wo wären wir Menschen ohne Pflanzen? Sie sind es, die das Sonnenlicht durch Fotosynthese in Stärke und Sauerstoff verwandeln und dadurch die Voraussetzung für unser Leben auf der Erde schaffen. Jede Pflanze hat individuelle Inhaltsstoffe. Aus diesem reichen Naturschatz dürfen wir täglich schöpfen.

Die wichtigsten Räucherkräuter wachsen auch in Ihrer Nähe. Einige wirken schützend und reinigend, andere sorgen für gute Laune, Harmonie, Wohlbefinden und Entspannung. Manche fördern Kreativität, Selbstbewusstsein und die Konzentration. Sie können Ihre Selbstheilungskräfte aktivieren oder die therapeutische Traumarbeit unterstützen. Spezielle Räucherpflanzen ehren Ihre Ahnen, erleichtern Ihnen den Abschied und den Übergang in einen neuen Lebensabschnitt. Manchmal kann der Rauch sogar Visionen hervorrufen.

Die im Buch genannten Wirkungskreise der Räucherstoffe sind meine eigenen Erfahrungswerte und die anderer Räucher- und Kräuterkundiger, die sich im Lauf der Jahrhunderte bewährt haben. Trotzdem können diese nur Richtlinien für Sie sein. Jeder Mensch ist anders. Tauchen Sie ein in die Welt des heilsamen Rauchs und entdecken Sie Ihre eigenen Mischungen und Kräuter, die genau zu den Herausforderungen passen, die Ihr Leben für Sie bereithält.

Pflanzenzauber

Zur Zeit der Jäger und Sammler spielten Wildkräuter nicht nur als Nahrungsgrundlage eine wichtige Rolle. Die Menschen entdeckten schnell, dass manche Kräuter Krankheiten lindern, zu Ekstase oder gar zum Tod führen konnten. Obwohl es im Herbst so schien, als wäre alles Leben aus ihnen gewichen, trieben im Frühjahr Bäume, Sträucher und Kräuter wie von Zauberhand wieder aus. Sie mussten offensichtlich Zauberkräfte haben. Die wundersame Magie und der Erfahrungsschatz beim Umgang mit Pflanzen im Alltag inspirierten die Menschen zu Sagen und mystischen Märchen. Dort haben Pflanzen die Kraft, vor bösen Geistern und Dämonen zu schützen, unerfüllte Kinderwünsche wahr werden zu lassen oder nicht erwiderte Liebe plötzlich zu entfachen. Das Wissen um die Heilkräfte der Pflanzen ist stark mit der überlieferten Pflanzenmagie verbunden. Wer sich darauf einlässt, kann noch heute den Zauber wieder spüren.

Giftige und geschützte Pflanzen

!: Das Symbol bei einigen Pflanzen bedeutet, dass sie Stoffe enthalten, die beim Sammeln fototoxisch wirken, also Allergien, Hautausschläge oder Lichtempfindlichkeit verursachen können, oder dass der Verzehr zu Übelkeit führen kann. Alle diese Pflanzen sollten nur bei weit geöffnetem Fenster verräuchert werden. Schwangere und Kinder müssen besonders vorsichtig sein (→ Seite 15). Grundsätzlich sollten Sie bei allen Pflanzen eine Überdosierung vermeiden.

§: Mit diesem Symbol sind geschützte Pflanzen versehen. Das heißt, dass Sie diese Pflanzen in der Natur nicht sammeln dürfen.

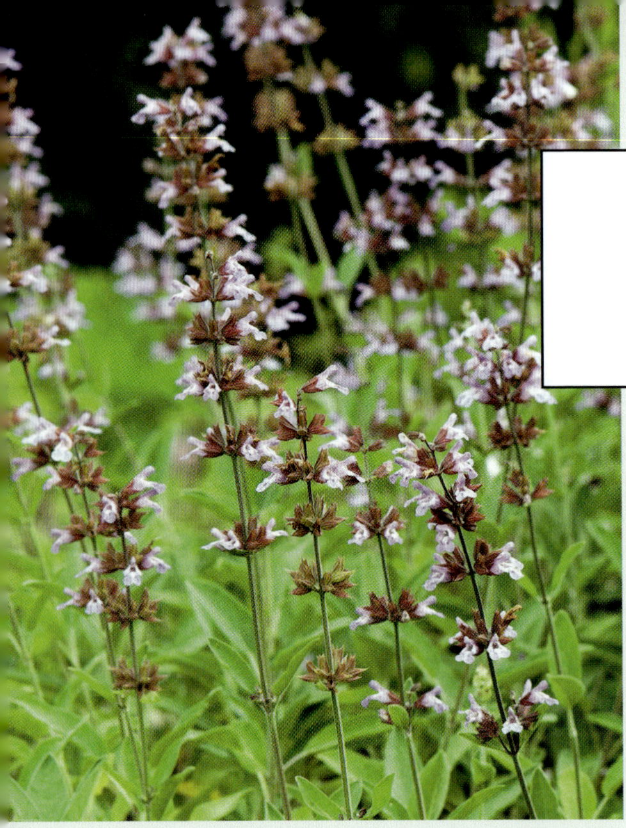

SALBEI

Salvia officinalis

Lippenblütler

STANDORT

Die Heimat der Garten- und Arzneipflanze ist Südeuropa und der Mittelmeerraum. Deshalb mag sie Wärme. In Europa trifft man Salbei teilweise auch verwildert an. Mittlerweile wird er weltweit kultiviert. Er mag einen vollsonnigen Platz in durchlässiger, kalkhaltiger oder sandiger Erde. Staunässe verträgt er nicht. Es gibt viele Sorten. Obwohl die meisten winterhart sind, sollten Sie Salbei in rauen Lagen mit Reisig vor Frost schützen.

AUSSEHEN

Der mehrjährige Halbstrauch wird 20 bis 70 cm hoch. Seine Stängel sind vierkantig und im unteren Teil verholzt. Die mattgrünen, graufilzig behaarten Blätter sind lang gestielt und am Rand leicht gekerbt. Sie haben eine breit-lanzettliche Form. Salbei blüht hellblau, rosa oder violett. Die Blüten stehen in Scheinquirlen an den Stängelspitzen. Wird Salbei im späteren Frühjahr kräftig zurückgeschnitten, treibt er aus dem alten Holz wieder aus.

VOLKSNAMEN

Allerheilkraut, Altweiberschmecken, Edelsalbei, Fischsalve, Geschmackblatt, Königssalbei, Kraut der Unsterblichkeit, Rauchsalbei, Salbenblätter, Scharlachkraut, Zahnblätter

Widerstandsfähig, weich und samtig fühlt sich ein Salbeiblatt an, wie leicht gepolstert. Reibt man es zwischen den Fingern, entfaltet sich sofort ein belebender, vitalisierender Duft. Vielleicht legten deshalb Kirchgänger Salbeiblätter ins Gebetbuch, um während langer Predigten hellwach zu bleiben. Als geschätztes Heilkraut in der Naturheilkunde und Schulmedizin, als Gewürzkraut und Zutat für Naturkosmetik ist Salbei unentbehrlich. Das Kraut könne Tote wieder zum Leben erwecken, meinten die keltischen Druiden. Und für die Römer war Salbei das, was den Kelten die Mistel war: ein Geschenk der Götter und ein »Allerheilkraut«. So heißt es in einem Merkvers aus dem 14. Jahrhundert: »Cur moriatur homo cui Salvia crescit in horto? Contra vim mortis non est medicamen in hortis.« (Warum sollte der Mensch sterben, wenn doch Salbei im Garten wächst? Gegen die Macht des Todes ist kein Kraut gewachsen.)

Es gibt noch zahlreiche weitere Redensarten über den Salbei, die seine Heilkraft rühmen und von der hohen Wertschätzung für diese Pflanze zeugen.

VERWENDETE PFLANZENTEILE

Blätter, das ganze Kraut

ERNTE

Um den Salbei nicht zu schwächen, ist es wichtig, erst die ganzen Stiele abzuschneiden und dann die Blätter abzuzupfen. Die Haupternte ist vor der Blüte von April bis Juni, bei zunehmendem Mond, an einem Blatttag.
Zum Räuchern eignen sich viele Salbeiarten und -sorten.

WIRKUNG BEIM RÄUCHERN

reinigt die Raumatmosphäre, klärt den Geist, fördert die Konzentration, hilft sich abzugrenzen, stimmt auf Meditation und Rituale ein

Salbei ist eine der weltweit wichtigsten Räucherpflanzen. In fast allen Kulturen wird er zu reinigenden Zwecken verräuchert. In Europa wurden vor allem Krankenzimmer mit dem keimtötenden, antiseptisch wirkenden Rauch desinfiziert. Raumatmosphäre und unser Geist werden bei einer Salbei-Räucherung gereinigt. Salbei-Rauch hat zwar keine transformierenden Kräfte – kann also negative Energien nicht in positive umwandeln –, aber störende Energien, die unsere Räume, Gedanken oder Emotionen belasten, werden zumindest für einige Zeit regelrecht verdrängt. Damit diese hinauskönnen, ist es besonders wichtig, beim Räuchern die Fenster einen Spaltbreit geöffnet zu lassen. Danach können wir uns wieder mit klaren Gedanken auf das Wesentliche konzentrieren. Wir werden uns der eigenen Stärke wieder bewusst, können uns gegen Einmischung abgrenzen. Das fördert auch unseren Selbstschutz.

Auch heimische Salbeiarten wie der Wiesen-Salbei *(Salvia pratensis)* eignen sich zum effektiven, energetischen Räuchern, nur der Anteil an ätherischen Ölen kann bei der Vielfalt an Sorten schwanken. Aus medizinischer Sicht ist der Echte Salbei am heilkräftigsten. Sie müssen also nicht den populären Weißen Salbei *(Salvia apiana)* verwenden. Dieser »White Sage« wächst vor allem in den Wüstenregionen Amerikas und hat ein ausgesprochen intensives Aroma. Er wird oft fälschlicherweise Prärie- oder Steppenbeifuß genannt, wobei es diese Art in Nordamerika tatsächlich gibt. Zusammen mit Sweet Grass (→ Seite 67), Präriebeifuß und Wacholder gehört der Weiße Salbei zu den wichtigsten Räucherpflanzen der Indianer Nordamerikas.
Auf der Räucherschale duftet Salbei typisch würzig, aromatisch, krautig, etwas harzig und leicht süß. Man kann ihn sehr gut allein räuchern.

RÄUCHERTIPP

Im Alltag bleiben Stress und Konfrontationen nicht aus. Hatten Sie einen hektischen Arbeitstag oder Ärger mit den Nachbarn? Verräuchern Sie schnell etwas getrockneten Salbei. Es dauert nicht lange, bis sich Erleichterung einstellt. Und schon hat sich die Anspannung »in Luft aufgelöst«. Der Ärger ist »verraucht«. Dazu brauchen Sie nicht einmal Räucherkohle. Es reicht, wenn Sie die getrockneten Blätter zu einem Bällchen zusammendrücken und dieses in einer feuerfesten Schale entzünden.
Blasen Sie immer wieder Luft darauf, bis es vollständig verglüht ist. So lassen sich auch schnell Essensgerüche neutralisieren.

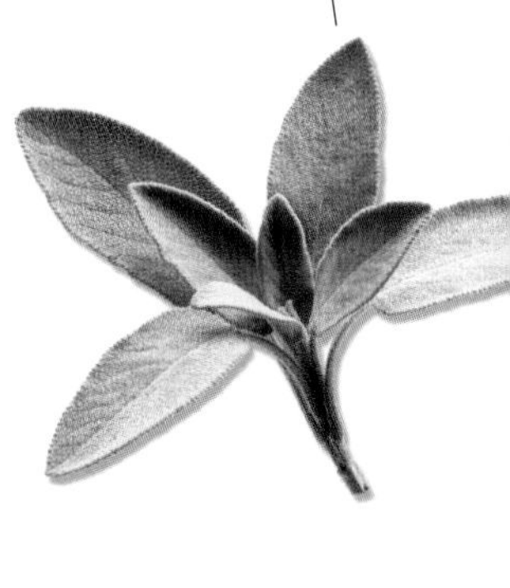

Die Blätter ernten Sie vor der Blüte.

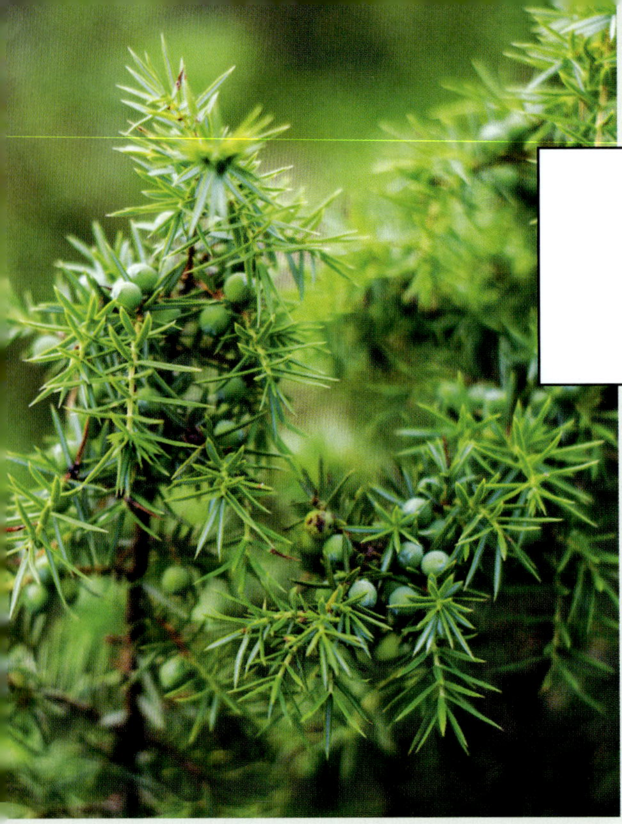

WACHOLDER

Juniperus communis

Zypressengewächse §

STANDORT

Der anspruchslose Wacholder gedeiht in Sonne und Halbschatten auf Wiesen, Heiden, in lichten Wäldern auf trockenem Kalkboden und auf mageren Böden der nördlichen Erdhalbkugel. Er prägt das Landschaftsbild der Lüneburger Heide, der Schwäbischen Alb und des Bayerischen Jura. Auf dem Familiengrab hält der »Wachhalter« nach altem Brauch die Erinnerung an die verstorbenen Ahnen wach.

AUSSEHEN

Der strauch- bis baumförmig wachsende Wacholder kann bis zu 600 Jahre alt werden und Höhen von 3 bis 12 m erreichen. Er ist zweihäusig, das heißt, männliche und weibliche Blüten befinden sich auf unterschiedlichen Pflanzen. Um auch Früchte ernten zu können, sollten Sie jeweils eine weibliche und eine männliche Pflanze in den Garten setzen. Aus den unscheinbaren Blüten entwickeln sich im dritten Jahr die Früchte: blauschwarze, 6 bis 10 mm große kugelige Beerenzapfen. Die blaugrünen, spitzen Nadeln sind meist zu dritt angeordnet und etwa 1 cm lang.

VOLKSNAMEN

Baum des Lebens, Deutsches Sandarak, falscher Weihrauch, Feuerbaum, Karwendel, Krammetsbeerenstrauch, Kranewitt, Machandel, Rabenauge, Reckholder, Ruchholder, Weckhalter, Weihrauchbaum

In allen Kulturen wird der Wacholder mit großem Respekt behandelt. Bei uns hat er eine ähnlich wichtige Bedeutung wie der Holunder: »Vorm Holunder sollst du den Hut ziehen, vorm Wacholder sollst du niederknien«, heißt es im Volksmund. In beiden Sträuchern soll eine freundliche Erdgottheit wohnen, die es gut mit uns Menschen meint. Bei den Germanen galt Wacholder als Symbol des ewigen Lebens. Den Kelten diente er als Gegenzauber. Die spitzen, stechenden Nadeln sollten böse Geister fernhalten.

Wacholder war früher weit verbreitet. Wegen Rückgang der Schafbeweidung und Aufforstungen ist er sehr selten geworden und inzwischen geschützt. Als Naturschutzmaßnahme sorgen Wanderschafhirten mit ihren Herden dafür, dass die einzigartige Landschaft der Wacholderheide erhalten bleibt.

VERWENDETE PFLANZENTEILE
Triebspitzen, Holz, Harz, Beeren

ERNTE
Die blauschwarz bereiften Beerenzapfen erntet man an Fruchttagen zwischen August und November, die Triebspitzen an Blatttagen im Spätherbst oder zeitigen Frühjahr, wie beim Baumschnitt üblich. Bitte beachten Sie, dass wild wachsender Wacholder in Deutschland unter Naturschutz steht! Sie können sich mit Beeren aus dem Gewürzregal behelfen.

WIRKUNG BEIM RÄUCHERN
reinigend, keimtötend, antiviral, stärkend, schützend, setzt Heilungsimpulse, stärkt die Konzentration, unterstützt den Ahnenkontakt, für Übergangsriten, für Sterbezimmer

»Wo es nach Wacholder riecht, hält sich der Teufel nicht auf«, sagt ein Sprichwort. Demnach können wir von Glück reden, dass Wacholder auf der nördlichen Erdhalbkugel anzutreffen ist. Wo er vorkommt, wird er medizinisch, für Rituale und von Schamanen genutzt. Er zählt zu den wichtigsten und ältesten Räucherpflanzen überhaupt. Als die Pest wütete, entzündete man große Wacholderfeuer, um sich vor Ansteckung zu schützen. Intuitiv nutzten die Menschen die keimtötende Wirkung des heilkräftigen Räucherholzes. Allerdings nahmen sie an, die Nadeln des Wacholders würden die krank machenden Dämonen vertreiben. Auch heute noch können Sie zur Desinfektion Krankenzimmer mit Wacholder ausräuchern. Jagen Sie Bakterien und Grippeviren in Erkältungszeiten mit Wacholder-Rauch aus dem Haus. Seine reinigende Kraft schafft ein gesundes Raumklima, mit dem Sie die Abwehrkräfte der Kranken stärken und Krankheiten sogar vorbeugen können.
Der »Krammetsbeerenstrauch« ist eine wertvolle Schutzpflanze mit vielen positiven Eigenschaften.

MISCHUNG »FRISCHE BRISE«
1 Teil Thymian oder Quendel
2 Teile Salbei
1 Teil Wacholder (-spitzen oder -beeren)
1 Teil Fichtenharz
1 Teil Propolis

Er klärt die Aura, schützt und setzt Heilungsimpulse frei. Im antiken Griechenland hieß es, seine lebensstärkende Energie gehe vom Rauch auf Menschen und Räume über. Sein warmer Rauch umhüllt unsere Seele mit einem schützenden Mantel aus Licht. Er wirkt aufbauend, zentrierend und heilend. Wir fühlen uns sicher, erdverbunden und voller Energie. All denjenigen, denen der Rauch im Diesseits nicht mehr helfen kann, bietet Wacholder Geleitschutz in das Jenseits. Es heißt, er führe Seelen zum Licht. Wacholder ist sehr wichtig für den Ahnenkult. Bei einem Ahnenritual verbindet er uns mit den Vorfahren unserer Blutslinie und bringt uns ihren Segen. Deshalb pflanzte man Wacholder gern auf Familiengräber.
Alle Pflanzenteile wirken ähnlich. Zweige und Nadeln verströmen einen angenehm waldigen, harzigen Duft. Die zerdrückten Beeren duften aromatisch würzig, fruchtig, balsamisch. Wacholderharz ist sehr fein, aber äußerst selten.
Zum Reinigen mischt man Wacholder mit Salbei, Thymian, Beifuß und Fichtenharz.

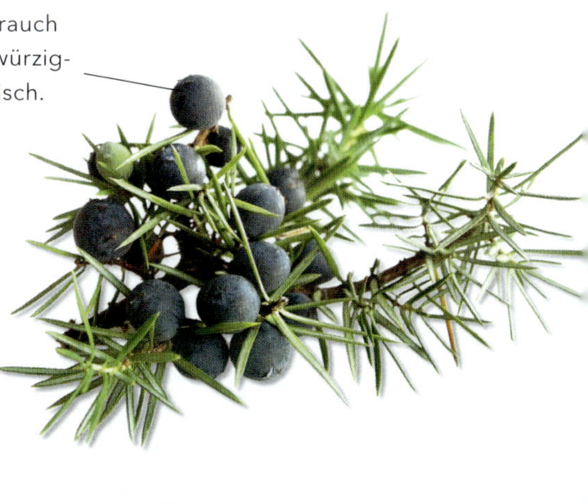
Beerenrauch duftet würzig-aromatisch.

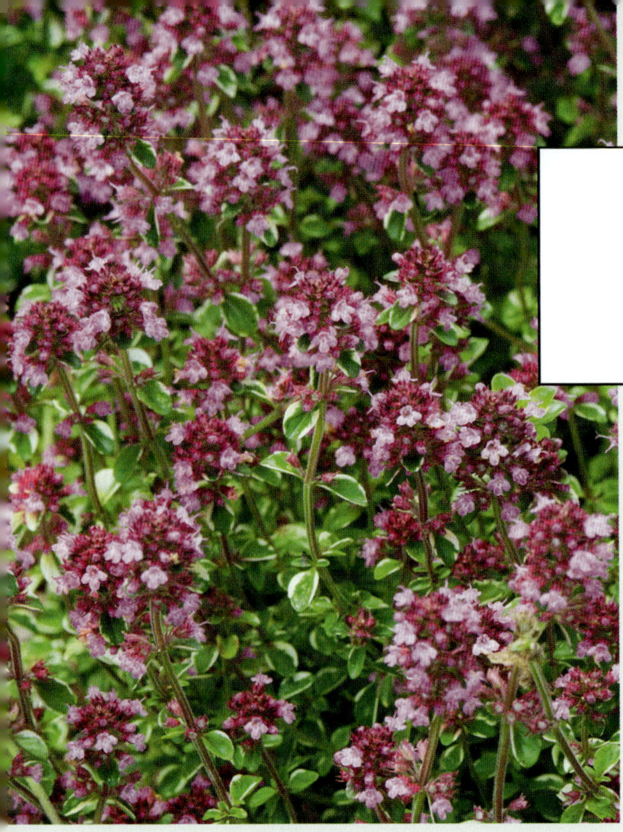

QUENDEL

Thymus pulegioides

Lippenblütler

Quendel lässt sich durch seinen mediterranen Verwandten Thymian *(Thymus vulgaris)* ersetzen, von dem es viele Sorten gibt.

VOLKSNAMEN

Antibiotikum der armen Leute, Feldpoleich, Feldthymian, Karwendel, Kudelkraut, Liebfrauenbettstroh, Seelchen der Mutter, Wilder Thymian

STANDORT

Der anspruchslose Quendel oder Wilde Thymian wächst in Europa von der Ebene bis ins Hochgebirge, in den Alpen bis über 2000 m, auf mageren Bergwiesen, an Wegrändern, Magerrasen, Mauern und Halbtrockenrasen. Er liebt nährstoffarmen, sandigen Boden in sonniger Lage und passt daher gut in Steingärten, Kräuterspiralen, auf Mauerkronen und in Pflasterritzen.

AUSSEHEN

Der mehrjährige, kriechende Halbstrauch wird 5 bis 30 cm groß und bildet schöne Polster. Die kleinen rosa- bis lilafarbenen Lippenblüten sind eine perfekte Bienenweide. Am vierkantigen Stängel sitzen immergrüne, kleine, längliche Lederblätter. Reibt man die ganze Pflanze, vor allem die Blätter, verströmt sie einen aromatischen Geruch.

Der Wilde Thymian, wie der Quendel auch heißt, kämpft sich durch steinigen, verdichteten Boden, widersteht Trockenheit und Hitze und sammelt trotzdem wertvolle Heilkräfte in seinen winzigen Blättern. Kein Wunder, dass der Quendel, aber auch der Thymian für zahlreiche Schutzrituale eingesetzt wurden, die den Lebenswillen und das Durchhaltevermögen sichern sollten. Aus diesem Grund gehörten sie in das »Liebfrauenbettstroh«, auf dem Schwangere schliefen. Säuglinge wurden in seinem Absud gebadet. Und Krieger der Antike wurden mit Quendel beräuchert, bevor sie in die Schlacht zogen.

Thymian spielt in der minoischen Duftkultur eine große Rolle. Der griechische Name »thymon« bedeutet übersetzt »ausräuchern«, »thyo« heißt so viel wie »den Göttern ein Opfer darbringen«, und die Weihrauchfässer nannte man »thymiaterion«. Vermutlich war es ursprünglich der Wilde oder Feldthymian, mit dem die heiligen Orte und Tempel der alten Griechen und

Römer geweiht wurden. Von dort kam er als Gewürz- und Heilkraut sowie als Räucherpflanze auch in unsere Gärten.
Der aromatische Quendel gehört zu den Zauber abwehrenden Pflanzen. In England glaubte man, dass sich an Stellen, wo er wächst, die Feen aufhalten. Bei uns zierte er die Jungfernkränze, die Mädchen bei der Fronleichnamsprozession trugen, um sich vor den Versuchungen des Teufels zu schützen. Von einigen Überlieferungen weiß man, dass er als Frauenkraut galt. Er wurde bei Gebärmutterkrankheiten eingesetzt, um Geburten zu erleichtern, den Milchfluss anzuregen und um die Empfängnis zu verhüten oder um abzutreiben. Dazu tranken ihn die Frauen als Tee oder man räucherte sie ab. Aber auch Babys, Kinder, Soldaten und Haustiere behandelte man zur Stärkung und zum Schutz mit seinem Rauch. Ein so kostbares Heilkraut gehört natürlich in den Kräuterbuschen an Mariä Himmelfahrt.

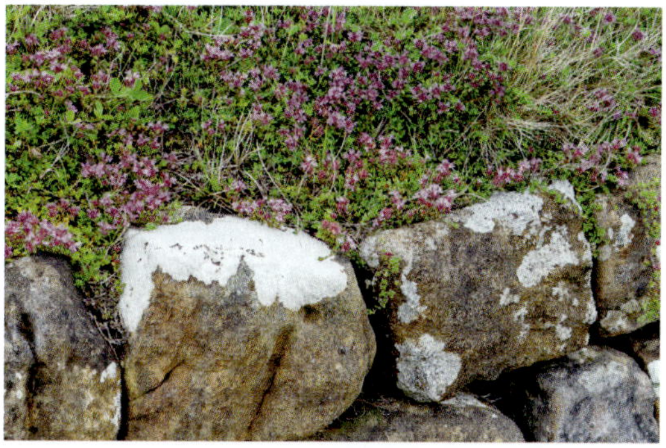

In voller Blüte geerntet, hat Quendel wie alle Thymian-Arten die größte Heilkraft.

VERWENDETE PFLANZENTEILE

das ganze blühende Kraut

ERNTE

Quendel und alle anderen Thymian-Arten haben eine ähnliche Wirkung beim Räuchern. Wir ernten sie während der Blüte an einem Blütentag von Mai bis September. Ein magischer Erntetag ist der Johannistag.

WIRKUNG BEIM RÄUCHERN

reinigend, antiseptisch, zum Ausräuchern von Krankenzimmern, stärkt Abwehrkräfte, Selbstvertrauen und Durchhaltevermögen, für Mut und Tatkraft

Die Durchsetzungskraft, die Quendel in der freien Natur an den Tag legt, macht ihn zu einer wichtigen Räucherpflanze für Bereiche, in denen es um das Überleben geht: bei Geburten, körperlichen und seelischen Krankheiten oder in Situationen, die unseren Mut erfordern. Sein antiseptisch wirkender Rauch sorgt für saubere Raumluft, beugt Krankheiten vor und tötet Keime in Krankenzimmern ab. Gleichzeitig stärkt er die Abwehrkräfte und den Lebenswillen der Kranken. Er macht ihnen Mut alles durchzustehen, um auch Rückschläge besser verkraften zu können. Manche Therapeuten setzen Thymian bei Rückführungen ein. Das ist eine Form der Therapie, bei der Verletzungen aus der Vergangenheit aufgearbeitet werden müssen. Eine Thymian-Räucherung stellt uns sozusagen auf die Füße, damit wir das Leben voller Vitalität anpacken. So wie sie blutsaugendes Ungeziefer vertreibt, kann sie auch kraftraubende Situationen oder Menschen ausgrenzen. Wenn bei Jugendlichen Unsicherheit und Schüchternheit überwiegen, hilft sie, neue Kräfte zu mobilisieren und das notwendige Selbstvertrauen wieder zu entfachen. In Bayern räucherte man an Heiligabend sogar Obstbäume mit seinem Rauch ab, um sie zum Durchhalten über den kalten Winter zu animieren.
Beim Räuchern verströmen Quendel und Thymian einen warmen, krautigen, herben Duft. In Mischungen sollte man beide sparsam dosieren. Sie passen gut zu Harzen oder in Mischungen mit Minze, Alant, Wacholder, Ysop und Rosmarin.

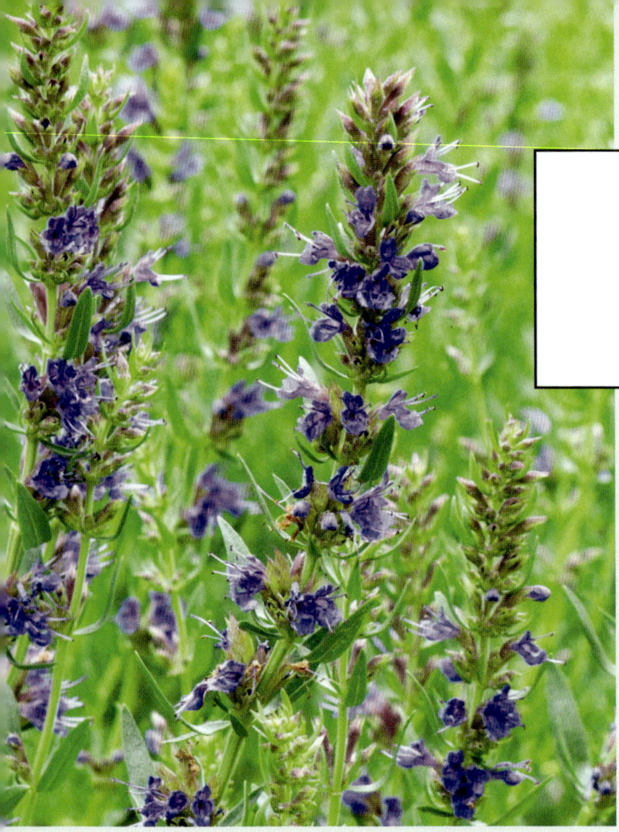

YSOP

Hyssopus officinalis

Lippenblütler

STANDORT

Ysop stammt aus dem Mittelmeergebiet und liebt kalkhaltigen, trockenen Boden. Bei uns sieht man ihn selten wild an trockenen Hügeln und Felsen. Er schmückt aber jeden Kräutergarten und ist problemlos in Gärten zu kultivieren. Als duftende Beeteinfassung passt er gut zu Stauden und Rosen. Ysop kann aber auch leicht in Töpfen auf dem Balkon gezogen werden. Für einen Winterschutz ist die frostempfindliche Pflanze dankbar.

AUSSEHEN

Die attraktive Gewürz- und Bienenpflanze ist mehrjährig. Sie kann sich zu einem dichten, 60 bis 100 cm großen Halbstrauch entwickeln, dessen Stängel an der Basis verholzen. Die schmalen, dunkelgrünen Blättchen sind gegenständig angeordnet, in den oberen Blattachseln erscheinen die Blütenähren. Die Blüten sind tiefblau, können aber auch violett, rosa oder weiß gefärbt sein.

VOLKSNAMEN

Bienenkraut, Eisenkraut, Hysop, Josefskraut, Josop, Kirchenseppli, Klosterysop, Meßkräudel

Ysop gilt in Europa als Symbol der Taufe, Reinheit, Läuterung und Unschuld und ist die Pflanze der Weihe. Der Volksname »Meßkräudel« verrät, dass er oft als Weihwassersprengel genutzt wurde. Mit Ysop und dem Opferblut der Lämmer bestrichen die Israeliten die Türpfosten, um sich von ihren Sünden reinzuwaschen.

Im Mittelalter warf man das duftende Kraut großflächig auf den Boden, um Gerüche zu binden und sich vor dem Bösen zu schützen. Streukräuter verwendete man früher als Reinigungsmittel für Fußböden. Für diesen Zweck mischte man die Kräuter meistens mit Sand als Scheuermittel und kehrte dann alles zusammen mit dem Schmutz aus dem Haus. Danach war das Haus wieder sauber und von bösen Mächten befreit. Auch heute noch gibt es zum Beispiel in der Oberpfalz den Brauch, beim Frühjahrsputz an Mariä Lichtmess (2. Februar) symbolisch einen Ysop-Zweig ins Putzwasser zu legen. Als Gewürz passt Ysop sehr gut in Soßen oder zu Kartoffel- und Bohnengerichten. Die Römer würzten das Essen der Gladiatoren mit Ysop, um ihr Durchhaltevermögen zu stärken.

Und er wurde zum Schutz vor der Pest, Lepra oder Epilepsie eingesetzt.

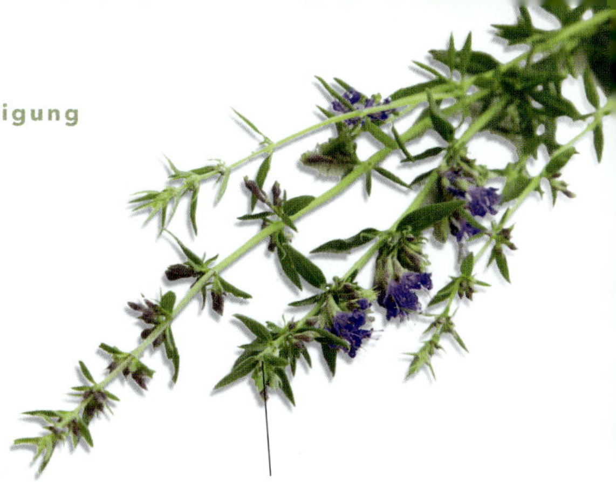

Trocknen Sie die blühenden Triebe rasch an einem warmen, schattigen Ort.

VERWENDETE PFLANZENTEILE

das ganze blühende Kraut

ERNTE

Von Juli bis September schneidet man die blühenden Stängel an einem Blatttag bei zunehmendem Mond ab. Die Blüten sind willkommene Farbtupfer in vielen Räuchermischungen.

WIRKUNG BEIM RÄUCHERN

nachhaltig reinigend, segnend, hilft Schuldthemen zu erkennen, konstruktive Lösungswege zu finden, Verantwortung zu übernehmen, für Konzentration, mehr Lebensfreude

Das »heilige Kraut«, dessen Name sich vom hebräischen Wort »azob« ableitet, wird in der Bibel elfmal erwähnt. Ysop galt als die Pflanze der Reinigung, Läuterung und der Mysterien. »... und wasche mich rein von meiner Schuld, oh Ysop«, heißt es in der Bibel. Allerdings könnte es sich dabei um einen Übersetzungsfehler handeln, dass nämlich nicht Ysop, sondern eine Majoran-Art gemeint ist, die büschelweise als Räucherwerk bei Reinigungszeremonien der Israeliten verbrannt wurde und mit der man Aussätzige behandelte.

Manche Familien können nicht glücklich werden, weil unterschwellige oder offenkundige Schuldzuweisungen im Raum stehen. Ysop-Rauch hat eine stark reinigende Kraft und eine hohe seelische Heilqualität. Er kann alte Gefühle von Schande, Schuld oder Scham, die sich in den Köpfen der Bewohner festgesetzt haben und die von einer Generation zur nächsten weitergegeben wurden, lösen und aufnehmen. Dabei kann anfangs ein unangenehmer Geruch entstehen, der aber spürbar aromatischer wird. Anschließend fällt es leichter, sich mit dem Schuldthema auseinanderzusetzen. Man ist bereit, Verantwortung zu übernehmen, und stellt sich den daraus resultierenden Konsequenzen. Die Leichtigkeit kommt zurück. Man kann die Lebensfreude wieder annehmen und genießen.

Ysop ist eine starke Schutz- und Reinigungspflanze. Räume, Heilgegenstände und Personen kann man mit seinem Rauch auf sehr tiefe und nachhaltige Weise reinigen und segnen. Er stärkt unsere Ausdauer und unser Durchhaltevermögen in schwierigen Lebenssituationen. Wir fühlen uns wieder belebt, kraftvoll und voller Vitalität. Mit einer Ysop-Räucherung werden unsere Gedanken glasklar und konzentriert. Wir fokussieren uns auf unsere Arbeit und bleiben bei der Sache. Dioskurides, dem Vater der »Phytotherapie«, verdanken wir Anwendungsbeispiele bei Krankheiten mit dieser besonderen Heilpflanze. Er schreibt: »... In der Räucherung hebt sie das Getöse in den Ohren auf.«

RÄUCHERTIPP

Beim Verräuchern entwickelt Ysop einen warmen, würzigen Duft, der am besten in Mischungen zur Geltung kommt. Möchte man vor allem seine reinigende Kraft verstärken, mischt man ihn mit Lavendel und Copal. Möchten Sie Ihre Räume segnen, geben Sie etwas Weihrauch dazu.

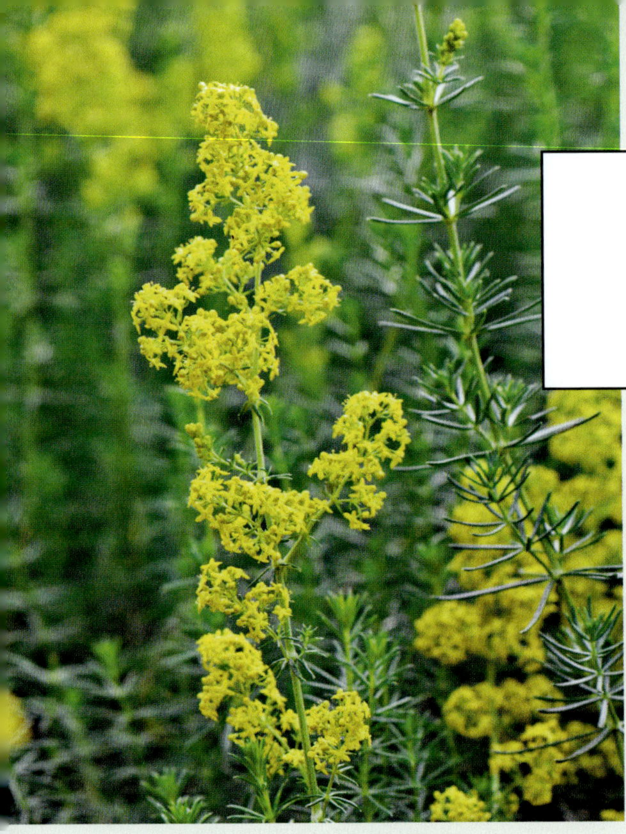

LABKRAUT

Galium verum

Rötegewächse

VOLKSNAMEN

Gelbes Waldstroh, Gliedkraut, Liebfrauenbettstroh, Marienbettstroh, Milchgerinnkraut, Muttergottesbettstroh

Eine wundervoll honigsüße Duftwolke strömt uns entgegen, wenn wir die Pflanze auf einem Spaziergang nur leicht streifen. So unscheinbar die Heilpflanze auch scheint, sie fällt auf durch ihren Duft und die leuchtend gelben Blütenrispen.

Den Griechen war das »Milchgerinnkraut« wohl bekannt. Dioskurides berichtet, dass es die Hirten wie eine Art Milchsieb benutzten, um die Milch für die Käseherstellung zum Gerinnen zu bringen. Daher kommt auch der wissenschaftliche Name, denn Milch bedeutet im Griechischen »gala«. Europaweit nutzte man früher Labkraut anstelle des Kälberlabs.

Die Germanen weihten das Echte Labkraut der Muttergöttin Freya, die man auch bei Geburten anrief. Vermutlich wurde es schon zu dieser Zeit als schützendes Kräuterbündel auf das Lager der Gebärenden gelegt, wie es jahrhundertelang an vielen Orten der Fall war. Die ähnlich klingenden Volksnamen deuten darauf hin. Labkraut gehörte zu den typischen Bettstrohkräutern. Der Duft und die desinfizierende Wirkung der Kräuter sollten Mutter und Kind beruhigen und gleichzeitig beschützen. Nach der Christianisierung wurde das Labkraut der Gottesmutter zugesprochen. Es hieß, Maria habe dem Jesuskind Labkraut in die Krippe

STANDORT

Das Echte Labkraut wächst gern an sonnigen Böschungen, auf Magerrasen, kalkhaltigen Böden, an sonnigen Wegrändern, auf trockenen Wiesen und in Gebüschen Europas und Westasiens. Dort findet man die Pflanze relativ häufig. Für Wildpflanzengärten ist sie sehr zu empfehlen.

AUSSEHEN

Man erkennt das blühende Labkraut schon von Weitem am Honigduft. Die mehrjährige Pflanze wird bis zu 70 cm hoch. Die winzigen gelben Blütensterne bilden eine endständige Rispe, die Stängel sind vierkantig und leicht verholzt. Die nadelförmigen Blätter sind rund um den Stängel in Quirlen angeordnet. Die Blattoberseite glänzt, die Blattunterseite ist matt weißlich grün und weichhaarig, die Blattränder sind nach unten umgerollt.

gelegt. Fortan gehörte es in den Kräuterbuschen an Mariä Himmelfahrt.
In vielen Redewendungen taucht das Labkraut auf. Duftete das Kraut noch intensiver als sonst, meldete es ein Gewitter an. Außerdem war man der Meinung, es verhelfe zu einem langen Leben. Trug man es am Körper, schützte es vor giftigen Tieren und schlechten Einflüssen. Sogar Krankheiten ließen sich mit dem Kraut in Verbindung bringen. Im Nürnberger Raum wird erzählt, dass fiebrige Kranke Labkraut an das Kopfende des Bettes binden und vor dem Schlafengehen folgenden Spruch aufsagen mussten, um wieder gesund zu werden: »Heil sei dir, du heilig Kraut! Hilf uns zum Gesunden. Auf dem Ölberg wurdest du allererst gefunden. Du bist gut für manches Weh, heilest manche Wunden, bei der Jungfrau heil'gem Strauß lasse uns gesunden.«
Labkraut eignet sich hervorragend für die Wildkräuterküche: zum Aromatisieren von Smoothies, Blütenzucker, Essig und Obstsalaten. Aus den Blüten lässt sich Sirup herstellen, das Kraut passt gut in Teemischungen. Nach wie vor verleiht es dem original Chester-Käse Farbe und Geschmack. Und in Schottland wird immer noch der Harris-Tweed mit dem Echten Labkraut gefärbt.

VERWENDETE PFLANZENTEILE

das ganze blühende Kraut

ERNTE

Das blühende Kraut sammelt man am besten von Juni bis September bei zunehmendem Mond oder Vollmond an einem Blütentag.

WIRKUNG BEIM RÄUCHERN

schützend, vertreibt nervöse Anspannung, schafft eine warme Atmosphäre

Süß wie Honig duftet das Echte Labkraut auch auf dem Räuchersieb. Es vermittelt die Botschaft: Finde dich selbst und entfalte dich frei. Wir können uns so annehmen, wie wir sind. Wir fühlen uns stark genug, Hürden zu überwinden, die uns bisher an der freien Entfaltung hinderten.
Labkraut-Rauch besitzt stark schützende Eigenschaften. Er schafft eine angenehme Raumenergie. Wohlbefinden und Gelassenheit machen sich breit. Wir fühlen uns beschützt und geborgen. Kleinere Ängste und Zweifel lösen sich in Luft auf. Die nervöse Anspannung, die wir oft den ganzen Tag lang mit uns herumtragen, verschwindet. Wir entkrampfen uns, werden ruhiger, lassen alles fließen, sind dankbar und vertrauen darauf, dass alles gut wird.

RÄUCHERTIPP

Beim lieblichen Duft einer Labkraut-Räucherung entsteht eine friedvolle, warme Atmosphäre. Diese sinnliche Stimmung können Sie unterstützen, wenn Sie einige aphrodisierende Kräuter und Blüten wie Rosenblüten, Myrte oder Quittensamen und etwas Copal oder Styrax dazugeben. Mischt man Echtes Labkraut mit Alant, Wasserdost, Baldrian, Beifuß, Eberraute, Wermut, Bittersüß und Rainfarn zu gleichen Teilen, erhält man den »Neunerlei Kräuterweihrauch«, die kraftvolle, schützende Mischung eines alten germanischen Pflanzenzaubers.

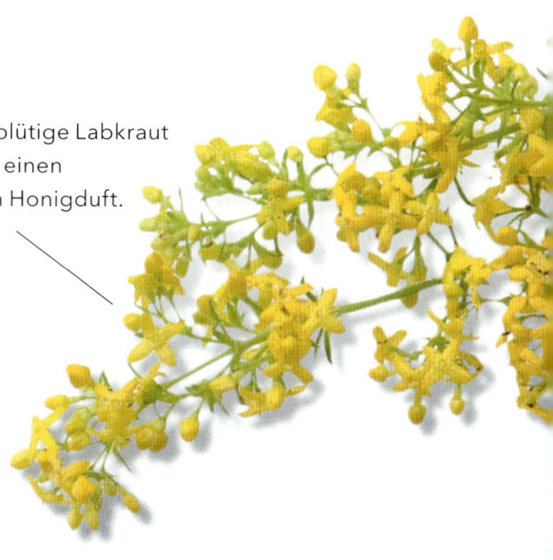

Das reichblütige Labkraut verströmt einen intensiven Honigduft.

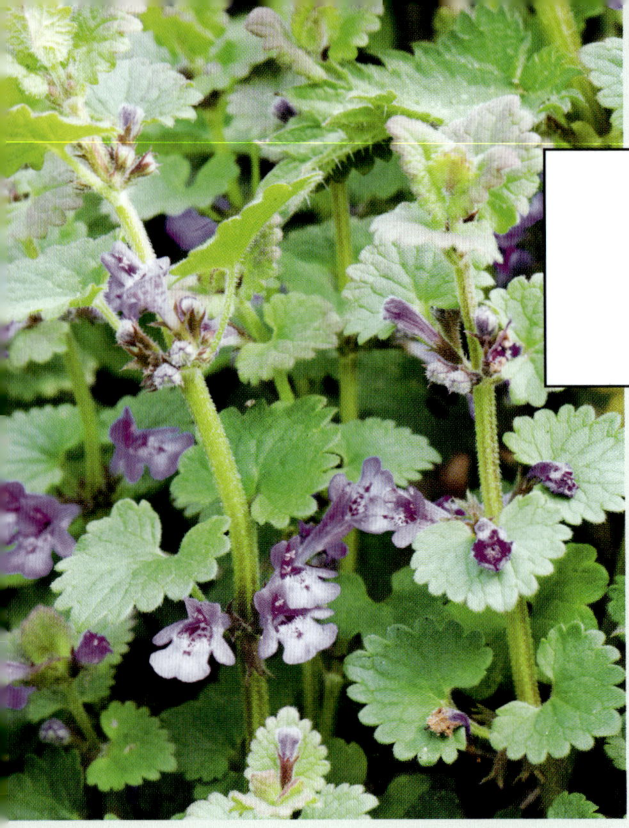

GUNDELREBE

Glechoma hederacea

Lippenblütler

STANDORT

Gundelrebe oder Gundermann kommt in fast ganz Europa und Asien vor. In Nordamerika wurde die Pflanze eingeführt. Sie ist ein Stickstoffanzeiger und wächst in Rasen, Wiesen, an Ufern, Zäunen, in Hecken, Wäldern. Pflanzt man sie in einen hängenden Topf, werden die Triebe fast 1 m lang.

AUSSEHEN

An natürlichen Standorten kann die mehrjährige Pflanze bis 80 cm lange kriechende Stängel entwickeln, die sich zur Blütezeit bis 20 cm hoch aufrichten. Ihre kleinen Blätter duften aromatisch herb, wie eine Mischung aus Thymian und Minze, und schmecken ungewöhnlich würzig. Sie sind gegenständig angeordnet, gestielt, nieren- oder herzförmig, mit einem gekerbten Blattrand. In den Blattachseln der oberen Blätter stehen zwei oder drei blauviolette Blüten mit geflecktem Saftmal (auffällige Region der Blüte als Wegweiser für bestäubende Insekten) auf der Unterlippe.

VOLKSNAMEN

Blauhuder, Donnerrebe, Erdefeu, Guck durch den Zaun, Soldatenpetersilie

Dort, wo man sie lässt, kriecht die Gundelrebe blühwillig über die Wiese, jederzeit bereit, ein paar Blättchen oder Blüten für die Wildkräuterküche abzugeben. Sie ist ein Kulturfolger und wächst gern in der Nähe der Menschen. Wahrscheinlich galt sie deshalb bei den Germanen als Verkörperung eines Hausgeistes.

Für die Pflanze haben sich zwei gleichwertige Namen ausgebildet: Gundelrebe oder Gundermann. Betrachtet man die zierlichen Lippenblüten genauer, kann man die kleinen Saftmale erkennen, mit denen sie langrüsselige Bestäuber zum Nektar lockt, der tief im Inneren ihrer Kronröhre versteckt ist. Diese Taktik spricht eher für die Gundelrebe. Reibt man dann aber an einem der kleinen nierenförmigen Blätter, überrascht der ungewöhnlich würzige, fast männlich anmutende Geruch, der wiederum besser zu Gundermann passt. Wie dem auch sei, »Gund« bedeutet übersetzt »Eiter« oder »Körperflüssigkeit«. Die Pflanze wurde nämlich oft als Heilmittel auf eitrige Wunden gelegt. Auch bei giftigen Körpersekreten leistete sie gute Dienste. Maler, Büchsenmacher und andere Handwerker, die viel mit Blei arbeiten mussten, nutzten das

heilkräftige Kraut vor allem, um einer Bleivergiftung vorzubeugen.
Soldaten würzten mit der »Soldatenpetersilie« ihre eintönige Kost und taten dabei gleichzeitig etwas Gutes für ihre Verdauung und die Wundheilung.
Bis ins 17. Jahrhundert galt die Gundelrebe als wichtigste Bierwürze. Die Wirtshäuser in England, die »Gillhouses«, wurden sogar nach ihr benannt.
In der Gründonnerstagssuppe dürfen einige Blätter der mächtigen Schutzpflanze nicht fehlen. Das Heilkraut selbst und der Donnerstag sind dem Donnergott Thor geweiht, was die positive Wirkung noch verstärkt. Wer diese Suppe mit den ersten frischen Wildkräutern verspeist, der soll das ganze Jahr über vor Krankheiten geschützt sein. Außerdem sollte ein Gundelrebenkranz im Haus vor Gewitter und Blitzschlag schützen. Die langen kriechenden Stängel laden geradezu dazu ein, daraus ein Kränzchen für ein Ritual zu winden.

VERWENDETE PFLANZENTEILE

das ganze Kraut

ERNTE

Die blühenden **Triebe** schneidet man am besten zwischen März und Juni in der Mittagszeit bei **zunehmendem** Mond an einem Blatttag.

WIRKUNG BEIM RÄUCHERN

reinigend, belebend, inspirierend, körperlich und seelisch stärkend

Die Gundelrebe hat schützende und reinigende Eigenschaften. So wie sie Giftstoffe aus dem Körper leiten kann, bringt sie alles Verstockte wieder in Fluss. Sie schützt uns vor weiterem Schaden, lockert dichte, erstarrte Energien und schafft wieder Platz für Neues. Gundelreben-Rauch zeigt uns den Weg aus festgefahrenen Lebenssituationen, hin zu mehr Licht und Wärme. Die Gundelrebe ist wichtiger Bestandteil der Mischungen bei Räucherritualen für den Neubeginn, insbesondere an Mariä Lichtmess (→ Seite 172).

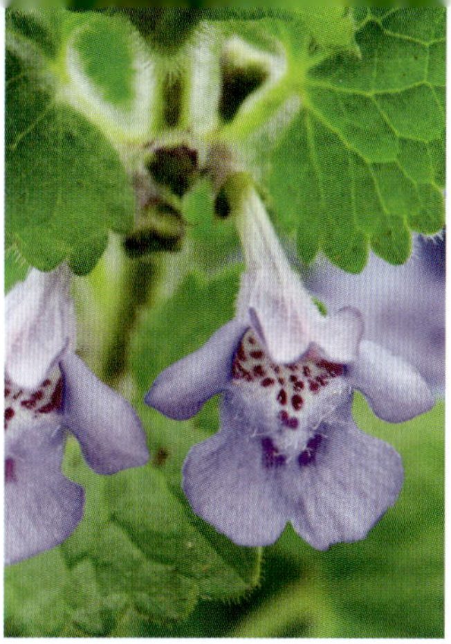

Die auffällige Zeichnung lockt Insekten zum Nektar.

Eine Gundelreben-Räucherung kann eine Fastenkur begleiten. Mit dem Rauch entschlacken symbolisch auch Geist und Seele. Wir werfen Ballast ab, öffnen uns für neue Energien, erfrischende Spontaneität und kreative Ideen. Die Lebenslust wird wieder geweckt, und wir entdecken unverbrauchte, schöpferische Kräfte in uns. Wir schätzen und pflegen unsere Freundschaften wieder und genießen die Zeit mit der Familie. So fühlen wir uns körperlich und seelisch gestärkt. Bei sensiblen Menschen kann Gundermann, zusammen mit Beifuß verräuchert, zur Hellsichtigkeit und Ekstase führen. Deshalb gehört er traditionell zum Ritual der Sommersonnenwende.
Auf der Räucherschale verbreitet die Gundelrebe einen angenehm erdigen, würzigen Duft. Sie passt zu Beifuß, Birke, Minze und Fichtenharz.

WEITERE PFLANZEN UND HARZE FÜR SCHUTZ UND REINIGUNG

Alant (→ Seite 102), Beifuß (→ Seite 80), Engelwurz (→ Seite 134), Lavendel (→ Seite 90), Mädesüß (→ Seite 126), Meisterwurz (→ Seite 118), Mistel (→ Seite 146), Silberweide (→ Seite 70).
Bernstein (→ Seite 46), Copal (→ Seite 48), Fichtenharz und -nadeln (→ Seite 44), Kiefernharz (→ Seite 45), Lärchenharz (→ Seite 45), Myrrhe (→ Seite 49), Propolis (→ Seite 46), Weihrauch (→ Seite 48).

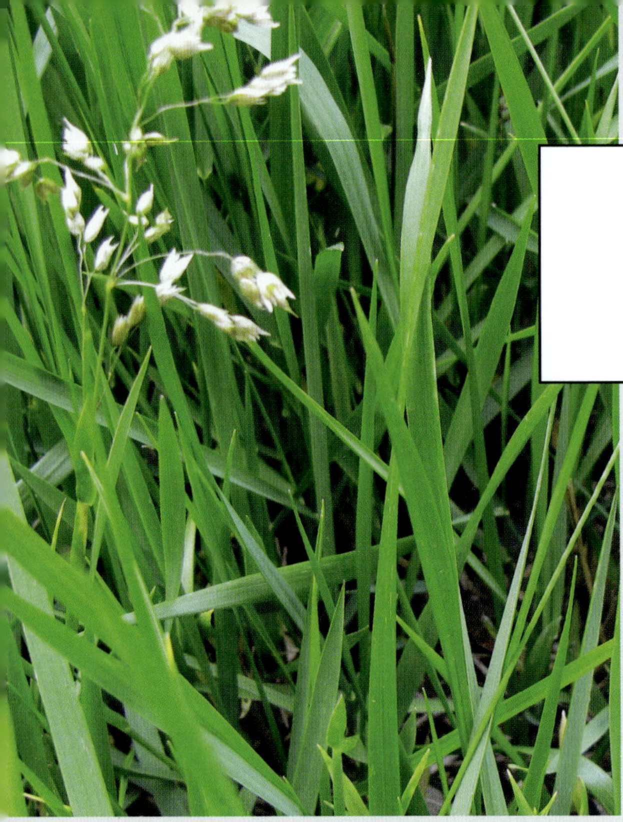

MARIENGRAS

Hierochloë odorata

Süßgrasgewächse

STANDORT

Mariengras ist ein sehr widerstandsfähiges Gras, das in Nordwesteuropa und im östlichen Nordamerika wächst. In Deutschland bevorzugt es feuchte Böden, Nasswiesen, Niedermoore, Moor- und Bruchwälder. Es ist salzverträglich. Inzwischen ist es leider so selten geworden, dass es gefährdet ist. Nur in Norddeutschland sieht man es noch etwas häufiger.
Gräser sind oft schwer zu bestimmen. Holen Sie sich deshalb für Ihren Räuchervorrat eine Topfpflanze vom Gärtner, die Sie gut feucht halten sollten. Mariengras wuchert und bildet lange Ausläufer, wenn Sie es in den Garten pflanzen.

AUSSEHEN

Das Mariengras erreicht eine Höhe von bis zu 70 cm. Am Ende jedes Stängels befinden sich die 3,5 bis 15 cm langen Blütenrispen. Die unteren Blätter können bis 30 cm lang werden, dagegen haben die oberen Blätter an blühenden Stängeln eine sehr kurze Spreite.

VOLKSNAMEN

Büffelgras, Freyagras, Freyahaar, Kraut der Harmonie, Mariä Bettstroh, Süßgras, Vanillegras

Einen lauen Sommerabend verbinden viele mit dem unvergleichlichen Duft von frischem Heu. Nach dem Trocknen entwickeln einige Kräuter und Gräser diesen süßlichen Geruch, der auf den Inhaltsstoff Kumarin zurückzuführen ist. Waldmeister gehört dazu, aber auch Süßgräser wie das Ruchgras, das besonders gern auf Magerwiesen wächst, und das Mariengras.
Der botanische Name heißt übersetzt »duftendes, heiliges Kraut« (nach »hierós« = heilig, »chloé« = Gras und »odoratus« = wohlriechend). Unseren Vorfahren war es heilig. Ursprünglich war es der germanischen Göttin für Liebe, Fruchtbarkeit und Wachstum – Freya – geweiht. Deshalb hieß es im Volksmund auch »Freyahaar«. Ihr Tag ist der Freitag, und Freya zu Ehren wurde das duftende Gras auch verräuchert.
Der Sage nach soll Maria die Krippe für das Jesuskind mit Mariengras ausgepolstert haben. Deshalb wurden Wöchnerinnen darauf gebettet, ebenso Kinder, Kranke und Sterbende. Später hat man dann für die Fronleichnamsprozession ganze Straßen damit bestreut. Das duftende Gras sollte Frieden stiften und Segen verbreiten.

Außerdem wirkt es beruhigend, bakterienhemmend und blutverdünnend.

Für Liebeszauber legte man etwas Gras unter das Kopfkissen, machte eine lusterregende Salbe daraus oder einen aphrodisierenden Liebestrank.

Die Indianerstämme Nordamerikas schätzen ihr aromatisches »Sweet Grass« sehr als Räucherstoff, bei Schwitzhüttenzeremonien, zur Insektenabwehr und als medizinische Hilfe bei Erkältungen, Fieber und Schmerzen. Sie beduften ihre Kleidung damit und flechten einige Gräser als duftenden Schmuck ins Haar oder in die Fransen ihrer Lederkleider. Sogar ihre Haare waschen sie mit einem Kaltwasserauszug aus dem wohlriechenden Gras. Getrocknete Zöpfe aus Sweet Grass oder dem heimischen Mariengras eignen sich auch hervorragend als natürliche Duftmittel für Ihren Wäscheschrank.

VERWENDETE PFLANZENTEILE

Grashalme getrocknet, klein geschnitten oder zu Zöpfen geflochten

ERNTE

Mariengras ist in Deutschland gefährdet. Daher ernten wir am besten die ganzen Halme unserer Topfpflanze im Mai, August oder September bei zunehmendem Mond an einem Blatttag.

WIRKUNG BEIM RÄUCHERN

heilend, segnend, tröstend, wärmend, sorgt für friedliche Stimmung, steigert die Fruchtbarkeit, entspannt, öffnet das Herz

Der heilende Effekt des süßen Rauchs wirkt auf Körper, Geist und Seele. Wir fühlen uns beschützt, geborgen, getröstet. Der Heilungsprozess kann in Gang kommen. Mariengras beruhigt, entspannt und hebt die Stimmung. Wir können Altes loslassen, öffnen unser Herz und werden positiv auf Neues eingestimmt. Das Gras vor einer Besprechung verräuchert könnte durchaus deren Verlauf

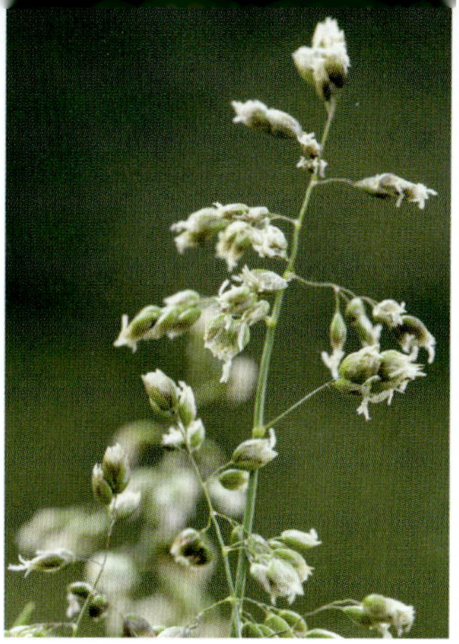

Getrocknet riecht das Mariengras nach Vanille.

und Ergebnis positiv beeinflussen. Das ist vielleicht einer der Gründe, warum es in der legendären Friedenspfeife geraucht wurde. Für diese heilige Zeremonie wurden Sweet Grass, wilder Tabak, Königskerze, Birkenrinde und andere spezielle Kräuter zur Rauchmischung »Kinnick Kinnick« zusammengestellt.

Ob Auerochse oder Büffel, die würzigen Halme waren auch schon immer beim Weidevieh beliebt. Bei uns ist das »Büffelgras« sehr selten geworden, aber in den Prärien Nordamerikas wächst es im Überfluss. Deshalb ist es wichtiger Bestandteil der indianischen Räuchertradition. Die langen Halme werden zu den bekannten »Sweet-Grass-Zöpfen« (→ Seite 159) geflochten oder für Mischungen klein geschnitten.

RÄUCHERTIPP

Süßgras entwickelt einen sehr angenehmen, süßen Duft, der an Heu oder Vanille erinnert. Möchte man Räume oder sein neues Haus segnen, reinigt man sie erst mit Salbei, Wacholder, Lavendel oder Alant und segnet sie dann mit Mariengras. So macht sich schon vor dem Einzug eine friedliche Stimmung breit. Die Atmosphäre wirkt einladend heiter, warm und leicht. Da Mariengras die Lust und Fruchtbarkeit steigern kann, wird gleichzeitig die Familienplanung unterstützt. Das vielseitige Gras passt in sinnliche, stimmungsaufhellende und heilende Mischungen.

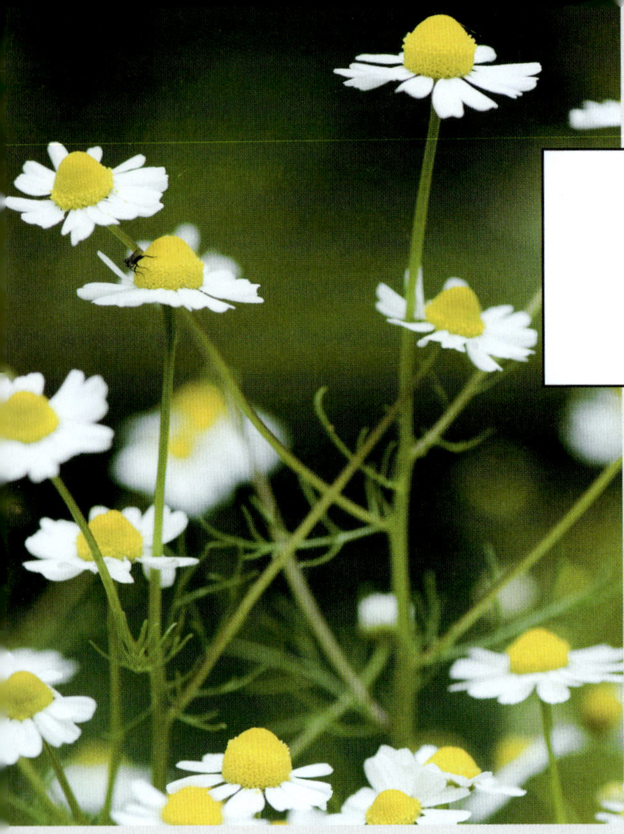

KAMILLE

Matricaria chamomilla

Korbblütler

STANDORT

Kamille sät sich gern jedes Jahr selbst neu aus. Als Lehmanzeiger wächst sie vor allem an Weg- und Straßenrändern, auf Äckern und Ruderalstellen. Sie liebt frische, nährstoffreiche, kalkarme Böden und Wärme. Ihre Heimat ist das Mittelmeergebiet, sie kommt aber auch in Mittel-, Süd- und Osteuropa vor und eingebürgert in Amerika und Australien.

AUSSEHEN

Die einjährige, aromatisch duftende Heilpflanze wird 20 bis 50 cm groß und hat fein verzweigte Stängel. Die kleinen, schmalen Blätter sind zwei- bis dreifach gefiedert. Die Blütenkörbchen bestehen aus weißen Zungen- und gelben Röhrenblüten. Am Hohlraum im Inneren des gelben Blütenbodens erkennt man die Echte Kamille. Die verwandte Art Acker-Hundskamille *(Anthemis arvensis)* sieht zwar ähnlich aus, duftet aber beim Zerreiben nicht und hat einen markigen Korbboden.

VOLKSNAMEN

Apfelkraut, Carmelina, Deutsche Kamille, Kamelblume, Kornkamille, Krottenkraut, Kühmelle, Mägdeblume, Mutterkraut, Weiße Blume

Die Echte Kamille ist eine der ältesten Heilpflanzen und als Kulturfolger der jüngeren Steinzeit fast weltweit verbreitet. Im alten Ägypten galt die Römische Kamille *(Chamaemelum nobile)* als die heiligste aller Pflanzen. Schon damals gab es eine Art Krankenhaus, wo Kranke gesund gepflegt wurden. Kamillenblüten waren dort in fast allen Arzneien enthalten. Dass das »Mutterkraut« eine wichtige Rolle in der Frauenheilkunde spielte, verrät ihr lateinischer Name »Matricaria«, der sich von »Matrix« (= Gebärmutter) ableitet. Kamillen-Sitzbäder sind bei Frauen beliebt, die unter bestimmten Unterleibserkrankungen leiden. In fast jede Hausapotheke gehörten noch bis ins 20. Jahrhundert vor allem Kamillenblüten zur innerlichen und äußerlichen Anwendung bei vielen Krankheiten, nachdem Hieronymus Bock die Kamille im 16. Jahrhundert zum Allheilmittel erklärt hatte. Heute schätzt man vor allem ihre entzündungshemmenden und krampflösenden Eigenschaften.

Es liegt auf der Hand, dass man einer derart heilkräftigen Pflanze auch viele mystische Kräfte zutraute. Sie gehörte zu den Johanniskräutern, die besonders wirksam waren, wenn man sie am Johannistag, also am 24. Juni, erntete. Legte man sieben dieser Kräuter in der Johannisnacht unter das Kopfkissen, konnte man im Traum seinem zukünftigen Ehemann begegnen, hieß es. In die gute Stube gehängt, schützten sie die Bewohner vor bösen Mächten, Unheil und Krankheiten. Bei den Germanen war die Kamille dem Sonnengott Baldur zugeordnet und gehörte zu den neun Kräutern, die man beim großen Feuer zur Sommersonnenwende verräucherte, um Unglück und Dämonen abzuwehren. Kamille soll auch eine der Zutaten des oberbayerischen Hexenrauchs gewesen sein, mit dem man Hexen in die Flucht schlagen konnte. Kleinere Blutsauger und Ungeziefer hielt man später bei der Heuernte fern, indem man Kamille und Johanniskraut in die erste Garbe steckte.

VERWENDETE PFLANZENTEILE

Blüten und das ganze blühende Kraut

ERNTE

Am besten ernten Sie Kamille im Juni bei zunehmendem Mond oder Vollmond an einem Blütentag und zur Sommersonnenwende. Die Blütenköpfchen ernten Sie am 3. bis 5. Tag nach dem Aufblühen.

WIRKUNG BEIM RÄUCHERN

aktiviert die Selbstheilungskräfte, wirkt ausgleichend, harmonisierend, reinigend, beruhigend

Kamille ist eine Sonnenbraut. Wie Sonnenblume, Wegwarte oder Gänseblümchen will sie keinen Sonnenstrahl verpassen und reckt deshalb ihre Blüten im Tagesverlauf immer der Sonne entgegen. Ihre weißen Zungenblüten gleichen dem Strahlenkranz der Sonne. Die gespeicherte Wärme und die Unbeschwertheit eines Sommertags kommen beim Verräuchern von Kamille erneut zum Vorschein. Ihr balsamischer Duft vermittelt Wohlbehagen, Geborgenheit und Ruhe. Es entsteht ein heilsamer Rauch, der sich wie Balsam auf unsere gereizten Nerven legt und für Gelassenheit sorgt. Wir fühlen uns eingehüllt, umsorgt, ausgeglichen und völlig entspannt. Durch diese wunderbar beruhigende Kraft der Kamille werden unsere Selbstheilungskräfte aktiviert. Kleinere Sorgen und Unsicherheiten des Alltags werden unwichtig. Wir gönnen uns so viel Zeit, wie Körper, Geist und Seele brauchen, um Kraft zu schöpfen.

Kamille duftet auf dem Räuchersieb angenehm süßlich, krautig und balsamisch. Die meisten Menschen spricht dieser Geruch an. Zu einer Heilräucherung gehört die bewährte Heilpflanze auf jeden Fall.

MISCHUNG »SCHMERZ LASS NACH«

1 Teil Goldrutenblüten
1 Teil Kamille
1 Teil Mariengras
½ Teil Weidenrinde
½ Teil Holunderblüten
½ Teil Propolis
1 Teil Fichtenharz

RÄUCHERTIPP

Nach einem stressigen Tag können Sie Kamillenblüten mit etwas Schafgarbe, Baldrian, Lavendel und Kiefernharz mischen. Zur Stärkung der Selbstheilungskräfte geben Sie Thymian, Propolis und Mariengras dazu. Bei Wechseljahresbeschwerden ergänzen Sie Myrrhe.

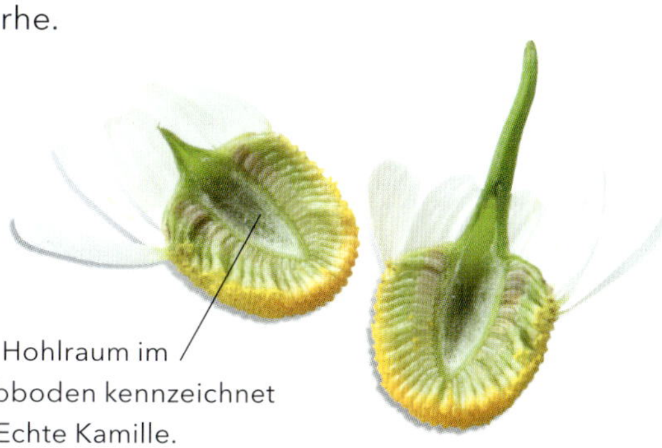

Der Hohlraum im Korbboden kennzeichnet die Echte Kamille.

SILBERWEIDE

Salix alba

Weidengewächse

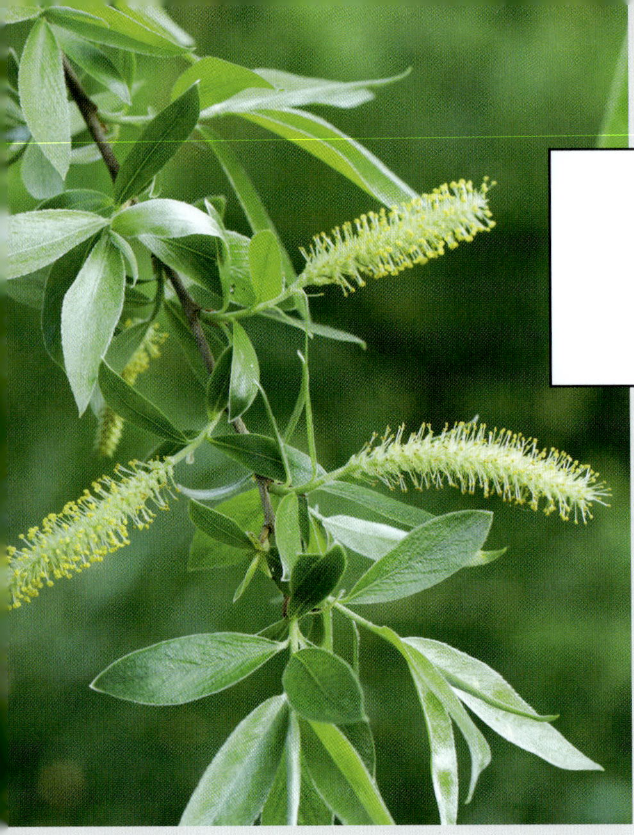

STANDORT

Ihre Heimat ist Mittel- und Südeuropa. Sie bevorzugt feuchte Böden an Fluss- oder Seeufern und in Auwäldern in Sonne und Halbschatten. Weltweit gibt es 450 Weidenarten.

AUSSEHEN

Die zweihäusige (→ Seite 56) Silberweide kommt als Strauch oder Baum vor, erreicht eine stattliche Höhe von bis zu 20 m und bildet oft überhängende Zweige aus. Diese lassen sich leicht verflechten. In den naturnahen Garten passt beispielsweise sehr gut ein Weiden-Flechtzaun um den Gemüsegarten. Die Weide kann bis zu 200 Jahre alt werden. Wegen der frühen Blüte im April ist sie eine wertvolle Bienenpflanze. Die als Weidenkätzchen bekannten Blüten werden 7 cm lang. Die männlichen sind gelb, die weiblichen grün. Sie erscheinen mit den Blättern. Diese sind lanzettlich, mit fein gezähntem Blattrand, etwa 10 cm lang und unterseits dicht seidig behaart.

VOLKSNAMEN

Felbern, Katzenbusch, Korbweide, Maiholz, Weihbuschen

Die Weide ist ein Schwellenbaum. Sie wächst zwischen Erde und Wasser, steht an der Schwelle zwischen Samhain (→ Seite 168), der den Tod verkörpert, und der keltischen Göttin Brigid, die im Frühjahr Licht und Leben zurückbringt. So schnell wie die Silberweide wächst, verrottet sie auch wieder. Trotzdem ist sie ein Beispiel für strotzende Lebenskraft. Steckt man ein geflochtenes Weidenobjekt als Dekoration in die Erde, schlagen innerhalb kürzester Zeit die Wurzeln aus.
Aus dem indogermanischen Wortstamm für Weide lässt sich eine Vielzahl von Wörtern ableiten wie weich, winden, biegen, flechten oder Wand. Die Hütten der Kelten bestanden aus Weidengeflecht, das mit Haselnussstecken verstärkt und mit Lehm verschmiert wurde. In Weidenkörben verwahrten und transportierten die Kelten alles, was sie zum Leben brauchten. Ihre Krankheiten konnten sie durch einen mystischen Abstreif- oder Durchschreitungszauber an der Weide loswerden. Oder sie verknoteten einige Weidenzweige, um das Fieber auf den Baum zu übertragen. Schon allein die seelisch aufmunternde Kraft dieses Rituals trug zur baldigen Genesung des Kranken bei.

Nicht nur die frischen Zweige, auch die Rinde ist sehr biegsam. Winzer banden früher die Reben mit Rindenstreifen fest, Besenbinder befestigten damit das Birkenreisig am Besenstiel. Im Frühjahr lässt sich die Rinde ganz leicht wie eine Röhre vom Holz abziehen. Auf diese Weise basteln Kinder kleine Flöten.

Da die Weide auch mit Trauer und Tod in Verbindung gebracht wird, spielt sie am Palmsonntag und bei der Passion eine große Rolle.

In der Volksheilkunde hatte man schnell die Heilwirkung der »kühlenden« Weide erkannt. Pfarrer Sebastian Kneipp empfahl den Tee aus Weidenrinde bei Schmerzen, Rheuma, Fieber, Grippe und Darmkrankheiten. Der Hauptwirkstoff Salicin ist vor allem in der Rinde enthalten und ist heute in synthetischer Form als Aspirin bekannt, eines der weltweit meistverkauften Arzneimittel.

VERWENDETE PFLANZENTEILE

Weidenkätzchen (männlich, weiblich), Blätter, Rinde

ERNTE

Die Kätzchen sammeln wir von März bis Mai an einem Blütentag, die Blätter an einem Blatttag bei zunehmendem Mond. Die Rinde lässt sich im Frühling leicht ablösen.

WIRKUNG BEIM RÄUCHERN

reinigend, erdend, fördert das Selbstbewusstsein, stärkt die Selbstheilungskräfte und die geistige Beweglichkeit

An manchen Tagen leben wir so dahin, als wären wir ferngesteuert. Am eigentlichen Leben nehmen wir gar nicht mehr teil. Wir haben einen Tunnelblick und haken nur ab, was uns der Alltag abverlangt. Eine Räucherung mit Weide bringt uns die Erdverbundenheit zurück. Wir spüren den Boden unter den Füßen und nehmen die Natur um uns herum wieder bewusst wahr.

Die Weide ist ein Symbol für die Wiedergeburt der Natur im Frühling und für Fruchtbarkeit. Die wunderbar biegsamen Zweige der Weide lassen uns kreativ werden, verbinden uns mit Mutter Natur. Ein weiser Spruch besagt: »Der Weg ist das Ziel.« Die Weide macht uns Mut, etwas Neues auszuprobieren, flexibel zu sein, einmal vom vorgezeichneten Weg abzuweichen. Sie stärkt unser Selbstbewusstsein und die geistige Beweglichkeit, um mit der neuen Situation klarzukommen.

Außerdem fördert sie unser diplomatisches Geschick im Umgang mit neuen Bekanntschaften oder Kollegen. Wir drücken uns klar aus und bleiben dabei wir selbst. Bei einer Hausreinigung mit Weide können Sie die Räume atmosphärisch reinigen und für Rituale vorbereiten. Die positiven Energien haben wieder Platz, sich auszubreiten. Gleichzeitig wird unser Immunsystem gestärkt.

RÄUCHERTIPP

Zum Räuchern eignen sich alle Weidenarten. Es entsteht ein sehr sanfter Duft. Ergänzen Sie etwas Mariengras und Propolis, um Ihre Selbstheilungskräfte anzuregen. Eichenmoos, Eisenkraut, Meisterwurz und Fichtenharz mit Weide kombiniert stärken das Selbstbewusstsein.

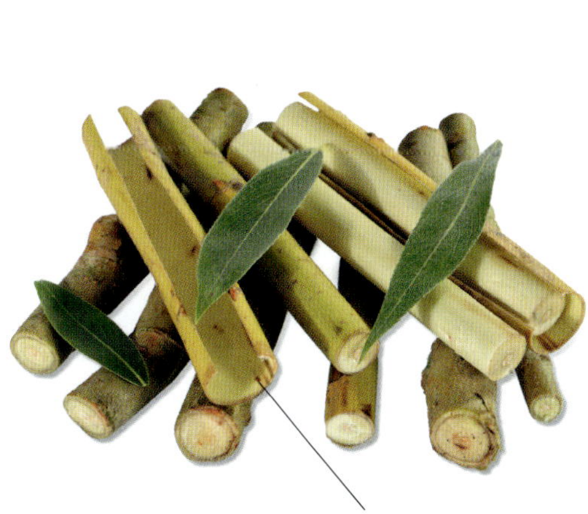

Im Frühjahr lässt sich die Rinde leicht abschälen.

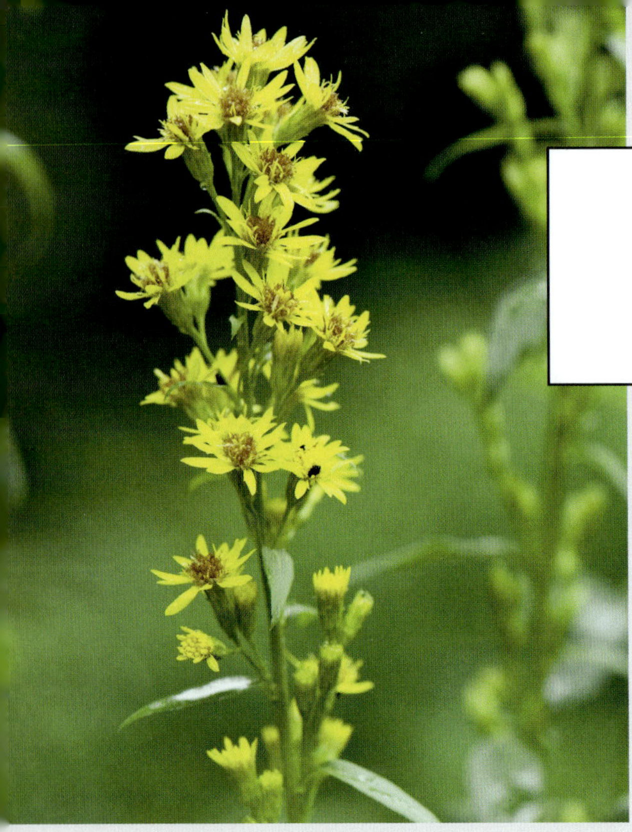

GOLDRUTE

Solidago virgaurea

Korbblütler !

VOLKSNAMEN

Goldene Jungfrau, Goldwundkraut, Gülden, Heidnisches Wundkraut, Laurentilorbeer, Ochsebrot, Petrusstab, Pferdskraut, St. Petruskraut, Unsegenkraut, Wisselnkraut

STANDORT

Die Echte Goldrute trifft man in Europa, Nordwestafrika und Westasien auf Magerrasen, in Staudenfluren, lichten Wäldern und Heiden von der Ebene bis in 2 500 m Höhe an. Sie mag Sonne und trockenen Boden. Sie wird von vielen Insektenarten, vor allem von Schmetterlingen, besucht und ist eine Futterpflanze für Schmetterlingsraupen.

AUSSEHEN

Die mehrjährige, krautige Pflanze wird bis 1 m hoch, ihre Wurzeln reichen ebenso weit in den Boden. Die Stängel enden in aufrechten, verzweigten Rispen aus vielen goldgelben, ca. 15 mm großen Blütchen mit 6 bis 12 Zungenblüten. Die unteren Blätter weisen einen gesägten Rand auf und sind breit elliptisch, die Blätter im oberen Teil der Pflanze sind eher ganzrandig und schmal-lanzenförmig.

In den Sommermonaten leuchten ihre goldgelben Blüten aus dem Staudenbeet und verbreiten gute Laune. Flavonoide sind für die gelbe Farbe verantwortlich und auch für die heilenden Kräfte bei Harnwegserkrankungen. Pflanzen mit einem hohen Anteil an Flavonoiden (von lat. flavus = gelb) wurden früher zum Gelbfärben von Wolle verwendet.

Ihr botanischer Name »virgaurea« bedeutet »Goldrute« und »Solidago« heißt »fest verbinden«, was auf ihre frühere Bedeutung als Wundkraut in der Antike und im Mittelalter hinweist. Viele frühere Kräuterkundige orientierten sich an der Signaturenlehre, also an Pflanzenmerkmalen, die auf die Wirkung hindeuten sollten. Die gelbe Blüte erinnerte sie an Urin, was als eindeutiger Hinweis auf ein Heilmittel für Nierenerkrankungen galt. Heute findet die Goldrute tatsächlich vor allem als Blasen- und Nierenmittel Verwendung. Sie hilft unserem Körper dabei, Nierengrieß und Nierensteine loszuwerden. Auch bei Reizblase, Bettnässen und Hämorrhoiden hilft sie.

Bei kleineren Verletzungen auf einer Wanderung oder bei der Gartenarbeit können wir außerdem

noch frische Blätter als schnelles Wiesenpflaster verwenden. Die Blüten schmecken im Tee, Smoothie oder angebraten als Antipasti.
Die verwandten Arten Kanadische Goldrute *(Solidago canadensis)* und Riesen-Goldrute *(Solidago gigantea)* haben vergleichbare Inhaltsstoffe. Sie sind häufiger in der freien Natur zu finden. Die beiden Arten wurden jedoch erst vor etwa 250 Jahren bei uns eingeführt und gehören damit zu den sogenannten Neophyten. Sie breiten sich schnell aus und verdrängen unsere heimischen Pflanzenarten.

VERWENDETE PFLANZENTEILE

Blüten und Triebspitzen
Die Pollen können Heuschnupfen auslösen.

ERNTE

Wir ernten während der Blüte von Juli bis Oktober bei zunehmendem Mond oder Vollmond an einem Blütentag.

WIRKUNG BEIM RÄUCHERN

leicht reinigend, wärmend, erhellend, schützend, heilend, für Neubeginn, stärkt das Selbstbewusstsein

Die leuchtend gelben Blüten und ihre Vorliebe für sonnige Standorte zeichnen die Goldrute eindeutig als klassisches Lichtkraut aus. Sie speichert die lichtvolle Kraft der Sonne und gibt sie beim Verräuchern an uns weiter. Das Raumklima wird bis in jeden Winkel mit wärmender, erhellender und heilender Energie durchflutet. So wie die Pflanze ihre Blütenköpfe der Sonne entgegenstreckt, richten wir uns auf und wagen uns wieder daran, selbstbewusst den Widrigkeiten des Lebens zu trotzen.
Schon unsere Vorfahren räucherten mit der Echten Goldrute als Schutz vor bösem Zauber und Krankheitsdämonen. Eine Goldruten-Räucherung sollte alle negativen Energien fernhalten und das Glück anziehen. Ihre leicht reinigende Wirkung sorgt für

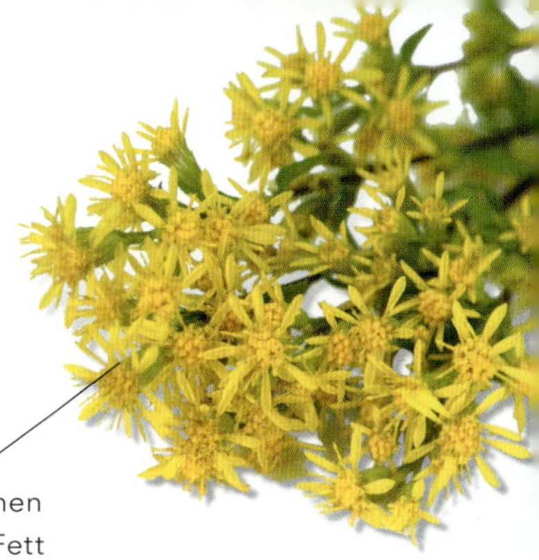

Die Blüten können mit Bierteig in Fett ausgebacken werden.

Wohlbefinden und unterstützt alle Arten von Neubeginn, sei es der Beginn einer neuen Freundschaft oder der Umzug in eine neue Wohnung.
Der heilende Rauch unterstützt Lösungsansätze in problematischen Beziehungen, um wieder zusammenzufügen, was zusammengehört, oder um uns von dem zu trennen, was nicht mehr gut für uns ist. So kann uns die Goldrute auf unterschiedlichen Ebenen beim Heilungsprozess stärken.

RÄUCHERTIPP

Obwohl sie nicht zu den beliebtesten Räucherstoffen gehören, eignen sich alle Goldruten-Arten zum Räuchern. Die heimische Art ist zu bevorzugen. Sie entwickelt einen leicht krautigen, süßlichen Duft, der an Honig erinnert. Sie lässt sich gut allein verräuchern, passt aber auch hervorragend in positiv stimmende Mischungen, wo sie ihre Lichtkraft einbringen kann.
Zur Unterstützung von Heilungsimpulsen mischt man sie mit Kamille, Mariengras, Schwarzpappelknospen und Fichtenharz.

WEITERE PFLANZEN UND HARZE FÜR SELBSTHEILUNGSKRÄFTE AKTIVIEREN

Buchenholz, Haselnussblätter, Holunder (→ Seite 132), Malvenblüten, Schwarzpappelknospen, Quendel (→ Seite 58), Wacholder (→ Seite 56).
Fichte (→ Seite 44), Myrrhe (→ Seite 49), Propolis (→ Seite 46), Weihrauch (→ Seite 48).

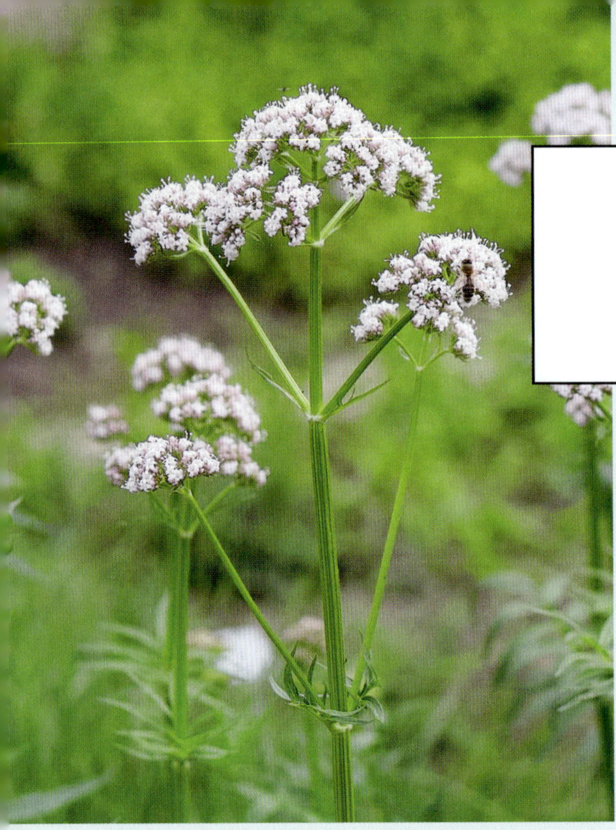

BALDRIAN

Valeriana officinalis

Baldriangewächse

STANDORT

Baldrian kommt in Europa und in den gemäßigten Regionen Asiens vor. Man findet ihn meist an lauschigen Plätzen im lichten Wald, auf feuchten Wiesen oder an Gräben und Bachufern, wo plätscherndes Wasser den müden Wanderer zu einer Rast einlädt. Es sind oft geheimnisvolle Orte.
In Ihrem Garten wird sich Baldrian am Rand eines Teiches in sonniger oder halbschattiger Lage wohlfühlen. Er hat gern nasse Wurzeln und wächst am liebsten auf feuchten Böden.

AUSSEHEN

Die Pflanze wird 50 bis 170 cm hoch, ist mehrjährig und hat einen ausdauernden Wurzelstock. Die schirmartigen Trugdolden mit rosafarbenen oder weißen Blüten heben sich hell aus dem kühlen Waldschatten ab. Sie duften mild aromatisch. Die Blätter sind gegenständig angeordnet und stark gefiedert. Der aufrechte Stängel ist rund und leicht gefurcht.

VOLKSNAMEN

Allesheiler, Dreifuß, Elfenkraut, Katzenkraut, Katzenwurz, Mondwurzel, Stinkwurz, Tollerjan, Wendwurzel, Wildfräuleinkraut

Der Duft von Baldrian scheint magische Anziehungskraft auf viele Tiere zu haben. Katzen, vor allem Kater lieben ihn. Sie reiben sich an Baldrian und nutzen den Duft gern zum Markieren. Es heißt außerdem, er helfe Imkern, fremde Bienenschwärme anzulocken und am Bienenstock festzuhalten.
Beim Trocknen der Wurzel wird der typische Geruch immer stärker, da sich die Isovaleriansäure an der Luft entfaltet. Als vertrauter Bestandteil menschlicher Hautgerüche suggeriert uns diese Säure menschliche Wärme. Im Mittelalter hatte Baldrian große Bedeutung. Der »Allesheiler« gehörte zu den Bettstrohkräutern, war Bestandteil von Hexen- und Flugsalben und wurde gegen viele Krankheiten eingesetzt, sogar gegen die Pest, wie folgender überlieferter Spruch belegt: »Baldrian und Bibernell, hält die Pestilenz zur Stell.«
Die Blüten schmecken roh köstlich in Süßspeisen, Wildkräuter-Smoothies oder auf dem Butterbrot für unterwegs auf einer Wanderung.

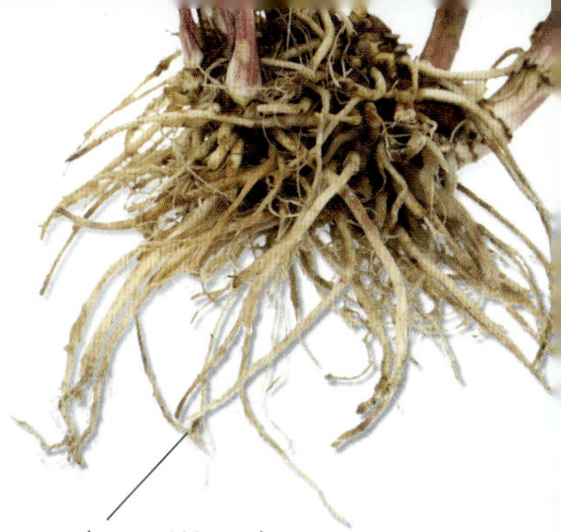

Nur die getrocknete Wurzel riecht typisch nach Baldrian.

VERWENDETE PFLANZENTEILE

Blüten und klein geschnittene Wurzeln

ERNTE

Am besten ernten Sie Baldrianblüten von Juni bis August bei zunehmendem Mond oder Vollmond an einem Blütentag. Wurzeln erntet man im Frühling oder Herbst bei abnehmendem Mond oder Neumond an einem Wurzeltag. Vor dem Trocknen sollten sie sorgfältig gereinigt werden.

WIRKUNG BEIM RÄUCHERN

Blüten: beruhigend, entspannend, ausgleichend, angstlösend, fördern Traumerleben, Instinkt und Intuition, stimmen zuversichtlich, öffnen den Zugang zu verborgenem Wissen;
Wurzeln: aphrodisierend (sehr sparsam dosieren!)

Baldrian-Rauch wurde im Mittelalter gegen die schwarze Magie, gegen Hexen und Teufel eingesetzt. Die Dämonen unserer Zeit kennen wir heute als Nervosität, Stress oder Schlaflosigkeit. Unser hektischer Alltag hinterlässt sogar im Schlaf seine Spuren, indem er uns mit Albtraumen heimsucht. Es heißt, im Schlaf gehe die Seele auf Wanderschaft. Auch seelische Verletzungen, die weit in die Vergangenheit oder in ein früheres Leben zurückreichen, tauchen in unseren Träumen auf.

Die hellen Baldrianblüten bringen Licht in das Dunkle des Waldes und so auch in unsere Seele. Sie fördern die therapeutische Traumarbeit. Sie lassen nervöse Menschen bei der Abend-Räucherung zur Ruhe kommen und erholsamen Schlaf finden. Am nächsten Morgen sieht alles schon viel besser aus.

Tagsüber verräuchert, halten Baldrianblüten die Tretmühle unserer Gedankenflut an. Sie besänftigen, zähmen gereizte Nerven und helfen dabei, die Anspannung loszulassen, ohne dass wir dabei müde werden. Das schafft Platz für positive Emotionen, Zuversicht und Gelassenheit.

Der Seelentröster bringt Ängste wieder zum Vorschein, damit sie verarbeitet und überwunden werden können. Dabei stärkt er ängstliche Menschen, die durch ihre Angst genau das anziehen, was ihnen Angst macht. Er bringt unsere Gedanken und Gefühle wieder auf eine Wellenlänge, damit die Energie frei fließen kann. Wir können unser Leben so annehmen, wie es gerade ist.

RÄUCHERTIPP

Baldrianwurzel kann beim Verräuchern auch aphrodisierend wirken, wenn man sie äußerst sparsam dosiert. Darauf sollten Sie unbedingt achten. Ihr Duft ist unverwechselbar würzig und bitter. Deshalb ist es ratsam, nur sehr wenig pulverisierte Wurzel in sinnliche Mischungen mit Rose, Lavendel, Myrte und Styrax zu geben.

Die Baldrianblüten duften wesentlich milder und aromatischer. Zum Orakeln oder für besseres Traumerleben ergänzen Sie am besten etwas Beifuß, Schafgarbe, Lorbeer, Bernstein oder Kirschharz.

Die Blüten der »Mondwurzel« verbinden uns beim Räuchern mit den Kräften des Mondes, insbesondere wenn wir sie in einer Vollmondnacht gesammelt haben. Dadurch kommen unsere mystischen Anlagen besser zum Vorschein, was für spirituell veranlagte Menschen von Vorteil sein kann.

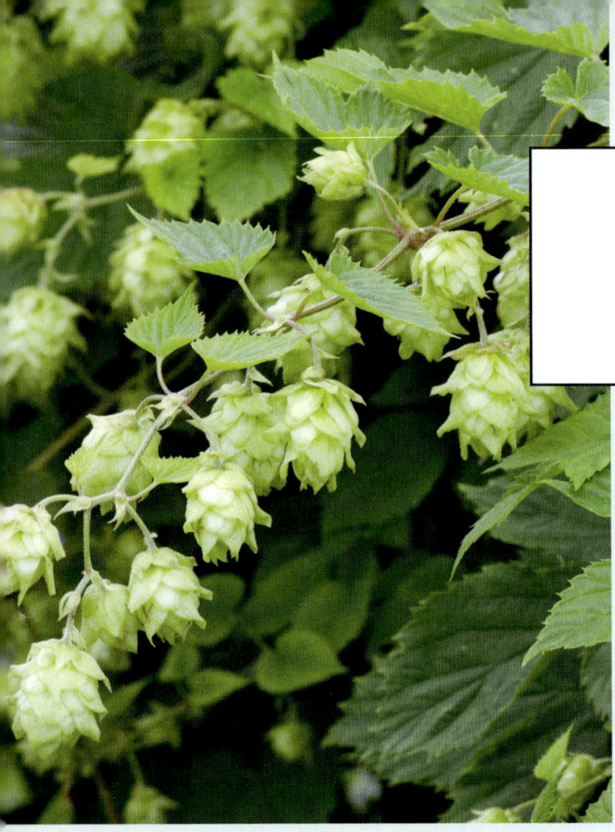

HOPFEN

Humulus lupulus

Hanfgewächse !

STANDORT

Vermutlich stammt Hopfen aus der Mongolei. Er wächst in den gemäßigten Zonen Mitteleuropas auf nährstoffreichen, etwas feuchten Böden in Auwäldern oder Wildhecken. Meist wird er jedoch in den typischen Hopfengärten angebaut, die manche Regionen prägen.
Die Kletterpflanze eignet sich gut zum Begrünen von Pergolen oder kahlen Bäumen. Sie fühlt sich in Sonne und Halbschatten wohl.

AUSSEHEN

Die mehrjährige Kletterpflanze mit den drei- bis fünfteilig gefiederten Blättern will hoch hinaus und strebt der Sonne entgegen. Wo man sie lässt, winden sich die rauen Ranken bis zu 8 m hoch an Drähten, Bäumen, Hecken, Zäunen, Scheunen empor. Sind die Rankhilfen zu kurz, wächst Hopfen trotzdem weiter, bildet künstlerisch anmutende Gespinste und grüne Vorhänge. Sein Duft verrät ihn als Hanfgewächs. Nur die weiblichen Pflanzen entwickeln gelblich grüne Fruchtzapfen, deren Schuppen dachziegelartig angeordnet sind.

VOLKSNAMEN

Bierhopfen, Hecken-Hopfen, Hopf, Hopfenzapfen, Hoppen, Hupfen, Weiden-Hopfen, Wilder Hopfen

Bei Hopfen denken wir zuerst an Bier. Immerhin gehen 99 Prozent der Ernte an Brauereien. Das hätten sich die Sumerer 2 700 v. Chr. wohl kaum träumen lassen, dass ihr vergorener Brei den Grundstein für unser heutiges Kultgetränk Bier legt. Immerhin dauerte es noch einige Jahrtausende, bis es den Brauern im 16. Jahrhundert gelang, den Gärungsvorgang durch Hefe und Zucker zu steuern.
In Mitteleuropa wird Hopfen seit dem 8. Jahrhundert ausschließlich zum Bierbrauen kultiviert. Bier galt und gilt noch heute – insbesondere in Bayern – in Maßen genossen als stärkendes Nahrungsmittel und Medizin. Hildegard von Bingen hatte bereits 1153 erkannt, dass »seine (Hopfen) Bitterkeit die Fäulnis verhindert«. Diese antibakterielle Wirkung des Hopfens auf unseren Körper trägt auch zur längeren Haltbarkeit des Bieres bei.
Ein Prozent der Hopfenernte dient dann doch noch rein medizinischen Zwecken. Am bekanntesten ist die beruhigende und schlaffördernde

Wirkung von Hopfen. In jüngster Zeit beschäftigt der Wirkstoff Xanthohumol wegen seiner antioxidativen und krebsvorbeugenden Eigenschaften die Forscher. Hopfen enthält hormonregulierende Phytoöstrogene, die in den Wechseljahren ausgleichend wirken. Bei jungen Erntehelferinnen führen diese Östrogene bereits durch den äußerlichen Kontakt mit Hopfen zu einer Berufskrankheit, der »Hopfenpflückerkrankheit«, die sich durch Zyklusstörungen und Förderung der Menstruation äußern.

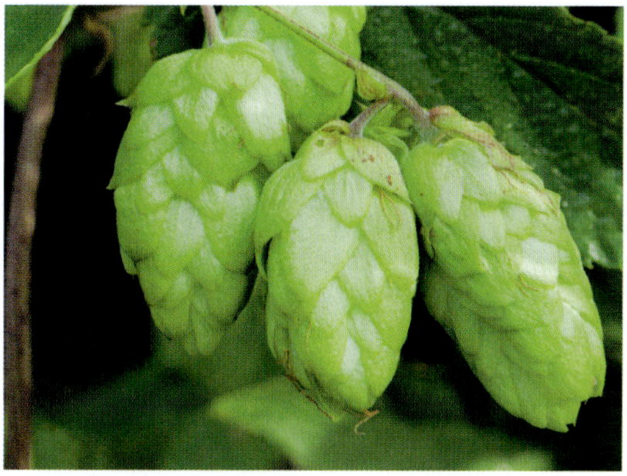

Aus den weiblichen Blüten entwickeln sich die bekannten Hopfenzapfen oder Hopfendolden.

VERWENDETE PFLANZENTEILE

junge Blätter, Hopfenzapfen, Hopfenmehl

ERNTE

Junge Blätter können Sie bereits im April und Mai ernten bei zunehmendem Mond an einem Blatttag. Die Zapfen ernten Sie am besten vor der völligen Reife von August bis September bei abnehmendem Mond an Fruchttagen. Werden die getrockneten Zapfen leicht geschüttelt, rieselt ein grüngelbes, leicht klebriges Pulver heraus, das sogenannte Hopfenmehl. Es enthält den hochwirksamen Inhaltsstoff Lupulin. Achtung: Hopfen reizt die Haut.

WIRKUNG BEIM RÄUCHERN

beruhigend, entspannend, macht gelassen, schlaffördernd, inspirierend, hilft bei leichten Depressionen

Beim Räuchern steigert Hopfen unseren Lebenswillen, vertreibt Nervosität und leichte Depressionen, stimmt uns heiter und gelassen. Wir finden wieder Muße, um unsere künstlerischen Anlagen zu entfalten. Hopfen lädt zum Träumen ein, regt die Fantasie an und inspiriert unsere weiblichen kreativen Kräfte.

Vor allem schätzt man aber seine entspannende und beruhigende Wirkung. Deshalb gibt man Hopfen gern in Mischungen für Träume oder besseren Schlaf. Das Hopfenmehl wird auch zur Nervenstärkung in der Naturheilkunde eingesetzt. Es schmeckt bitter, riecht aber aromatisch und würzig. Es ist meist in gepresster Form als Hopfenhasch (Lupu-Hash) für Räucherwerk oder zum Rauchen erhältlich.

RÄUCHERTIPP

Auf Kohle verbrennen die zarten Pflanzenteile rasch. Ein Räuchersieb ist hier die bessere Wahl. Zapfen, Mehl oder Blätter verwendet man besser sehr sparsam und mischt sie mit anderem Räucherwerk, um den etwas herben Duft des Hopfens abzumildern.

MISCHUNG »RUHEPOL«

2 Teile Lavendelblüten
½ Teil Hopfenzapfen
1 Teil Fichtennadeln
1 Teil Zitronenmelisse
1 Teil Baldrianblüten
½ Teil Myrrhe
½ Teil Propolis

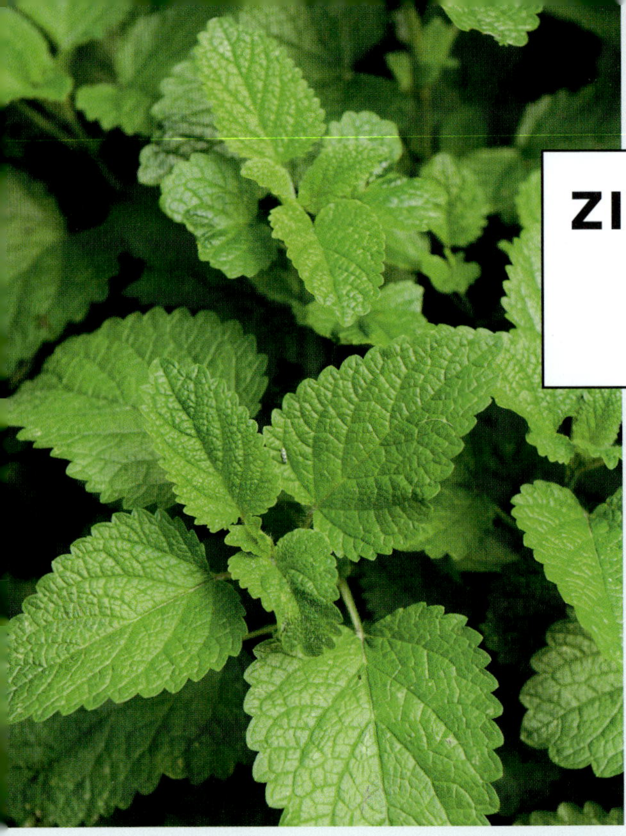

ZITRONENMELISSE

Melissa officinalis

Lippenblütler

VOLKSNAMEN

Bienenkraut, Frauenwohl, Herzensfreude, Herztrost, Honigblume, Lebenselixier, Mutterkraut, Zitronenkraut

STANDORT

In Weinanbaugebieten trifft man die Melisse noch verwildert an. Sie stammt aus dem östlichen Mittelmeerraum und aus Westasien. Im Garten oder in großen Kübeln lässt sie sich leicht kultivieren. Sie schätzt einen sonnigen, windgeschützten Platz in durchlässiger, feuchter Erde. Hat man sie einmal ausgepflanzt, »wandert« die Pflanze gern durch den Garten.

AUSSEHEN

Die mehrjährige Melisse wird 30 bis 90 cm hoch und hat einen ausdauernden Wurzelstock. Die Pflanze duftet würzig-aromatisch nach Zitrone. Der vierkantige Stängel, die weißen Lippenblüten und die kreuzgegenständig angeordneten, grob gekerbten Blätter sind typische Merkmale.

»Melissa« leitet sich von dem griechischen Wort »melissophylon« ab und bedeutet »Bienenblatt«. Bienen fliegen im wahrsten Sinn des Wortes auf die mit Nektar angereicherten Lippenblüten. Die vielseitige Arznei- und Gewürzpflanze wurde schon in der Antike als Bienenfutter angebaut. Man pflanzte sie in die Nähe von Bienenkörben und rieb neue Bienenstöcke mit der Pflanze aus, um die nützlichen Insekten anzulocken, wie Virgil und Plinius berichten.

Die medizinische Verwendung der Melisse reicht bis in das Altertum zurück. Karl der Große sorgte schließlich bei uns für frischen Wind in der Kräutervielfalt. Mit seiner »Capitulare de villis« erließ er eine Verordnung für alle Klostergärten, was dort bei entsprechendem Klima angebaut werden solle. Deshalb war der heilkundigen Äbtissin Hildegard von Bingen die Melisse nicht unbekannt. Sie empfahl sie zur Stärkung und »Erfreuung« des Herzens, für angenehme Träume, guten Schlaf, bei Kopfschmerzen und rheumatischen Beschwerden. Hildegard hielt die Zitronenmelisse sogar für so heilkräftig wie 15 Kräuter zusammen.

Aufgrund der annähernd herzförmigen Blätter war die positive Wirkung auf Herzerkrankungen nach der Signaturenlehre (→ Seite 72) im Mittelalter allgemein anerkannt. Der Arzt Paracelsus lobte die Pflanze überschwänglich mit den Worten: »Melisse ist von allen Dingen, welche die Erde hervorbringt, das beste Kräutlein für das Herz.« Traditionell gehört der »Herztrost« zur Sommersonnenwende und in das Büschel an Mariä Himmelfahrt. Später wurden die getrockneten Blätter geraucht oder pulverisiert Schnupftabak beigemengt.

VERWENDETE PFLANZENTEILE

Blätter und Kraut

ERNTE

In der Mittagszeit entfalten die ätherischen Öle in den Blättern ihre volle Kraft. Der Duft ist intensiver, wenn Sie Zitronenmelisse vor der Blüte im Juni ernten, am besten bei zunehmendem Mond an einem Blatttag.

WIRKUNG BEIM RÄUCHERN

entspannend, herzstärkend, hilft bei Melancholie, Nervosität, Stress, für Meditation, wirkt geistig erfrischend

Für viele Arten von Herzschmerz ist Zitronenmelisse die richtige Wahl. Bei Liebeskummer muntert sie uns wieder auf. Ihr Rauch hüllt uns mit einem Gefühl von Geborgenheit ein. Er zieht uns aus dem Tal der Einsamkeit heraus, zeigt uns neue Wege auf, um Freundschaftsbande zu knüpfen und um bestehende Freundschaften zu festigen. Herzbeklemmungen, Schwermut, Melancholie werden verscheucht. Wir öffnen bereitwillig unser Herz, bis sich heitere, zuversichtliche Stimmung breitmacht.
Sind unsere Nerven gespannt wie Stahlseile, bringt eine Melissen-Räucherung die notwendige Gelassenheit zurück. Wir kommen zur Ruhe, finden unser Gleichgewicht und sehen Alltagsprobleme aus einer völlig anderen Perspektive. Körper, Geist und Seele können neue Kraft schöpfen. Deshalb ist sie die richtige Einstimmung für eine Meditation.

In Kombination mit Minze wird die Räucherung zur geistigen Erfrischung. Unsere Konzentrationsfähigkeit und das Erinnerungsvermögen werden für neue Herausforderungen gestärkt.
Das erfrischende Aroma erinnert beim Räuchern an Zitrone. Leider verflüchtigt sich der Duft rasch. Entscheidend ist daher eher die feinstoffliche Wirkung.

RÄUCHERTIPP

Für eine herzstärkende Räucherung kann man die Melissenblätter mit Weißdorn, Rosenblüten, etwas Zimt und Propolis mischen. Lavendel, Hopfen und Anissamen ergänzen die Zitronenmelisse in einer Abendmischung zur Nervenstärkung, für Entspannung und guten Schlaf.

WEITERE PFLANZEN UND HARZE FÜR ENTSPANNUNG UND MEDITATION

Alant (→ Seite 102), Baldrianblüten (→ Seite 74), Bartflechte (→ Seite 140), Kalmus (→ Seite 114), Veilchenblüten.
Fichtennadeln (→ Seite 44), Kampfer, Mastix, Palo-Santo-Harz und Palo-Santo-Holz, Propolis (→ Seite 46), Styrax (→ Seite 49), Weihrauch (→ Seite 48).

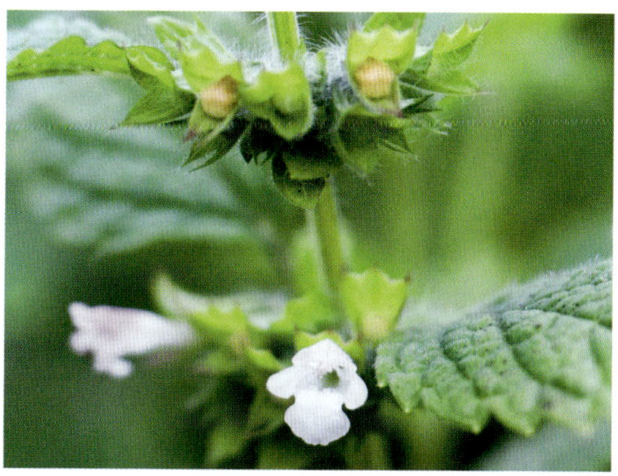

Die weißen Blüten der Melisse stehen in Quirlen rund um den vierkantigen Stängel.

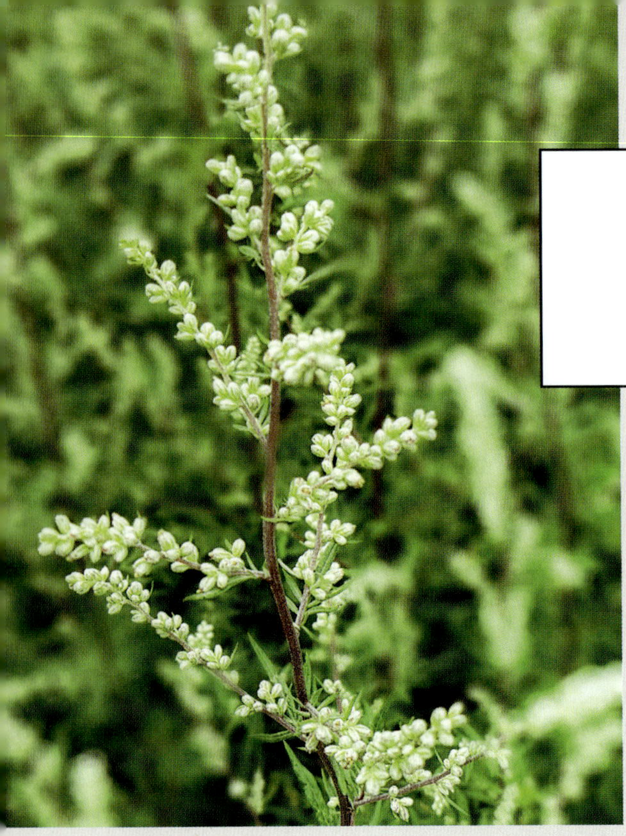

BEIFUSS

Artemisia vulgaris

Korbblütler

STANDORT
Beifuß fühlt sich auf nitratreichen Ruderalflächen, an Wegrändern und im Gebüsch sowie an Bahndämmen, auf Schuttflächen wohl. Der Boden sollte nicht zu trocken sein. Oft sind die Orte, an denen Beifuß gut gedeiht, starker elektromagnetischer Strahlung ausgesetzt.

AUSSEHEN
Die mehrjährige Pflanze wird bis zu 150 cm hoch. Sie sieht dem Wermut (→ Seite 122) ähnlich, ihr Stängel ist aber oft rot überlaufen. Die wechselständigen Blätter sind stark gefiedert. Die vielen unscheinbar kleinen, roten, bräunlichen oder gelblichen Blüten stehen in reich verästelten Rispen.

VOLKSNAMEN
Frauenwurz, Gänsekraut, Hexenkraut, Machtwurz, Martinsgerte, Mugwurz, Pilgerkraut, Räucherwurz, Sonnwendgürtel, Wilder Wermut, Wotansgerte

Traditionell würzt Beifuß unsere Martins- und Weihnachtsgans, damit sie besser verdaulich ist. Damit führen wir symbolisch einen uralten Brauch fort. Nur Beifuß, eine der ältesten Ritualpflanzen der Menschheit, durfte früher nach dem 1. November noch geerntet werden, um die Opfergans zu würzen und zu weihen. Die ursprünglich germanische Wotansgerte wurde so zur Martinsgerte und weiht heute als kleines Beifußbüschel unseren Gänsebraten.
Von Pilgern, die monatelang unterwegs waren, weiß man, dass sie Beifuß in ihr einfaches Schuhwerk legten, um ihre Füße zu schonen und vor dem »Wundscheuern« zu bewahren. Das »Pilgerkraut« kann uns ein Leben lang begleiten. Man nutzte es früher zur Beschleunigung der Geburten und zum Austreiben der Nachgeburt. In vielen Fällen stellten sich die Frauen über die Räucherschale. Es schützt uns auf unserem Lebensweg vor Unheil und Krankheiten, hilft uns beim Trauern und führt uns schließlich ins Jenseits. Früher wurden sogar die Toten auf Beifuß gebettet. Als besonders heil- und zauberkräftig galt der zur Sommersonnenwende geerntete Beifuß.
Beifuß gehörte wie Arnika und Hartheu zu den wichtigen Johanniskräutern, denen man besondere Schutzkräfte zutraute. War jemand krank, bekränzte man ihn mit einem Beifußkranz und übergab diesen anschließend dem Feuer. Man sagte, der Beifuß habe die Krankheit aufgenommen

und im Feuer vernichtet. Im Stall wurden an Johanni Kränze aus Beifuß aufgehängt, um die Tiere vor Bösem zu schützen.

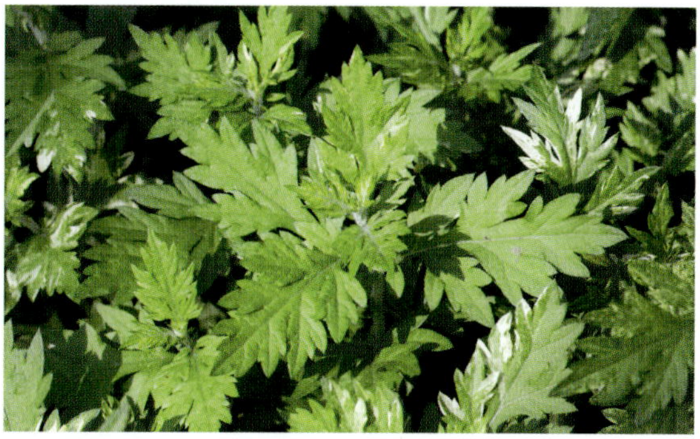

Beifußblätter sind oberseits grün und kahl, auf der Blattunterseite dagegen weiß-filzig.

VERWENDETE PFLANZENTEILE

Triebspitzen, Blätter, Wurzel

ERNTE

Die Blütenrispen erntet man kurz vor der Blüte von Juli bis August, die Blätter von April bis November, die Wurzel im Frühjahr oder Herbst. Magischer Erntetag ist der 21. Juni.

WIRKUNG BEIM RÄUCHERN

schützend, reinigend, heilend, vitalisierend, segnend, erwärmend, für Übergangsrituale, hilft beim Loslassen und Trauern, stärkt das Weibliche, für Neubeginn, fördert Intuition und Traumerleben

Der vielseitige Beifuß ist sozusagen das »Schamanenkraut« unserer Heimat und bildet die Basis unserer Räucherkultur. Er ist eine bedeutende Schutz-, Heil- und Zauberpflanze. Bereits bei den Kelten und Germanen wurde Beifuß rituell als Schutz vor dem Bösen verräuchert. Er war eines der »neun heiligen Kräuter« und gehörte zu vielen Ritualen. Ähnlich wie Salbei wird auch Beifuß überall auf der Welt, wo er wächst, bei Heil- und Brauchtumsriten verräuchert.
Beifuß wächst gern in Gesellschaft der anderen Wetterkräuter und oft an Standorten, die starker Strahlung ausgesetzt sind, zum Beispiel unter Strommasten oder an Stellen, an denen die Erdkruste verletzt und aufgerissen wurde. Unsere Vorfahren verräucherten diese Wetterkräuter, um sich vor Unwetter und bösen Mächten zu schützen. Der Rauch kann atmosphärische Spannung und Strahlung abschwächen und zeitweise Erleichterung verschaffen. Das gilt auch für emotionale Spannung, falls Streitereien an der Tagesordnung sind. Beifuß beruhigt auch erhitzte Gemüter und gereizte Nerven.
Das germanische »Mug« bedeutet wärmen, kräftigen, denn die Wärme der »Mugwurz« durchdringt unseren Körper bis tief in das Gewebe. Häufiges Abräuchern mit Beifuß steigert unsere körperliche Vitalität, bringt unsere Energien wieder zum Fließen und löst erhärtete Gefühle, die wir unbewusst zurückgehalten haben. Beifuß-Rauch kann unsere Selbstheilungskräfte unterstützen. In Sterbezimmern verräuchert begleitet er die Verstorbenen ins Jenseits. Die Trauernden unterstützt er beim Trauerprozess.
Für alle Wendepunkte im Leben ist das vielseitig einsetzbare Kraut sehr gut geeignet. Es stärkt auch alles Weibliche und die Intuition. Beifuß hat eine leicht psychoaktive Wirkung. So kann er das Traumerleben fördern und eine Visionsmischung bereichern.

RÄUCHERTIPP

Pur verräuchert entfaltet Beifuß einen angenehm erdigen, bitter-würzigen Geruch. Zum schnellen Räuchern zwischendurch drücken Sie eine Handvoll getrocknetes Kraut in der Hand leicht zusammen, entzünden das Bällchen in einer feuerfesten Schale und fächeln etwas Luft zu.

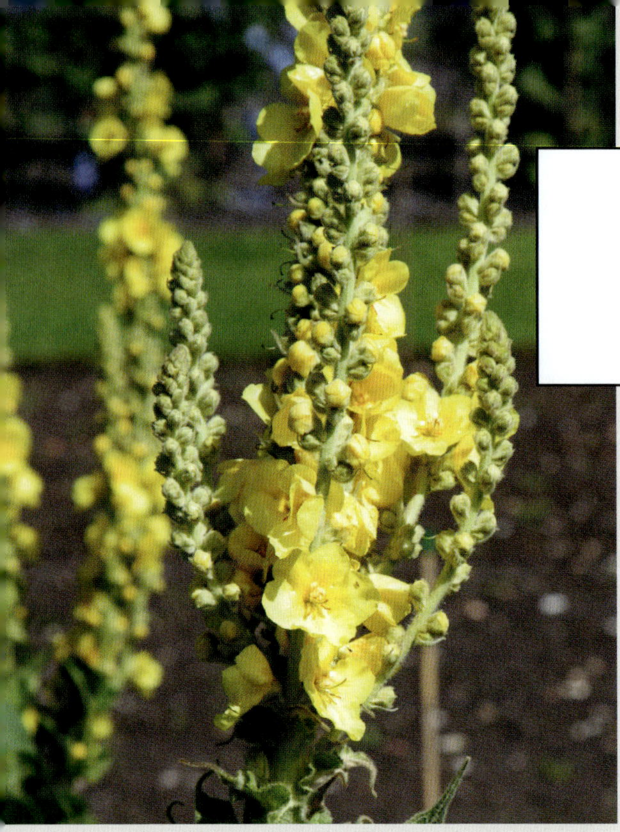

KÖNIGSKERZE

Verbascum densiflorum

Braunwurzgewächse

STANDORT

Die Großblütige Königskerze wächst besonders gern auf Bahndämmen, Schuttflächen, in Kiesgruben, an Wegrändern und auf Waldlichtungen. Trockener, steiniger Boden und pralle Sonne machen ihr nichts aus. Sie gilt als Anzeiger für spannungsgeladene Plätze.

AUSSEHEN

Die zweijährige Pflanze entwickelt im ersten Jahr nur eine grundständige Blattrosette mit kurzen, wollig-behaarten Blättern. Im zweiten Jahr wächst der filzig-behaarte Stängel mit ebenso behaarten, am Stängel herablaufenden Blättern bis zu 2,50 m hoch. Am dichten, ährigen Blütenstand öffnen sich täglich nacheinander von unten nach oben einige kurz gestielte, leuchtend gelbe Blüten. So blüht die Königskerze fast den ganzen Sommer über. Sie kann leicht durch Samen gezogen werden. Die winzigen, nur 0,1 mg schweren braunen Samen sind bis zu 120 Jahre keimfähig.

VOLKSNAMEN

Brennkraut, Donner- und Blitzkerze, Fackelblume, Fackelkraut, Himmelsbrand, Lampenkraut, Marienkerze, Unholdskerze, Wetterkerze, Winterblom, Wollblume

»Phlogmos«, Flamme gegen den Husten, nannte der griechische Arzt Dioskurides die Königskerze. Plinius berichtet, dass sich ihre Blätter getrocknet und in Streifen geschnitten sehr gut als Dochte für Lampen eignen würden. Daher der Name »herba lucernaria« (= Lampenkraut). Die leicht entzündlichen, wolligen Blätter wurden auch zerkleinert als Zunder zum Entfachen der Feuerstellen genutzt. Oder man tauchte gleich den gesamten Stängel in Wachs, Öl oder Harz und verwendete ihn als alltagstaugliche Fackel.

»Himmelsbrand« wird die Königskerze in einigen Gebieten Bayerns genannt. Der Name lässt sich sowohl von »brennen« als auch von »Brand« herleiten, was entweder »emporlodern« oder etwas »Hohes, Emporragendes« bedeutet. Bauern gingen mit einer Königskerze über die Felder, um sie zu segnen. Dazu sagten sie: »Unsere liebe Frau geht über das Land, sie trägt den Himmelsbrand in ihrer Hand.«

Als »Marienkerze« ist die vielseitige Pflanze der Mittelpunkt im Kräuterbuschen an Mariä Himmelfahrt, um den sich die anderen Heilkräuter gruppieren. Zieht ein schweres Gewitter auf, landen schnell ein paar Blüten der Königskerze in der Räucherschale, um Haus und Hof vor Blitzschlag zu schützen. Das ist nur einer der Gründe, warum in ländlichen Gegenden die Pflanze »Wetterkerze« genannt wird.

Die Kleinblütige Königskerze *(Verbascum thapsus)* eignet sich obendrein zur Wettervorhersage. Früher war der Mariä Himmelfahrtstag am 15. August der Stichtag für das Wetterorakel mit der Königskerze. Heute schaut man vorsichtshalber am 30. August noch einmal nach, da sich in den letzten Jahrzehnten die Vegetationsperioden etwas verschoben haben.

VERWENDETE PFLANZENTEILE

Knospen, Blüten, Samen (alle Königskerzen-Arten können verräuchert werden)

ERNTE

Knospen und Blüten ernten wir bei zunehmendem Mond oder Vollmond an einem Blütentag zwischen Juni und September, die Samen, wenn sie reif sind. Ein magischer Erntetag ist der Johannistag.

WIRKUNG BEIM RÄUCHERN

zum energetischen Reinigen, bei Spannungen und Elektrosmog, ermutigend, fördert das Selbstbewusstsein, stimmungsaufhellend, bei leichten Depressionen

Sieht man die hochgewachsene, stattliche Pflanze majestätisch auf einer ansonsten kargen Fläche stehen, lässt sich nachvollziehen, dass sie das Selbstwertgefühl positiv beeinflussen kann. Sie richtet uns nach Niederlagen wieder auf. Sie fördert das Selbstbewusstsein und macht uns Mut, auf unsere innere Stimme zu hören, damit wir uns selber treu bleiben. Im Arbeitsalltag hilft sie uns dabei, couragiert unsere Meinung zu vertreten, auch wenn andere Menschen nicht unserer Meinung sind. Sicher kennen auch Sie diese Arbeitstage, an denen man sich über einen Kollegen oder Kunden ärgert. Und zu Hause angekommen, gelingt es einfach nicht, den Ärger zu vergessen. Da kann die Königskerze als typische Wetterpflanze Abhilfe schaffen. Eine ihrer Stärken ist es, Spannungen, negative Energien und Emotionen, sei es bei Personen oder in Häusern, durch ihren Rauch abzubauen und zu neutralisieren. Die Ursachen für die Spannungen kann sie allerdings nicht beheben. Aber mit ihrer Hilfe entsteht wieder ein harmonisches Wohnklima.

Zusammen mit Beifuß, der Schamanenpflanze unserer Heimat, soll die Königskerze beim Verräuchern sogar die Hellsichtigkeit und die Entwicklung spiritueller Fähigkeiten anregen. Bei den Indianern wurde die Pflanze rituell geraucht.

Die große, strahlende Königskerze gilt als Sonnenpflanze. Wie ein Zepter verbindet sie Himmel und Erde miteinander. Ihre leuchtend gelben Blüten verströmen beim Verräuchern einen warmen Rauch, der Licht, Wärme und Geborgenheit zurückbringt. Der honigartige Duft zieht den Schleier von der Seele. Gerade in den dunklen Wintermonaten kann eine Räucherung mit Königskerze die Kraft der Sommersonne wieder in Erinnerung rufen. Ihre gelben Blüten passen hervorragend in eine Wintermischung.

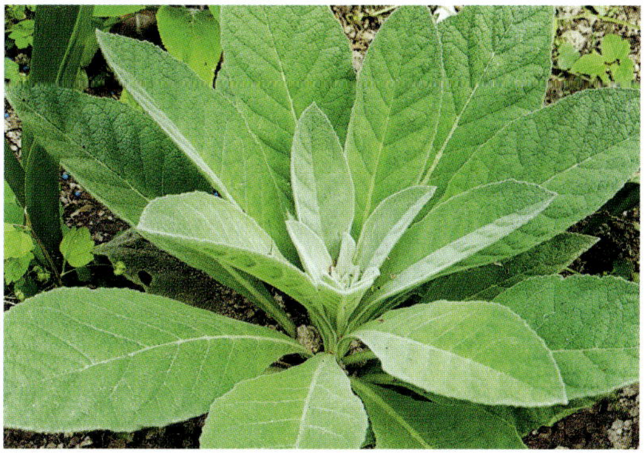

Aus der grundständigen Blattrosette erhebt sich im nächsten Sommer der über mannshohe Stängel.

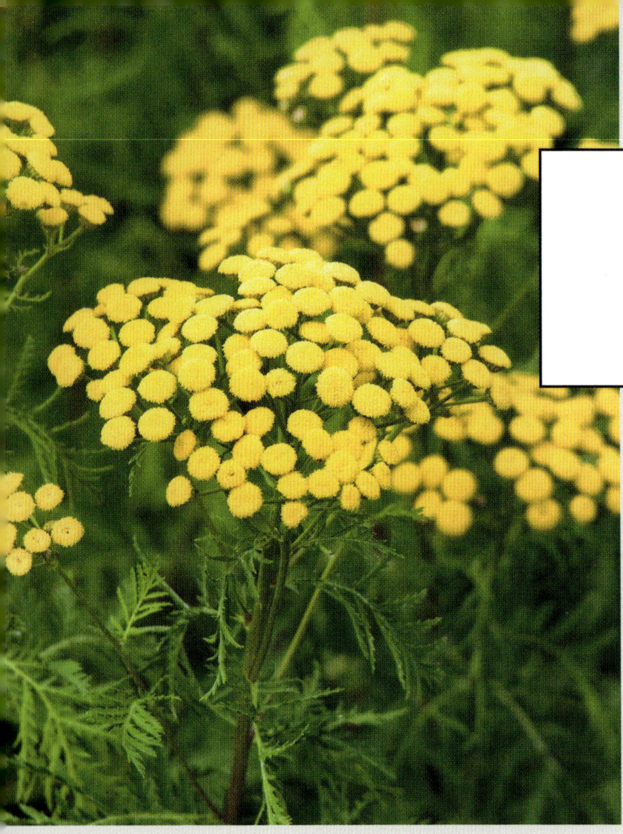

RAINFARN

Tanacetum vulgare

Korbblütler !

STANDORT

Man findet ihn in sonnigen bis halbschattigen Lagen, auf spannungsgeladenen, mäßig stickstoffreichen oder lehmigen Böden, an Wegen, Ruderal- und Schuttflächen, an Bahndämmen, unter Hochspannungsleitungen und oft in Gesellschaft von Beifuß. Er wächst in Europa und Asien und wurde in Amerika eingebürgert.

AUSSEHEN

Die mehrjährige, krautige Pflanze wird bis zu 130 cm hoch. Ihre Wurzeln reichen bis 90 cm in den Boden. Die Blätter sind wechselständig, gefiedert und duften stark aromatisch. Die gelben, strahlenlosen Blütenkörbchen mit einem Durchmesser von 1 cm beinhalten etwa 100 zwittrige Röhrenblüten. Sie werden gern von Insekten aller Art besucht. Weidetiere verschmähen aber die Pflanze. Rainfarn gehört zu den Kompasspflanzen, die bei starker Sonneneinstrahlung ihre Blätter senkrecht nach Süden ausrichten.

VOLKSNAMEN

Blitzkraut, Donnerkraut, Gülden Knöpfle, Hosenknöpfe, Kraftkraut, Michelkraut, Muggengott, Totenkraut, Wurmkraut, Zaunkraut

Im schwäbischen und fränkischen Raum hieß der Rainfarn »Muggengott«. Er ist der Herr über Fliegen (Mugge), Wanzen und Käfer. Solange er frisch ist, zieht er Bienen, Wespen und Fliegen an. Getrocknet vertreibt er Mücken, Flöhe, Motten und andere Insekten. Deshalb hat man ihn früher ausgestreut oder getrocknete Rainfarnbündel ans Fenster, in Wäscheschränke oder Ställe gehängt. Imker verwenden Rainfarn heute noch als Rauchmittel im Bienenstock zur Gesunderhaltung des Bienenvolks.
Außerdem gehörte Rainfarn zu den »Beruf- und Beschreikräutern«, die vor Verhexung schützen sollten. Als Absud ins Badewasser geschüttet, versuchte man, mit ihm verhexte Menschen und Tiere zu heilen. Das Kraut war auch Bestandteil des germanischen »Neunerlei-Kräuterweihrauchs« (→ Seite 63), einer schützenden Räuchermischung gegen bösen Zauber.
Im Namen »Zaunkraut« kommt zum Ausdruck, dass man sich mit ihm gegen ungeliebte Nachbarn und Mitmenschen abgrenzen kann, die unsere Energie rauben. Bei der modernen Art des Vampirismus laden, überspitzt formuliert, Kunden oder

Besucher ihren emotionalen Ballast bei Ihnen ab. Nach deren Besuch fühlen Sie sich ausgelaugt, um nicht zu sagen ausgesaugt. Früher hing man Rainfarn-Bündel an die Decke oder trug ein Amulett mit Rainfarn am Körper, um sich vor Blutsaugern zu schützen. Getrockneter Rainfarn in der Vase erfüllt den gleichen Zweck. Kreative können die Blüten auch zum Färben von Wolle verwenden. Je nach Beize ergeben sie satte dunkelgelbe oder dunkelgrüne Farbnuancen.

MISCHUNG »BLITZ UND DONNER«

1 Teil Beifuß
1 Teil Königskerze
1 Teil Rainfarn
1 Teil Johanniskraut
1 Teil Eisenkraut
1 Teil Waldweihrauch (→ Seite 44)

VERWENDETE PFLANZENTEILE

Blüten, Blätter, Kraut

ERNTE

Das blühende Kraut erntet man von Juni bis September an einem Blütentag bei zunehmendem Mond oder Vollmond. Das ganze Kraut kann allergen wirken.

WIRKUNG BEIM RÄUCHERN

hilft bei Streit, angespannter Atmosphäre, bei Gewitter, wirkt desinfizierend, vertreibt Ungeziefer, stärkt Selbstwertgefühl und Abwehrkräfte, wirkt abgrenzend, schützend

Die aromatisch duftende Pflanze gehört zur traditionellen Wetterräucherung. Unsere Vorfahren verräucherten sie in Kombination mit Beifuß, Königskerze, Johanniskraut und Eisenkraut, wenn ein Gewitter aufzog, um sich vor Blitz und Hagel zu schützen. Das milderte die elektrostatische Aufladung der Atmosphäre um das Anwesen, damit die Spannungsentladung des Gewitters nicht zu stark werden konnte. Rainfarn wirkt nicht nur entspannend auf Plätze, sondern auch auf spannungsgeladene Situationen.
Rainfarn wird vor allem bei Personen und in Wohnungen verräuchert, wenn das Thema Abgrenzung eine Rolle spielt. Bei der energetischen Hausreinigung stärkt er das hauseigene System, schützt vor negativen Projektionen von außen, vor schlechten Absichten unserer Mitmenschen, vor Krankheiten und Energie raubenden Wesen aller Art.
Schamanen verräuchern Rainfarn, um die löchrige Aura eines Menschen wieder zu reparieren und aufzufüllen. Eine Rainfarn-Räucherung stärkt energetische und emotionale Abwehrkräfte, Selbstwertgefühl, Ich-Kräfte und unseren Mut. Wir werden nervenstark, überwinden unsere Schwäche und trauen uns wieder etwas zu. Rainfarn verströmt einen leicht bitteren, krautigen und erdigen Duft. Er eignet sich gut zum Mischen mit den anderen Wetterkräutern und mit einheimischen Harzen.

RÄUCHERTIPP

Beim Räuchern unbedingt die Fenster öffnen! Wie der Abendländische Lebensbaum enthält auch Rainfarn Thujon. Dieser Stoff ist schwach giftig und hat eine leicht berauschende, psychoaktive Wirkung. Achtung: Bei Schwangeren kann Thujon Blutungen auslösen!

Das getrocknete Kraut wird verräuchert.

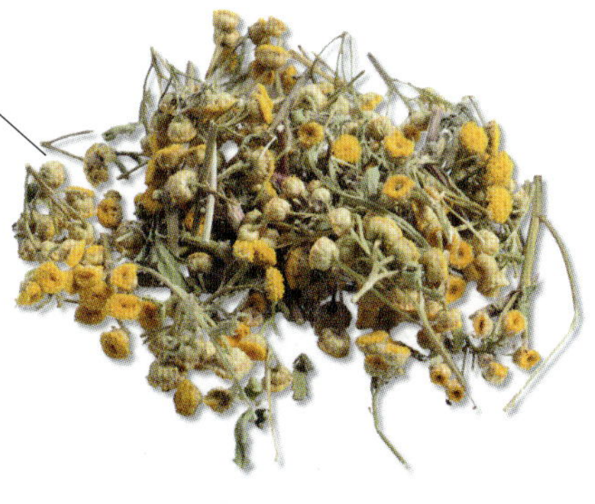

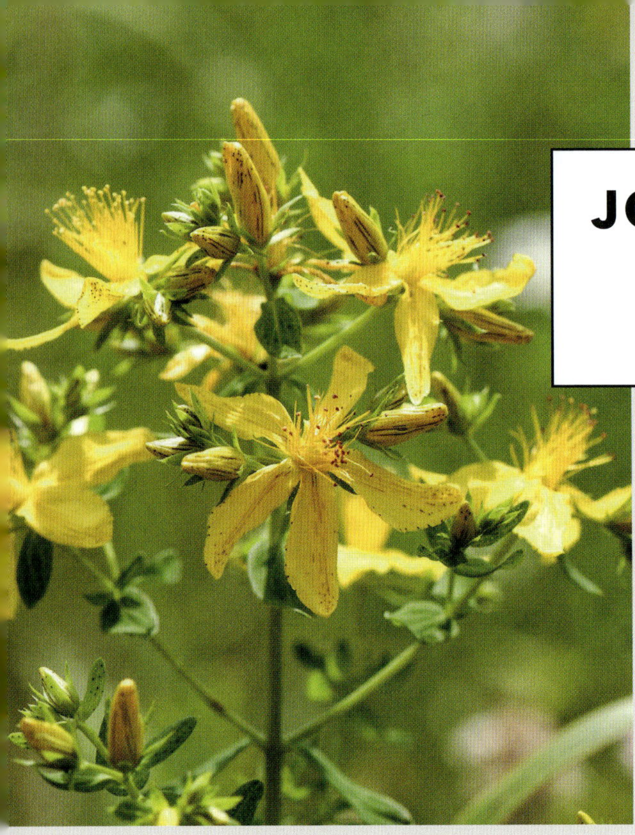

JOHANNISKRAUT

Hypericum perforatum

Hartheugewächse !

VOLKSNAMEN

Frauenkraut, Hartheu, Herrgottsblut, Hexenkraut, Jageteufel, Tausendlöcherkraut, Teufelsflucht, Tüpfel-Hartheu, Unser Frauen Bettstroh, Wundkraut

STANDORT

Die relativ häufige Pionierpflanze besiedelt Bahndämme, Weg- und Waldränder, Kahlschläge, Ödland und Böschungen mit magerem, sandigem Boden in Sonne oder Halbschatten.

AUSSEHEN

Das Echte Johanniskraut erkennt man am kahlen, markig gefüllten Stängel mit zwei Längskanten. Im oberen Bereich ist der Stängel buschig verzweigt. Die mehrjährige Staude wird 30 bis 80 cm hoch. Die Blätter sind gegenständig und durchscheinend von vielen Öldrüsen punktiert. Die Blüte erinnert mit den fünf goldgelben Kronblättern an ein Windrad. Die Blütenblätter sind am Rand schwarz gepunktet. Am Abend und beim Verblühen rollen sie sich an den Seiten in der Längsachse ein. Zerreibt man sie zwischen den Fingern, tritt das dunkelrote Hypericin aus.

Am Tag Johannes' des Täufers steht die Heilpflanze, die seinen Namen trägt, in voller Blüte. Der Legende nach soll aus jedem Tropfen Blut des Enthaupteten, der auf die Erde fiel, eine Johanniskrautpflanze entstanden sein. Deshalb färbe sie beim Zerreiben die Finger rot wie Blut. Die schwarzen Öldrüsen der Blätter erklärte man sich so, dass der Teufel jedes Blatt mit der Nadel zerstochen habe, so erzürnt war er wegen der enormen Heil- und Zauberkraft des Krautes. Heißt es doch im Volksmund: »Dost, Hartenau und weiße Haid thun dem Teufel viele Leid.«

Um die Sommersonnenwende rankt sich eine Vielzahl von Bräuchen. Johanniskräuter, die noch taunass am Morgen des 24. Juni geerntet wurden, galten als besonders heil- und zauberkräftig. Das Tauwasser vom Johanniskraut hieß sogar »Lebenswasser«.

Früher glaubte man, schwangere Frauen seien vor, während und nach der Entbindung besonders anfällig für die Angriffe von Teufel und bösen Geistern, deshalb wurden sie oft mit Schutzpflanzen abgeräuchert. Oder man legte »Bettstrohkräuter« ins Bett. Dazu gehörten Heilpflanzen mit vielen ätherischen Ölen oder Kumarin, wie Baldrian, Kamille, Waldmeister, Johanniskraut, das Echte Labkraut oder der Quendel. Die duftenden Kräu-

ter sorgten für körperliche und seelische Entspannung.
Achtung: Die Pflanze enthält Hypericin und kann die Lichtempfindlichkeit erhöhen.

VERWENDETE PFLANZENTEILE
Blüten und blühendes Kraut

ERNTE
Ernten Sie idealerweise das Kraut noch taunass am Morgen oder zur Mittagsstunde des längsten Tags des Jahres oder von Juni bis August bei zunehmendem Mond oder Vollmond mittags an einem Blütentag.

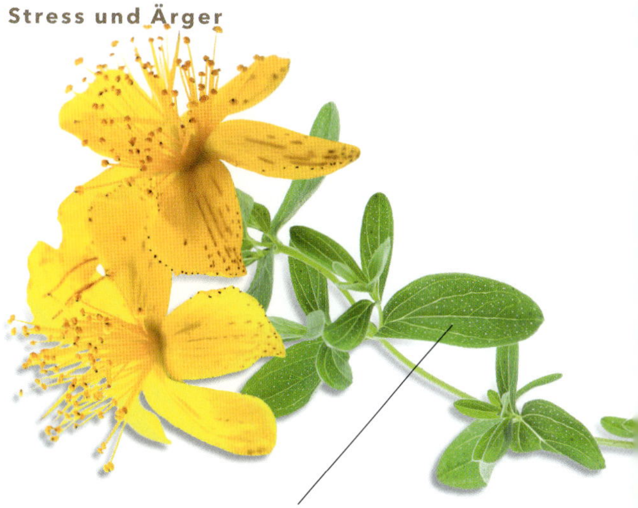

Durch die vielen Öldrüsen wirken die Blätter wie punktiert.

WIRKUNG BEIM RÄUCHERN
stimmungsaufhellend, bei leichten Depressionen, aufmunternd, ausgleichend, beruhigend, klärend, atmosphärisch reinigend, entladend, schützend

»Ist denn keine alte Fraue, die kann pflücken Hartenaue (Johanniskraut), dass sich das Gewitter staue?« Johanniskraut war wegen seiner entladenden Wirkung ein wichtiges Kraut bei der traditionellen Wetterräucherung. Es kann Spannungen auf elektrischer und emotionaler Ebene abbauen. Gerade in Räumen, in denen von Berufs wegen oft gestritten wird, wie in Anwaltskanzleien, beruhigt und neutralisiert es die spannungsgeladene Energie unter den streitenden Parteien. Aber auch im Alltag reinigt es nach Streit und Meinungsverschiedenheiten die Atmosphäre.
Das Sonnenkraut mit großer Lichtkraft kann die Lebensgeister wecken und Freude, Vertrauen und Zuversicht ins Leben zurückbringen. Sein Rauch wirkt stimmungsaufhellend auf Räume mit bedrückendem Wohnklima. Wenn ein früherer oder derzeitiger Bewohner an leichten Depressionen erkrankt ist, kann eine wiederholte Räucherung mit Johanniskraut positive Impulse setzen und die Raumenergie wandeln. Bei Liebeskummer oder Angst vor der Dunkelheit wirkt es tröstend. Es schenkt Wärme und Geborgenheit. Sorgen und Ängste rücken in den Hintergrund.

RÄUCHERTIPP
Das Räuchersieb ist für Johanniskraut die bessere Wahl. Der zurückhaltend blumige Duft eignet sich am besten für Mischungen. Zum atmosphärischen Reinigen passt es zu den anderen bereits genannten Wetterkräutern. Für eine vertrauensvolle Stimmung fügen Sie Alantwurzel, Lavendel, etwas Styrax oder Dammar hinzu. Gemischt mit Waldmeister und Engelwurzsamen verscheucht es düstere Gedanken.

WEITERE PFLANZEN UND HARZE ALS WETTERKRÄUTER GEGEN STRESS UND ÄRGER
Eisenkraut (→ Seite 144), Mistel (→ Seite 146), Silberweide (→ Seite 70).
Bernstein (→ Seite 46), Fichtenharz (→ Seite 44), Kiefernharz (→ Seite 45), Kirschgummi (→ Seite 47), Lärchenharz (→ Seite 45), Myrrhe (→ Seite 49), Propolis (→ Seite 46), Styrax (→ Seite 49).

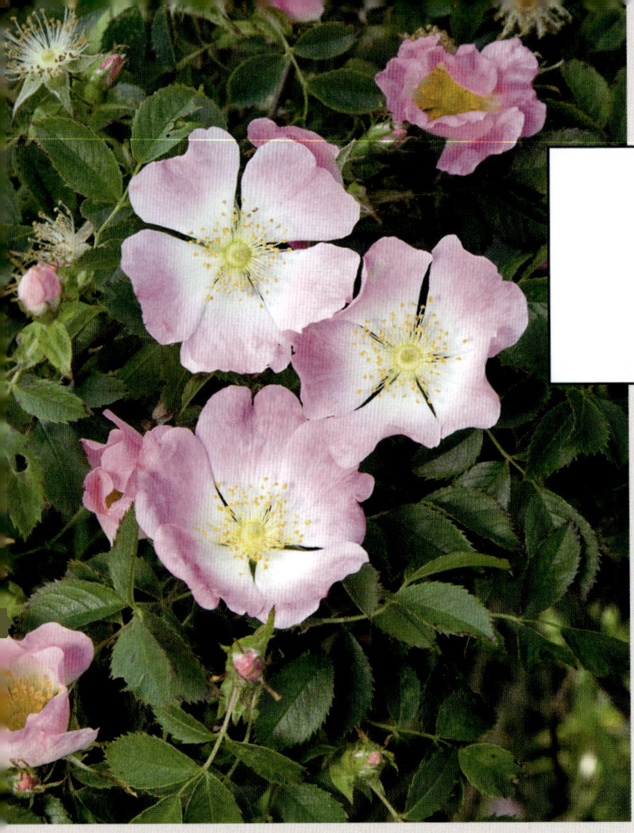

HECKENROSE

Rosa canina

Rosengewächse

STANDORT

Die Hecken- oder Hundsrose wächst weltweit, außer in sehr kalten Regionen, in Hecken, Gebüschen, lichten Laubwäldern und an Wald- und Wegrändern auf warmen, mäßig trockenen, meist tiefgründigen Lehmböden.

AUSSEHEN

Die mehrjährige Heckenrose wächst entweder als bis zu 5 m hoher Strauch oder spreizklimmend im Geäst benachbarter Büsche. Im Frühjahr schmückt sie sich mit fünfzähligen weißen oder rosa Blüten, aus denen sich im Herbst vitaminreiche, rote Hagebutten entwickeln. Die Blätter sind unpaarig gefiedert, jedes Fiederblättchen ist am Rand gesägt.

VOLKSNAMEN

für die Blüte: Blüte der Liebe, Hundsrose, Königin der Blumen

für die Früchte: Ätschibätsch, Hägen, Hiefen, Hiffen, Hiufaltra, Oaschkitzl

»Hundsrose« klingt abwertend gegenüber der Edelrose. Dabei stammen alle Züchtungen von der Heckenrose ab. Und im Gegensatz zu den meisten gezüchteten Sorten, die »nur noch« schön aussehen, verströmen Wildrosenblüten den typisch verführerisch süßlichen Duft, der diese Blume in der abendländischen Kultur zum Symbol für Liebe und Schönheit gemacht hat. Die Damaszener-Rosen, vor allem die purpurfarbene »Rose de Resht«, nehme ich hierbei aus. Sie ist eine Bereicherung für Garten, Wildkräuterküche und Räucherwerk und sollte in keinem Garten fehlen. Sie duftet unwiderstehlich. Ernten Sie sorgfältig die Knospen und Blütenblätter der geöffneten Blüten. Und kosten Sie dabei einige Blütenblätter vor dem Trocknen. Sie schmecken zart und mild.

In allen Kulturen wurde die Rose verehrt und großen Göttinnen geweiht, ob Isis, Aphrodite,

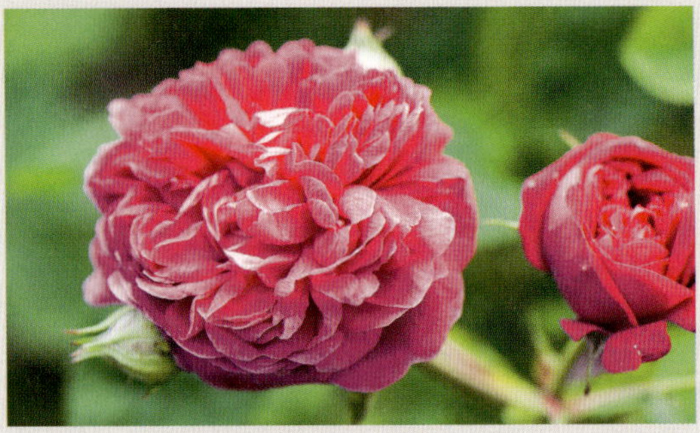

Die Damaszener-Rose »Rose de Resht« besticht durch ihren unwiderstehlich guten Duft.

Venus, Freya oder später Maria. Viele Dichter und Komponisten haben Schönheit und Duft der Rose gepriesen. Bei einem Detail lagen aber fast alle falsch. Der Spruch »Keine Rose ohne Dornen« stimmt nicht. Aus botanischer Sicht handelt es sich dabei um Stacheln, also umgebildete Spross- oder Blattansätze. Die Früchte der Rose bekamen ihren Namen von »Butte« (= Fass).

Schon in der Steinzeit waren Hagebutten ein wichtiges Lebensmittel. Die Vitaminbomben reifen genau dann, wenn wir sie am dringendsten brauchen: vor der Erkältungszeit. Selbst nach dem Kochen bleibt ein Großteil der Vitamine noch erhalten.

Man sagt, die Kelten und Germanen hätten ihre Friedhöfe mit Wildrosen eingefasst und sie Rosengärten genannt. Unter einem Rosenbusch vergruben früher die Hebammen die Nachgeburt als Zeichen der Dankbarkeit für eine gelungene Geburt.

VERWENDETE PFLANZENTEILE

Blüten, Knospen

ERNTE

Die Knospen ernten wir im zeitigen Frühjahr, die Blüten von Mai bis Juni bei zunehmendem Mond oder Vollmond an einem Blütentag.

WIRKUNG BEIM RÄUCHERN

herzöffnend, segnend, versöhnend, für Harmonie, Wohlbefinden und Sinnlichkeit

Alle heimischen Wildrosen eignen sich zum Räuchern. In der Räucherschale öffnen sie das Herz für die Liebe und schaffen eine friedvolle, harmonische Atmosphäre. Körper und Seele können entspannen, wir fühlen uns geborgen, besänftigt, mit uns und der Welt versöhnt. Die Rose eignet sich auch zum Segnen von Wohnungen und Häusern. Mischt man sie traditionell mit Weihrauch, wird dieser Aspekt noch verstärkt. Um einen neuen Er-

Die Früchte sind sehr vitaminreich.

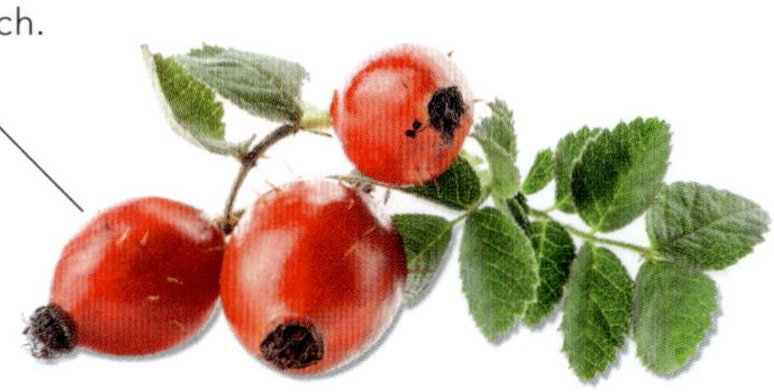

denbürger willkommen zu heißen, versprüht man etwas Rosenwasser im Raum. Zur Verbesserung des Wohnklimas sollte man Rose öfter einmal zwischendurch räuchern. Sie setzt Heilungsimpulse, wenn es in zwischenmenschlichen Beziehungen an Verständnis und Annäherung mangelt oder wenn man auf Vergebung hofft.

Eine Rosen-Räucherung passt sehr gut zu einem erotischen Abend zu zweit. Sie berührt unser Herz und hat eine sinnliche, leicht aphrodisierende Wirkung. Frauen lässt sie ihre weibliche Schönheit bewusster wahrnehmen und ausleben. Männern fällt es leichter, ihre liebevolle Zuneigung auszudrücken. Geben Sie etwas Styrax, Rosmarin, Lavendel oder Mädesüß und Myrrhe dazu. Pure Rosenblütenblätter verlieren beim Räuchern rasch ihren Duft. Für intensiveren Rosenduft können Sie etwas ätherisches Rosenöl auf einige Knospen träufeln, bevor sie mit der Glut in Berührung kommen. Oder Sie verwenden »heimischen Rosenweihrauch« (→ Räuchertipp).

RÄUCHERTIPP

Ein sinnlicher, hochwertiger Genuss ist selbst gemachter Rosenweihrauch. Pulverisieren Sie eine Handvoll Rosenblüten, bevorzugt die der Damaszener-Rose »Rose de Resht«, und mischen Sie sie mit etwas pulverisiertem Weihrauch, bis eine homogene Masse entsteht, die sich leicht zu Kugeln formen oder mit Herzförmchen ausstechen lässt. Mit Waldweihrauch und Hundsrose entsteht die heimische Variante.

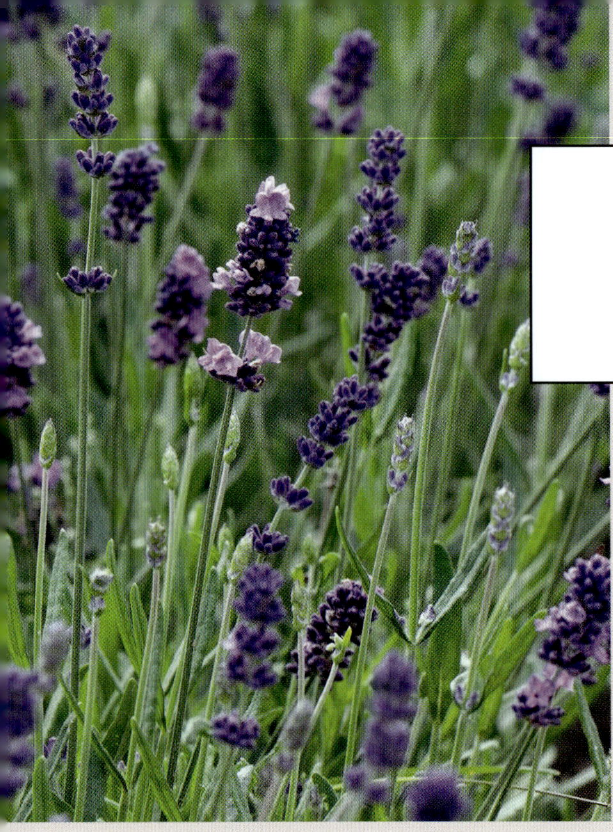

LAVENDEL

Lavandula angustifolia

Lippenblütler

STANDORT

Der ursprünglich in Südwesteuropa an steinigen Hängen und auf Felssteppen beheimatete Halbstrauch wird bei uns kultiviert. Neben Rosen gepflanzt vertreibt er Läuse und Ameisen. In einer Kräuterspirale fühlt sich Lavendel im oberen Bereich am wohlsten, wo der Boden mager, leicht kalkhaltig, sandig ist und reichlich Sonne hinkommt. Staunässe hasst Lavendel. Da er nur bedingt winterhart ist, sollte man in rauen Lagen als Winterschutz etwas Laub anhäufeln.

AUSSEHEN

Der leicht verholzende, immergrüne Halbstrauch ist mehrjährig und wird 20 bis 70 cm hoch. Seine länglich-lanzettlichen Blätter sind graugrün und unterseits mit Öldrüsen besetzt. Viele kleine, meist violette Einzelblüten stehen an langem Stiel in einer Scheinähre zusammen. Die beliebte Bauerngartenpflanze mit dem herb-aromatischen Duft ist eine begehrte Nahrungsquelle für Bienen, Hummeln und Schmetterlinge.

VOLKSNAMEN

Balsam, Fander, Hirnkraut, kleiner Speik, Nervenkräutlein, Schwindelkraut, Spiket, Zitterblümchen

Wer sich viel mit Pflanzen beschäftigt, erkennt oft schon anhand der botanischen Namen ihre Wirkung und Bedeutung. Das lateinische Wort »lavare« heißt übersetzt waschen, baden, reinigen. Denn Lavendel war schon in den beheizten Thermen der Römer als wohlriechender Badezusatz beliebt. Die meisten Menschen mögen seinen erfrischenden, sauberen Duft, ob in Seife, Raumspray, Parfüms oder in Badeöl. Lavendelsäckchen auf dem Kopfkissen wirken beruhigend und helfen uns beim Einschlafen und Träumen. Im Wäscheschrank vertreiben sie Ungeziefer und verleihen der Wäsche und der Kleidung einen frischen Duft.

Riecht man Lavendel, sieht man in Gedanken lila Felder vor sich, hört die Zikaden zirpen und spürt fast die flirrende Hitze des sonnigen Südens auf der Haut. Lavendelduft entschleunigt und nimmt die nervöse Anspannung aus unserem Alltag. Die Botschaft des Lavendels heißt: »In der Ruhe liegt die Kraft.« Wir werden ruhiger, ausgeglichener und schöpfen dabei neue Kraft, um frisch und entschlossen wieder ans Werk zu gehen.

VERWENDETE PFLANZENTEILE

Blüten und ganzes Kraut

ERNTE

Das ganze Kraut erntet man, sobald die Blütenstände in der oberen Hälfte aufgeblüht sind, bei zunehmendem Mond oder Vollmond an einem Blütentag von Mai bis September.

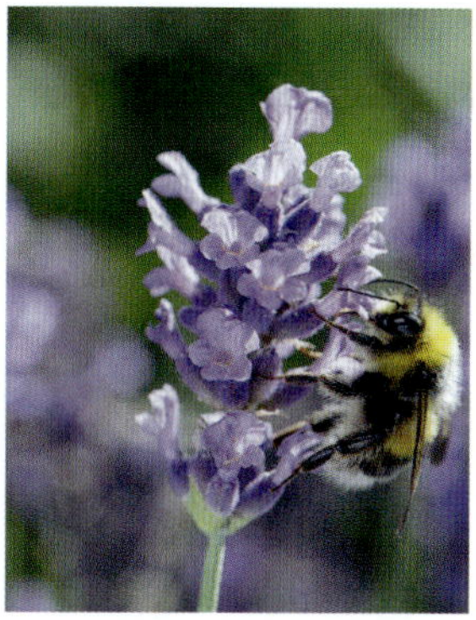

Die duftenden Blüten sind bei Hummeln heiß begehrt.

WIRKUNG BEIM RÄUCHERN

desinfizierend, reinigend, klärend, beruhigend, segnend, belebend, »Blutsauger« abwehrend

Schon die Perser, Griechen und Römer reinigten mit Lavendel ihre Krankenzimmer. Eine Lavendel-Räucherung wirkt desinfizierend und energetisch reinigend. Gleichzeitig vertreibt sie lästige »Blutsauger« und »dicke Luft«. Aber sie hat auch segnende Qualitäten. Traditionell wurden die Blüten, meistens zusammen mit Thymian und Rosenblüten, im Wochenbett verräuchert. Der Duft beruhigte die werdende Mutter, hieß den neuen Erdenbürger angemessen willkommen und segnete seinen Start ins Leben. Auch Kinderzimmer, Wohnungen und Häuser kann man mit Lavendel ausräuchern, insbesondere vor dem Erstbezug. So wird der Neuanfang positiv unterstützt, und es herrscht von Beginn an eine friedvolle Atmosphäre.

Im Alltag lohnt sich das Räuchern mit Lavendel ebenfalls, denn er ist vielseitig und ausgleichend. Wenn es sehr hektisch zugeht, etwa nach einem stressigen Arbeitstag oder einer turbulenten Feier, kann uns Lavendel erden. Er stärkt unsere gereizten Nerven und lässt uns abschalten. So können wir uns entweder auf einen sinnlichen Abend einstimmen oder erholsamen Schlaf finden. Andererseits kann uns Lavendel wieder auf Vordermann bringen, wenn uns Elan und Antriebskraft fehlen. Lavendelblüten auf dem Räuchersieb bringen unsere innere Kraftquelle zum Sprudeln. Derart erfrischt, werden unsere Gedanken klarer und die Sinne geschärft. Wir können uns besser auf das Wesentliche konzentrieren. Es heißt auch, Lavendel könne Visionen bei klarem Verstand und die Intuition fördern.

Zartbesaitete junge Mädchen, die sich in ihrem Körper nicht mehr wohlfühlen und die mit der Menstruation noch nicht zurechtkommen, sollte man öfter mit Lavendel abräuchern. Sie werden dann selbstbewusster und fühlen sich nicht mehr so verletzlich. Geben Sie nach Belieben etwas Mädesüß, Weißdorn, Myrte und Myrrhe dazu. Das verstärkt den Effekt.

In vielen Räuchermischungen können Lavendelblüten klärende Impulse setzen. Sie verströmen einen lieblich-süßen, erfrischenden Duft, der zu den meisten Räucherstoffen passt. Die lila Farbtupfer sind außerdem ein schöner Hingucker.

RÄUCHERTIPP

Mischt man Mastix, Weihrauch und Lavendelblüten zu gleichen Teilen, erhält man nach einer Überlieferung eine Mischung für Rheumakranke. Der Betroffene setzt sich auf einen Stuhl mit durchbrochener Sitzfläche über die qualmende Räucherschale, umhüllt von einer großen Decke. Die schmerzenden Glieder werden durch das wohltuende Rauchbad erwärmt, besser durchblutet und können sich nach und nach entspannen.

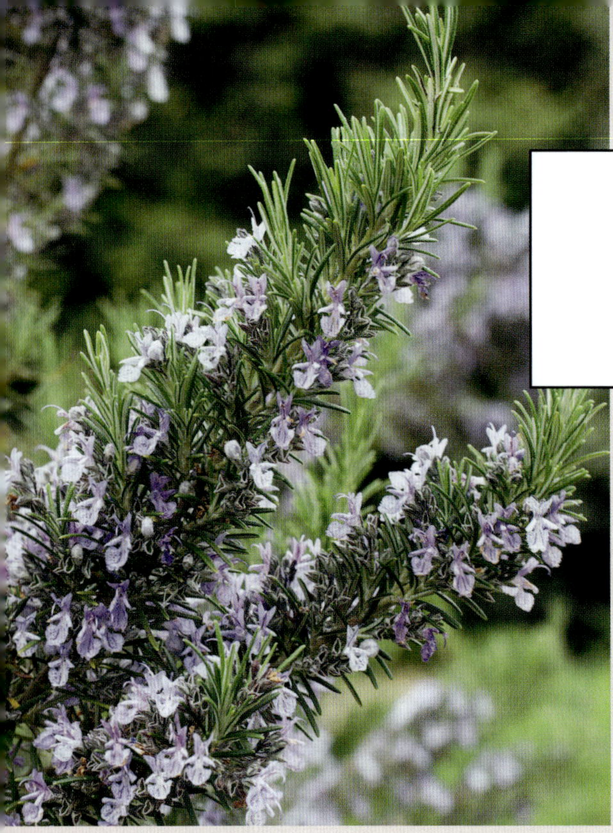

ROSMARIN

Rosmarinus officinalis

Lippenblütler

VOLKSNAMEN

Brautkraut, Hochzeitskraut, Kranzenkraut, Tau des Meeres, Weihrauchkraut

»Ros marinus« – »Tau des Meeres«, was für ein schöner Name! Wild wächst Rosmarin vor allem an den Küsten des Mittelmeeres, wo die Sonne erbarmungslos den ganzen Tag herunterbrennt. Das macht der Pflanze nichts aus. Trotz monatelanger Trockenheit gedeiht sie gut, weil ihr der Tau des Meeres etwas Feuchtigkeit abgibt. Die in ihren ledrigen, nadelartigen Blättern gespeicherte Sommersonne gibt sie uns in den kalten Wintermonaten zurück. Die Botschaft des Rosmarins ist das Feuer der Begeisterung. Zerreiben Sie eine Rosmarinnadel zwischen den Fingern und schnuppern Sie daran. Schon ist sie wieder da, die Erinnerung an sonnige Urlaubstage am Mittelmeer. Sie fühlen sich belebt und voller Tatendrang.

Die Römer erinnerte das herrlich duftende Kraut an Weihrauch, deshalb verräucherten sie es auf den Hausaltären für ihre Götter und auf den Gräbern. In dörflichen Gegenden Bayerns steckt noch oft ein großer Rosmarinzweig im Weihwasserkessel, wenn sich Angehörige von einem lieben Menschen verabschieden müssen. Anschließend legt man den Zweig mit ins Grab. Liebgewonnenes kann man mit Rosmarin besser loslassen. Die immergrüne Pflanze erinnert die Trauernden an den ewigen Zyklus des Lebens und gibt Hoffnung.

STANDORT

Die sonnenhungrige Zier- und Gewürzpflanze aus dem Mittelmeerraum hat es gern warm und sonnig. Ideal ist ein geschützter Platz an der Südwand. Sie braucht trockene, durchlässige, magere bis sandige Erde. Rosmarin kann leicht als Topfpflanze auf dem Balkon oder im Beet kultiviert werden. Die Pflanze ist mehrjährig, aber nicht winterhart.

AUSSEHEN

Am richtigen Standort kann der immergrüne Rosmarin 50 bis 150 cm hoch werden und sich zu einem buschig verzweigten Halbstrauch entwickeln. Dickere Stängel verholzen. Die schmal-lanzettlichen Blätter sind meist 10 bis 40 mm lang und haben eine weiß-filzige Unterseite. Je nach Sorte schmückt sich die fein duftende Pflanze das ganze Jahr über mit zarten Blüten in Hellblau, Rosa oder Lila.

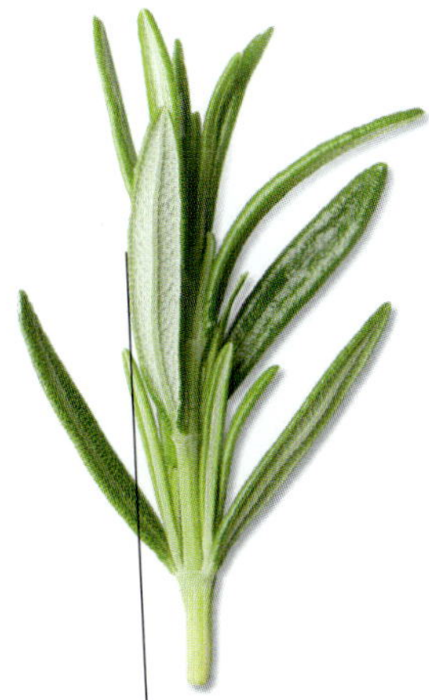

Der Rand der Blätter ist nach unten umgerollt.

VERWENDETE PFLANZENTEILE

Die nadelartigen Blätter und Triebspitzen haben einen hohen Anteil an ätherischen Ölen und Harzen. Verholzte Stängel eignen sich als Spieße für gegrillte Köstlichkeiten.

ERNTE

Rosmarin kann man den Sommer über zwischen Mai und September ernten. Schneiden Sie die ganzen Stängel kurz vor der Blüte ab, um die Pflanze nicht zu schwächen. Der beste Erntezeitpunkt ist mittags bei zunehmendem Mond. Nach dem Trocknen werden die Blätter und Triebspitzen zerkleinert oder fein zerrieben.
Für Räucherbündel lässt man die ganzen Stängel durchtrocknen.

WIRKUNG BEIM RÄUCHERN

anregend, inspirierend, aufheiternd, aphrodisierend, herzöffnend, segnend, hilft beim Trauern und Loslassen, für Übergangsriten

Rosmarin hält ein breites Wirkungsspektrum für uns bereit. Franzosen und Engländer streuen Rosmarin gern auf ihre Räucherkohle, wenn sie ihre Liebsten auf eine Liebesnacht einstimmen wollen. Eine Rosmarin-Räucherung wirkt aphrodisierend, sinnlich, anregend. Deshalb ist sie als Liebesräucherung sehr beliebt. Der kraftvolle, würzige Rauch öffnet das Herz, vertreibt die Eifersucht, entfacht das Feuer der Begeisterung und segnet die Liebesbeziehung. Wir möchten den anderen nicht besitzen, sondern sind bereit loszulassen. Der Schutzwall, den viele Menschen um ihr Herz aufgebaut haben, wird durchlässiger. Alte Wunden werden aufgedeckt und können heilen. So nach und nach fällt es uns leichter, dem anderen zu verzeihen.
Auch wenn eine Veränderung im Leben ansteht, ist eine Räucherung mit Rosmarin sinnvoll. Besonders wenn man sich von etwas verabschieden muss, das man liebgewonnen hat: von einem Menschen, einem Haustier, dem Job. Denn Rosmarin hilft beim Loslassen und Trauern.
Für wichtige Arbeitsprozesse brauchen wir einen klaren Kopf. Nur so können sich die schöpferischen Kräfte entfalten. Mit Rosmarin auf dem Räuchersieb unterstützen wir unsere Konzentration und Kreativität. Unser Geist kommt zur Ruhe, wird klar und frisch. Die Inspirationen können fließen!
Auch seine Wirkung als Schutzpflanze ist nicht zu unterschätzen. Er reinigt, erfrischt und desinfiziert die Raumluft und sorgt für eine klare, gesunde Atmosphäre. Unsere Widerstandskraft wird gestärkt und Krankheiten haben kaum eine Chance. In französischen Hospitälern verräucherte man Rosmarin zusammen mit Wacholderbeeren gegen Krankheitskeime. Sein heilender Rauch wurde sogar gegen die Pest eingesetzt. Vermutlich gehörte auch Rosmarin zu den Kräutern in Doktor Schnabels Maske, einem der bekanntesten Pestärzte. Er trug eine Maske mit langer Nase, in die spezielle desinfizierende Kräuter gefüllt waren, um sich vor der Pest zu schützen.

RÄUCHERTIPP

Auf der Räucherschale entwickelt Rosmarin erst einen frischen Duft, der an Zitronen und Kampfer erinnert, und dann einen krautig-harzigen Duft. Möchten Sie Ihre Schaffenskraft unterstützen, mischen Sie die zerkleinerten Nadeln mit etwas Minze. Für eine Liebesnacht passen Rosenblütenblätter, Myrte und Styrax sehr gut dazu. Ysop, Beifuß und Fichtenharz eignen sich zusammen mit Rosmarin für ein Abschiedsritual.

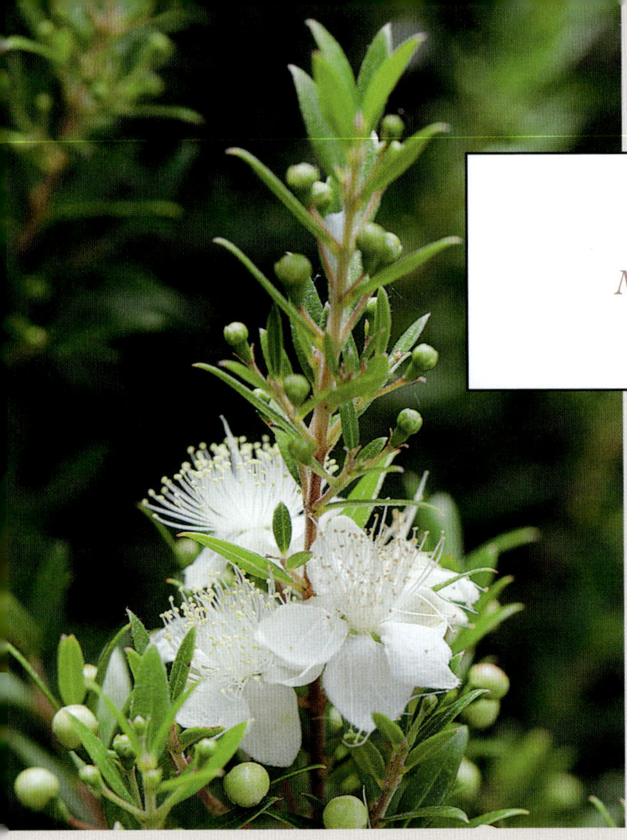

MYRTE

Myrtus communis

Myrtengewächse

VOLKSNAMEN

Brautmyrte

Nach einer griechischen Legende bot ein Myrtenbaum der schaumgeborenen Aphrodite Schutz, als sie nackt an den Strand von Zypern gelangte. Die immergrüne, paradiesisch duftende Myrte war ein Symbol für Grazie und weibliche Reinheit. Sie war bei allen Kulturen heilig und der jeweiligen Göttin geweiht: Aphrodite, Venus, Janna, Astarte und später Maria. Die Myrte galt als Segen bringende Pflanze, die mit besonderen Kräften ausgestattet ist und deren Duft die Engel lieben, weil er sie an das Paradies erinnert. Deshalb heißt das aus den Blüten und Blättern gewonnene Destillat auch Engelwasser. Unsterblichkeit und Liebe bis über den Tod hinaus war die Botschaft der Myrte. In der Antike wand man sie zu Grabgirlanden oder pflanzte sie aufs Grab zur Ehre der Toten und als Symbol für die Unvergänglichkeit der Seele. Auch in der Oberpfalz wurden vor allem verstorbene Kinder auf Myrte gebettet.
Mit dem ätherischen Öl aus den duftenden Blüten und Blättern und insbesondere mit den Beeren parfümierte man Salben und Öle, stellte aphrodisierendes Badewasser her und bereicherte Räuchermischungen. Von König Davids duftendem Gewand wird sogar in der Bibel geschwärmt. Es war damals üblich, Kleidung über Räuchergefäße zu halten, um sie zu parfümieren. Die Hebräer setzten das ätherische Öl der Myrte medizinisch bei Atemwegserkrankungen ein, aber auch zum Bau für Ritualhütten, dem in der Bibel genannten Laubhüttenfest.

STANDORT

Ursprünglich kommt sie aus dem Mittelmeerraum. Bei uns wird sie meist als Zierpflanze kultiviert. Die Myrte mag trockenen, mageren Boden. Den Topfballen sollte man aber nicht austrocknen lassen. Die mediterrane Kübelpflanze muss frostfrei und kühl überwintern, am besten in einem ungeheizten, hellen Treppenhaus.

AUSSEHEN

Der immergrüne Strauch kann bis zu 3 m hoch werden. Er ist reich verzweigt, aufrecht buschig bis leicht überhängend. Die kleinen Blüten mit acht weißen Blütenblättern verströmen einen wunderbar aromatischen Duft. Im Zentrum der Blüten stehen zahlreiche Staubblätter.
Aus den Blüten entwickeln sich die begehrten bläulich schwarzen Beeren. Die kleinen lanzettlichen Blätter glänzen tiefgrün.

Die jungfräuliche Braut schmückten schon Römer und Griechen mit einem Myrtenkranz als Symbol für Reinheit, unvergängliches Liebesglück und Fruchtbarkeit. In Deutschland ersetzte die Myrte ab dem 16. Jahrhundert den Rosmarin als Schutzpflanze für Brautpaare. Nun ging das junge Paar mit Myrte geschützt und geschmückt zum Altar. Bräutigam, Trauzeugen und Gästen wurden duftende Myrtenzweige ans Revers gesteckt, der Braut setzte man einen blühenden Myrtenkranz auf den Kopf. Auch der Tisch für das Festmahl wurde mit Myrte geschmückt. Einen Zweig aus ihrem Kränzchen ließ die frischgebackene Ehefrau bewurzeln und zog ihn zu einer stattlichen Zimmerpflanze heran. Das war gleichzeitig die Geburtsstunde der Myrte als Zimmerpflanze. Es hieß, je stattlicher die Pflanze wuchs, desto besser gedieh die Ehe. Oft lieferte dieses Myrtenbäumchen Jahre später die Zweige für die Hochzeit der Kinder.

VERWENDETE PFLANZENTEILE

Blüten, Blätter, Beeren

ERNTE

Blühende Zweige kann man von Mai bis September an einem Blütentag bei zunehmendem Mond schneiden, die reifen Beeren erntet man an Fruchttagen.

WIRKUNG BEIM RÄUCHERN

reinigend, klärend, sinnlich, für Wohlbefinden, Loslassen, Neuanfang, Meditation und Gebet

Durch den hohen Anteil an Cineol hat Myrte ausgeprägt schleimlösende Eigenschaften. Gemischt mit Weihrauch oder Mastix kann man sie zur atmosphärischen Reinigung einsetzen. Die Atmosphäre wird klar und rein und stimmt auf eine Meditation oder ein Gebet ein. Wir kommen zur Ruhe, der Geist bleibt aber trotzdem hellwach. Myrten-Rauch wirkt heilsam bei alten seelischen Verletzungen, besänftigt und unterstützt unsere Bereitschaft zum Verzeihen und Loslassen von belastenden Situationen. Deshalb passt er auch, um würdevoll von Verstorbenen Abschied zu nehmen. Der Rauch erleichtert das Trauern, lässt uns den inneren Frieden wieder finden und ermöglicht einen glücklichen Neuanfang.

Eine Myrten-Räucherung schafft Harmonie und Wohlbefinden. Sie kann in Verbindung mit Rosenblütenblättern und Lavendel einen sinnlichen Abend verzaubern. Aus dem Gilgamesch-Epos ist eine Räuchermischung überliefert, die besonders für Männer geeignet ist: Myrtenblätter werden mit Kalmus-Wurzel und Zedernholz gemischt. Die Mischung soll den inneren Helden stärken, kräftigen und aufrichten.

RÄUCHERTIPP

Myrtenblätter verströmen auf dem Räuchersieb einen würzigen, laubartigen Geruch, werden aber meistens mit anderen Räucherstoffen gemischt. Die getrockneten Beeren sollten vor dem Räuchern leicht gemörsert oder zerdrückt werden. Sie duften angenehm fruchtig-süß. Trotz unterschiedlicher Duftnuancen haben alle Pflanzenteile eine ähnliche Wirkung.

Die blauen Beeren duften beim Räuchern fruchtig-süß.

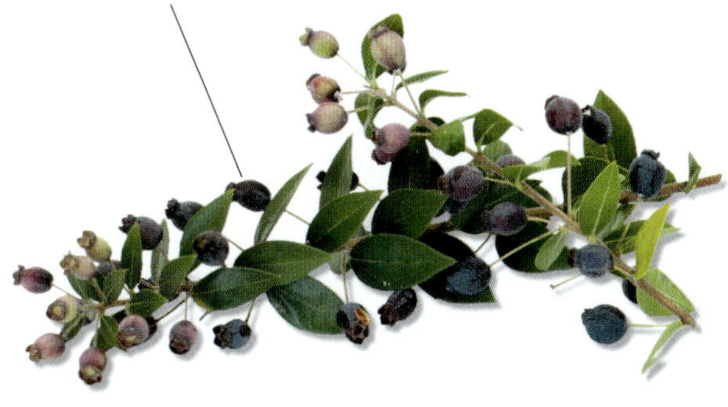

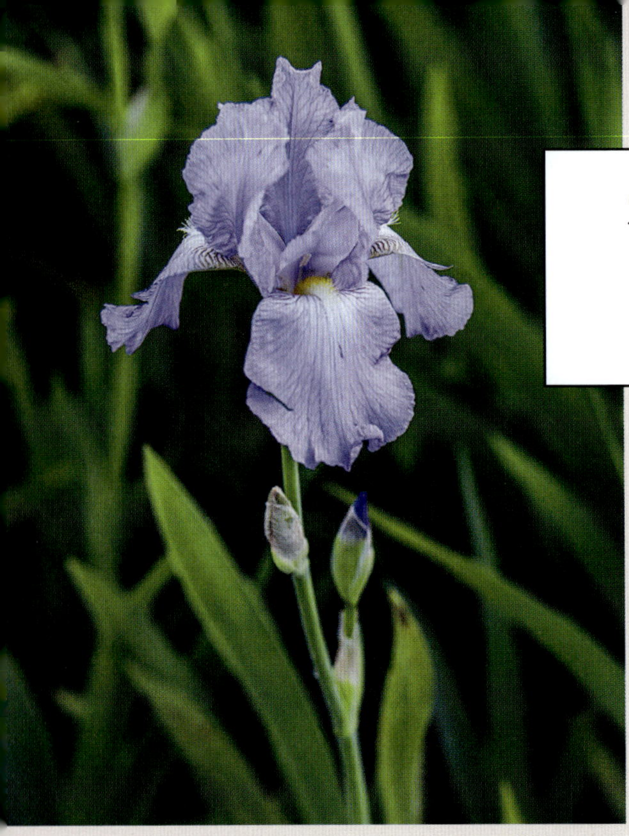

SCHWERTLILIE

Iris germanica

Schwertliliengewächse §

STANDORT

Seit dem Mittelalter ist die aus Südeuropa stammende Schwertlilie eine beliebte Bauerngartenpflanze. An Weinbergmauern und besonnten grasigen Böschungen kann man sie auch verwildert antreffen. Sie wächst gern auf warmen, meist kalkhaltigen Böden.

AUSSEHEN

Die Deutsche Schwertlilie ist mehrjährig und wird 30 bis 120 cm hoch. Der runde Stängel ist kaum verzweigt. Die Iris hat breite, schwertförmige Grundblätter. Ihre duftenden Blüten leuchten blauviolett aus dem Blumenbeet. Sie werden etwa 10 cm breit und haben am Grund einen gelben Bart. Die pflegeleichte Gartenpflanze muss durch Wurzelteilung vermehrt werden, da sie in unseren Breiten keine Früchte ausbildet. Ihr stark verzweigtes Rhizom duftet veilchenartig.

VOLKSNAMEN

Iris, Kinderwurzel, Leberlilie, Ritter-Schwertlilie, Schwertelwurz, Veilcheniris, Zahnwurzel

Unsere Urgroßeltern bissen auf eine hübsch gedrechselte Iriswurzel, wenn sie im Säuglingsalter ihre ersten Zähne bekamen. Das linderte die Schmerzen und desinfizierte gleichzeitig das wunde Zahnfleisch, wurde aber nach häufiger Anwendung auch zum Nährboden für Mikroorganismen. Bis in die Antike lässt sich die Verwendung der Iriswurzel als Heil- und Duftmittel zurückverfolgen. Schon Dioskurides, der Militärarzt Kaiser Neros, empfahl Irissalbe mit Balsamharz bei Kopfwunden oder Iriswurzel mit grünen Feigen, Ysop und Kresse zur Reinigung des Magen-Darm-Traktes. In vielen alten Kräuterbüchern wird die Schwertlilie als Heilmittel gelobt.

Kreuzritter sollen die Schwertlilie aus dem Orient nach Europa gebracht haben. Die Minoer liebten Blumen sehr. Sie waren wohl die ersten, die sich Frühlingsblüher wie Narzissen, Tulpen und auch Schwertlilien in die Wohnung holten. Die Blüte der Schwertlilie mit ihrer schillernden Farbenpracht erinnerte sie vermutlich an den Regenbogen. Denn sie gaben ihr den Namen ihrer Göttin »Iris«, die als Botin der Götter die Seelen entlang des Regenbogens in die Unterwelt begleitete, das Land des ewigen Friedens. Mit einer Iris-Räucherung erleichterten die Griechen den Sterbenden den Übergang. Bis heute wird Iris zur Sterbebegleitung eingesetzt. Allerdings verwendet man jetzt Iris-Öl. Das kostbare ätherische Öl ist auch in vielen Kosmetikprodukten enthalten. Das sehr feine Wurzelpulver eignet sich hervorragend als Träger von ätherischen Ölen. Es kommt in Trockenshampoos und Hautpuder zum Einsatz.

Der Wurzel traute man besondere magische Kräfte zu. Wer Iriswurzel als Amulett am Körper trug, dem konnten böse Mächte nichts anhaben. Sogar Stichverletzungen sollte die Wurzel abhalten können. Dazu musste sie aber in der Osternacht ausgegraben und am Körper getragen werden. Tiere konnten vor Verhexung geschützt werden, wenn man die Wurzel der Schwertlilie in den Stall hing.

Das Rhizom der Iris war sehr gut geeignet, um die wichtigste Zauberpflanze überhaupt zu fälschen, die Alraune. Diese war jahrhundertelang heiß begehrt, für die meisten Menschen aber unerschwinglich. Deshalb mussten oft die Wurzeln anderer Pflanzen für das Alraunenmännchen herhalten, wie die von Tormentill, Enzian, Zaunrübe und Iris. Die Schwertlilie galt außerdem als aphrodisierend, deshalb war ihr Rhizom Bestandteil einiger Flugsalben.

VERWENDETE PFLANZENTEILE

die Wurzel fein geraspelt oder pulverisiert, die Blüte eher selten

ERNTE

Die Blüten werden von Mai bis Juni an einem Blütentag geerntet, die Wurzeln im Frühling oder Herbst bei abnehmendem Mond, Vollmond oder Neumond an einem Wurzeltag.

Bitte nur eigene Pflanzen aus dem Garten ernten, denn die Schwertlilie ist geschützt!

WIRKUNG BEIM RÄUCHERN

reinigt die Aura, fördert Sinnlichkeit und Kreativität, für die Ahnen, zur Sterbebegleitung, für Harmonie und Wohlbefinden

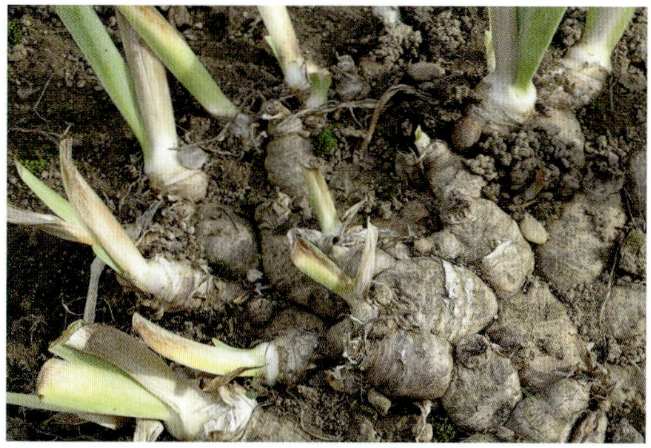

Den Namen »Veilchenwurzel« trägt das Rhizom der Iris zu Recht. Es duftet intensiv nach Veilchen.

Zur feinstofflichen Reinigung der Aura eines Ortes oder zur Anregung unserer Energiereserven wird Iriswurzel mit etwas Weihrauch, Mastix oder Kampfer gemischt und verräuchert. Besonders vor dem Neubezug einer Wohnung ist das ratsam. So entsteht eine harmonische Atmosphäre, und seelische Blockaden oder Spannungen werden gelöst und transformiert (→ Seite 55).

Iris bringt die Kreativität wieder zum Sprudeln. Und sie hat die Eigenschaft, die menschliche Welt mit der göttlichen zu verbinden. So wie ihr Duft Seelen ins Jenseits begleitet, soll sie auch den Kontakt zu Engeln und anderen spirituellen Helfern erleichtern. Bei einer Ahnenräucherung bildet sie eine Brücke zu den Liebsten im Jenseits. Der Trennungsschmerz kann besser verarbeitet werden.

RÄUCHERTIPP

Mischt man Schwertlilie mit Rosenblüten und Myrte, verstärkt sie Liebesfähigkeit, Intuition und Kreativität in der Liebe. Sie regt alle Sinne an und beflügelt unsere Fantasie. Iriswurzelpulver entfaltet ein feines, mildes, leicht holziges Aroma. Es bindet sehr gut ätherische Öle, wie Rosenöl. Die blauen Blüten sind ein schmückendes Element in Mischungen.

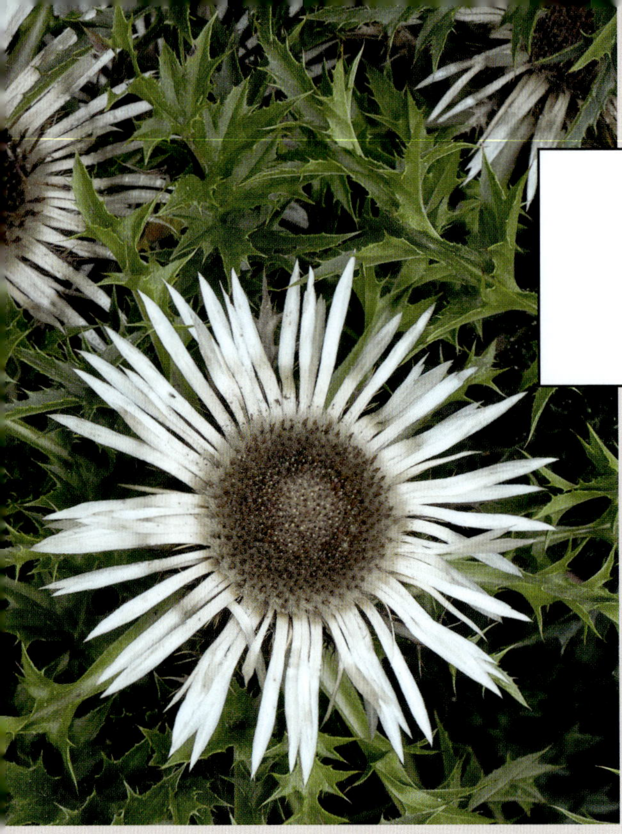

SILBERDISTEL

Carlina acaulis

Korbblütler §

STANDORT

Sie wächst bevorzugt auf Kalk-Magerrasen, an sonnigen, trockenen Südhängen, oft in Gesellschaft von Wacholder. In Deutschland ist sie sehr selten geworden und deshalb nach der Bundesartenschutzverordnung besonders geschützt. Wilde Pflanzen deshalb auf keinen Fall ausgraben!
Man bekommt sie inzwischen in Gärtnereien und kann sie problemlos im eigenen Steingarten auf kalkigem Boden in voller Sonne anpflanzen.

AUSSEHEN

Die ausdauernde Pflanze wird 10 bis 50 cm hoch. Ihre meist rosettig angeordneten Blätter sind fiederspaltig, bis 15 cm lang und stachelig gezähnt. Der ca. 14 cm große Blütenkopf besteht aus einem Kranz silbrig glänzender Hüllblätter, im Inneren befindet sich die eigentliche Blüte aus weißen oder bräunlich weißen Röhrenblüten. Die dicke Pfahlwurzel ist rötlich, bis zu 1 m lang und duftet aromatisch.

VOLKSNAMEN

Eberdistel, Eberwurz, Heustecher, Jägerbrot, Juradistel, Karlsblume, Kraftdistel, Nebelpflanze, Regenwurzel, Silbersonne, Stengellose, Wetterdistel

Beim wissenschaftlichen Namen ist man sich nicht sicher, ob er von Karl dem Großen oder Karl V. abgeleitet wurde. In der Bayerischen Staatsbibliothek zeigt eine Abbildung (Codex icon 26 um 1500), wie ein Engel Karl den Großen auf die Silberdistel hinweist: Der Kaiser kniet vor der Pflanze, deren Wurzel ein Pfeil durchbohrt. Nach der Legende erschien Karl dem Großen im Traum ein Engel. Er solle einen Pfeil in die Luft schießen. Die Pflanze, die der Pfeil treffen würde, sei das Heilmittel gegen die Seuche, die sein Heer dahinraffen würde. Nach Carl von Linné wurde die Pflanze nach Kaiser Karl V. benannt. Es sei sein Traum, seine Legende und sein Heer gewesen.
Die Eberwurz taucht in Legenden und Kräuterbüchern oft als Gegengift oder Zaubermittel auf. So können zum Beispiel Schweine, die nach dem Genuss von zu viel Bilsenkraut gelähmt sind, mithilfe der Eberwurz geheilt werden. In der Oberpfalz kannte man einen Trick, um Augenherpes zu vertreiben. Die Silberdistel wurde feierlich beschworen. Dann nähte man sie in ein kleines Leinensäckchen und hängte sich dieses auf den Rücken mit den Worten: »Eberwurz, ich sprech dich

an, bist du Frau oder Mann, behalte deine Kraft und Saft, wie die liebe Frau ihre Jungfernschaft.«
Eberwurz im Amulett oder in das Mundstück des Pferdehalfters geflochten, steigerte die Leistung erschöpfter Menschen, Pferde und anderer Tiere. Mithilfe der Zauberpflanze konnten sie schneller laufen oder schwerer arbeiten. Die Pflanze diente als Mast- oder Brunstpulver und wurde bei der Käseherstellung zur Milchgerinnung genutzt.
Auch als Wetterpflanze hatte die Eberwurz eine Bedeutung. Bei Trockenheit sind ihre Hüllblätter strahlenförmig ausgebreitet. Ist feuchtes, kühles Wetter im Anzug, wölben sich die Hüllblätter schützend nach oben über die Röhrenblüten und schließen die Blüte. Durch ihr Stachelkleid weiß sich die Silberdistel auch hervorragend gegen den Verbiss durch Weidevieh zu schützen. Das kommt ihr auf den trockenen Südhängen der Mittelgebirge und Alpen zugute.
Die Eberwurz darf nun nicht mehr gesammelt werden. Bevor sie unter Naturschutz gestellt wurde, hat man ihre schmackhaften Blütenböden roh oder gekocht ähnlich wie Artischocken verzehrt. Die Wurzeln kamen ins Wintergemüse.

VERWENDETE PFLANZENTEILE

zerkleinerte Wurzel und Blüte

ERNTE

Die ganzen Blütenstände können im Garten von August bis September gesammelt werden. Das Rhizom wird bei abnehmendem Mond, Vollmond oder Neumond an einem Wurzeltag im Spätherbst ausgegraben, von Seitenwurzeln befreit, gereinigt und zerkleinert.
Bitte nur eigene Pflanzen aus dem Garten ernten, denn die Silberdistel ist geschützt!

WIRKUNG BEIM RÄUCHERN

erdend, kräftigend, belebend, für gesund gelebte Sexualität

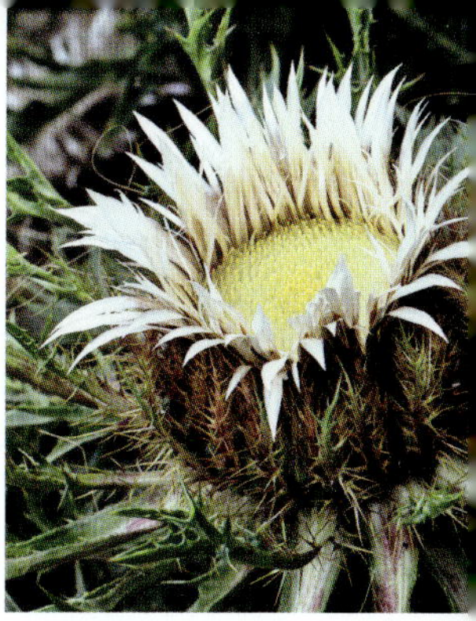

Wetterdistel: Die Blüte schließt sich bei schlechtem Wetter.

Die Eberwurz ist eine sehr seltene Räucherpflanze. Wer sie auf einer Wanderung entdeckt, ist gleich von ihr begeistert. Sie hat die Form der strahlenden Sonne mit einem silbrig glänzenden Kranz aus Hüllblättern, die farblich an den Mond erinnern. Wenn man die Wurzel frisch nach der Ernte raspelt, riecht sie nach Moschus. Gibt man etwas getrocknete Wurzel auf die Räucherkohle, verbreitet sich auch dort ihr intensives, moschusartiges Aroma. Dieser Duft verrät ihre Wirkung. Die Eberwurz ist gut für gesund gelebte Sexualität. Sie schenkt uns Kraft, Energie und Durchhaltevermögen. Und sie erdet uns. Wenn wir uns ausgelaugt fühlen, baut sie uns wieder auf.

RÄUCHERTIPP

Zur Eberwurz passen Rosenblütenblätter, Myrte, Rosmarin und etwas Kiefernharz.

MISCHUNG »SINNLICHER ABEND«

1 Teil Lavendelblüten
1 Teil Rosenblüten
1 Teil (Muskateller-)Salbei
1/8 Teil Silberdistel (ersatzweise 1 Prise Baldrianwurzel)
1/2 Teil Rosmarin
1 Teil Ysop
2 Teile Styrax

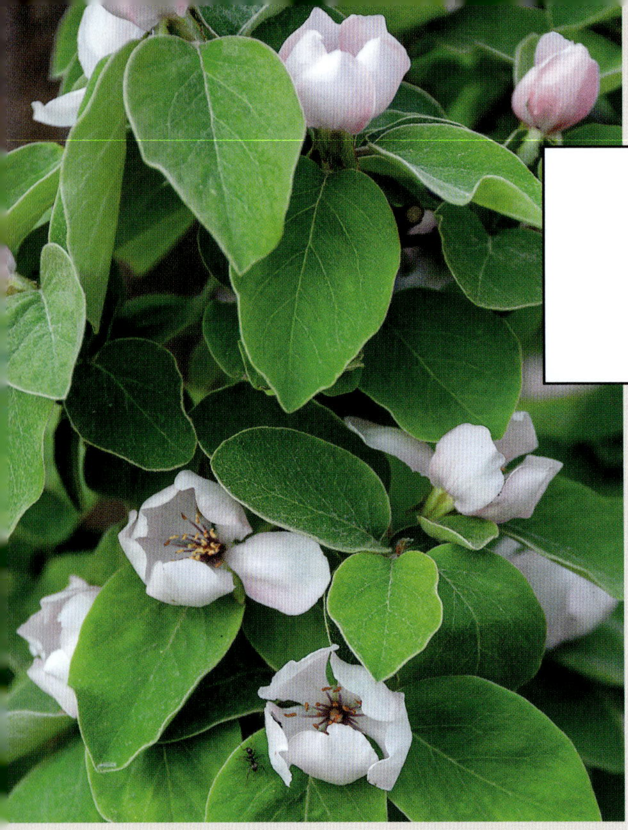

QUITTE

Cydonia oblonga

Rosengewächse

VOLKSNAMEN

Apfel aus Kydonia, Baumwollapfel, Kittenbaum, Köttenbaum, Kretischer Apfel, Quittich, Schmeckbirne

In der Obstschale verströmen reife Quitten einen herrlichen Duft. Leider kann man sie bei uns nicht wie im Mittelmeerraum roh essen, weil ihre Schale zu hart ist. Aber das herb-süße Quittengelee entschädigt voll und ganz. Kein Wunder, dass die alten Griechen vom Duft der Blüten und Früchte begeistert waren. Der kydonische Apfel und die minoische Quittensalbe waren in der ganzen antiken Welt berühmt. Glaubt man einer griechischen Sage, wurde der erste Quittenbaum in Kydonia auf Kreta gepflanzt; daher auch ihr botanischer Name. Die köstliche Frucht war Aphrodite geweiht und galt als Inbegriff für Liebe und Fruchtbarkeit.
Karl dem Großen haben wir die Quitte als Obstbaum in unserer Region zu verdanken. In seiner detaillierten Landgüter- und Anbauverordnung, »Capitulare de villis«, war auch die Quitte für den Anbau in geeigneten Lagen vorgeschrieben. Ihre Heilkräfte pries schon Hildegard von Bingen. Diese werden immer noch genutzt. Quittensamen kommen beispielsweise in Kosmetikprodukten vor, wo sie den Feuchtigkeitshaushalt der Haut regulieren und die Haut beruhigen. Das Fruchtfleisch eignet sich für viele Leckereien, wie Konfekt oder Likör.

VERWENDETE PFLANZENTEILE

Samen, seltener Früchte und Blüten

STANDORT

Die Quitte stammt ursprünglich aus dem Mittleren Osten, wurde im Mittelmeerraum eingebürgert und kam von dort zu uns.
An den Boden stellt sie keine besonderen Ansprüche. Allerdings ist eine warme, geschützte Lage von Vorteil. Seit über 4000 Jahren wird sie kultiviert und gehört damit zu den ältesten Obstbäumen dieser Erde. Häufig dient sie als Pfropfunterlage für Birnbäume.

AUSSEHEN

Der Obstbaum oder -strauch kann 50 Jahre alt und bis zu 8 m hoch werden. Aus den intensiv duftenden, 4 bis 5 cm großen, weißen bis rosafarbenen Blüten reifen apfel- oder birnenähnliche gelbe Früchte, die wunderbar fruchtig duften. Diese sind anfangs genauso wie die Unterseite der eiförmigen, glattrandigen Blätter graufilzig behaart.

ERNTE

Die Blüten erntet man von Mai bis Juni. Die beste Erntezeit für reife Früchte und Samen ist von September bis Oktober bei abnehmendem Mond an Fruchttagen. Idealerweise holt man die Kerne aus den halbierten Früchten, bevor sie zu Gelee verarbeitet werden oder das Fruchtfleisch geraspelt und zügig getrocknet wird. Die Kerne werden zerkleinert.

WIRKUNG BEIM RÄUCHERN

fördert Wohlbefinden, Sinnlichkeit, Kreativität

Räuchern war zur Zeit der Minoer Ausdruck von Ästhetik und Lebensfreude. Auf kleinen Altären opferten sie ihren Göttern und verräucherten ihnen zu Ehren die jeweils zugeordneten Kräuter und Blumen. Mit den Wohlgerüchen wurden Gewänder und Räume eingehüllt. Von Abbildungen auf Tonscherben und Vasen weiß man, dass es eine Vielzahl von Räuchergefäßen gab: schmale Räucherschalen mit Deckel, kleine Fässchen mit Lochmuster und das bekannte »Thymiaterion«, ein schüsselartiges Räuchergefäß mit durchlöchertem Deckel auf hohem Fuß. Bei den Griechen, Etruskern und Phöniziern war es in Gebrauch. Meistens bestand es aus Bronze, manchmal aus Terrakotta oder Stein.

Quittenduft berührt die Seele und öffnet das Herz. Es scheint, als hätten die Früchte alle Aromen und das Sonnenlicht des Sommers gespeichert. Und diese geben sie nun in der Räucherschale wieder an uns ab. In erster Linie werden beim Räuchern die Kerne verwendet. Aber auch die Blüten und das geraspelte, getrocknete Fruchtfleisch können besondere Duftakzente setzen und eine Mischung elegant verfeinern.

Der fruchtige Rauch von Quittensamen umhüllt uns mit einer warmherzigen Atmosphäre und schafft Raum für Geborgenheit. Wir können uns fallen lassen, entkrampfen, locker werden. Das ist eine willkommene Einstimmung für einen sinnlichen Abend zu zweit oder eine wohltuende Massage. Deshalb gehört die Quitte in eine Liebesräucherung. Körper, Geist und Seele kommen wieder in Balance.

Für kreative Köpfe sind Quittenkerne ebenfalls die richtige Wahl. Scheinen die schöpferischen Talente an manchen Tagen zu schlummern, kann eine Räucherung mit Quitte sie wieder zum Vorschein bringen und neu entfachen. Inspiration und Kreativität können frei fließen und sind kaum zu bremsen.

RÄUCHERTIPP

In der Glut verströmen die Kerne den typisch fruchtigen Duft der Quitte mit einer würzigen Note. Möchten Sie den Aspekt der Kreativität verstärken, geben Sie etwas Birke, Minze, Galgant und eine Wacholderbeere dazu. Zu einer sinnlichen Mischung passen Styrax, Iriswurzel, Rosmarin, Lavendel, getrocknetes Fruchtfleisch der Quitte und Rosenblütenblätter.

WEITERE PFLANZEN UND HARZE FÜR HARMONIE UND WOHLBEFINDEN

Baldrianwurzel (→ Seite 74), Engelwurz (→ Seite 134), Mariengras (→ Seite 66), Muskatellersalbei, Kornblume, Wegwarte, Zimt, weihnachtliche Gewürze, Sandelholz. Copal (→ Seite 48), Styrax (→ Seite 49).

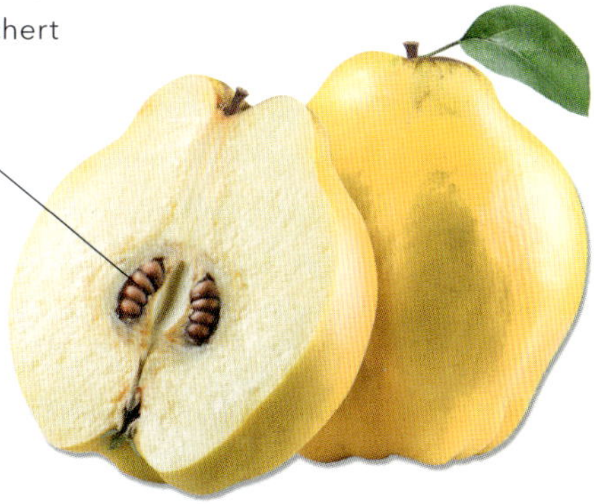

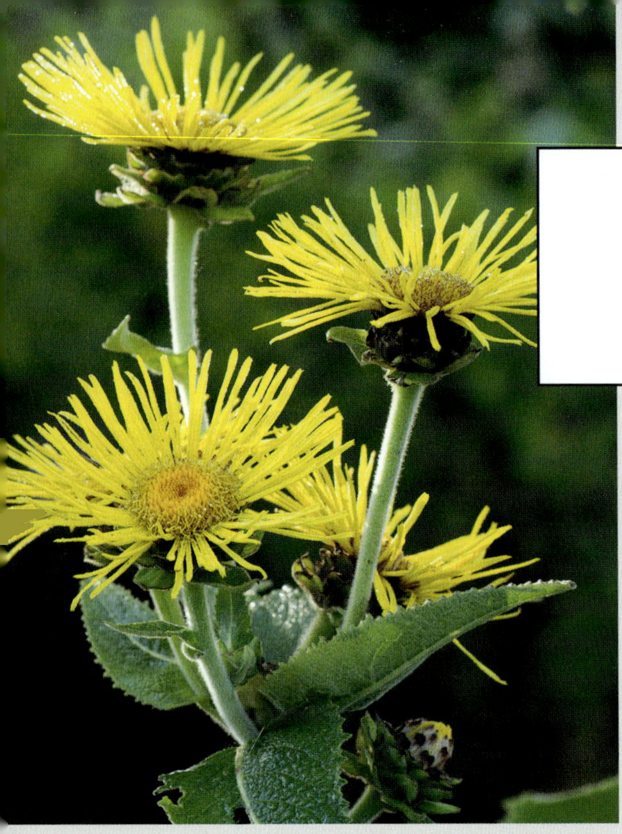

ALANT

Inula helenium

Korbblütler !

VOLKSNAMEN
Darmwurz, Elfenampfer, Feenampfer, Edelwurz, Helenenkraut, Odinskopf, Sonnenwurz

Die Wertschätzung für den Alant zeigt sich darin, dass für die Ernte der heilkräftigen Alantwurzel ein besonderes Ritual notwendig war. Ursprünglich wurde der große Wurzelstock vor Sonnenaufgang mit einem Stein gelockert. Zuletzt warf man den Stein so hoch wie möglich in die Luft und riss die Pflanze mit einem Ruck aus der Erde, noch bevor der Stein wieder die Erde berührte. Einer derart ausgegrabenen Wurzel wurden besonders große Heilkräfte nachgesagt. Mit ihrem Rauch wurden Amulette, Heilgegenstände und Edelsteine energetisch aufgeladen und gesegnet. Ihr Abwehrzauber war ein wirksames Mittel gegen böse Mächte bei Menschen und Tieren. Kindern nähte man Alant in die Kleider. Er half auch als Amulett um den Hals getragen, an die Tiere verfüttert oder im Kräuterbüschel an die Haustür und den Stall gehängt. In den Kräuterbuschen am 15. August zu Mariä Himmelfahrt wurden vielerorts so viele Alantblüten eingebunden, wie Menschen und Tiere auf dem Hof lebten.
Hildegard von Bingen schätzte Alant als auswurfförderndes Mittel bei Bronchitis und Lungenleiden. Die Blätter wurden in Siebenbürgen und im Spreewald bei Brustschmerzen geraucht. Den Tee aus der Wurzel trank man zur allgemeinen Kräftigung, bei Appetitlosigkeit, Husten und Magen-Darm-Beschwerden.

STANDORT
Der Alant wurde bei uns als Heil- und Gewürzpflanze in Bauerngärten eingebürgert. Nur stellenweise kommt er verwildert an feuchten, tiefgründigen Standorten wie Wald- und Wegrändern, Hecken und Gräben in halbschattigen Lagen vor. Im Garten macht sich der stattliche Alant gut im Staudenbeet, er kommt jedoch als Solitärpflanze besser zur Geltung.

AUSSEHEN
Der mehrjährige Alant wird bis zu 2,5 m hoch. Sein rauhaariger Stängel ist oben verzweigt. Die bis zu 7 cm großen Blüten bestehen aus einem Kranz von breiten, goldgelben Zungenblüten. Im Inneren stehen mehr orangefarbene Röhrenblüten. Die Blätter sind auf der Unterseite filzig behaart, am Grund bis 60 cm lang, im oberen Teil herzförmig und Stängel umfassend. Der ausdauernde Wurzelstock kann bis zu 4 kg wiegen.

VERWENDETE PFLANZENTEILE
meist die getrocknete Wurzel der dreijährigen Pflanze, seltener die Zungenblüten

ERNTE
Alantwurzelstöcke lassen sich im Herbst am besten bei abnehmendem Mond, Vollmond oder Neumond an einem Wurzeltag teilen und vermehren. Eine Hälfte der ausgegrabenen Wurzel wird wieder eingegraben, damit die Pflanze weiterwachsen kann. Die andere Hälfte wird gründlich gesäubert, klein geschnitten und getrocknet. Achtung: Die Wurzel kann Allergien auslösen.

WIRKUNG BEIM RÄUCHERN
reinigend, keimtötend, aufrichtend, Selbstbewusstsein stärkend, antidepressiv, aufheiternd, herzöffnend, segnend, erwärmend

Bei genauer Betrachtung verrät seine Signatur, dass Alant zu den Sonnenpflanzen gehört. Seine goldgelben Blüten mit dem zarten Strahlenkranz sehen aus wie die Sonne selbst. Die »Sonnenwurz« kann mit ihrer Lichtkraft heilend auf unsere Seele einwirken und die Lebensfreude neu entfachen. Alant vertreibt dunkle Wolken, fördert positive Energien und beseitigt Ängste, Zweifel und Niedergeschlagenheit. Deshalb wird er zur Wintersonnenwende verräuchert. Gerade in den dunklen Wintermonaten leiden viele unter Melancholie und Winterdepressionen. Er bringt die Sonne des Sommers in ihr Herz zurück.

Traditionell wurde Alant zum Dank für Elementarwesen verräuchert. Der »Elfenampfer« wächst gern in der Nähe von Gewässern. So wie die Kräfte des Wassers alles zum Fließen bringen, bringt er auch unsere Lebenskräfte und gestauten Energien wieder in Fluss. Wer schon einmal vor einer großen Alantpflanze stand, kann sicher nachvollziehen, dass diese Pflanze das Selbstbewusstsein stärkt. Sie richtet auf, wenn wir uns kraft- und mutlos fühlen, gibt uns Rückgrat, Selbstvertrauen und lässt uns Situationen annehmen und meistern.

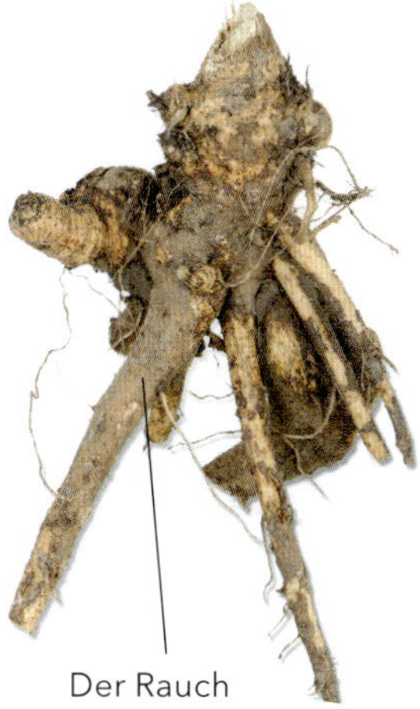

Der Rauch der Wurzel erdet uns.

Gleichzeitig beruhigt Alant-Rauch die gereizten Nerven, hüllt uns ein, sodass wir uns beschützt und geborgen fühlen können. Körper und Geist entspannen sich, und die Harmonie kehrt wieder zurück. Gerade in unserer modernen, hektischen Zeit, wenn wir das Gefühl haben, den Boden unter den Füßen zu verlieren, lenkt Alant unseren Blick auf das Wesentliche. Wir werden geerdet und sehen allen Anforderungen des Alltags wieder gelassener entgegen.

Die Wurzel verräucherte man den ganzen Winter über im Haus und im Stall. In Pestzeiten gehörte Alant zu den wichtigsten Räucherkräutern. Alantblätter wurden sogar vorbeugend gegen Ansteckung durch die Pest geraucht. Ähnlich wie Wacholder oder Thymian ist Alant nämlich in der Lage, noch in starker Verdünnung Keime und Viren abzutöten. Deshalb ist er sehr gut zum Reinigen von Krankenzimmern geeignet.

RÄUCHERTIPP
Sein angenehmer, balsamischer Duft erinnert an Veilchen, Banane oder gebrannte Mandeln, was auf den enthaltenen Alantkampfer zurückzuführen ist. Alantwurzel kann allein verräuchert oder mit Salbei, Beifuß oder Eisenkraut gemischt werden. Die Zungenblüten schmücken jede stimmungsaufhellende Mischung.

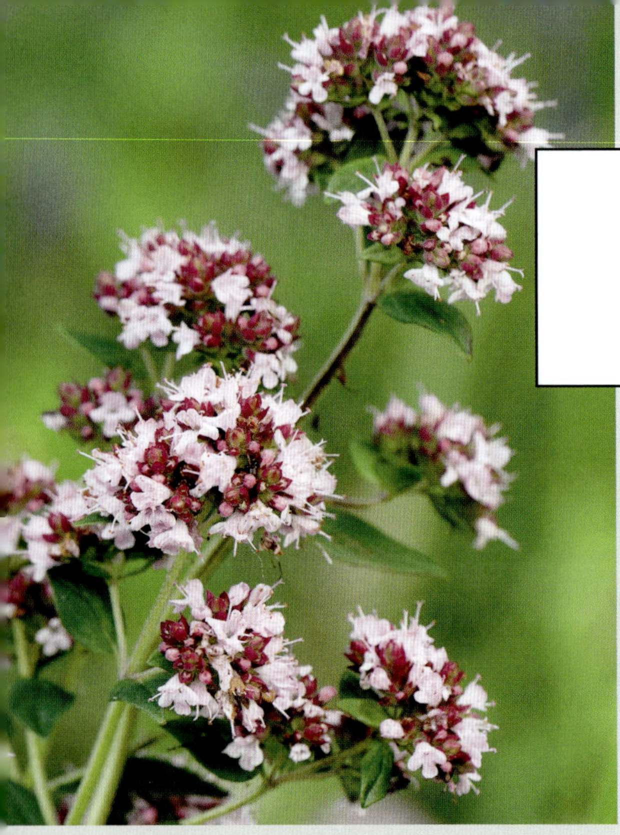

DOST

Origanum vulgare

Lippenblütler

VOLKSNAMEN

Badkraut, Berghopfen, Costentz, Dorant, Dosten, Frauendosten, Müllerkraut, Ohrkraut, Orant, Oregano, Wilder Majoran, Wohlgemut

»Ein Blümlein auf der Heiden, mit Namen Wohlgemuth, lass uns der lieb' Gott wachsen, das ist fürs Trauern gut«, heißt es in einem Volkslied. Als Mittel gegen Schwermut und Trauer mischte man das heilkräftige Kraut unters Essen. Denn mit Dost ist man gleich wieder gut drauf. Im Mittelalter wurde die sehr geschätzte Pflanze für unterschiedliche Krankheiten und Zwecke eingesetzt.

Der Teufel ließ sich wirksam mit Dost abwehren. Der starke würzige Duft und sein rot färbender Pflanzensaft spielten dabei wohl eine entscheidende Rolle. Um die Wirkung gegen Teufel und Hexen zu verstärken, fügte man oft weitere Pflanzen mit einer ähnlichen Wirkung hinzu, wie Johanniskraut, Dill oder Sumpfporst. Etwas Dost im Brautschuh sollte die Braut, bevor sie zum Altar schritt, vor bösen Mächten schützen. Tagsüber steckte man sich zum Schutz etwas von dem blühenden Kraut in die Tasche.

In vielen Ländern, vor allem in Frankreich, Schweden und in den slawischen Ländern, gibt es Reime und Geschichten über den Dost. Das Kraut soll sogar bei den Hexenverfolgungen eingesetzt worden sein.

Schon Dioskurides, Hippokrates und andere Heilkundige nutzten die Heilkraft des Wilden Majorans. Auch im Kräuterbüschel an Mariä Himmel-

STANDORT

Trockene, sonnige Hänge und Kalkböden mag der Dost besonders. Er kommt an sonnigen Weg- und Waldrändern, in Hecken, auf Halbtrockenrasen, in lichten Wäldern und häufig wild in naturnahen Gärten vor. Die robuste Pflanze ist nicht besonders anspruchsvoll und lässt sich leicht als Topfpflanze kultivieren. In Wildpflanzengärten breitet sich der Dost gern aus.

AUSSEHEN

Die mehrjährige, 20 bis 60 cm große Pionierpflanze duftet stark aromatisch und wird gern von Honigbienen, Faltern und Schwebfliegen besucht. Der meist rötlich überlaufene Stängel ist behaart und im oberen Teil verzweigt. Die kurz gestielten, kleinen eiförmigen Blätter sind gegenständig angeordnet, ganzrandig und drüsig punktiert. Die kleinen, meist purpurrosafarbenen Blüten bilden doldig-rispige Blütenstände.

fahrt darf diese Pflanze nicht fehlen. Der Legende nach soll Maria dem Jesuskind Dost und einige andere Kräuter in die Wiege gelegt haben.
Die Pflanze diente außerdem als Farbstofflieferant. In der Antike färbte man Wolle mit ihr rot. In der Barockzeit war die Farbe Rot bei den adeligen Herrschaften sehr begehrt. Hier spielte Dost keine unwesentliche Rolle. Heutzutage wird das Gewürz-, Heil- und Zierkraut noch in der Parfümerie und in der Homöopathie eingesetzt. Aber die meisten kennen es als leicht bitteres, italienisches Pizzagewürz unter dem Namen Oregano.

VERWENDETE PFLANZENTEILE
das ganze blühende Kraut

ERNTE
Von Juni bis September schneiden wir das blühende Kraut in der Mittagszeit an einem Blütentag bei zunehmendem Mond.

WIRKUNG BEIM RÄUCHERN
aufmunternd, nervenstärkend, entspannend, bei leichten Depressionen, besänftigend

»Busch« oder »Strauß« bedeutet »Dost« übersetzt. Wie ein bunter, duftender Blumenstrauß bereitet uns die Heilpflanze große Freude. Schlechte Laune hat da keine Chance mehr. Kein Wunder, dass man Dost früher verräucherte, um Hexen, Teufel und Dämonen zu vertreiben – einige Plagegeister, die wir heute als Depressionen, Ängste oder psychische Probleme bezeichnen würden. Beim Räuchern machen sich gute Laune und viele positive Gedanken breit.
Im Alltag brauchen wir oft Nerven wie Stahlseile. Eine Dost-Räucherung wirkt positiv auf unser Zentralnervensystem. Sie löst Spannungen und fördert die Sanftmut. Die Nervosität lässt nach, wir können uns entspannen und die Belastungen des Tages hinter uns lassen. Im Mittelalter nutzte man den Dost für ähnliche Probleme. Nur nannte man sie da noch etwas anders. Man besänftigte mit dem heilsamen Rauch einen »missmutigen und ärgerlichen Geist« und brachte die Menschen wieder zum Lachen.
Seinen typischen warm-würzigen Duft verströmt Dost nicht nur beim Kochen, sondern auch in der Räucherschale. Waldmeister, Alantwurzel, Myrrhe oder Mastix verstärken den wärmenden Effekt.
Dost lässt sich durch Echten Majoran *(Origanum majorana)* ersetzen, der eine ähnliche Wirkung hat.

MISCHUNG »GUT DRAUF«
1 Teil Dost
1 Teil Johanniskraut
1 Teil Goldrute
½ Teil Ringelblume
½ Teil Alantwurzel
1 Teil Kiefernharz
1 Teil Bernstein

RÄUCHERTIPP
»Nervenbündel« werden von einem Räucherbüschel aus Dost, Johanniskraut oder/und Ysop begeistert sein. Es entfacht pure Lebensfreude.

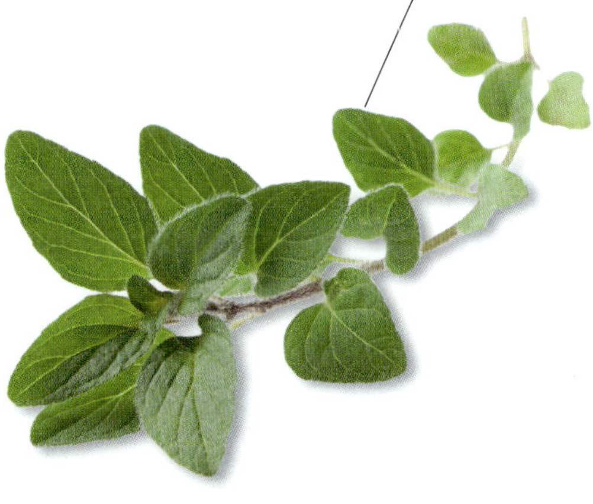
Die kleinen Blätter sind kurz gestielt.

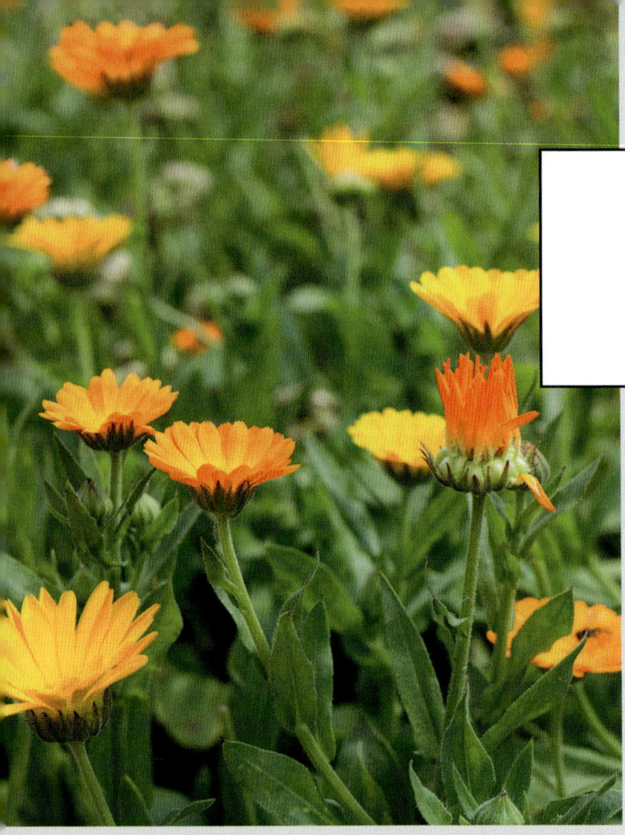

RINGELBLUME

Calendula officinalis

Korbblütler

STANDORT

Je mehr Sonne sie bekommt, desto reichhaltiger sind ihre Inhaltsstoffe. Die anspruchslose Pflanze gedeiht in normaler Gartenerde mit Kompostgaben vor der Aussaat. Ringelblumen halten den Boden gesund und sollten querbeet im Nutz- und Ziergarten ausgesät oder gepflanzt werden. Sie eignen sich auch als Topfpflanze für Balkon und Fensterbank.

AUSSEHEN

Die einjährige Pflanze wird bis zu 60 cm hoch und verströmt einen strengen, würzigen Duft. Bei drohendem Regen und Nachtfeuchtigkeit schließen sich die bis 7 cm breiten, dotterfarbenen bis orangegelben Blüten. Diese haben sowohl Zungen- als auch Röhrenblüten. Der hellgrüne, vielfach verzweigte Stängel ist filzig behaart und leicht klebrig. Die wechselständig angeordneten, eiförmig-lanzettlichen bis spatelförmigen Blätter sind ebenfalls weich behaart und im unteren Bereich ungestielt. Namensgebend für die Pflanze sind die stacheligen, gebogenen und zum Teil zu einem Ring gekrümmten Samen.

VOLKSNAMEN

Gilgenkraut, Goldblume, Mariengold, Morgenrot und Abendrot, Niewelkblume, Regenblume, Ringelrose, Sonnenwende, Totenblume

Seit dem Mittelalter ist die ursprünglich aus Südeuropa stammende Heil- und Zierpflanze bei uns heimisch. Bis Mitte des 20. Jahrhunderts pflanzte man sie häufig auf Gräber und schmückte die aufgebahrten Toten mit ihr – nicht nur als Abwehrzauber gegen böse Geister, sondern auch, um den Geruch mit den würzig duftenden Blüten zu überdecken. Von der »Niewelkblume« erhoffte man sich dauerhafte, nie verblühende Liebe bis über den Tod hinaus. Außerdem war sie im Gegensatz zu anderen Blumen meistens noch im November verfügbar.

Für Liebesorakel wurden oft die Blütenköpfe von Ringelblumen, Margeriten oder Gänseblümchen gepflückt. Aus Südslawen ist ein interessanter Liebeszauber überliefert: Eine junge, verliebte Frau sollte die Erde mit dem Fußabdruck des begehrten Mannes in ein Gefäß füllen und eine Ringelblume hineinpflanzen. Die Liebe des Angebeteten zu ihr würde dann wachsen und blühen wie die Blume. Auch Männer nutzten die Ringelblume, um Frau-

enherzen für sich zu gewinnen. Dazu mussten sie ein Wurzelstückchen in einem violetten Seidentuch wie ein Amulett am Körper tragen.
»Regenblume« heißt die Pflanze heute noch in ländlichen Gegenden, weil sie Regen für den beginnenden Tag ankündigt, wenn sie ihre Blüten am Morgen nicht öffnen möchte. Ein sicheres Zeichen für den Gärtner, dass er an diesem Tag die Gießkanne nicht brauchen wird. So eine wichtige Heilpflanze wie die Ringelblume gehörte auch zu den Johanniskräutern. Ihre medizinische Wirkung ist wissenschaftlich erwiesen. Außerdem besticht sie durch ihre sonnige Ausstrahlung und Lebenskraft. Junge Blätter und farbenfrohe Zungenblüten eignen sich für Salate oder zum Verfeinern und Färben von Butter. Meistens wandern die Blütenblätter in Teemischungen oder sind Bestandteil von Salben, Badeölen, Cremes, Shampoos, Sonnenschutzmitteln und Seifen.

VERWENDETE PFLANZENTEILE
Blüten

ERNTE
Wir ernten die Blüten von Mai bis Oktober bei zunehmendem Mond oder Vollmond an einem Blütentag.

WIRKUNG BEIM RÄUCHERN
erwärmend, tröstend, aufmunternd, heilend mit der Lichtkraft der Sonne

Wie ein sonnenhungriger Gast im Straßencafé, der nach dem langen Winter seinen ersten Espresso mit dem Gesicht zur Sonne genießen kann, streckt auch die Ringelblume ihr Köpfchen den Sonnenstrahlen entgegen. Sie ist eine Sonnenbraut. Wie Kamille, Wegwarte oder Sonnenblume folgt ihre Blüte dem Lauf der Sonne. Es scheint fast, als würde sie die Wärme in ihren Blüten speichern. Sie strahlt wie die Sonne selbst. Diese Lichtkraft gibt sie auf dem Räuchersieb an uns weiter. Sie zaubert uns ein Lächeln ins Gesicht, hüllt uns ein mit duftendem, warmem Rauch. Wir fühlen uns geborgen und sicher. Besonders an trüben Tagen kann uns eine Ringelblumen-Räucherung Trost schenken und unsere Sorgen für einige Zeit in Luft auflösen. Sie passt sehr gut zu anderen »Gute-Laune-Kräutern«. Dammar mit seiner hohen Lichtkraft und Propolis oder Bernstein ergänzen diese Mischung. Zusammen mit Räucherpflanzen, die das Herz erwärmen, wie Alant, Lavendel und Rosenblüten, aber auch mit desinfizierendem Thymian und Wacholder wurden Ringelblumen traditionell im Wochenbett verräuchert. Das schützte die Mutter bei der Entbindung und hieß den Säugling angemessen willkommen auf dieser Welt.

RÄUCHERTIPP
Die zarten Blütenblätter verbreiten einen blumigen, leichten Duft, verbrennen aber sehr schnell auf Kohle. Ich rate daher zu einem Räuchersieb. Als Räucherkraut nimmt die Ringelblume eher eine Nebenrolle ein. Sie kann Mischungen verstärken und mit ihren leuchtenden Blüten schmücken.

Die farbenfrohen Blütenblätter schmücken und verstärken jede Räuchermischung.

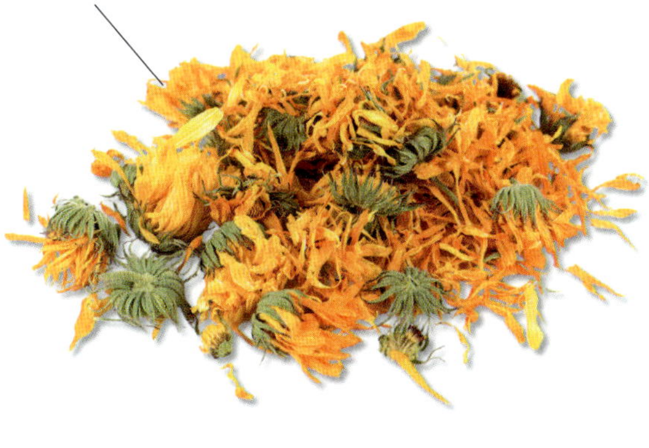

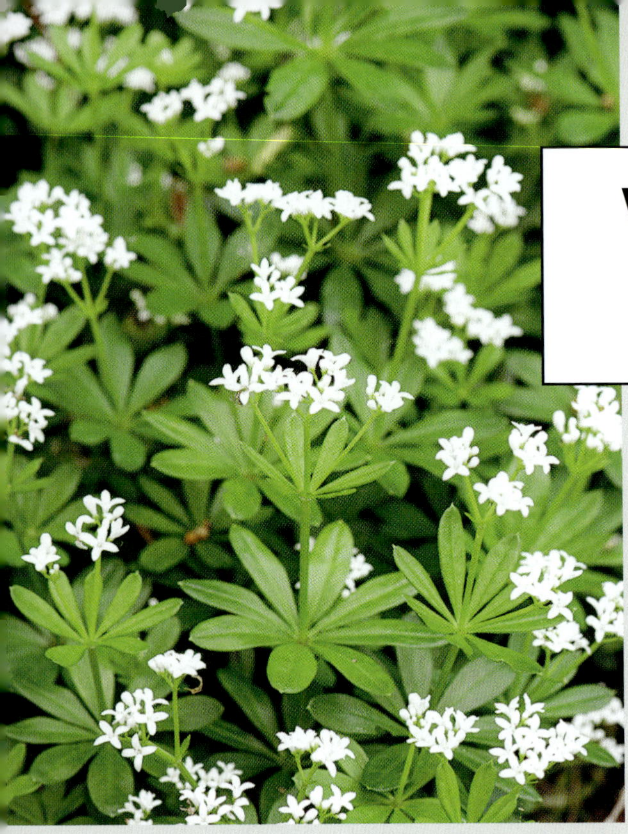

WALDMEISTER

Galium odoratum

Rötegewächse !

STANDORT

In lichten bis halbschattigen Laub- und Laubmischwäldern fühlt sich der Waldmeister wohl. Nährstoffreiche, feuchte, kalkhaltige Böden mag er. Im Garten eignet er sich gut als dekorativer Bodendecker unter Sträuchern und Bäumen.

AUSSEHEN

Die mehrjährige Pflanze wird 10 bis 30 cm hoch. Die vierkantigen Stängel und die länglichen Blätter glänzen. Sechs bis neun Blätter stehen in Quirlen zusammen. Die kleinen weißen Blüten haben vier spitze Kronblätter und bilden Dolden.

VOLKSNAMEN

Duftlabkraut, Gliedkraut, Halskräutlein, Herzfreund, Maikraut, Sternleberkraut, Tabakskraut, Teekraut, Waldmanntee

Geburtsort der beliebten Maibowle ist das Kloster Prüm in der Eifel. »Schütte perlenden Wein auf das Waldmeisterlein …«, reimte der Erfinder und Benediktinermönch Wandalbertus von Prüm im Jahr 854. Was die Mönche zur Stärkung von Herz und Leber tranken, ist heute eine prickelnde Erfrischung in den ersten lauen Maiabenden. Für die Bowle hängt man ein Sträußchen des verwelkten oder getrockneten Krauts in zwei Liter Weißwein und füllt kurz vor dem Servieren mit einem Liter Sekt auf. Aber aufgepasst: Bei übermäßigem Genuss von Waldmeister kann das enthaltene Kumarin Magenschmerzen, Leberschäden, Schwindel und Halluzinationen verursachen. Die berauschende und leicht aphrodisierende Wirkung des Waldmeisters war bei den Kelten erwünscht. Insbesondere an Beltane (→ Seite 176), der Nacht zum Maivollmond, der heutigen Walpurgisnacht, braute man Getränke mit bewusstseinserweiternden Pflanzen wie Bilsenkraut und Waldmeister. Heute wird das Maifest mit Maibaum-Aufstellen von berauschendem Bier begleitet.

Was lag näher, als dieser kraftvollen Pflanze wegen ihrer halluzinogenen Wirkung magische Kräfte zuzusprechen. Es hieß, Hexen fabrizierten Liebestränke mit Waldmeister und Dämonen ließen sich mit dem Kraut vertreiben. Wirksam gegen Motten im Wäscheschrank ist Waldmeister allemal. Er verleiht außerdem der Kleidung den Duft einer ganzen Heuwiese. Raupen suchen aber nicht das Weite. Im Gegenteil, Waldmeister gilt als Raupenfutterpflanze. Spannerarten mit den wohlklingenden Namen Schluchten-Labkrautspanner oder

Olivgrüner Bergwald-Blattspanner haben sich auf ihn und einige andere Labkräuter spezialisiert. Dank des Kumaringehalts müssten diese Spannerraupen lebenslustige und fröhliche Tierchen sein.

Natürlich wurde Waldmeister – wie so viele andere Wildkräuter – auch geraucht. Doch die Tabakverordnung in Deutschland verbietet mittlerweile die Verwendung von Waldmeister in Tabakprodukten. Einige Kräuter können aber unter der Bezeichnung Knaster weiterhin geraucht oder verräuchert werden. Nur enthalten diese kein Nikotin und sind eher dazu geeignet, sich das Rauchen abzugewöhnen.

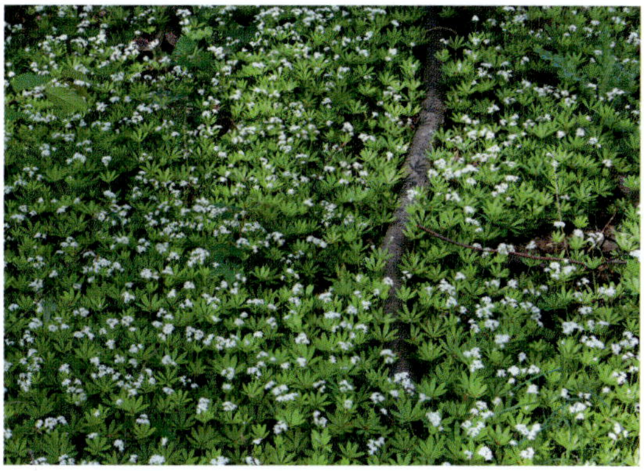

In vielen lichten Wäldern überzieht der Waldmeister den Boden mit einem blühenden Teppich.

VERWENDETE PFLANZENTEILE
blühendes Kraut

ERNTE
Das blühende Kraut wird von Mai bis Juni am besten an einem Blütentag geerntet.

WIRKUNG BEIM RÄUCHERN
anregend, segnend, erhellend, verleiht Glücksgefühle, für Neuanfänge

Wenn Sie im Frühling durch einen Buchenwald wandern, blitzen die winzigen weißen Blüten des Waldmeisters zwischen seinen grünen Blättern und dem mit trockenem Buchenlaub bedeckten Boden hervor. Eigentlich schade, dass er nicht durch seinen Duft auf sich aufmerksam machen kann. Aber Waldmeister entwickelt erst nach dem Trocknen seinen typischen Geruch. Ein wunderbar süßer Duft weht durchs Haus, wenn man das Kraut an einem schattigen Plätzchen zum Trocknen aufhängt. Es ist der Inhaltsstoff Kumarin, der sofort Glückshormone aktiviert und für gute Laune sorgt. Glücklicherweise kann Kumarin auch über die Haut aufgenommen werden. So eignet sich Waldmeister sehr gut zum Räuchern. Allerdings sollte man ihn sparsam dosieren oder andere »Sonnenkräuter« hinzufügen.

Auch auf dem Räuchersieb verbreitet er seinen unwiderstehlichen Duft nach frisch gemähtem Gras. Er steckt an mit seiner Lebenslust. Deshalb ist er besonders gut für Neuanfänge geeignet: sei es der Start ins Studentenleben, der Beginn einer neuen Beziehung oder der Einzug in eine neue Wohnung. Mit einer Waldmeister-Mischung kann man den Neubeginn, die Familie und Räume segnen. Am besten mischt man ihn für diesen Zweck mit Thymian, Lavendel, Rosenblütenblättern und Weihrauch. Auch Mariengras hat eine segnende Wirkung. Danach kann man die positive Energie und eine wunderbar harmonische Atmosphäre spüren. Und es kann losgehen.

WEITERE PFLANZEN UND HARZE FÜR GUTE LAUNE MIT SONNENKRÄUTERN
Engelwurz (→ Seite 134), Goldrute (→ Seite 72), Johanniskraut (→ Seite 86), Mariengras (→ Seite 66), Nachtkerzenblüten, Ysop (→ Seite 60).

Bernstein (→ Seite 46), Copal (→ Seite 48), Dammar, Kiefernharz (→ Seite 45), Kirschgummi (→ Seite 47), Lärchenharz (→ Seite 45), Mastix, Styrax (→ Seite 49).

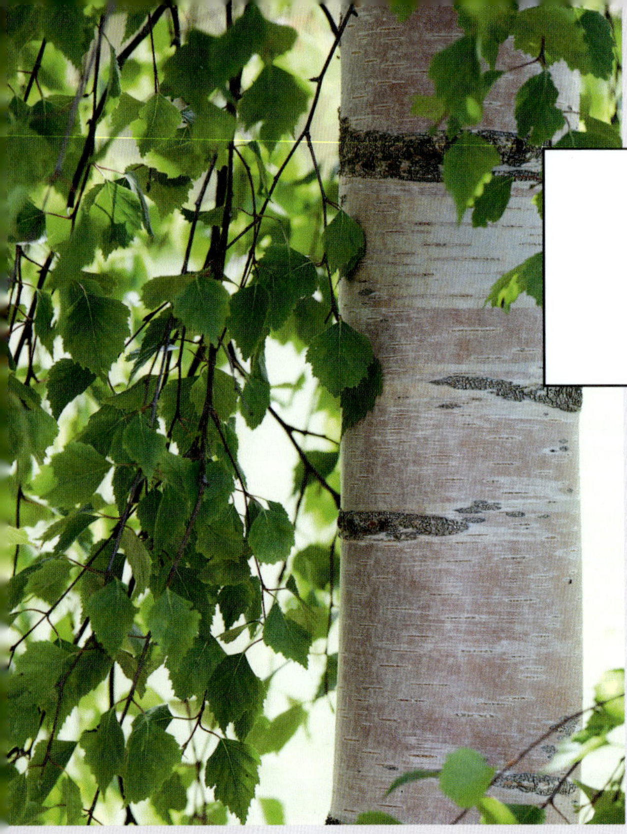

HÄNGEBIRKE

Betula pendula

Birkengewächse **!**

Der älteste Kaugummi der Welt ist aus Birkenharz und enthält die Zahnabdrücke eines Steinzeitmenschen. Er wurde in Schweden entdeckt und ist etwa 9000 Jahre alt. Die Birke spielt in der Menschheitsgeschichte eine große Rolle. Sie versorgte die Menschen mit vielem, was diese zum Überleben brauchten. Vor etwa 50 000 Jahren stellten die Menschen das erste Birkenpech bzw. den Birkenteer aus Birkenrinde her. Mit diesem Klebstoff verbanden sie dauerhaft Steinkeile mit Holzgriffen und Pflanzenfasern. Auch den leicht entflammbaren Zunderschwamm, ein Baumpilz, konnte man an Birken absammeln. Matten, Taschen, Rucksäcke, Umhänge, Schuhe, Vorratsbehälter, Dachschindeln und Fackeln fertigte man aus der wasserundurchlässigen Rinde. Mit den Gerbstoffen in der Rinde wurde Leder gegerbt. Der Inhaltsstoff Betulin machte Birkenrinde fast unzerstörbar.

Das im Frühjahr von Stämmen abgezapfte Birkenwasser wirkt revitalisierend und eignet sich zur Pflege von Haaren und Kopfhaut. Das wusste auch schon Wilhelm Busch, als er dichtete: »… Man zapfet aus der Birke sehr angenehmen Wein, man reibt sich, dass es wirke, die Glatze damit ein.« Mit frischen Birkenzweigen schlägt man sich in der finnischen und russischen Sauna zur Durchblutungsförderung ab.

In der Mythologie ist die lichthungrige Birke ein Sinnbild für neue Lebenskraft, Fruchtbarkeit, Neubeginn und junge Mädchen. Gerade in Bayern ist sie fester Bestandteil von zahlreichen Bräuchen, die auch von der jüngeren Generation gelebt und

STANDORT

Das Licht- und Pioniergehölz stellt nur geringe Ansprüche an Klima und Boden. Es gedeiht in lichten Wäldern und Mooren auf feuchten bis trockenen Böden.

AUSSEHEN

An der auffallend weißen glatten Rinde erkennt die Birke jedes Kind. Ihre Blätter sind deltaförmig mit ausgezogener Spitze und doppelt gesägtem Rand. Ab April erscheinen die Blüten. Die männlichen Kätzchen können bis 8 cm lang werden, die weiblichen bis 3 cm.

Der sommergrüne Baum kann bis 30 m hoch und bis 120 Jahre alt werden.

VOLKSNAMEN

Besenbaum, Frühlingsbaum, Hexenbesen, Maibaum, Raubirke, Sandbirke, Warzenbirke, Weißbirke weitergeführt werden, etwa der Tanz um den Maibaum. Heiratswillige Burschen stellen ihrer Angebeteten eine junge Birke vor die Haustür oder stecken ihr einen Zweig ans Fenster. Bei Fronleichnamsprozessionen säumen viele junge Birken den Weg der Gläubigen durch die Ortschaften.

VERWENDETE PFLANZENTEILE

Blätter, Knospen, Rinde

ERNTE

Die Blatt- und Blütenknospen sammeln wir im März, die jungen Blätter von April bis Juni bei zunehmendem Mond, am besten an einem Blatttag, die Rinde das ganze Jahr über.
Die Birkenpollen können allergen wirken.

WIRKUNG BEIM RÄUCHERN

weckt Kreativität und Fantasie, stärkt Konzentration und Selbstbewusstsein, gut gegen Kopfschmerzen, unterstützt den Neuanfang

Die Birke ist ein Lichtbringer. Ihr indogermanischer Name bedeutet so viel wie glänzend, schimmernd, was wahrscheinlich auf die helle Rinde zurückzuführen ist. Setzt man sich unter eine Birke, fühlt man sich gleich leichter. Eine ähnliche Wirkung geht von der Birke aus, wenn man sie verräuchert. So wie die Säfte im März in die Stämme, Zweige, Knospen und Blätter steigen, kommt unsere Lebensenergie wieder in Schwung. Wir mobilisieren neue Kräfte und gehen selbstbewusst ans Werk. Der frische, waldige Duft, der sich beim Verräuchern von Birke entwickelt, entfacht unsere Kreativität neu. Wie bei einer Frühjahrskur für den Geist trennen wir uns von alten Verkrustungen und störenden Zwängen, die unseren Einfallsreichtum ins Stocken gebracht haben. Die Fantasie wird angeregt, unsere schöpferischen Anlagen können sich frei entfalten.

MISCHUNG »FÜR KREATIVITÄT«

2 Teile Frauenmantel
1 Teil Birke
¼ Teil Quittensamen
½ Teil Schafgarbe
½ Teil Iriswurzel
1 Teil Propolis
1 Teil Myrrhe

Durch ihre starke lichtbringende Wirkung passt die Hängebirke sehr gut in eine keltische Imbolc-Mischung oder in eine christliche Maria-Lichtmess-Mischung (→ Seite 172). Denn Anfang Februar sind die dunklen Tage endlich vorbei. Der Winter hat verloren. Die Sonne hat schon wieder mehr Kraft und weckt unsere Lebensgeister.

RÄUCHERTIPP

Möchten Sie den Aspekt der Kreativität unterstützen, mischen Sie Birke mit Frauenmantel oder Quittensamen. Für mehr Konzentration kommen Kalmus, Galgant und Minze dazu. Soll Ihr Selbstbewusstsein einen Schub bekommen, geben Sie etwas Goldrute, Königskerze oder Meisterwurz zur Birke.

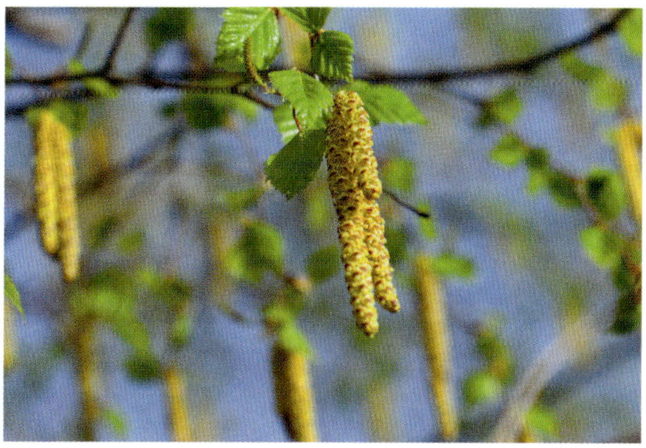

Wenn die Birken blühen, kommt eine schwere Zeit für alle allergiegeplagten Menschen.

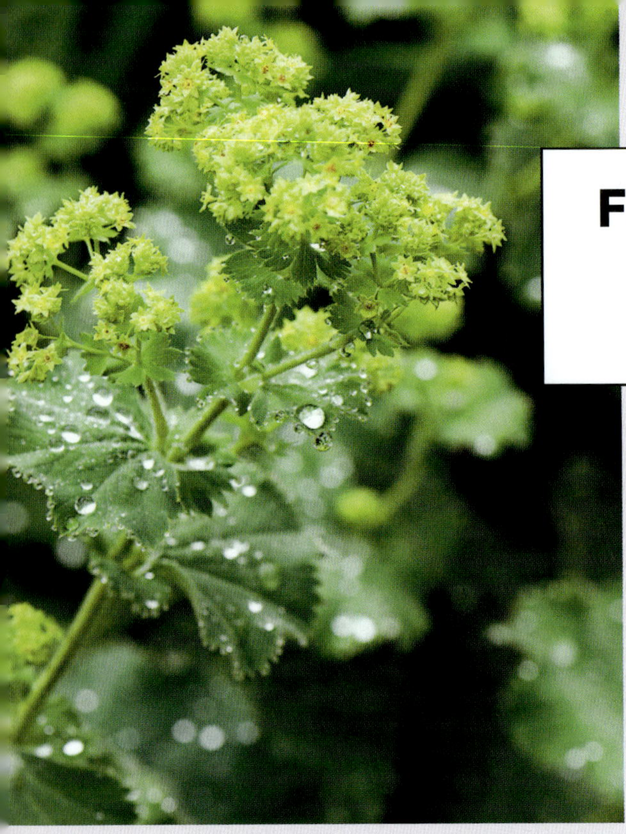

FRAUENMANTEL

Alchemilla vulgaris

Rosengewächse

STANDORT

Im Garten passt Frauenmantel gut zu Rosen, Pfingstrosen, Taglilien und Lavendel. In der freien Natur wächst er an Waldrändern, auf Feucht- und Fettwiesen und in Hochstaudenfluren fast ganz Europas.

AUSSEHEN

Die mehrjährige Pflanze wird 10 bis 30 cm hoch. Die Blätter erinnern an einen mantelartigen Umhang. Sie sind fast kreisrund oder nierenförmig, 5- bis 11-lappig und am Rand gezähnt. Die ersten Blätter sind kahl, die weiteren aber im Lauf des Sommers zunehmend behaart. Auch die Blattstiele sind dicht mit abstehenden Haaren bedeckt.
Die 10 bis 30 cm langen Blütentriebe enden in einem verzweigten Blütenstand mit kleinen, unscheinbaren gelbgrünen Blütchen. Typisch für Frauenmantel ist die Guttation. Bei hoher Luftfeuchtigkeit scheidet die Pflanze aus speziellen Wasserspalten (Hydathoden) an den Blatträndern Tröpfchen aus, die sich in der Blattmitte sammeln.

VOLKSNAMEN

Gewöhnlicher Sinau, Immertau, Marienmantel, Marienkraut, Sinau, Taukraut, Tauschüsserl

Noch heute halten viele Menschen den Wassertropfen in der Blattmitte für Tau. Die Volksnamen »Tauschüsserl« oder »Immertau« trugen dazu bei, dass sich dieser Irrglaube so lange gehalten hat. Natürlich fiel dieser besondere Tropfen auch den Alchemisten auf, denn er blieb immer noch in der Blattmitte stehen, während der Tau auf allen übrigen Pflanzen längst abgetrocknet war. Die experimentierfreudigen Gelehrten sammelten Tropfen für Tropfen dieser funkelnden Flüssigkeit und hofften, mit ihrer Hilfe Gold herstellen zu können, was aber nie gelang. Auch Versuche, den Stein der Weisen mit dem vermeintlichen Tautropfen zu finden, scheiterten. Nach den Alchemisten erhielt die Pflanze schließlich sogar ihren wissenschaftlichen Namen.
Die Blattform des Frauenmantels hat die Menschen wohl an den Umhang Marias erinnert. Im Mittelalter kam nämlich das Motiv der Schutzmantelmadonna auf. Maria wurde jetzt oft mit einem weit geöffneten Mantel dargestellt, unter dem viele hilfesuchende Menschen Schutz fanden. Das heilsame Frauenkraut war ursprünglich den Göttinnen Freya und Venus geweiht, wurde aber wie viele andere Pflanzen nach der Christianisierung der Gottesmutter Maria zugesprochen.

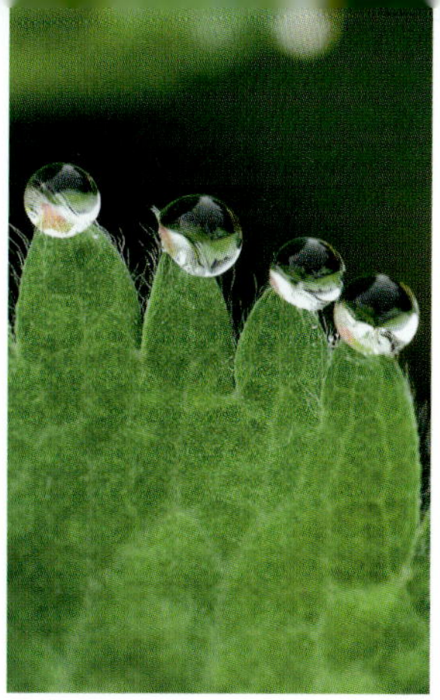

»Tautropfen«, Sehnsucht der Alchemisten.

Wie der Name vermuten lässt, gehört Frauenmantel zu den wichtigsten Heilkräutern für Frauen. Er wird oft zusammen mit Schafgarbe und Gänsefingerkraut verwendet. Alle drei helfen bei vielen typischen Frauenkrankheiten. Frauenmantel wirkt sowohl äußerlich als Sitzbad oder Waschung als auch innerlich in Form von Tee oder Smoothies. Das Frauenkraut reguliert den weiblichen Hormonhaushalt durch Phytohormone (pflanzliche Hormone), hilft bei Erkrankungen des Unterleibs, bei Menstruationskrämpfen oder zu starker Monatsblutung. Aber auch als Wundkraut bei blutenden Verletzungen wurde es eingesetzt.
Für die Wildkräuterküche eignen sich vor allem die jungen Blätter in Salaten, Suppen oder als Gemüse.

VERWENDETE PFLANZENTEILE
das ganze blühende Kraut

ERNTE
Das blühende Kraut ernten wir von Mai bis August bei zunehmendem Mond, am besten an einem Blatttag.

WIRKUNG BEIM RÄUCHERN
schützend, fördert die Kreativität und Schaffenskraft, unterstützt die weibliche Intuition, für Liebes- und Fruchtbarkeitsrituale

Frauenmantel wirkt auch verräuchert besonders stark auf Frauen. Schon die Germanen legten ihn bei Liebes- und Fruchtbarkeitsritualen auf die glühende Kohle. Der Rauch sollte eine Schwangerschaft begünstigen oder Frauen bei unerfülltem Kinderwunsch oder nach einer Fehlgeburt Trost spenden. Auch Kindbettdepressionen kann Frauenmantel-Rauch erleichtern. Bei dominanten, aufbrausenden Männern weckt sein Rauch eher feminine Seiten und Eigenschaften.
Vom Rauch des Frauenmantels geht eine liebevolle, beschützende Kraft aus. Wie ein schützender Mantel oder eine sanfte Umarmung hüllt uns sein Duft ein. Kleinere seelische Verletzungen können heilen.
Unsere weiblichen Qualitäten, wie Sanftmut, Schaffenskraft und Entschlossenheit, kommen wieder zum Vorschein. Intuition und Kreativität werden geweckt. Beim Räuchern wird die gebärende Energie des Frauenmantels freigesetzt. Wir möchten etwas schaffen und ein neues Projekt in die Welt setzen. Wir haben Lust, die Wohnung umzugestalten, ein Bild zu malen oder die Gartenbank zu streichen. Wir machen Dinge, die wir schon lange tun wollten.

RÄUCHERTIPP
Frauenmantel kann gut einzeln verräuchert werden. Sinnlich duftende Pflanzen wie Lavendel, Rosenblüten und Myrte passen zu einem Liebes- oder Fruchtbarkeitsritual. Den heilenden Effekt verstärken Ringelblume, Mariendistel, Mariengras und Goldrute.

WEITERE PFLANZEN UND HARZE FÜR KREATIVITÄT
Hopfen (→ Seite 76), Iriswurzel (→ Seite 96), Quittensamen (→ Seite 100), Rosmarin (→ Seite 92), Schafgarbe (→ Seite 150).
Copal (→ Seite 48), Fichtenharz (→ Seite 44), Myrrhe (→ Seite 49), Propolis (→ Seite 46).

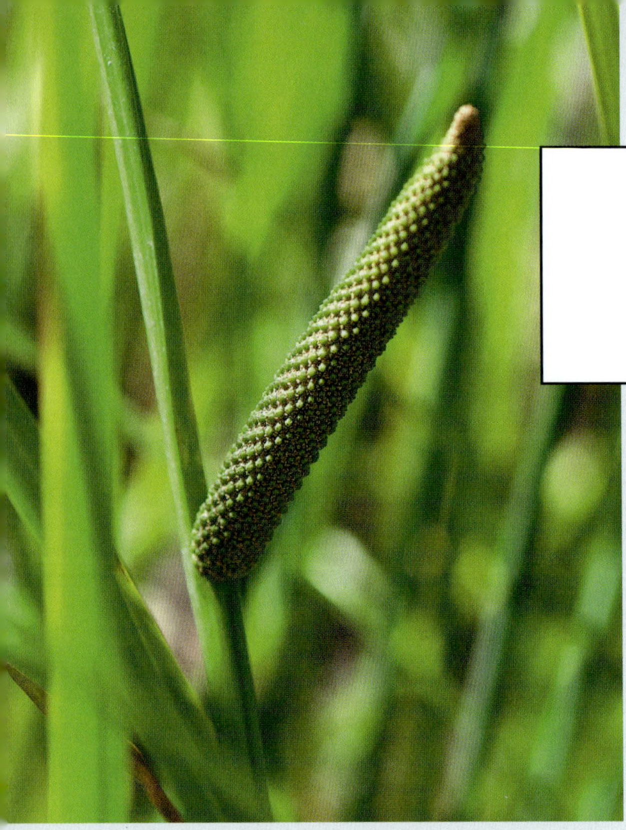

KALMUS

Acorus calamus

Kalmusgewächse !

STANDORT

Kalmus wächst am Ufer und im Flachwasserbereich stehender oder langsam fließender, nährstoffreicher Gewässer. Im 16. Jahrhundert wurde der vermutlich aus Indien stammende Kalmus in Europa eingebürgert. Als Zierpflanze ist er für den Rand des Gartenteichs in Wildpflanzengärten zu empfehlen.

AUSSEHEN

Die mehrjährige Röhrichtpflanze kann am richtigen Standort 60 bis 120 cm hoch werden. Die schilfähnlichen Blätter des Kalmus sind bis 2 cm breit und am Rand meist gewellt. Weitere Merkmale sind der dreikantige Stängel und der kolbenförmige, scheinbar seitenständige Blütenstand. Sein bis zu 3 cm dickes, fleischiges Rhizom ist rötlich weiß, weich und duftet sehr aromatisch nach Kampfer. Durch Teilen des Rhizoms lässt sich die Pflanze leicht vermehren.

VOLKSNAMEN

Brustwurz, Deutscher Ingwer, Magenwurz, Pflanze der Venus, Schiffswurzel, Süßrohr, Wasserpfeffer, Zehrwurz

Die »Magenwurz« wurde schon 3 700 v. Chr. in einem chinesischen Kräuterbuch als lebensverlängerndes Magenmittel gepriesen. Das Wurzelpulver hat als Gewürz eine lange Tradition in Indien und Ostasien. Dort gehört es auch heute noch in die Curry-Mischung oder wird mit Muskatnuss, Zimt oder Vanille gemischt. Als Mittel für Magenbeschwerden und als Bestandteil der »Kyphi«-Räucherkugeln (→ Seite 160) war es schon im alten Ägypten bekannt.
Auch in der Bibel wird Kalmus mehrmals erwähnt. Er war nicht nur ein beliebter Räucherstoff, sondern auch duftender Bestandteil des heiligen Salböls. »Du bist wie ein Lustgarten von Granatäpfeln mit edlen Früchten, Zyperblumen mit Narden, Narde und Safran, Kalmus und Zimt, mit allerlei Weihrauchsträuchern, Myrrhe und Aloe, mit allen feinen Gewürzen«, heißt es im Hohen Lied Salomons.
Das Pulver aus seinem Rhizom wird im Ayurveda bei Schock und Koma zur Wiederbelebung der Patienten sowie als Aphrodisiakum eingesetzt. Die Indianer Nordamerikas schnupfen Kalmuspulver für rituelle Bräuche und medizinische Zwecke. Sogar in einigen handelsüblichen Schnupftabaksorten soll pulverisierter Kalmus enthalten sein.

VERWENDETE PFLANZENTEILE

Rhizom, seltener die Blätter

ERNTE

Der beste Erntezeitpunkt für Kalmusrhizome ist im Oktober bei abnehmendem Mond, Vollmond oder Neumond an einem Wurzeltag. Das Rhizom hat einen hohen Anteil an ätherischen Ölen. Vor dem Trocknen sollten Blattreste und kleine Wurzelteile entfernt werden. Das getrocknete Rhizom wird entweder klein geschnitten, geraspelt oder gemahlen.
In hoher Dosierung und bei längerer Anwendung wirkt Kalmus leicht giftig.

WIRKUNG BEIM RÄUCHERN

kräftigt das Nervensystem, stärkt Gehirnleistung und Konzentration, wirkt ausgleichend, geistig aufhellend und vitalisierend für Körper und Geist

MISCHUNG »WACHER GEIST«

1 Teil Pfefferminze
1 Teil Birkenholz
1 Teil Eisenkraut
½ Teil Kalmuswurzel
1 Teil Dammarharz

Wie oft fühlen wir uns im Alltag ausgelaugt, körperlich und seelisch erschöpft. Oder eine Krankheit war sehr kräftezehrend, und wir müssen uns erst wieder regenerieren. Eine Kalmus-Räucherung kann da helfen. Sie wirkt verjüngend auf unser Gehirn und das ganze Nervensystem. Kalmus-Rauch reinigt, vitalisiert, baut auf und fördert die zerebrale Durchblutung. Die Gedächtnisleistung wird verbessert und das Selbstbewusstsein gesteigert. Wir werden aufmerksam, bleiben konzentriert bei der Sache, fühlen unsere innere Stärke zurückkommen und sind wieder voller Energie. Durch den aromatisch-herben Duft galt Kalmus in der Antike als Symbol für männliche Vitalität und für weltlichen Erfolg. Im alten Ägypten und in Mesopotamien wurde Kalmus »Süßrohr« genannt. Es war ein beliebtes Räucherwerk, von dem man glaubte, dass es den Göttern gefiel. Auf einer Keilschrifttafel aus dem 7. Jahrhundert v. Chr. wird auf der 11. Tafel des Gilgamesch-Epos eine Räucherung beschrieben. Auch in der indianischen Räuchertradition wird Kalmus bei Zeremonien eingesetzt. Die Cheyenne streuen ihn in Schwitzhütten zur Reinigung und Gesunderhaltung auf glühende Steine. Oder sie räuchern und rauchen Wurzelteile und Blätter der Pflanze zur medizinischen Unterstützung bei Kopfschmerzen, Husten und Erkältungen. In der tibetischen Medizin und im indischen Ayurveda wird Kalmus wegen seiner verjüngenden Wirkung auf Geist und Nerven und wegen seiner reinigenden, vitalisierenden Kraft sowohl eingenommen als auch verräuchert.

RÄUCHERTIPP

Die anfangs süßliche Note und die ätherischen Öle verflüchtigen sich rasch beim Räuchern. Zurück bleibt ein scharfer, holziger Duft, der etwas an Zimt erinnert. Mischt man Kalmus entweder mit Alant oder mit Styrax und Mastix, wird der Duft angenehm mild. Möchten Sie die vitalisierende Wirkung verstärken, streuen Sie etwas getrocknete, unbehandelte Schale von Bio-Zitronen oder Bio-Orangen dazu.

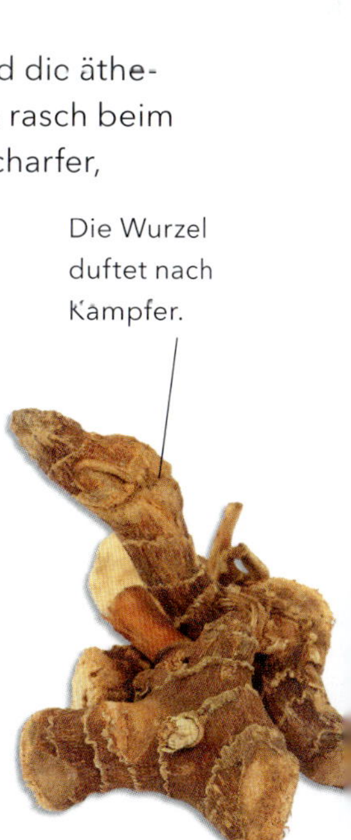

Die Wurzel duftet nach Kampfer.

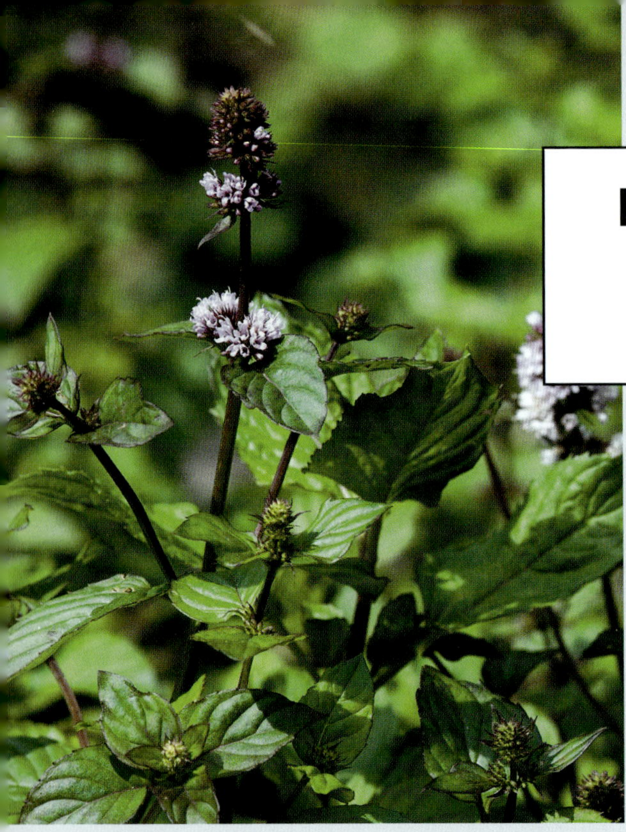

PFEFFERMINZE

Mentha x piperita

Lippenblütler

STANDORT

Selten trifft man Pfefferminze verwildert an. Sie gedeiht in humosen, leicht feuchten Gartenböden in Sonne und Halbschatten. Man sollte sie an Stellen auspflanzen, an denen sich ihre Wurzelausläufer ungestört ausbreiten dürfen. Im Gemüsebeet oder Kräutergarten verdrängt sie gern andere Pflanzen. Für Terrasse und Balkon wählen Sie große Pflanzgefäße. Ein Rückschnitt vor der Blüte fördert den frischen Austrieb.

AUSSEHEN

Die ausdauernde Staude ist mehrjährig und kann 30 bis 90 cm hoch werden. Alle Pflanzenteile duften unverwechselbar und stark aromatisch nach ätherischen Ölen. Die Blätter sind kreuzgegenständig angeordnet, dunkelgrün, oval und spitz zulaufend mit grob gezähnten Rändern. Kennzeichen der Pflanzenfamilie sind die helllilafarbenen Lippenblüten und der glatte, vierkantige Stängel in dunklem Violett.

VOLKSNAMEN

Ackerminze, Adlerminze, Balsam, Edelminze, Englische Minze, Flohkraut, Gartenminze, Katzenkraut, Teeminze

Die alten Ägypter legten den Pharaonen Minze ins Grab. Die Griechen opferten sie ihren Verstorbenen oder pflanzten sie auf deren Gräber. Wie aus Quellen bei den griechischen Gelehrten Hippokrates und Theophrast ersichtlich ist, wurde Minze schon in der Antike zu Heilzwecken angebaut. Die Römer sollen das duftende Kraut auf den Fußboden gestreut haben, um bei Gelagen die Esslust anzuregen.

In den Ländern rund um das Mittelmeer nimmt Minze einen hohen Stellenwert ein, was wahrscheinlich an den erfrischenden, kühlenden Eigenschaften der Pflanze liegt. Aber auch bei uns wird sie inzwischen nicht nur bei körperlichen Beschwerden eingesetzt, sondern als Erfrischungsgetränk, in Salaten, Süßspeisen und deftigen Fleisch- oder Fischgerichten aufgetischt. Aus vielen Produkten ist Minze gar nicht mehr wegzudenken, wie Kaugummis, Zahncremes, Bonbons oder Schokolade.

Der Mönch Walahfried von Strabo schrieb im 9. Jahrhundert in seinem Gartenbuch: »Wer alle Kräfte, Arten und Namen der Minzen vollständig aufzählen kann, der kann ebenso gut auch sagen, wie viele Fische im Roten Meer schwimmen oder wie viele Funken der Ätna auswirft.«

Als Arzneimittel gilt nur die Echte Pfefferminze *(Mentha x piperita)*. Sie entstand durch eine Kreuzung von Wasserminze *(Mentha aquatica)* und Krauser Minze *(Mentha spicata)*. Es sind jedoch viele unterschiedliche Sorten von Minzen im Pflanzenfachhandel erhältlich, wie Schokoladen-, Feigen- oder Ananasminze.

Die Vielzahl wilder Minzen wird unter dem Namen »Grüne Minze« zusammengefasst. Unsere wichtigsten wild wachsenden Arten sind Rossminze *(Mentha longifolia)*, Krause Minze *(Mentha spicata)*, Waldminze *(Mentha silvestris)*, Ackerminze *(Mentha arvensis)* oder Wasserminze *(Mentha aquatica)*. Sie kommen sehr häufig vor, bilden mehr Blattgrün als die Pfefferminze und schmecken und duften wesentlich milder und süßer.

VERWENDETE PFLANZENTEILE

Blätter und Kraut

ERNTE

Der Duft ist intensiver, wenn Sie Minze-Arten in der Mittagszeit ernten. Die ätherischen Öle entfalten dann ihre ganze Kraft. Schneiden Sie Kraut und Blätter kurz vor der Blüte ab, am besten bei zunehmendem Mond an einem Blatttag. Es eignen sich alle Minze-Arten.

WIRKUNG BEIM RÄUCHERN

bringt Energie für Körper und Geist, wirkt reinigend, erfrischend, belebend, klärt die Gedanken, stärkt die Konzentration, unterstützt uns dabei, im Jetzt zu leben

Die alten Griechen verräucherten Minze vor allem bei Gedächtnisschwäche und Ohnmachtsanfällen. Das belebende Minzaroma kann Reiseübelkeit und Brechreiz vertreiben. Reibt man an einem Blatt und riecht daran, atmet man automatisch tief ein. Der Duft macht hellwach und lässt uns sofort präsent sein. Die reinigende Kraft von Minze ist erfrischend wie eine kalte Dusche an heißen Sommertagen.

Bei einer Hausräucherung bringt die Pfefferminze Bewohner und das Energiegefüge der Räume in die Gegenwart. Ihre desinfizierende Eigenschaft und der hohe Mentholanteil wirken wohltuend und lösend bei Erkältungen.

Auf dem Räuchersieb duftet die Minze zunächst intensiv nach Menthol, später eher krautig und erdig. Die Luft wird erfrischt, die Energien kommen in Fluss, der Körper wird vitalisiert. Stress und Anspannung verschwinden, unser Kopf wird wieder frei. Wir können klar denken und hochkonzentriert an einem schwierigen Projekt arbeiten. Dabei beweisen wir Durchhaltevermögen und bleiben motiviert. Bei langwierigen Sitzungen und Workshops wäre Pfefferminze als muntermachende Konzentrationshilfe die richtige Wahl.

RÄUCHERTIPP

Jede Minze-Art eignet sich zum Räuchern. Und jede entfaltet dabei eine andere Duftnote. Es lohnt sich, einige auszuprobieren.

Möchten Sie Ihre Konzentration verbessern, mischen Sie Minze mit etwas Galgant, Kalmuswurzel, Birkenknospen und -blättern.

WEITERE PFLANZEN UND HARZE FÜR KONZENTRATION

Hängebirke (→ Seite 110), Eisenkraut (→ Seite 144), Galgant, Goldrute (→ Seite 72), Kornblume, Rosmarin (→ Seite 92), Wacholderbeeren (→ Seite 56), Ysop (→ Seite 60). Copal (→ Seite 48), Dammar, Fichtenharz (→ Seite 44), Lärche (→ Seite 45), Weihrauch (→ Seite 48).

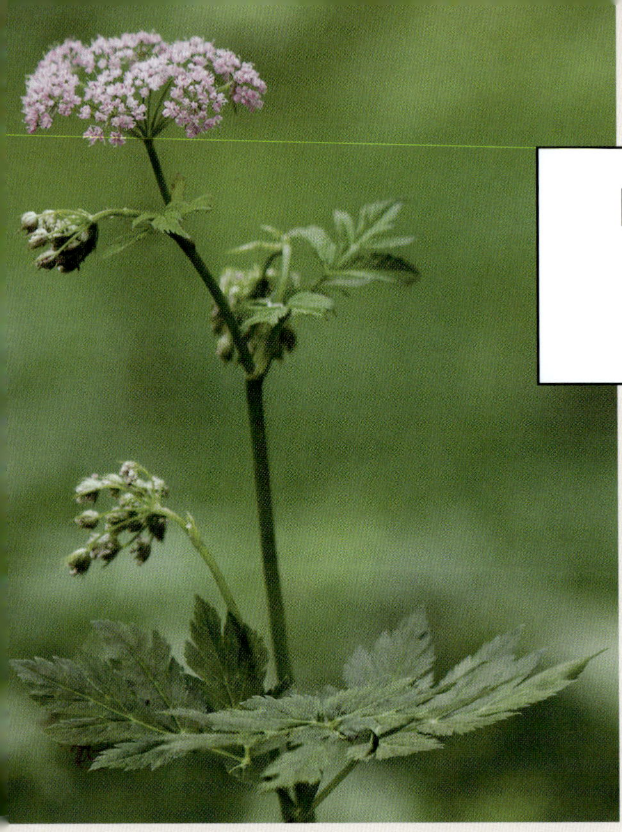

MEISTERWURZ

Peucedanum ostruthium

Doldenblütler

STANDORT

Die mehrjährige Gebirgspflanze kommt in den höheren Mittelgebirgen, den Pyrenäen und Alpen vor. Auf frischen, nährstoffreichen Bergwiesen, an Gebirgsbächen, in Hochstaudenfluren oder Grünerlen-Gebüschen fühlt sie sich am wohlsten. Sie gedeiht aber auch auf feuchten, möglichst humosen Standorten in Sonne oder Halbschatten im Garten.

AUSSEHEN

Die bis 1 m große Pflanze und ihr Rhizom duften würzig. Ihre weißen bis zart rosafarbenen Blüten sind in handtellergroßen Dolden angeordnet. Sie werden gern von Insekten besucht. Der runde, gerillte Stängel ist hohl und dennoch sehr stabil. Die unteren Blätter umgeben den Stängel mit bauchigen Blattscheiden. Sie sind meist doppelt 3-zählig gefiedert, die Teilblättchen grob gesägt.

VOLKSNAMEN

Bergwurz, Durstwurz, Ginseng des Westens, Kaiserwurzel, Magisterwurz, Ostrutwurz, Rauschwurz, Sirenenwurzel, Thomaswurzn, Viagra der Alpen

Es kann gut sein, dass Sie bei Ihrer letzten Bergwanderung einige Meisterwurzpflanzen ausgesät haben. Die winzigen Früchte bleiben gern in den Schuhsohlen von Wanderern oder in den Hufen der Almkühe und Gämsen hängen.

Der Name »Meisterwurz« spricht Bände. In der Volksheilkunde ist die Pflanze eine Meisterin unter den Heilkräutern, die »Wurz aller Wurzen«. Jahrhundertelang galt die Meisterwurz als Allheilmittel. Sie wurde bei vielen Beschwerden und Krankheiten bei Mensch und Tier eingesetzt, was ihr den Namen »Magistrantia« eintrug, die Meisterin.

Alle Pflanzenteile sind heilkräftig. Bis ins 19. Jahrhundert fertigte man aus der Pflanze Tee, Tinkturen, Salben, Tabletten, Schnaps, Räucherwerk und Amulette. Die getrockneten Blätter kamen zur allgemeinen Stärkung in den Schnupftabak oder wurden geraucht. Oder man verfütterte sie zur Beruhigung an Kühe und Pferde.

Bäuerinnen pflanzen die Heil-, Gewürz- und Räucherpflanze fleißig in den Gärten der Alpentäler an. Denn es macht der Meisterwurz nichts aus, wenn der Schnee im Frühjahr etwas länger liegen bleibt. Dort wird die Pflanze auch »Viagra der Alpen« genannt. Diese Wirkung drückt der Volksmund in etwa so aus: »Die Meisterwurz hilft dem

Meister auf die Meisterin.« Sowohl Paracelsus als auch die Kräuterbuch-Autoren Pietro Andrea Mattioli und Hieronymus Bock erwähnten den anregenden Effekt der Pflanze bereits in ihren Schriften.

Die »Bergwurz« verleiht dem Schabzigerkäse und einem Wurzelschnaps einen unverwechselbaren Geschmack. Die saftigen Stängel löschen noch heute den Durst mancher Sennerin. Und die Samen werden für frischen Atem und bei Halsweh gekaut.

Die Heilpflanze geriet fast schon in Vergessenheit. Mit der Wiedergeburt von Wildkräuterküche und Kräuterheilkunde in unseren Tagen kommt auch die Meisterwurz wieder zu Ehren.

VERWENDETE PFLANZENTEILE

die getrocknete, klein geschnittene Wurzel, seltener die Blüten und die Samen

ERNTE

In manchen Gegenden ist die Meisterwurz geschützt und darf nicht gesammelt werden! Bitte informieren Sie sich. Die Blüten sammeln wir von Juli bis August, die Wurzeln im Frühjahr oder Herbst an einem Wurzeltag bei abnehmendem Mond, Vollmond oder Neumond.

WIRKUNG BEIM RÄUCHERN

schützend, reinigend, keimtötend, befreiend, belebend, festigend, Abwehrkräfte und Selbstbewusstsein stärkend

Mit einer Meisterwurz-Räucherung wollte man schon im Mittelalter Unglück von Mensch und Tier, von Haus und Hof fernhalten. Im Alpenraum wird die zerkleinerte Wurzel zusammen mit Weihrauch traditionell in den Raunächten (→ Seite 170) verräuchert. Die Meisterwurz enthält, wie wir heute wissen, neben vielen anderen hochwirksamen Inhaltsstoffen auch Ostruthin, ein Kumarin, das in der Lage ist, Mykobakterien (sie sind unter anderem Krankheitserreger von Tuberkulose, Lepra oder Rindertuberkulose) bei Menschen und Tieren zu bekämpfen. Die Meisterwurz wirkt antibakteriell, virenhemmend, keimtötend und ist perfekt zum reinigenden Räuchern in Haus und Hof geeignet. Unsere Vorfahren taten demnach in einer Zeit, in der es weder Antibiotika noch Impfungen gab, instinktiv genau das Richtige. In der Erkältungszeit räumt Meisterwurz ordentlich auf, fördert die Genesung, stärkt unsere Abwehrkräfte, lindert die Beschwerden der Atemwege und verschafft uns wieder Luft zum Atmen.

Die kraftvolle Wurzel befreit uns mit ihrem Duft aus der Enge, weckt unsere Lebensgeister und gibt uns den Optimismus wieder zurück. Zuversichtlich besinnen wir uns auf unseren inneren Meister, schöpfen aus unserem Erfahrungsschatz und fühlen uns gefestigt und stark. So belebt erkennen wir, wo es in unserem Leben langgehen sollte. Natürlich kann uns die Meisterwurz nicht alle Probleme abnehmen, aber sie unterstützt uns dabei, das Vertrauen in unsere eigene Kraft zu setzen.

RÄUCHERTIPP

Auf dem Räucherstövchen duften die Wurzelstückchen balsamisch und würzig. Man kann sie traditionell mit Weihrauch mischen. Wacholder, Styrax, Beifuß und Engelwurz ergänzen Wirkung und Duft.

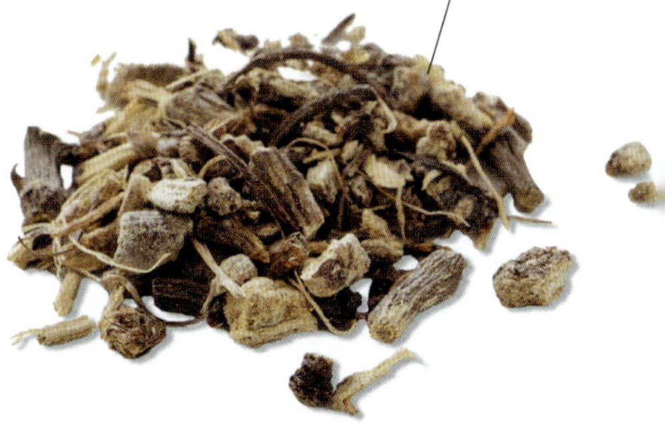

Der würzige Duft der Wurzel macht optimistisch.

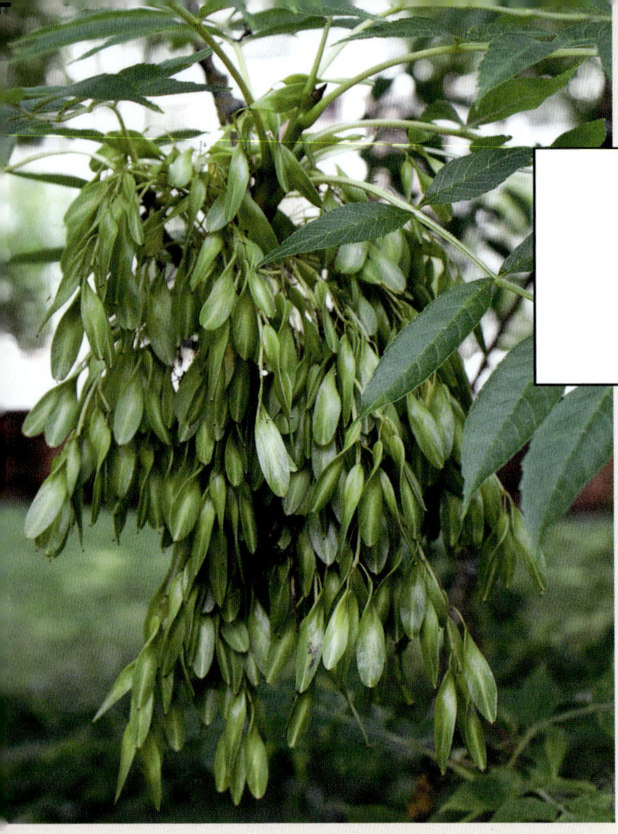

ESCHE

Fraxinus excelsior

Ölbaumgewächse

STANDORT

In krautreichen Laubmischwäldern, Au- und Schluchtwäldern, gern in der Nähe von Gewässern, trifft man die Gewöhnliche Esche an. Der Boden sollte locker, nährstoffreich und basisch sein. Eschen sind unkompliziert, aber als Tiefwurzler nur für große Gärten geeignet.

AUSSEHEN

Die Esche kann 45 m hoch und bis 300 Jahre alt werden. Die violetten Blütenrispen bilden sich ab dem 30. Jahr. Unverwechselbar sind die samtig schwarzen Winterknospen. Die geflügelten Samen stehen in dichten Büscheln. Die unpaarig gefiederten Blätter werden 20 bis 35 cm lang.

VOLKSNAMEN

Asche, Bogenbaum, Geissbaum, Oesch, Wundbaum

Ruder und Bootsrippen der keltischen Fischer waren aus Eschenholz. Die Kelten glaubten, Eschen hätten Macht über das Wasser und würden sie vor dem Ertrinken retten. Das keltische Gedankengut hielt sich offenbar vor allem in Wales und Irland. Denn noch im 19. Jahrhundert trugen viele irische Auswanderer bei der Überfahrt nach Amerika einen Talisman aus Eschenholz bei sich als Schutz vor dem Ertrinken.

Nicht nur für Bootsbauer war das Material interessant. Auch die Deichseln und Kufen der frühkeltischen Streitwagen waren aus dem Holz gefertigt. Das sehr harte, aber elastische Holz ließ sich manuell und maschinell bestens bearbeiten. Armbrüste, Speere und Lanzen für die Krieger oder praktische Werkzeugstiele zum Bestellen der Felder konnten daraus gedrechselt werden. Später kamen Sportgeräte dazu: Barrenholme, Skier, Schlitten oder Spazierstöcke. Das zähe Eschenholz hat auch die richtigen Eigenschaften für Furniere, Parkett, Treppen und Möbel. Und ein weiterer großer Vorteil ist, dass es ein schnell wachsender Rohstoff ist.

In der altnordischen Mythologie galt die Esche Yggdrasil als Weltenbaum, dessen Wurzeln die Verbindung zur Unterwelt herstellten, der Stamm zur Erde und die Baumkrone zur Oberwelt. Dies ist wohl aus mystischer Sicht der Grund dafür, dass die Druidenstäbe aus Eschenholz bestanden. Unsere Vorfahren glaubten an die Unheil abwehrende Kraft des Baumes. Man sagte ihm nach, dass Schlangen großen Respekt vor ihm hätten. Mit dem frischen Presssaft und dem Rauch von

Eschenblättern versuchte man, sich Schlangen vom Leib zu halten. Wurde trotzdem jemand gebissen, behandelte man ihn mit einem Absud aus Eschenrinde, -blättern und -wurzeln.

VERWENDETE PFLANZENTEILE

zerkleinerte Samen, Blätter, Knospen

ERNTE

Knospen, Blüten und Blätter ernten wir im Mai. Die beste Erntezeit für reife Samen ist von September bis Oktober bei abnehmendem Mond an Fruchttagen.

WIRKUNG BEIM RÄUCHERN

schützt vor Mobbing und Manipulation, wirkt transformierend (→ rechts), Selbstbewusstsein und Intuition fördernd, atmosphärisch reinigend, Rückführungen (→ Seite 59) und Orakeldeutungen unterstützend

Wo Menschen zusammenkommen, gibt es Klatsch und Tratsch. Schlimm wird dies aber erst, wenn eine Person ausgegrenzt wird. Die gemobbte Person fühlt sich ausgestoßen, ignoriert und wird oft noch verbal angegriffen. Alle Versuche, sich einzubringen, werden von vornherein abgeblockt. In manchen Fällen bleiben nur noch drastische Maßnahmen wie Wohnortwechsel oder eine neue Arbeitsstelle, um aus der unerträglichen Situation auszubrechen. Gegen Mobbing-Attacken kann man sich leichter wehren, wenn man sein eigenes Selbstwertgefühl aufmöbelt. Hier kann häufiges Räuchern oder ein Ritual mit Esche helfen. Insbesondere die Eschensamen fördern das Selbstbewusstsein und richten sogar Menschen wieder auf, deren Wille gebrochen wurde. Der Rauch der Samen legt sich wie ein schützender Mantel um uns, an dem ungerechtfertigte Kritik abprallt. Wir fühlen uns stark genug, Manipulationen abzuwehren und Menschen mit bösen Zungen gegenüberzutreten. Das Vertrauen in unsere Intuition wächst.

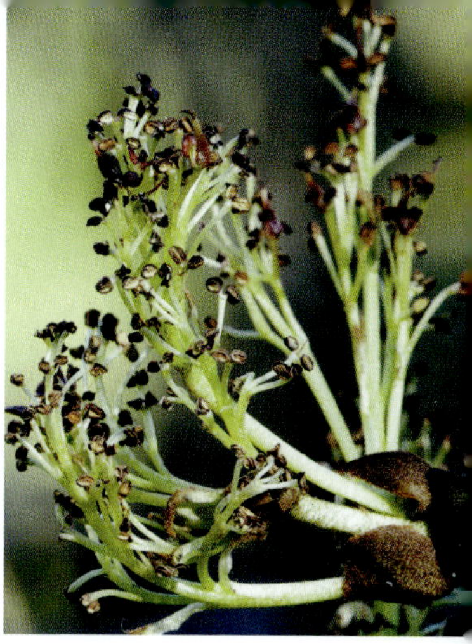

Die Blütenrispen erscheinen im April und Mai.

Die Kelten und Germanen wussten von dieser starken Wirkung der Esche. Sie verräucherten deren Samen und Blätter, um ihre Intuition zu stärken sowie das Orakeln und die Hellsichtigkeit zu intensivieren. Therapeutisch kann man Esche überall dort verräuchern, wo tiefe seelische Eindrücke verarbeitet werden müssen, zum Beispiel bei Rückführungen und Familienaufstellungen. So wie die Wurzeln der Esche tief ins Grundwasser vordringen, berührt ihr Rauch die Tiefen unserer Seele. Esche hat eine stark transformierende Kraft, kann also negative Energien in positive umwandeln. Die Räume werden atmosphärisch gereinigt, erhellt und wirken einladend für eine Meditation, ein Gebet oder eine Rückbesinnung auf das eigene Ich.

RÄUCHERTIPP

Knospen, Blätter und Samen duften kaum wahrnehmbar, wenn man sie allein verräuchert. Daher mischt man sie besser mit anderen Kräutern und Harzen – zur Stärkung des Selbstbewusstseins mit Wermut, Königskerze, Meisterwurz und Weinraute, für eine keltische Schutzräucherung mit Beifuß, Mistel, Wacholder, Eisenkraut und Kiefernharz.
Die Samen sollten Sie vor dem Räuchern etwas zerkleinern, falls Sie das versäumt haben, als sie noch frisch waren.

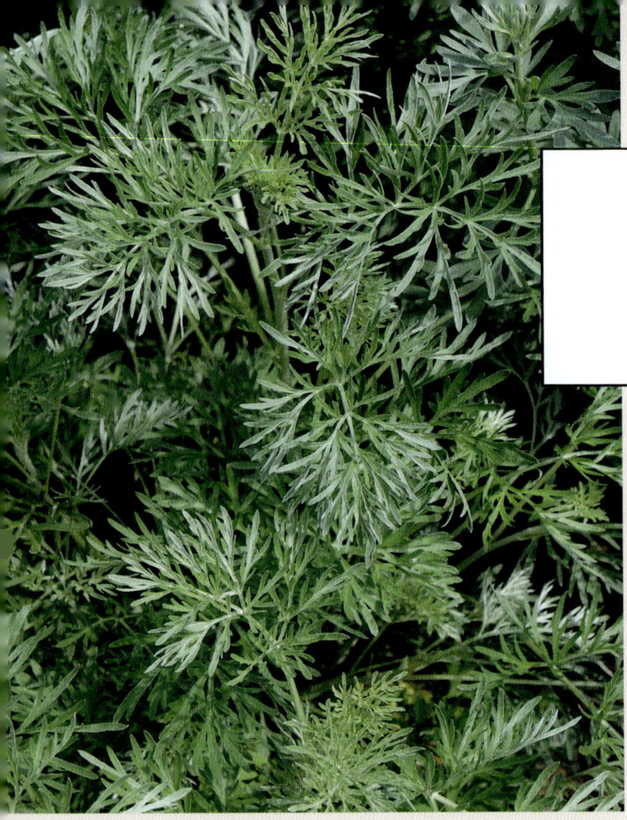

WERMUT

Artemisia absinthium

Korbblütler !

STANDORT

Der anspruchslose Wermut gedeiht auf mageren oder steinigen Ruderalflächen, an Wegrändern, in Weinbergen und an Mauern in sonniger Lage. Die ausdauernde Pflanze schützt Johannisbeeren vor Rostpilzen. Nachbarn wie Fenchel, Kümmel, Melisse und Salbei hemmt sie dagegen im Wachstum.

AUSSEHEN

Die mehrjährige Staude wird bis 150 cm hoch. Die ganze Pflanze ist einschließlich der 2- bis 3-fach gefiederten Blätter grau-filzig behaart und duftet aromatisch. Die kleinen Blütenköpfchen bestehen aus unscheinbaren gelblichen Röhrenblüten. Der Stängel verholzt am Grund.

VOLKSNAMEN

Absinth, Aetsch, Alsem, Bitterals, Bitterer Beifuß, Gottvergesse, Grabekraut, Hilligbitter, Magenkraut, Mottenstock, Wärmede, Wiegenkraut, Wolfszausert

Wer weiß, ob es die Impressionisten ohne Wermut oder besser gesagt ohne »die grüne Fee« zu solchem Ruhm gebracht hätten. Absinth, das Modegetränk in der Künstlerszene Ende des 19. Jahrhunderts, inspirierte Maler, Musiker, Intellektuelle und Schriftsteller zu Meisterwerken, die heute zu unseren Kunst- und Kulturschätzen zählen. Picasso, Gauguin, Van Gogh, Manet, Oscar Wilde, Hemingway und Victor Hugo sind nur einige aus der Künstlerriege, die sich von dem Schnaps aus Wermut, Anis, Fenchel und anderen Kräutern das Gehirn vernebeln ließen.

Der sprichwörtliche »Wermutstropfen«, der schöne Erfahrungen mit einer Spur Bitterkeit trübt, war in diesem Fall das Gift Thujon. Dieses ätherische Öl hat in kleinen Mengen als Tee oder Weinansatz gesundheitsfördernde Wirkung und macht als Gewürz fette Speisen bekömmlicher. Aber bei dauerhaftem und hochprozentigem Genuss kann es Gehirn und Nervensystem irreversibel zerstören und zu Lähmungen, Krämpfen und Bewusstseinsstörungen führen.

Der Volksmund sagt: »Wermut ist für alles gut.« Natürlich hatte man für Wermut noch weitere Verwendungszwecke. Er konnte Motten vom Kleiderschrank und Fliegen aus der Wohnung fernhalten oder Mäuse, die am liebsten ganze Bücher verspeisten. Dazu mischte man Wermut in die Schreibtinte.

VERWENDETE PFLANZENTEILE
Blüten, Triebspitzen, Kraut

ERNTE
Die Blüten ernten wir von Juni bis September, Kraut und Triebspitzen bei zunehmendem Mond, am besten an einem Blatttag.

WIRKUNG BEIM RÄUCHERN
ermutigend, motivierend, Selbstvertrauen stärkend, reinigend, schützend, klärend, heilend, kräftigend, inspirierend

MISCHUNG »NUR MUT«
1 Teil Katzenminze
1 Teil Wermut
1 Teil Meisterwurz
1 Teil Königskerze
½ Teil Galgant
½ Teil Fichtenharz

We(h)r-Mut. In seinem Namen steckt bereits die wichtigste seiner vielfältigen Wirkungen. Beim Abräuchern macht er uns Mut, uns zu wehren. Das Leben hält oft kraftraubende Situationen für uns bereit. Wir begegnen Menschen, die uns nicht wohlgesinnt sind, die übellaunig reagieren und dabei eine geballte Ladung negativer Energie gegen uns richten. Es ist nicht immer leicht, dem positive Kräfte entgegenzusetzen. Eine Wermut-Räucherung kann uns darin bestärken, nicht alles hinzunehmen. Mutig ziehen wir eine Grenze und treten für unsere Überzeugung ein. Wermut-Rauch motiviert uns, bei großen Widerständen nicht zu schnell aufzugeben. Er hilft uns dabei, Vergangenes loszulassen, das Leben kraftvoll anzupacken und keine Veränderungen zu scheuen. Selbstbewusst und zuversichtlich vertrauen wir auf unsere eigenen Fähigkeiten.
Manchmal kann man schon im Vorbeigehen bei Hausern Leblosigkeit spüren, als ob ein Schatten von Bedrohung, Wehrlosigkeit oder Schwäche darauf liegen würde. Entweder sind diese Gebäude Einflüssen von außen schutzlos ausgeliefert, oder es liegt an Problemen in der Familiendynamik, die weit zurückliegen können. Bei Heilritualen in der Familie spielt Wermut eine große transformierende Rolle (→ Seite 55). Gerade wenn Gewalt, Wut und schwere emotionale Verletzungen im Raum schwingen, kann Wermut in Verbindung mit Ysop, Engelwurz und Fichtenharz den Schmerz lösen, die Emotionen reinigen, versöhnlich stimmen und Licht ins Dunkel bringen. Schamanen geben bei der Heilarbeit in diesem Fall noch etwas Rainfarn dazu, um die löchrige Aura zu »flicken« und den Schutz wieder herzustellen. Es kann vorkommen, dass durch den Lösungsprozess ein übel riechender Geruch entsteht, der sich aber mit der Stimmung im Raum wandelt.
Wermut ist in vielen Räucherkulturen zu Hause. In Mexiko wird seine bewusstseinserweiternde Wirkung genutzt, indem man seine Blätter als Marihuana-Ersatz raucht.

RÄUCHERTIPP
Wermut passt gut in eine Visionsmischung, die den Geist inspiriert, zusammen mit Schafgarbe, Mohn, Habichtskraut, Lorbeer und etwas Copal.
Wenn man ihn allein verräuchert, entwickelt er einen aromatisch-würzigen Rauch, der etwas an Kampfer und Beifuß erinnert.

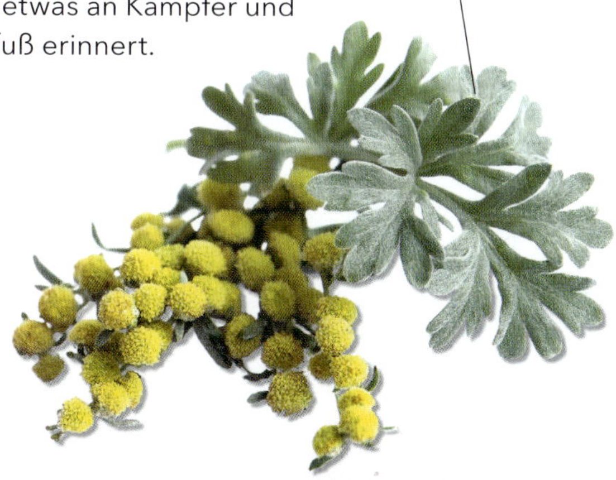
Mit Blüten und Blättern kann man räuchern.

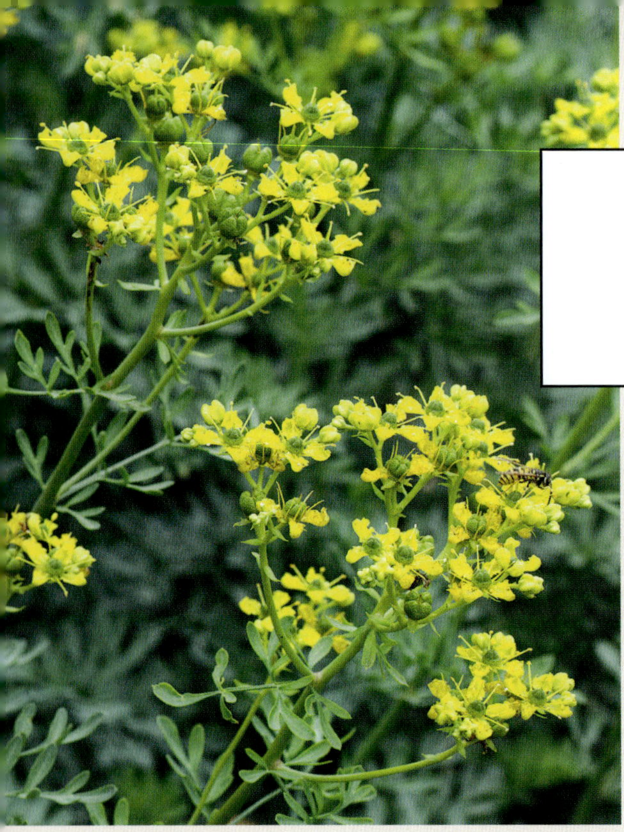

WEINRAUTE

Ruta graveolens

Rautengewächse !

In alten Schriften wird die Raute oft genannt. Dioskurides erwähnt sie als hilfreiches Kraut gegen vielerlei Krankheiten und als Abtreibungsmittel. Auch Marzell berichtet, dass ein Rautenbeet im »Jardin des Plantes« in Paris mit einem Eisengitter geschützt werden musste, weil es von Frauen, die ungewollt schwanger waren, geplündert wurde. In der Literatur gibt es widersprüchliche Rituale rund um die Raute. Einerseits konnte man mit ihrer Hilfe die Liebe eines Menschen entfachen, andererseits auch schwächen.

In einer Handschrift des 16. Jahrhunderts wird empfohlen, wie ein Verliebter die Liebe einer Frau gewinnen kann. Dazu musste er an einem Sonntag vor Sonnenaufgang und nach Sonnenuntergang im Namen seiner Angebeteten auf die Weinraute pinkeln, Salz darauf streuen und die Pflanze mit der Wurzel ausgraben. Die ganze Pflanze wurde dann zu Hause in der heißen Glut verräuchert unter dem Gemurmel einer lateinischen Beschwörungsformel, die in etwa lautete: »… so wie die Raute auf der Glut verbrennt, soll die Angebetete in Liebe zu mir entbrennen und keine Ruhe haben, bis sie mir zu Willen ist …«

Als magische Schutzpflanze vor Verhexung, Verzauberung oder möglicher Giftwirkung mischte man Weinraute in den Wein. Oder man steckte sie ans Fenster und ans Mieder. Vorbeugend gegen Krämpfe nähte man sie in Kissen und Betten. Die Pflanze soll auch Bestandteil des oberbayerischen Hexenrauchs gewesen sein, mit dem man Hexen in die Flucht schlagen wollte. Besonders intensiv duftende Pflanzen wie Rosmarin, Dill oder Rau-

STANDORT

Die Weinraute schätzt magere, durchlässige Erde und einen sonnigen, warmen Standort. In rauen Lagen ist ein Winterschutz mit Reisig oder durch Anhäufeln mit Erde zu empfehlen.

AUSSEHEN

Die dekorative Gartenpflanze ist mehrjährig und wird 50 bis 100 cm groß. Der runde Stängel ist unten verholzt und oben verästelt. Die blaugrünen Blätter haben Öldrüsen, die wie durchscheinende Punkte aussehen. Sie duften herb-aromatisch. Die gelbgrünen Blüten sind in Trugdolden angeordnet.

VOLKSNAMEN

Edelraute, Gartenraute, Kreuzraute, Raute

te galten als sehr hilfreich zur Abwehr von bösen Mächten und Geistern, weil diesen der Duft unangenehm war. Auch einige Rituale bei Augenkrankheiten sind überliefert.
In der Wildkräuterküche sollte das Kraut nur sparsam verwendet werden, denn in größeren Mengen ist es giftig. Als dezentes Gewürz verfeinert die Raute grüne Salate, Käse, Lamm- und Wildgerichte, Fisch, Suppen oder Soßen.

VERWENDETE PFLANZENTEILE

das ganze blühende Kraut

ERNTE

Wir ernten das blühende Kraut von Juni bis August bei zunehmendem Mond an einem Blatttag.

WIRKUNG BEIM RÄUCHERN

für ein gesundes Selbstbewusstsein, zur Ich-Stärkung

Weinraute ist eine sehr wichtige Räucherpflanze zur Stärkung des Selbstwertgefühls. Sie nimmt die Außenspannung weg und bringt unsere innere Stärke wieder zum Vorschein. Wir werden mutig und trauen uns wieder etwas zu. Derart gestärkt können wir es mit den Herausforderungen, die das Leben zu bieten hat, aufnehmen.
Bin ich willkommen? Bin ich gut genug? Der Selbstwert bestimmt maßgeblich darüber, wie wir uns fühlen, wie wir handeln und unser Leben gestalten. In der miasmatischen Homöopathie nach Samuel Hahnemann, dem Begründer der Homöopathie, werden bei chronischen Erkrankungen nicht nur die körperlichen Symptome, sondern auch die Einflüsse der Umwelt und die Einstellung des Erkrankten zu sich selbst berücksichtigt. Dabei spielen auch schicksalhafte Ereignisse in der Familie eine Rolle. Oft ist ein Anteil unserer Persönlichkeit von negativen Mustern geprägt, oder bestimmte Verhaltensweisen haben sich manifestiert, die ein harmonisches Zusammenleben blockieren. Lösende und herzöffnende Räucherpflanzen unterstützen dabei die therapeutische Arbeit. Eine Weinrauten-Räucherung kann helfen, wenn sich ein Familienmitglied in der Rolle gefangen sieht, eine Schuld, die schon längere Zeit die Familiengeschichte belastet, auf sich nehmen und dafür einstehen zu müssen.

RÄUCHERTIPP

Weinraute kann mit Meisterwurz, Eschensamen, Wermut oder Eichenmoos (→ Seite 141) gemischt werden, wenn das Selbstbewusstsein gestärkt werden soll.

WEITERE PFLANZEN UND HARZE FÜR DAS SELBSTBEWUSSTSEIN

Eichenmoos (→ Seite 141), Eisenkraut (→ Seite 144), Engelwurz (→ Seite 134), Galgant, Goldrute (→ Seite 72), Katzenminze, Königskerze (→ Seite 82), Quendel (→ Seite 58), Rainfarn (→ Seite 84), Rosmarin (→ Seite 92), Salbei (→ Seite 54), Silberdistel (→ Seite 98), Thymian, Silberweide (→ Seite 70).
Fichtenharz (→ Seite 44), Kirschgummi (→ Seite 47), Lärchenharz (→ Seite 45), Myrrhe (→ Seite 49), Styrax (→ Seite 49).

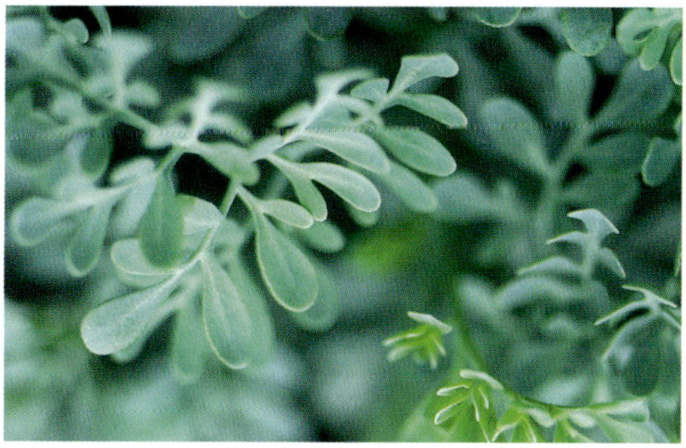

Die Inhaltsstoffe der Öldrüsen in den Blättern können zu Hautausschlägen und Lichtempfindlichkeit führen.

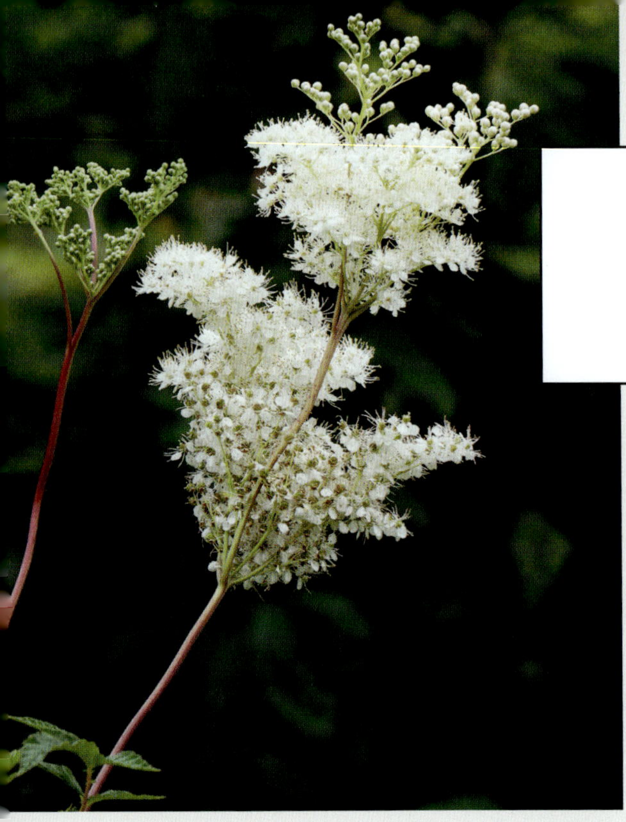

MÄDESÜSS

Filipendula ulmaria

Rosengewächse

Der betörend süße Duft, den das blühende Mädesüß in den Sommermonaten verströmt, lässt uns beim Spaziergang kurz vom Weg abkommen. Wir müssen einfach unsere Nase in den duftenden Blüten versenken. Jahrhundertelang streuten unsere Vorfahren das »Honigkraut« großflächig auf den Boden, um die Räume zu aromatisieren. Duft und Geschmack der Blüten und Blätter erinnern an Marzipan, Vanille und Honig. Daher passen sie in Blütenzucker, Kräuterlimonade oder Süßspeisen der Wildkräuterküche.

Die Kelten und Germanen verliehen mit Mädesüß dem Met mehr Würze und beugten damit gleichzeitig dem Kater nach übermäßigem Genuss des Getränkes vor. Denn ähnlich wie Aspirin enthält die Wildpflanze Salicylsäure-Verbindungen, die Kopfschmerzen lindern. Der frühere wissenschaftliche Gattungsname der Pflanze, *Spiraea ulmaria*, und die Acetylsalicylsäure standen Pate für die Bezeichnung des Medikaments Aspirin.

Mädesüß gehörte zu den Heilpflanzen, denen man zutraute, Unheil fernhalten zu können. Man glaubte sogar, dass die Staude das Glück anziehen und das Leben verlängern würde. Von der englischen Königin Elisabeth I. wird erzählt, dass sie Mädesüß in ihre Gemächer streuen ließ.

VERWENDETE PFLANZENTEILE

vor allem die Blüten, seltener Blätter und Triebspitzen

STANDORT

Die attraktive Pflanze fühlt sich an Bachufern, in feuchten Gräben, Auwäldern und Nasswiesen in Sonne und Halbschatten wohl. Sie passt ideal in die Feuchtzone beim Gartenteich.

AUSSEHEN

Die mehrjährige Pflanze wird 50 bis 150 cm hoch. Sie hat einen kantigen, rötlich überlaufenen Stängel, unpaarig gefiederte Blätter mit weißfilziger Unterseite. Ihre zahlreichen weißlichen bis cremefarbenen Blütchen bilden einen dichten Blütenstand. Der süße Duft lockt viele Insekten an. Die Früchte, auch Nüsschen genannt, wachsen in kunstvollen Spiralen.

VOLKSNAMEN

Bierkraut, Geißbart, Honigkraut, Immenkraut, Kraut der Königin, Metwurz, Sonnwendwedel, Spierstaude, Wiesenkönigin

ERNTE

Am besten ernten Sie die Blüten an Sonnwend oder von Juni bis August bei zunehmendem Mond oder Vollmond an einem Blütentag.

WIRKUNG BEIM RÄUCHERN

vernichtet Krankheitskeime, unterstützt Übergänge aller Art, fördert Intuition und Träume, Ritualpflanze für junge Mädchen

MISCHUNG »ZEIT FÜR NEUES«

½ Teil Wacholderbeeren
½ Teil Schneeheide
1 Teil Weißdorn
1 Teil Mädesüß
1 Teil Ysop
1 Teil Bernstein
1 Teil Lärchenholz oder -harz

Eine Mädesüß-Räucherung unterstützt Neuanfänge aller Art und hilft dabei, Vergangenes loszulassen. Nach einem schweren Verlust, sei es durch Tod oder Trennung von einem geliebten Menschen, schöpfen wir neue Kraft, um diesen Lebensabschnitt abzuschließen. Wir gehen gestärkt aus dieser Situation heraus und finden in das Leben zurück. Selbstbewusst packen wir den Neustart an und meistern unseren Alltag. Mädesüß-Rauch stimmt uns darauf ein, wenn sich unsere Partnerschaft verändert, wenn wir eine neue Stelle antreten, den Wohnort wechseln, in Rente gehen oder in die Wechseljahre kommen. Eine besonders schöne Tradition ist es, für seine Tochter ein Räucherritual mit Mädesüß zu zelebrieren, wenn ihre erste Blutung einsetzt. Das junge Mädchen wird zur Frau. Durch dieses Ritual wird Ihre Tochter in der Welt der Erwachsenen willkommen geheißen. Ihre anfängliche Unsicherheit verschwindet, ihre Schmerzen werden gelindert, sie fühlt sich getröstet und gewinnt an Selbstvertrauen.
Bei den Bauern galt Mädesüß als Heilpflanze des Milchviehs. Sie wuschen die Euter mit einem Absud aus Mädesüß ab und räucherten Tiere und Ställe mit dem getrockneten Kraut aus. Manche Imker wischen noch heute die Bienenstöcke zur Gesunderhaltung der Bienenvölker damit aus.
Zur Sommersonnenwende beginnt diese Pflanze an den meisten Standorten zu blühen, und genau dann soll sie am heilkräftigsten sein. Deshalb wurde sie in Deutschland und Österreich bei den Sonnenwendfeiern zum Schutz vor bösen Mächten ins Feuer geworfen. Da Mädesüß dem Mond zugeordnet ist, kann es Intuition und das Traumbewusstsein fördern.

RÄUCHERTIPP

Auf Kohle entwickelt Mädesüß einen würzigen Duft. Der Rauch reinigt, desinfiziert und tötet Krankheitskeime. Aber er wirkt auch belebend und stimmungsaufhellend. Alte Verhärtungen können sich lösen. Wir werden geerdet und seelisch gestärkt. Verräuchern Sie Mädesüß pur oder gemischt mit Fichtenharz oder Myrrhe.
Möchten Sie den Aspekt des Neubeginns unterstützen, passen Weißdorn, Holunder und Rosmarin sehr gut dazu. Kamille und Lavendel geben heilende, wärmende Impulse.

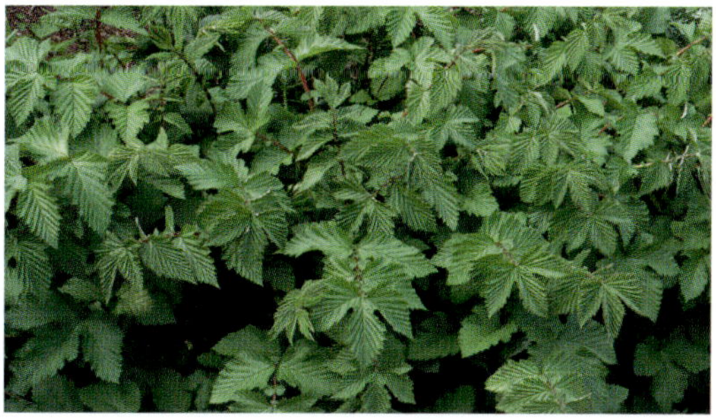

Vor allem die Blätter enthalten eine Salicylsäure-Verbindung, die Fieber senkt und Entzündungen hemmt.

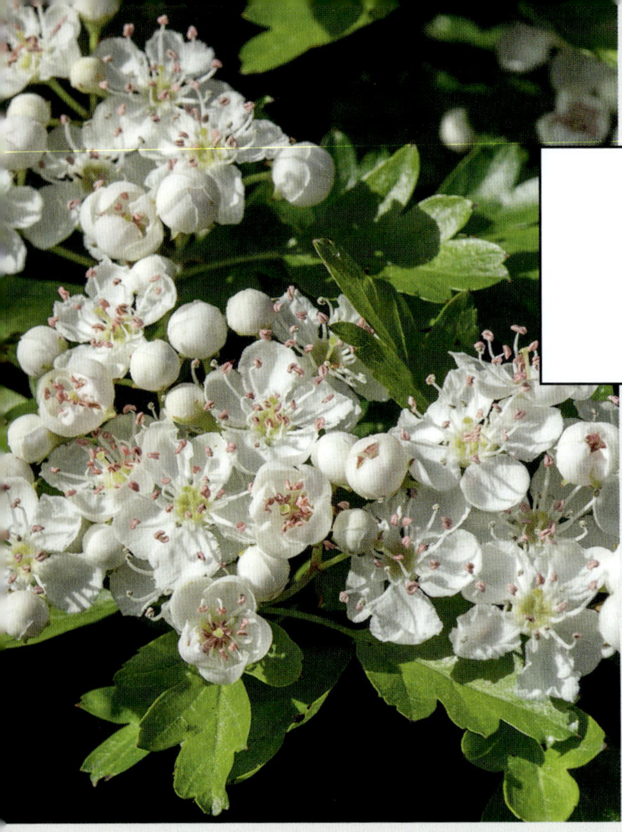

WEISSDORN

Crataegus monogyna

Rosengewächse

VOLKSNAMEN

Baldrian des Herzens, Christdorn, Elfenbeere, Hagedorn, Heckendorn, Mehlbeere, Schlafdorn, Zaundorn

STANDORT

In fast jeder Wildhecke, an steinigen Hängen oder in lichten Wäldern kann man ihn entdecken. Er bevorzugt basenreiche, kalkhaltige Böden in sonniger Lage und ist ein wertvolles Vogelschutzgehölz.

AUSSEHEN

Der winterkahle Strauch oder Baum kann mehrere Hundert Jahre alt und bis 10 m hoch werden. Beim Eingriffeligen Weißdorn sind die etwa 4 cm langen Blätter tief gelappt, meist drei- bis fünflappig, herzförmig, wechselständig, oberseits glänzend dunkelgrün, unterseits heller. Nach dem Laub erscheinen am mehrjährigen Holz die weißen, radiären Blüten. Sie verströmen einen ungewöhnlichen Geruch. Die roten, beerenartigen Apfelfrüchte sind eiförmig-kugelig mit einem Steinkern. Die Äste haben 6 bis 15 mm lange Dornen.

Weißdorn ist gut fürs Herz! Er ist das Universal-Herzmittel schlechthin, was 1896 wissenschaftlich bestätigt wurde. Seitdem fanden seine Blätter, Blüten und Beeren zunehmend Verwendung bei der Behandlung von Herz- und Kreislaufbeschwerden und zur Stärkung des Herzens, weshalb er auch als »Baldrian des Herzens« bezeichnet wird.

Der dornenbewehrte Hagedorn schützte schon bei den Kelten als Einzäunung Siedlungen und Höfe vor bösen Mächten und dem wilden Umland. Auch wurden Weißdornzweige über die Stalltür gehängt, um Hexen abzuwehren. Weidetiere fraßen die zarten Blätter, was den Austrieb der Pflanze förderte und dafür sorgte, dass die Einfriedung immer undurchdringlicher wurde. Hinter so einem dichten und stacheligen Schutz konnten unsere Vorfahren beruhigt schlafen. Wohl aus diesem Grund wurde er in Märchen und Geschichten vieler Kulturen mit einem Schlafzauber belegt.

Der Häuptlingsbaum der Kelten war der »Weißen Göttin«, der Frühlingsgöttin, geweiht, die für Fruchtbarkeit im neuen Jahr stand. Es war bei Todesstrafe verboten, ihn zu fällen. Noch heute gilt er in Irland, Wales und Schottland als Wohnstatt der Feen und Pforte zur Anderswelt. Viele Menschen pilgern zu den »Hawthorn trees«, bitten um Rat bei einem Problem und lassen zum Dank ein kleines Geschenk zurück, meistens in Form eines

Bandes. Schon von Weitem kann man die mit Weihegaben bunt geschmückten Bäume bewundern (→ Foto Seite 183).

Überall in Europa gab es bis ins 18. Jahrhundert einen Abstreif- oder Durchschreitungszauber. Durch einen Bogen aus zusammengebundenen Weißdornzweigen zwängten sich Kranke und Haustiere, um ihre Krankheiten oder Parasiten abzustreifen.

Der wissenschaftliche Gattungsname *Crataegus* hängt mit dem griechischen Wort »krataios« (= stark, fest) zusammen. Er weist auf das harte Holz des Weißdorns hin. Es wurde früher für Drechslerarbeiten und zum Schnitzen verwendet und eignete sich sehr gut für Alltagsgegenstände wie Spindeln, Werkzeugstiele oder Spazierstöcke.

Egal, ob als Hecke oder Busch, der Weißdorn ist ein perfekter Nistplatz für viele Vögel. Er bietet Lebensraum und Nahrung für blattfressende Insekten (Phytophagen) und mehr als 100 Schmetterlingsarten, von denen einige bereits auf der Roten Liste stehen, wie Birkenzipfelfalter, Segelfalter oder Trauer-Grünwidderchen. Wenn Sie Wert auf einen naturnahen Garten legen, sollten Sie auf alle Fälle dem Weißdorn einen Platz einräumen. Er dankt es Ihnen nicht nur mit heilkräftigen Blüten, Blättern und Früchten für Ihre Hausapotheke, sondern auch für die Wildkräuterküche und Räucherschale.

VERWENDETE PFLANZENTEILE

Blüten, Blätter, Früchte

ERNTE

Die Blüten ernten wir von Mai bis Juni bei zunehmendem Mond oder Vollmond, am besten an einem Blütentag, die Blätter von April bis Oktober, die Früchte von September bis Oktober.

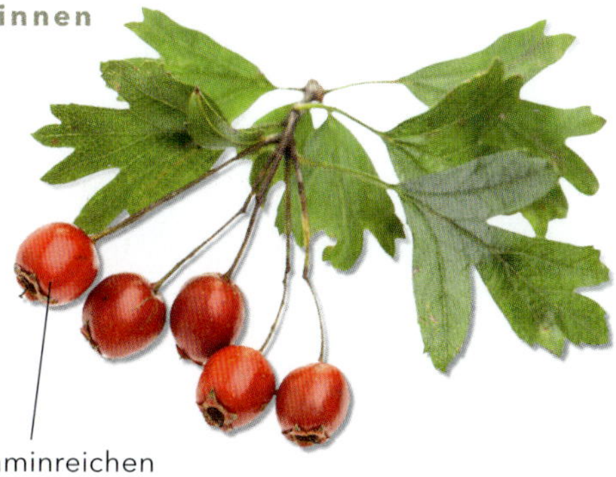

Die vitaminreichen Früchte sind gut fürs Herz.

WIRKUNG BEIM RÄUCHERN

hilft beim Loslassen und Überwinden von Schicksalsschlägen, lässt den Neubeginn wagen, öffnet das Herz

Der Hagedorn grenzt vom Alltag ab, lässt uns abschalten, ausruhen, neue Kraft tanken. Wir streifen Altlasten ab, reflektieren das Vergangene und lernen daraus. Nach Rückschlägen oder Wendepunkten in unserem Leben, wenn wir auf der Suche nach neuen Impulsen sind, macht uns eine Weißdorn-Räucherung Mut für einen Neuanfang. So wie er unseren Körper schützt und heilt, hat er auch positiven Einfluss auf unsere Seele. Er macht uns widerstandsfähiger für die »Ellbogenmentalität« im Berufsalltag und hilft überall dort, wo eine gewisse »Herzlosigkeit« vorherrscht. »Mit den Augen des Herzens sehen« lautet die Botschaft des Weißdorns. Wir können alles, woran unser Herz hing, loslassen. Nach Liebeskummer oder dem Verlust eines geliebten Menschen fühlen wir uns getröstet. Eiserne Ketten werden gesprengt, unser Herz öffnet sich für neue Erfahrungen und Eindrücke. Dadurch steigt die Lebensqualität.

RÄUCHERTIPP

Blätter, Blüten und Früchte haben eine ähnliche Wirkung, sie duften aber unterschiedlich. Eine leicht süßliche Mischung für den Neubeginn entsteht, wenn Sie Weißdornbeeren mit Lärchenharz, Hopfenmehl, Mädesüß und etwas Holundermark mischen.

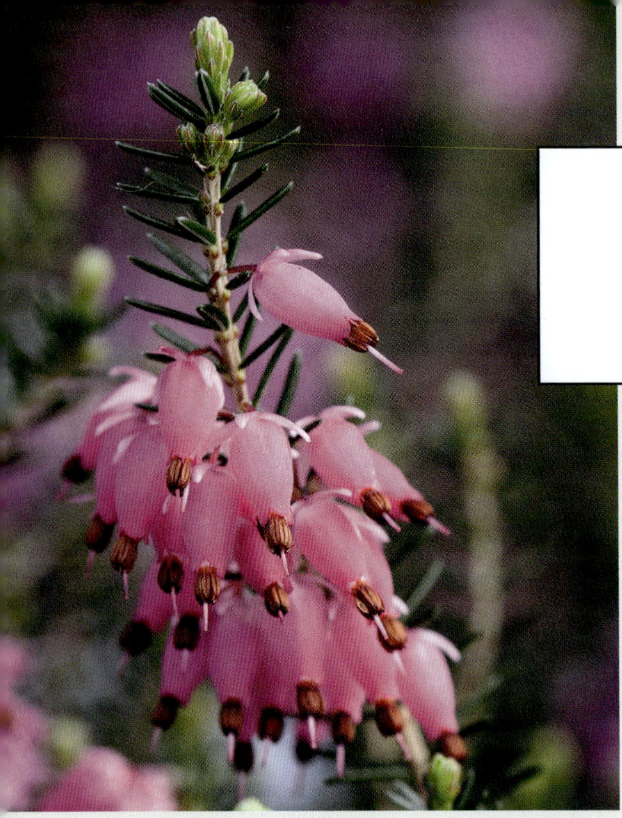

SCHNEEHEIDE

Erica carnea

Heidekrautgewächse

STANDORT

Die Schneeheide besiedelt in den Gebirgen Mittel- und Südeuropas, nördlich bis zum Fichtelgebirge, lichte Lärchen- und Kiefernwälder sowie Latschengebüsch auf flachgründigen, meist kalkhaltigen Böden. Sie lebt in Symbiose mit einem bestimmten Wurzelpilz im Boden. Nur wenn sie mitsamt der Topferde eingepflanzt wird, kann sie in einem Heide-, Stein- oder Felsengarten gedeihen.

AUSSEHEN

Der immergrüne, frostharte Zwergstrauch ist mehrjährig und wird 25 cm hoch. Die nadelförmigen Blätter stehen zu viert in Quirlen. Die Blüten bilden eine einseitswendige Traube am Ende der Stängel. Aus den glockenförmigen rosaroten, seltener weißen Blütenröhren ragen braunrote bis karminrote Staubbeutel wie ein Glockenklöppel heraus. Das unterscheidet die Schneeheide von der ähnlichen Glockenheide *(Erica tetralix)*, die vor allem in Norddeutschland vorkommt.

VOLKSNAMEN

Alpenheiderich, Brüsch, Frühlingsheidekraut, Haadach, Riblehard, rote Grampen, Senfdach, Winterheide

Als ob sie den langen Winter verabschieden möchte, blüht die Schneeheide bereits Ende Januar in sonnigen Kiefernwäldern zur Freude der ersten fliegenden Wildbienen. »Carnosus« bedeutet »fleischig«. Ob das nur ein Hinweis auf die Blütenfarbe ist? Früher glaubte man, dass die Schneeheide aus dem Blut gefallener Krieger sprießt.

In der Volksheilkunde gilt die Schneeheide als entkrampfendes, nierenstärkendes, schweißtreibendes, schmerzstillendes und sanft entwässerndes Mittel. Im Gegensatz zur Glocken- und Besenheide *(Calluna vulgaris)* enthält sie kein Arbutin und kann daher als Sitzbad bei leichten Blasenentzündungen bei Kindern und Schwangeren angewendet werden.

Beim Räuchern bieten jedoch die »Besenkräuter« Glockenheide *(Erica tetralix)* und Besenheide *(Calluna vulgaris)* guten Ersatz mit ähnlicher Wirkung für die Schneeheide. Diese beiden Arten bilden aber erst im Herbst leuchtende Blütenteppiche an Waldrändern, in Heiden und Dünen. Mit den Besenkräutern fegte man früher nicht nur Kehricht, sondern auch unreine Geister und Dämonen aus dem Haus. Und sie galten als »Beruf- oder Beschreikraut«, mit dem man Krankheiten und Verwünschungen loswerden konnte. Hexen hielt man mit einem Kranz aus Heidekraut vom Haus fern. Ein Absud im Badewasser sollte helfen, um sich von Verzauberungen reinzuwaschen.

VERWENDETE PFLANZENTEILE

das blühende Kraut

ERNTE

Wir ernten das blühende Kraut von Januar bis April bei zunehmendem Mond an einem Blütentag.

WIRKUNG BEIM RÄUCHERN

hilft beim Loslassen, unterstützt Übergangszeiten aller Art und den Neubeginn, setzt Heilungsimpulse

Früher sollte eine Besenheide-Räucherung die Lebensmittel in der Vorratskammer länger frisch halten, in Ställen das Vieh beruhigen und zusätzlich dafür sorgen, dass die Kühe mehr Milch gaben. Der wissenschaftliche Name *Calluna* bedeutet übersetzt »reinigen, fegen«. Der Rauch reinigt die Luft und »putzt kräftig durch«.

Wenn ein Lebensabschnitt zu Ende geht und etwas Neues ansteht, ist die Schneeheide genau das richtige Räucherkraut. So wie sie innerlich angewendet auf unsere Ausscheidungsorgane wirkt, den Körper entgiftet und gleichzeitig stärkt, unterstützt sie uns auch beim Räuchern. Wir lösen uns von allem, was uns nicht mehr guttut. Wir lassen endlich los, werden flexibel und akzeptieren die Veränderung. Deshalb passt Schneeheide perfekt zu einem Mariä-Lichtmess-Ritual in der Wintermitte. Während ringsum die Welt noch in Kälte erstarrt ist, durchbricht die Schneeheide die frostige Schneedecke und wagt sich mit ungebrochenem Lebenswillen ans Licht zu den ersten wärmenden Sonnenstrahlen.

Heilpflanzen, die gern auf Kalk wachsen, sind von der Signatur her besonders dafür geeignet, etwas in Schwung zu bringen und erstarrte Prozesse aufzulösen. Bei der Schneeheide trifft dies auch im seelischen Bereich zu. Gerade bei jungen Mädchen hat sich die Schneeheide bewährt, wenn Blasenentzündungen in der Nacht vor Prüfungen auftreten. Bei seelischem Druck verräuchert kann sie zusätzlich zur medizinischen Therapie Heilungsimpulse setzen.

RÄUCHERTIPP

Zum Räuchern können Sie Schnee-, Besen- und Glockenheide verwenden, da sie eine ähnliche Wirkung haben. Während die Schneeheide beim Räuchern einen krautigen, leicht süßen Honigduft entwickelt, ist der Geruch von Besen- und Glockenheide eher herb.

Sie lassen sich gut allein räuchern oder mit Kräutern und Harzen mischen, die sie gern in der freien Natur um sich haben: Kiefern- oder Lärchenharz, Wacholder und Flechten.

WEITERE PFLANZEN UND HARZE FÜR LOSLASSEN UND NEUES BEGINNEN

Goldrute (→ Seite 72),
Mariengras (→ Seite 66),
Rosmarin (→ Seite 92), Ysop
(→ Seite 60).
Bernstein (→ Seite 46),
Fichtenharz (→ Seite 44),
Kiefernharz (→ Seite 45),
Lärchenharz (→ Seite 45).

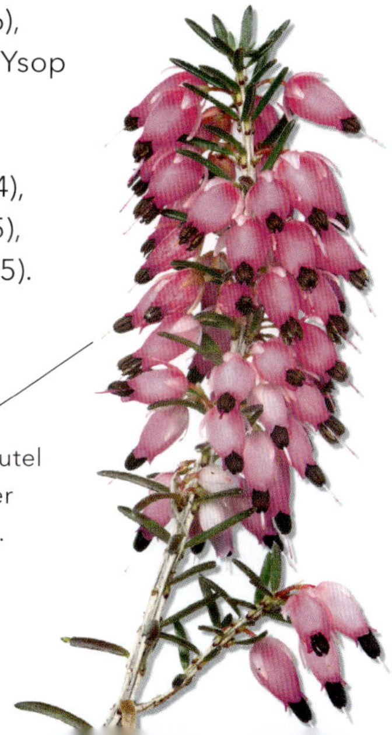

Die Staubbeutel ragen aus der Blüte heraus.

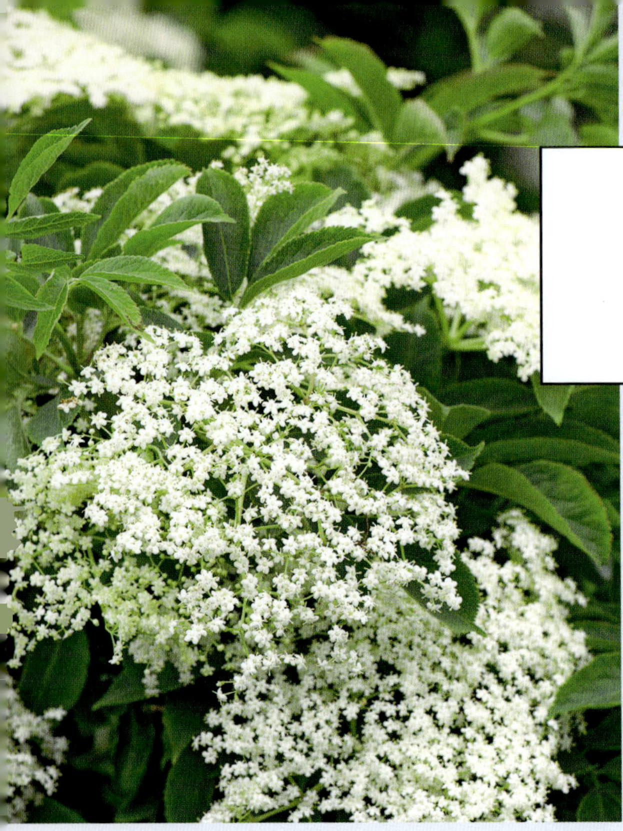

HOLUNDER

Sambucus nigra

Moschuskrautgewächse

STANDORT

Er gilt als Stickstoffanzeiger und bevorzugt frischen, tiefgründigen Boden. Holunder wächst in lichten Laubwäldern, Hecken, an Wegrändern und besonders gern in der Nähe menschlicher Siedlungen, an Haus- oder Stallmauern, in Bauerngärten. Es heißt, er sucht sich seinen Platz selbst aus, wenn man ihn lässt.

AUSSEHEN

Der anspruchslose, mehrjährige Strauch oder Baum kann bis zu 10 m hoch werden. Junge Zweige enthalten weißes Mark, ihre Rinde ist dünn und grün mit warzenartigen Poren. Die Rinde älterer Äste ist dagegen längsrissig, rau und hellgrau bis braun. Die unpaarig gefiederten Blätter haben einen gezähnten Rand. Die duftenden Blüten sehen wie kleine fünfzackige Sterne aus und stehen in handtellergroßen, schirmförmigen Trugdolden. Sie bilden ab August schwarzviolette Steinfrüchte an überhängenden, rot überlaufenen Fruchtständen. Roh sind die Früchte ungenießbar.

VOLKSNAMEN

Alhorn, Elhorn, Eller, Flieder, Holder, Holderbusch, Holler, Keilken, Kisseke

Die Holunderblüte läutet den Sommer ein. Frisch ausgebackene Hollerküchl schmecken noch heute nach der Lebensfreude unbeschwerter Kindertage. Mütter und Großmütter loben den Strauch voller Respekt mit den Worten »Vor dem Holunder musst du den Hut ziehen, denn ein Hollerbusch im Garten ist so wertvoll wie eine ganze Apotheke«. Alle Pflanzenteile sind heilkräftig. Bei Fieber oder Erkältung hilft eine Tasse goldgelber Hollertee, gesüßt mit Hollersirup. Roh können die dunklen, glänzenden Beeren Übelkeit verursachen, gekocht werden sie zu vitaminreichem Saft oder Gelee zur Stärkung der Abwehrkräfte.
Früher galt es als Sakrileg, einen Holunder achtlos zu stutzen oder zu fällen. Wer es trotzdem wagte, dem drohten Unglück, Krankheit oder gar der sichere Tod. Denn der heilige und segensreiche Holler war im Volksglauben der Wohnsitz der guten Hausgöttin Frau Holle und verband die Ober- mit der Unterwelt. Er schützte die Bewohner des Anwesens vor Unheil und Blitzschlag. Aus seinem Holz fertigten die Bauern Türriegel für die Stalltüren, um bösen Geistern den Zutritt zu verwehren. Holler galt zugleich als Geburts- und Todesbaum. Manche Völker präsentierten den Säugling, den

es zu beschützen galt, gleich nach der Geburt der Göttin im Holunder. In Nordeuropa wurden Verstorbene auf Holunderzweigen gebettet beerdigt. Die Peitsche des Leichenkutschers und der Zollstock des Sargschreiners waren aus Holunderholz gefertigt, bei der Totenwache trank man Holunderblütentee. Und zu guter Letzt pflanzte man Holunder auf die Gräber. Brauchte man den Rat der verstorbenen Ahnen, ließ man dort ein Geschenk zurück.
Von den Preußen bekam der Holunder Brot und Bier als Opfergabe, von den Schotten Kuchen und Milch. Sogar Haare, Nägel oder Zähne wurden geopfert und unter ihm vergraben. Der Holunder kann ein ganzes Menschenleben lang ein treuer Begleiter sein. Alles über den Holunder zu erzählen würde den Rahmen dieses Buches sprengen.

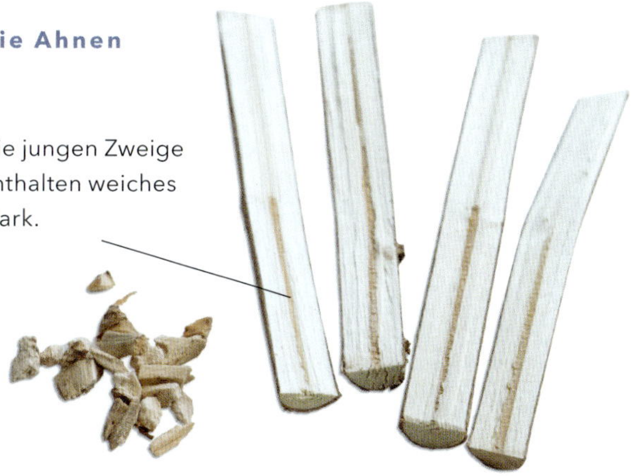

Die jungen Zweige enthalten weiches Mark.

VERWENDETE PFLANZENTEILE

Blüten und Mark, seltener Rinde

ERNTE

Die Blüten erntet man von Mai bis Juli bei zunehmendem Mond oder Vollmond an einem Blütentag, die Rinde im Frühling oder Herbst. Das weiche Holundermark lässt sich im Frühjahr leicht aus den jungen Zweigen herauslösen.

WIRKUNG BEIM RÄUCHERN

segnend, schützend, harmonisierend, heilend, für Übergang und Neubeginn, für die Ahnen, stimmt zuversichtlich, macht Mut

Der Holunder ist ein Schwellenbaum und eine mächtige Kraftpflanze für Übergangsrituale. Er begleitet und unterstützt uns ein Leben lang: beim Heranwachsen, im fruchtbaren Erwachsenenalter und während des Reifens im weisen Greisenalter. Immer wenn wir seelische Unterstützung für einen Neuanfang brauchen, ist Holunder die richtige Wahl. Der Rauch wirkt in vielen Lebenssituationen segnend, schützend und heilend.
Alle Pflanzenteile haben eine ähnliche Wirkung, nur der Duft variiert. Die Rinde riecht etwas erdiger, herber. Verräuchert man die lieblich duftenden Blüten oder das Mark, breitet sich gleich wärmende Geborgenheit aus. Es entsteht eine angenehm leichte Atmosphäre, voller Trost, Zuversicht, Harmonie und Lebensfreude. Sind wir unentschlossen, vermittelt uns eine Holunder-Räucherung entscheidende Impulse und macht uns Mut für den nächsten Schritt. Der Duft von Mark und Blüten harmoniert mit erdendem Kiefernharz. Kombiniert mit Kamille, Johanniskraut, Thymian, Salbei und Propolis unterstützt man seinen heilenden Aspekt.
Holunder-Rauch erleichtert Sterbenden den Übergang in die Anderswelt und lässt uns den verbleibenden Segen der Ahnen spüren. Noch im Haus verhaftete Restenergien Verstorbener werden durch Holunder-Rauch gelöst und transformiert (→ Seite 55). Ein bewusst gestaltetes Räucherritual lässt uns den Abschied von einem geliebten Menschen besser verkraften. War der Verstorbene ein Familienmitglied, mischt man Holunder mit Wacholder zu gleichen Teilen. Ergänzt mit etwas Mädesüß und Weißdorn, hilft Holunder beim Loslassen. Auch in Mischungen zum Orakeln und für Rückführungen (→ Seite 59) passt er sehr gut.

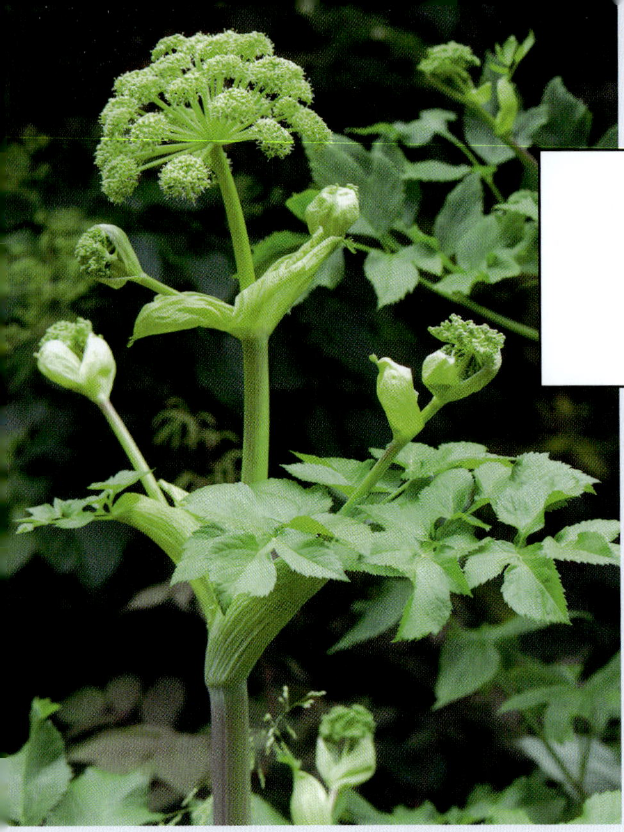

ENGELWURZ

Angelica archangelica

Doldenblütler **!**

Wer die Engelwurz einmal gesehen hat, wird sie nicht mehr verwechseln. Die beeindruckend stattliche Pflanze verströmt einen herrlichen aromatischen Duft. Durch den stabilen, hohlen Stängel dringt das Sonnenlicht sozusagen bis zur Wurzel vor und wird dort aufgesogen. Beim Räuchern gibt die Engelwurz diese gebündelte Lichtkraft wieder ab.
Im Mittelalter vertraute man auf ihre Abwehrwirkung bei Zauber, Gift oder Bissen und streute ihre Samen in Häuser, die verschrien waren. Engelwurz galt als Lebenselixier und war Bestandteil des damaligen Allheilmittels »Theriak«, einer Kräutermischung. Am bekanntesten dürfte der »Vier-Räuber-Essig« mit Engelwurz sein. Nervenstarke Räuber schützten sich mit ihm vor Ansteckung, bevor sie die Häuser der Pesttoten plünderten. Sie hatten es wohl den Pestärzten abgeschaut, denn diese kauten die Wurzel gegen die Pestilenz.

STANDORT

Die stattliche Pflanze fühlt sich in Sonne und Halbschatten an Flussufern, im Röhricht und auf feuchten Wiesen wohl. Am Gartenteich ist sie ein attraktiver Blickfang, benötigt aber gute Erde. Nach der Blüte im zweiten Jahr stirbt sie ab.

AUSSEHEN

Die Engelwurz hat eine kräftige Pfahlwurzel und wird bis 2,5 m hoch. Die halbkugeligen weißen Blütendolden locken viele Insekten an. Ihre Blätter sind meist zwei- bis dreifach gefiedert und haben bauchige Blattscheiden. Der hohle, oft rötlich grün überlaufene Stängel ist schwach gerillt und im unteren Bereich bis zu 10 cm dick.

VOLKSNAMEN

Angelikawurzel, Arznei-Engelwurz, Brustwurz, Dreieinigkeitswurzel, Erzengelwurz, Geilwurzel, Heiligengeistwurzel

VERWENDETE PFLANZENTEILE

Blüten, reife Samen, die getrocknete und zerkleinerte Wurzel
Die oberirdischen Pflanzenteile können stark fototoxisch wirken.

ERNTE

Die Blüten ernten wir von Juli bis August, die Samen von August bis September, am besten mittags. Im Frühling graben wir die Wurzel der zweijährigen Pflanze aus oder vorzugsweise im Herbst die Wurzel der

einjährigen Pflanze, bei abnehmendem Mond, Vollmond oder Neumond. Idealer Erntezeitpunkt ist der Erzengeltag am 29. September zur Mittagszeit.
Achtung: Es gibt viele giftige Doldenblütlerarten, die der Engelwurz ähneln, wie den Riesen-Bärenklau, der ebenfalls sehr groß wird. Sammeln Sie deshalb die Engelwurz nur, wenn Sie sie exakt bestimmen können. Am besten holen Sie sich eine Pflanze aus dem Gartencenter.

WIRKUNG BEIM RÄUCHERN

harmonisierend, schützend, reinigend, transformierend, führt Verstorbene ins Licht, bildet einen schützenden Lichtmantel, wirkt antidepressiv, das Selbstbewusstsein stärkend

Ernten Sie diese Pflanze mit großem Respekt, und verwerten Sie möglichst viele Pflanzenteile, denn kein »normaler« Engel, sondern ein Erzengel verbirgt sich hinter dem lateinischen Namen, was ihre Bedeutung als Heilpflanze noch betont. Sie ist eine der stärksten schützenden Räucherpflanzen, die uns zur Verfügung stehen. Unsere Vorfahren sahen in ihr einen Engel in Pflanzengestalt, der uns mit den Engelskräften verbinden und die Kommunikation mit Engeln unterstützen kann.
Die Wurzel wirkt stark erdend und gehört in jede Schutzräucherung. Man nimmt sie zum Abräuchern von Personen, zur Reinigung geschichtsträchtiger Häuser und für Räume, in denen Depressionen früherer Bewohner nachklingen. Ihr Rauch wirkt wie ein schützender Mantel aus Licht. Warmes Licht durchströmt alle Räume, dringt bis in die dunkelsten Ecken und transformiert alte schmerzvolle Erfahrungen. Auch bei akuten seelischen Problemen kann eine Räucherung unterstützende Impulse geben.
Bevor sich der Weihrauch durchsetzen konnte, wurde in Sterbezimmern hauptsächlich Engelwurz verräuchert. Sie gilt als großer Lichtbringer und Vermittler zwischen Himmel und Erde. Sterbenden erleichtert sie den Abschied und begleitet sie ins Licht. Den Angehörigen hilft sie, den schmerzvollen Verlust zu verarbeiten, leichtere Depressionen und Ängste zu vertreiben. Noch nach Jahren kann eine Räucherung mit Engelwurz desorientierte Seelen ins Licht führen. Deshalb wird sie auch auf ehemaligen Kriegsschauplätzen verräuchert.
Blüten und reife Samen wirken besonders auf ätherischer Ebene zum Lösen von Restenergien. Sie bringen uns Vertrauen und Geborgenheit zurück.
Da die Echte Engelwurz wild schwer zu finden ist, kann man auf ihre Verwandte, die Wald-Engelwurz *(Angelica sylvestris)*, ausweichen. Beim Waldspaziergang sieht man sie häufig am Wegesrand und an lichten Stellen stehen. Beide Arten haben eine ähnlich starke Wirkung beim Räuchern.

RÄUCHERTIPP

Der aromatische, erdig-warme Duft der Wurzeln erinnert an Sellerie oder Liebstöckel. Engelwurz passt gut in Mischungen für die Ahnen mit etwas Holundermark, Lärchen- oder Fichtenharz. Mit Weihrauch gemischt, können Sie Sterbezimmer ausräuchern.

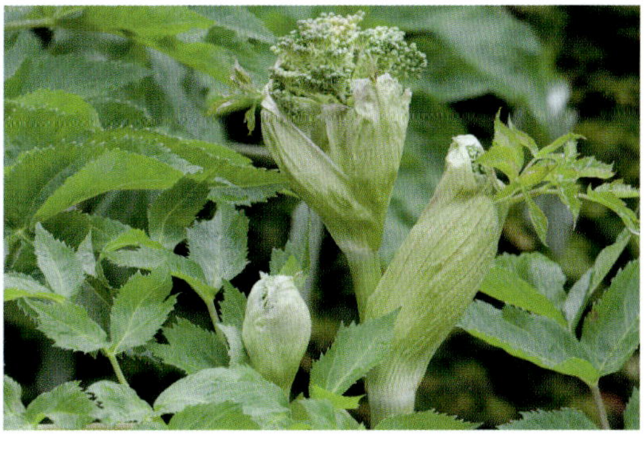

Die gefiederten Blätter im oberen Bereich des Stängels sitzen auf bauchig aufgeblasenen Blattscheiden.

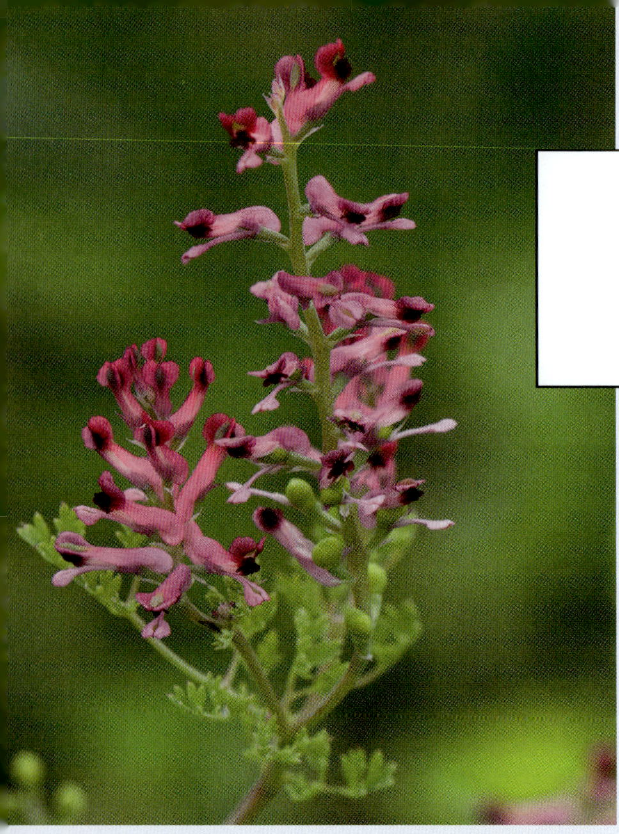

ERDRAUCH

Fumaria officinalis

Erdrauchgewächse !

VOLKSNAMEN

Ackerrauchkraut, Blausporn, Elfenrauch, Erdweihrauch, Erdgalle, Feldraute, Grindkraut, Katzenkerbel, Katzenklee, Krätzheil, Rauchkraut

STANDORT

Er liebt frischen, nährstoffreichen, lehmigen Boden, deshalb trifft man ihn auf Brachland, Schuttplätzen, in Weinbergen und auf Äckern, vor allem mit Hackfrüchten, an. Das harmlose Ackerunkraut ist eine attraktive Bereicherung der Gartenbeete. Schon seit der jüngeren Steinzeit ist Erdrauch ein Kulturbegleiter, ein sogenannter Archäophyt.

AUSSEHEN

Die einjährige Heilpflanze wird 10 bis 30 cm hoch und hat auf allen Pflanzenteilen einen wasserabstoßenden Wachsüberzug. Sie wurzelt 20 bis 60 cm tief. An den aufrechten, ästigen und zierlichen Stängeln sitzen zarte, doppelt gefiederte Laubblätter und kleine, gespornte rosarote Blüten in blattachselständigen Trauben. Die »Schiffchenblumen« weisen ein dunkelrotes Saft mal an der Spitze auf.

Wenn man Erdrauch in der freien Natur entdeckt, könnte man meinen, dass die schwarz-roten Blütenspitzen von einem Feuer angesengt worden sind. Unsere Vorfahren nahmen an, Erdrauch würde aus Dämpfen entstehen, die durch Ritzen im Erdreich dringen würden. Das erklärte auch den häufigen Einsatz des Krauts für kultische Handlungen. Dioskurides nannte die Pflanze »kapnos«, woraus ins Lateinische übersetzt »Fumus terrae« wurde, was so viel heißt wie »Rauch der Erde«.

In der Antike war der Erdrauch vor allem wegen seiner heilenden Wirkung bei Leber- und Gallenproblemen bekannt. In der Medizinschule von Salerno wird er das erste Mal erwähnt.

In der Volksheilkunde nutzte man das in allen Teilen giftige Kraut bei Verstopfung und Hämorrhoiden. Nach dem französischen Okkultisten Sédir (Yvon de Loup, 1871–1926) steht der Erdrauch unter dem Einfluss der Planeten Jupiter, Saturn und Mars. Deshalb wirke er reinigend und austrocknend und heile Hautleiden und Ekzeme. Lange Zeit war der Erdrauch in Vergessenheit geraten, Doch heute kommt er unter ärztlicher Aufsicht trotz der giftigen Alkaloide, die er enthält, zur Behandlung von Krämpfen im Magen-Darm-Bereich und zur Regulation der Gallenproduktion wieder zum Einsatz.

Die getrockneten Blätter galten früher in Deutschland als Tabakersatz, wie übrigens viele andere Wildkräuter auch. Der gerauchte Erdrauch sollte bei Kopfweh helfen. Seine Inhaltsstoffe wirkten tonisierend, konnten manchmal aber auch leicht betäubend oder erregend sein.

VERWENDETE PFLANZENTEILE

das blühende Kraut

ERNTE

Wir sammeln das ganze blühende Kraut von Mai bis Juli bei zunehmendem Mond oder Vollmond an einem Blütentag.
Bitte waschen Sie sich nach dem Sammeln gründlich die Hände, da Erdrauch giftig ist!

WIRKUNG BEIM RÄUCHERN

reinigend, erdend, schützend, für Ahnenräucherungen, verbindet mit den Elementarkräften

Bei den Kelten und Germanen war der Erdrauch eine wichtige Ritual- und Räucherpflanze. Sie nannten ihn »Elfenrauch« und nutzten ihn, um Kontakt zu ihren Ahnen, den Wesen in der Anderswelt, und Elementarkräften aufzunehmen. Es hieß, eine Räucherung mit »Elfenrauch« könne die Verstorbenen rufen und Bannsprüche auflösen.
Außerdem glaubte man noch im Mittelalter, dass es Hexen und Zauberer mithilfe des Krauts gelang, sich unsichtbar zu machen, wie Perger 1864 berichtet. Im übertragenen Sinn könnte man sagen, dass Erdrauch beim Verräuchern eine Schutzmauer um uns herum errichtet, damit uns negative Energien, Blutsauger oder kraftraubende Menschen gar nicht mehr wahrnehmen und uns keinen Schaden mehr zufügen können. Wir lösen uns praktisch in »Rauch« auf, machen uns für andere unsichtbar, wenn wir uns ausgelaugt fühlen und dringend neue Kraft tanken müssen. So haben wir genug Zeit, um unsere Energiereserven zu mobilisieren, und um beim nächsten Mal auch »Nein« sagen zu können.
Früher glaubte man fest an den magischen Schutz des Erdrauchs. Im Mittelalter trieb man Teufel und andere böse Geister mit einer Erdrauch-Räucherung aus. Im Klostergarten von St. Gallen wurde das Kraut für diesen Zweck in großen Mengen angebaut, damit man es bei Bedarf immer gleich zur Hand hatte. Erdrauch passt gut in die Zeit der Raunächte (→ Seite 170) zusammen mit Engelwurz, Beifuß, Holunder, Misteln, Meisterwurz, Salomonsiegel, Wacholder und Fichtenharz.

RÄUCHERTIPP

Zum Räuchern sollte man Erdrauch sparsam mit einer Drei-Finger-Prise dosieren und mit anderen Kräutern und Harzen ergänzen. Er macht seinem Namen alle Ehre, denn die Rauchentwicklung ist groß. Wahrscheinlich soll er deshalb auch gegen Ungeziefer wirken.
Sein Geruch ist etwas stechend mit einer typischen Kräuternote. Am besten mischen Sie für eine erdende Räucherung etwas Erdrauch mit Kampfer und Weihrauch. Diese Mischung eignet sich nicht nur sehr gut zur Reinigung der Wohnung, sondern auch für Orte der Kraft, heilige Orte oder Kultstätten.

MISCHUNG »FÜR DIE AHNEN«

¼ Teil Erdrauch
1 Teil Baummoos
1 Teil Wacholder
2 Teile Holunder
1 Teil Beifuß
1 Teil Engelwurz
1 Teil Fichtenharz

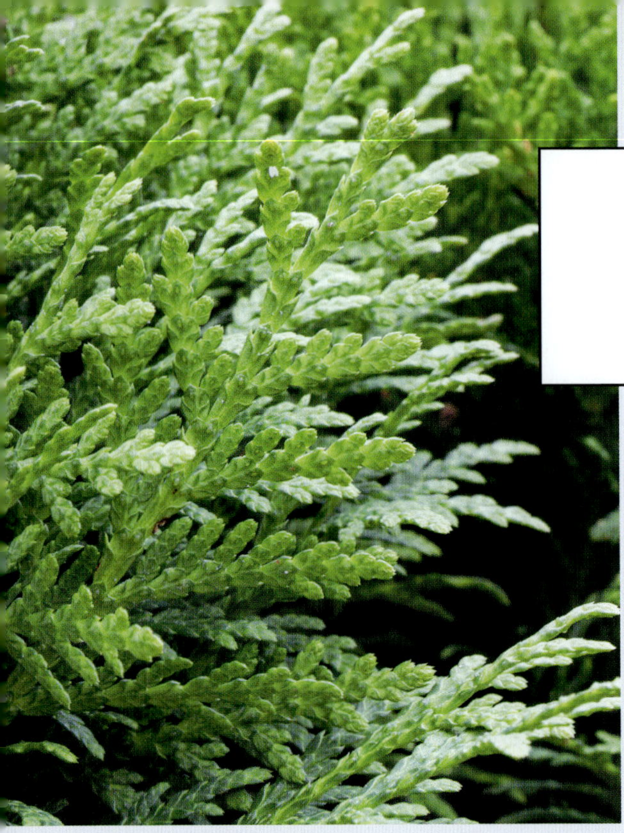

LEBENSBAUM

Thuja occidentalis

Zypressengewächse !

Am besten passt der Lebensbaum auf Friedhöfe als Symbol für das Tor ins Jenseits. Obwohl er als Neophyt überhaupt nicht für naturnahe Gärten geeignet ist, hat er sich rasant zu einer der beliebtesten Heckenpflanzen entwickelt. Das liegt daran, dass er immergrün ist, wenig kostet, dauerhaften Sichtschutz bietet und schnell wächst. Wer ihm jedes Jahr einen Heckenschnitt verpassen muss, kann ein Lied davon singen. Beim Rückschnitt und an heißen Sommertagen verströmt der Baum einen angenehm würzigen Geruch. Das ätherische Öl Thujon macht den größten Teil seiner Inhaltsstoffe in Holz, Zapfen und Zweigspitzen aus. Aufgrund des hohen Thujongehalts ist die Pflanze giftig und kann die Haut reizen.

Den Ureinwohnern Nordamerikas diente der Lebensbaum als Heilpflanze. Sie bereiteten aus den Triebspitzen eine Gicht- und Rheumasalbe zu. In der Homöopathie wird Thuja in stärkerer Verdünnung gegen Warzen, Hautwucherungen wie Polypen oder wiederkehrende Infekte eingesetzt. Auch in der Aromatherapie kommt die Thuja zur Anwendung.

STANDORT

Seit dem 16. Jahrhundert wächst der in Nordamerika heimische Abendländische Lebensbaum in Europa. Heute ist er eine beliebte Heckenpflanze. Er braucht tiefgründige, wasserdurchlässige Böden und verträgt Schatten.

AUSSEHEN

Der mehrjährige immergrüne Baum kann bis zu 20 m hoch werden. Aus den Blüten entwickeln sich schmale Zapfen mit holzigen Schuppen. Die männlichen Zapfen sind rötlich, die weiblichen hellbraun. Die weichen, schuppenförmigen Blätter sind gegenständig angeordnet und auf der Blattunterseite hellgrün. Thuja duftet aromatisch würzig.

VOLKSNAMEN

Amerikanische Zeder, gelbe Zeder, Lebensbaum, Thuja, weiße Zeder

VERWENDETE PFLANZENTEILE

klein geschnittene Triebspitzen

ERNTE

Die Zweigspitzen schneiden wir von August bis Oktober bei zunehmendem Mond, am besten an einem Blatttag.

WIRKUNG BEIM RÄUCHERN

harmonisierend, klärend, reinigend, für Ahnen, Übergang und Inkarnation, setzt Heilungsimpulse bei gestörten Beziehungen

Nach historischen Quellen gehörten Zypressengewächse (*Cupressaceae)* zu den Räucherwaren, die in der alten Welt am häufigsten in Tempeln, bei Ritualen und im Haus verräuchert wurden. Für medizinische Zwecke galt besonders Zedernharz und -öl *(Oleum cupressi)* als sehr wertvoll.

Der Abendländische Lebensbaum gehört zwar zu den Zypressengewächsen, aber zur Gattung der Lebensbäume (*Thuja)*. Auch in ihrem natürlichen Verbreitungsgebiet sind die duftenden Zweige der Thuja seit Jahrtausenden Bestandteil der Räuchertradition. In Nordamerika gelten die weiße oder gelbe Zeder, wie einige Thuja-Arten dort genannt werden, als wichtige Schamanenpflanzen. Um Visionen in Gang zu bringen, wird Thuja bei Zeremonien meistens in einer Abalone, auch Seeohr oder Irismuschel genannt, verräuchert. In der Form ähnelt diese einer Ohrmuschel. Sie hat eine perlmuttreiche Innenseite und eignet sich sehr gut als Räucherschale.

Thuja-Rauch wirkt harmonisierend auf Körper, Geist und Seele und soll alle vier Elemente in Einklang bringen. Es heißt, Pflanzengeister lieben den Duft von Thuja. Wer einige Zweige vor der Suche nach Heilkräutern verräuchert, soll mit einer ergiebigen Ernte nach Hause kommen – noch dazu, wenn er mit einem Thujazweig als Geschenk den Pflanzengeist am Sammelort gnädig stimmt.

Der Kampferduft einer Thuja-Räucherung reinigt und klärt. Bei Schnupfen hat er eine abschwellende Wirkung auf die Schleimhäute in der Nase, macht den Kopf frei und sorgt dafür, dass wir wieder zu Kräften kommen.

Die wichtigste Rolle nimmt Thuja jedoch beim Ausräuchern in Häusern ein, wo familiäre Belastungen vorherrschen, vor allem dort, wo Frauen mit Geringschätzung behandelt werden. Thuja-Rauch kann den Schleier wegziehen, der wie ein Schatten Ängste und festgefahrene Verhaltensregeln überlagert hat, die von einer Generation zur anderen weitergegeben wurden. Verhärtete Fronten zwischen den Generationen können offenkundig werden. Sind Frauen von den Konflikten betroffen, handelt es sich beispielsweise um eine gestörte Mutter-Tochter-Beziehung oder Großmutter-Enkelin-Beziehung, kann Thuja-Rauch Heilungsimpulse anregen. Etwas Myrrhe, Mädesüß und Frauenmantel verstärken in diesem Fall den Effekt. Den Betroffenen fällt das Loslassen der seelischen Verletzungen leichter. Sie werden besänftigt, toleranter, öffnen sich auch nach außen, wodurch die längst überfällige Versöhnung langsam in Gang kommen kann.

RÄUCHERTIPP

Thuja ist bei Einnahme giftig. Räuchern mit ihr ist unbedenklich, wenn man nur eine Drei-Finger-Prise voll verwendet und nach dem Räuchern ordentlich lüftet oder wenn man sie gleich im Freien verräuchert. Die Zweige verströmen einen würzigen, waldigen, leicht süßen Duft. Zu einer Ahnenräucherung passen Beifuß, Wacholder, Fichtenharz und Mistel.

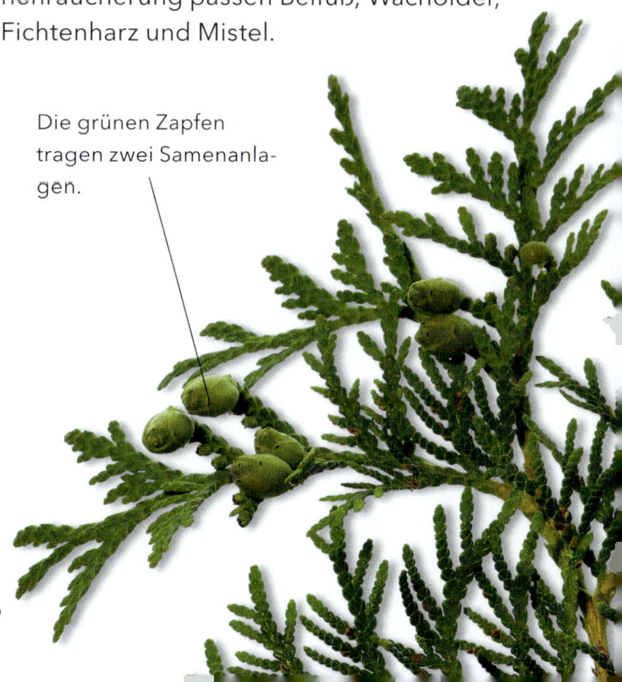

Die grünen Zapfen tragen zwei Samenanlagen.

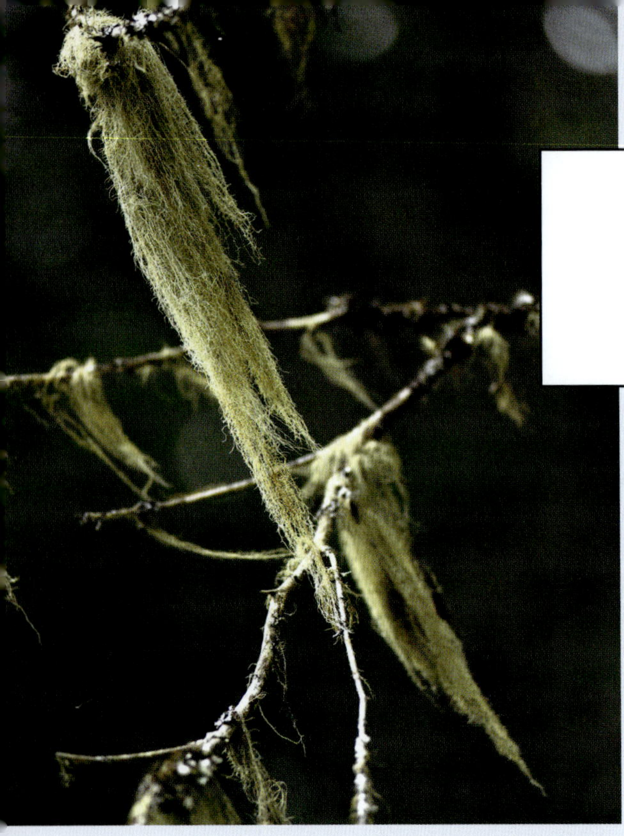

BARTFLECHTE

Usnea barbata

Flechten §

Die eindrucksvollsten Exemplare von Bartflechten kann man bei traditionellen Umzügen und Tänzen im Alpenraum bewundern. Beim Wilde-Mändle-Tanz in Oberstdorf und bei der Telfer Fasnacht in Tirol tragen die Darsteller Gewänder, die bis auf die Augenpartie komplett mit zotteligen Bartflechten bestückt sind. So verschwenderisch kann man sie nur dort verwenden, wo Bartflechten noch häufig vorkommen. Sieht man sie bei einer Wanderung im Bergwald, könnte man meinen, Zwerge hätten beim Herumtollen in den Ästen ihre Bärte verloren.

Die extrem langsam wachsenden, bartähnlichen Gebilde reagieren sehr empfindlich auf Luftverschmutzung und gelten deshalb als Zeigerorganismen für eine hohe Luftreinheit. Jede zweite Flechtenart in Deutschland steht inzwischen auf der Roten Liste.

In den Alpen hat die Bartflechte eine lange Tradition in der Volksheilkunde und als Notnahrung. Für diesen Zweck wurden der Flechte durch Wässern die Bitterstoffe entzogen, bevor sie in den Kochtopf wanderte. Oder man pulverisierte sie in trockenem Zustand und verwendete sie als Mehlzusatz, der zwar nicht sehr energiereich war, aber den Magen füllte und das Immunsystem stärkte. Von einigen Teilnehmern längerer Expeditionen weiß man, dass sie nur dank Flechten überleben konnten.

In Mitteleuropa gibt es rund 2000 Flechtenarten. Aber nur die *Usnea*-Arten enthalten die hochwirksame Usninsäure, die ein ähnlich umfassendes Wirkungsspektrum aufweist wie Penizillin. Schon Hildegard von Bingen schrieb: »Und das

STANDORT

Die Bartflechte wächst in ganz Europa bartförmig an der Rinde hängend an Ästen und Zweigen von Laub- und Nadelbäumen, am liebsten an alten Lärchen, Fichten und Bergahornen, in höheren Lagen mit hoher Luftfeuchtigkeit. In Gebirgslagen mit sauberer Luft wird sie wesentlich länger als in Gebieten mit höherer Luftverschmutzung.

AUSSEHEN

Die 5 bis 10 cm lange, graue bis gelblich grüne Strauchflechte verwächst nur an einer Stelle mit der Rinde. Flechten sind keine Pflanzen, sondern eine Symbiose (= Lebensgemeinschaft zu beiderseitigem Nutzen) aus Pilz und Alge.

VOLKSNAMEN

Alt-Männer-Bart, Baumbart, Baummoos, Waldbart

Moos, das an gewissen Bäumen wächst, hat Heilkraft in sich …« In Form von Tee, Tinktur oder Salbe kam die Bartflechte bei einer Vielzahl von Krankheiten zum Einsatz.

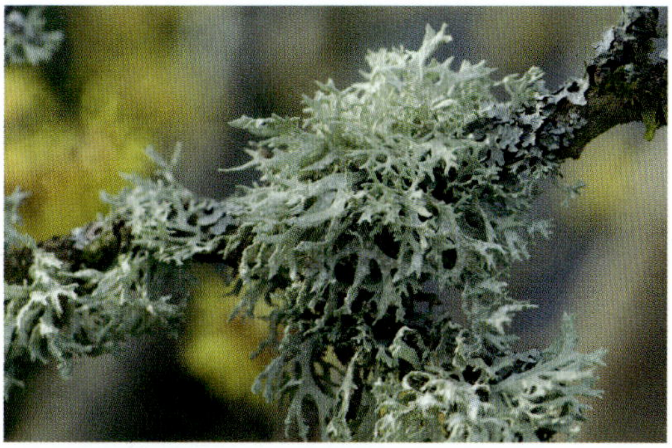

Da die Bartflechte geschützt ist und nicht gesammelt werden darf, ist das Eichenmoos ein guter Ersatz.

VERWENDETE PFLANZENTEILE

die ganze Flechte

ERNTE

Erntezeit wäre von Dezember bis Februar. Die Bartflechte ist in Deutschland geschützt und darf nicht gesammelt, sondern muss im Räucherfachhandel erworben werden. Ersatz mit ähnlicher Wirkung bieten zwei andere Flechten: das gelbgrüne Eichenmoos *(Evernia prunastri)* und das silbergraue, korallenartige Baummoos *(Pseudevernia furfuracea)*. Letzteres kommt sehr häufig in den heimischen Wäldern vor.

WIRKUNG BEIM RÄUCHERN

reinigend, schützend, tötet Bakterien und Viren, fördert die Präsenz, löst familiäre Verstrickungen, erleichtert den Neubeginn, für Ahnen und Raunächte

Je nach Art wachsen Flechten zu Bärten oder interessanten korallenartigen Gebilden mit zahlreichen Verzweigungen heran. Sieht man sich Familienkonstellationen in der heutigen Zeit an, trifft man auf die unterschiedlichsten Formen des Zusammenlebens. Eine »Patchworkfamilie« ist nichts Neues mehr. Auch hier entstehen komplizierte Verbindungen, die dem Alltag standhalten müssen. Erschwerend kommt oft dazu, dass viele Menschen »Altlasten« aus der Vergangenheit aufzuarbeiten haben. Altes muss zurückbleiben, damit ein guter Neubeginn gelingen kann. Da ist es gut, wenn Sie etwas Bartflechte, Baummoos oder Eichenmoos zur Hand haben. Beim Verräuchern dieser Flechten lösen sich familiäre Verstrickungen. Sie werden entwirrt, entknotet, dadurch wird der Zugang zur Gegenwart wieder frei. Nach der Räucherung erleben Sie den gegenwärtigen Augenblick viel intensiver. Ihr Gedankenkarussell wird angehalten, Sie sind präsent, werden ruhig und leben ganz bewusst im Jetzt. Den Effekt der Präsenz kann man mit etwas Eisenkraut noch verstärken.

Die Bartflechte tötet Viren und Bakterien in Schleimhäuten und in der Luft ab. Die stark reinigende und schützende Kraft der Flechten ist vor allem in den Wintermonaten wichtig. Kelten und Germanen verräucherten sie insbesondere in den Raunächten zusammen mit Beifuß, Holunder, Misteln, Engelwurz, Meisterwurz, Erdrauch, Salomonsiegel, Wacholder und Fichtenharz.

Die Bartflechte duftet etwas bitter auf dem Räuchersieb, Eichen- und Baummoos leicht süßlich, würzig.

WEITERE PFLANZEN UND HARZE FÜR DIE AHNEN

Beifuß (→ Seite 80), Eibe, Eisenkraut (→ Seite 144), Heckenrose (→ Seite 88), Schwertlilie (→ Seite 96), Mistel (→ Seite 146), Rosmarin (→ Seite 92), Wacholder (→ Seite 56).

Fichtenharz (→ Seite 44), Lärchenharz (→ Seite 45).

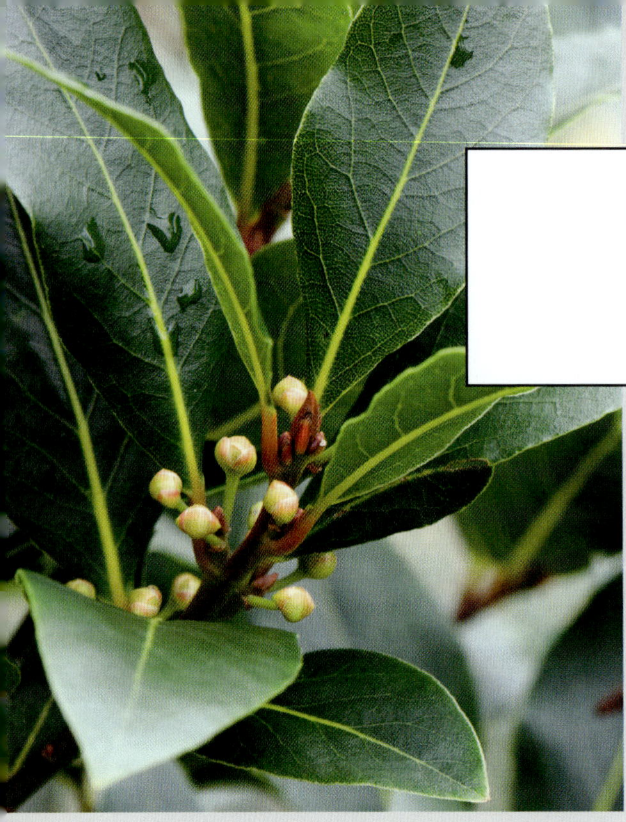

LORBEER

Lauris nobilis

Lorbeergewächse !

STANDORT

Er wächst im Mittelmeerraum an vollsonnigen, windgeschützten Standorten auf kalk- und nährstoffreichen Böden. In wintermilden Gegenden gedeiht er auch bei uns, etwa am Bodensee oder auf Helgoland. In Kübeln lässt sich die bedingt winterharte Pflanze in kühlen, hellen Räumen überwintern.

AUSSEHEN

Der immergrüne Baum oder Strauch wird bis 12 m hoch. Seine festen, ledrigen Blätter glänzen oberseits und haben einen leicht gewellten Rand. Die Pflanze verströmt einen aromatischen Duft, wodurch sie sich vom giftigen Kirschlorbeer unterscheidet. Der Lorbeer ist zweihäusig, das heißt, es gibt Pflanzen mit nur männlichen und nur weiblichen Blüten. Letztere stehen in doldigen Blütenständen und reifen zu glänzend blauschwarzen Beeren.

VOLKSNAMEN

Daphnebusch, Edler Lorbeer, Gewürzlorbeer, Götterstrauch, Nierenblatt, Wundblatt

Nachdem der griechische Gott Apollo den Drachen Python besiegt hatte, zog er mit einem Lorbeerkranz geschmückt in Delphi ein. So kam es, dass der Lorbeerkranz nicht nur zu seinem Attribut wurde, sondern bis heute als Symbol für Ruhm, Sieg und Frieden gilt. Mit Lorbeer wurden im alten Rom Kaiser, siegreiche Feldherren und die Sieger sportlicher Wettkämpfe bekränzt. Apollo war bei den alten Griechen für Heilung, Weissagung, Ekstase, Musik und Dichtkunst zuständig. Deshalb war Lorbeer wohl bei Dichtern, Sängern und Sehern sehr beliebt. Sie kauten die Blätter und inhalierten den Rauch.
Links und rechts als Wächterpflanzen vor dem Hauseingang positioniert soll Lorbeer die Bewohner vor Unglück, Gefahren, Blitzschlag und Krankheiten schützen. Der Gott Asklepios traute der Pflanze sogar zu, Tote wieder zum Leben erwecken zu können. Als in Europa die Pest wütete, kam der Lorbeer ebenfalls zum Einsatz. Das aus den Früchten gewonnene Öl wirkt desinfizierend und keimtötend. Heute ist Lorbeeröl eine wichtige Duftkomponente bei der Parfümherstellung.

VERWENDETE PFLANZENTEILE

getrocknete, klein geschnittene Blätter, Früchte

ERNTE

Von einer Kübelpflanze kann man das ganze Jahr über Lorbeerblätter bei zunehmendem Mond an einem Blatttag und die Beeren nach der Fruchtreife ernten.
Die Blätter können Allergien auslösen.

WIRKUNG BEIM RÄUCHERN

atmosphärisch reinigend, keimtötend, bewusstseinserweiternd, fördert Traumarbeit und Visionen, verhilft zur Selbsterkenntnis, sorgt für einen klaren Kopf

Mehrere antike Autoren beschrieben den uralten Kraftplatz im Lorbeerhain, der Apollo geweiht war. »Erkenne dich selbst« stand eingemeißelt über dem Eingangsportal von Delphi. Aus dem Erdinneren drangen schwefelige Dämpfe durch die Erdkruste. Nur Pythia, die Orakelpriesterin von Delphi, durfte den heiligen Ort betreten und die Blätter ernten. Lorbeer spielte bei ihren Weissagungen eine große Rolle. Sie schlief auf Lorbeerblättern, kaute sie und verräucherte sie auf einem Dreifuß sitzend, vermutlich zusammen mit Bilsenkraut und Myrrhe. Der inhalierte Räucherduft versetzte sie in Trance, in der sie ihre rätselhaften Prophezeiungen mitteilte. Kaiser und Könige pilgerten zu dem berühmten Orakel der Antike in der Hoffnung auf günstige Vorzeichen.
Als rituelles Räucherwerk bei Opferritualen ist Lorbeer bei den Persern und Römern überliefert. Auch im Zusammenhang mit der Hekate, der dunklen Göttin der Giftgewächse und Zauberpflanzen, wird Lorbeer als Orakelpflanze genannt. Die Lorbeer-Räucherung zur Bewusstseinserweiterung, für Visionen oder Hellsichtigkeit ist demnach sehr alt und historisch überliefert. Sie lässt Visionen bei klarem Verstand aus dem Unterbewusstsein auftauchen. Urteilsvermögen, Wahrnehmung und Sinne werden geschärft. Bei wichtigen Lebensfragen kann uns Lorbeer unterstützen, richtige Entscheidungen zu treffen. In einer Orakelmischung für die Raunächte sollte er nicht fehlen. Sein ätherisches Öl Eugenol wirkt leicht psychoaktiv, stimmungsaufhellend.
Eine Abendräucherung mit Lorbeer stimmt auf Heilträume ein. Unbewusste Probleme kommen so beim Träumen zum Vorschein und bleiben besser in Erinnerung. Die therapeutische Wirkung der Traumarbeit bildete in der antiken Heilkunde der Griechen eine wichtige Grundlage. Für den heilenden Tempelschlaf wurden an landschaftlich reizvollen Orten Sanatorien errichtet. Die heilsame Umgebung in Verbindung mit pflanzlichen Zubereitungen und Räucherwerk konnte in diesem Fall zusammenwirken. Lorbeer galt dabei als Allheilmittel. Plinius schreibt: »Die Blätter des delphischen Lorbeers verhindern, wenn man sie zerreibt und wiederholt daran riecht, die Ansteckung durch eine Seuche, und noch weit mehr, wenn man sie verbrennt.«
Zusammen mit Zypresse, Wacholder, Rosmarin, Thymian und Weihrauch wurde Lorbeer zu einem medizinischen Räucherpulver vermischt, das man in ganz Europa benutzte, um die Ansteckungsgefahr von Seuchen zu verringern.

RÄUCHERTIPP

Auf Räucherkohle verbrennen Lorbeerblätter prasselnd. Sie duften angenehm herb und würzig. Am besten dosiert man sie sparsam oder mischt die zerkleinerten Blätter mit anderen mediterranen Kräutern.
Zu einer Traummischung passen Hopfenmehl, Eisenkraut, Schafgarbe und Habichtskraut.

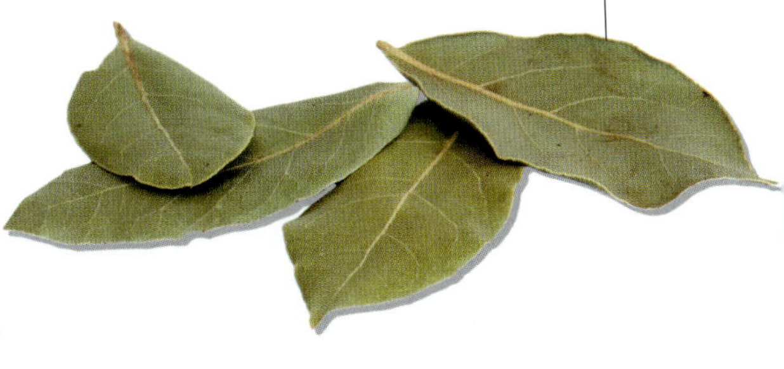

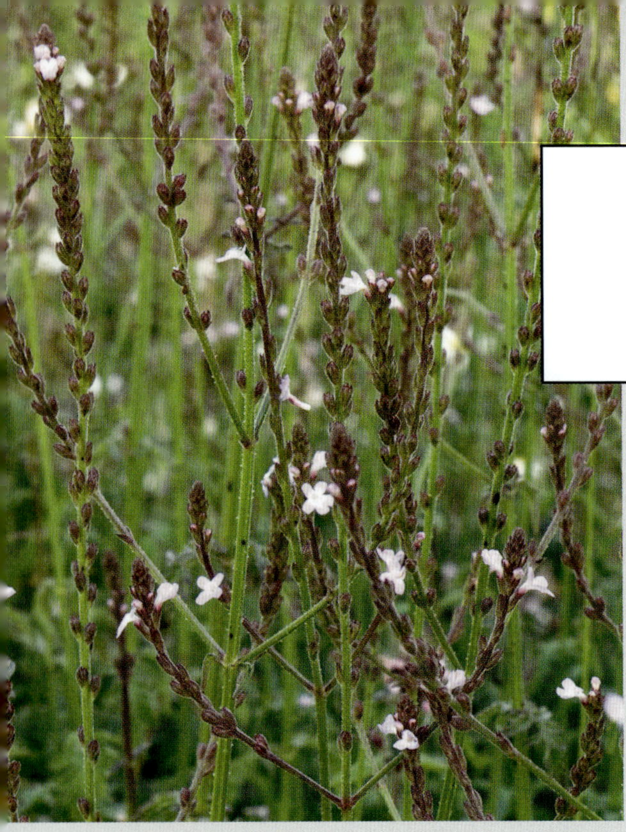

EISENKRAUT

Verbena officinalis

Eisenkrautgewächse

Von der Antike bis zum Mittelalter hatte Eisenkraut eine wichtige Bedeutung als Heil- und Zauberpflanze. Es war eine der zwölf magischen Pflanzen der Rosenkreuzer und gehörte zu den Johanniskräutern. Mit Honig vermischt sollte es eitrige Wunden heilen, vor der Pest, vor Kropfbildung, Verzauberung und Albträumen schützen. Es kam als Sprengwedel in Weihwasser zum Einsatz, etwa zum Segnen und Reinigen von Wochen- und Sterbebetten. Mit ihm konnte man Böses abwehren, Erwünschtes herbeizaubern und Schlösser sprengen. Man legte es Wöchnerinnen ins Bett, um sie und ihre neugeborenen Kinder vor Dämonen zu schützen. Und Schmiede legten das kraftvolle, magische Kraut rituell ins Löschwasser, um das Eisen für die Waffen zu härten.

Eisenkraut gehörte in Zaubertränke und in den Sud der Seher als Quelle der Inspiration für ihre Weissagungen. Kränze aus Eisenkraut regten viele Volksstämme an: Druiden und später die keltischen Christen trugen sie auf dem Kopf als Schutz vor bösen Mächten. Gesandte in der klassischen griechischen Antike nahmen das Diplomatenkraut zu Friedensverhandlungen mit, um die göttliche Gerechtigkeit heraufzubeschwören, und legten es rituell auf die Friedensverträge.

Beim Ernten einer derart wichtigen Zauberpflanze mussten natürlich gewisse Rituale und Regeln eingehalten werden. Denn ansonsten war die Pflanze entweder wirkungslos oder hatte Auswirkungen auf Leib und Leben. Das Werkzeug zum Ausgraben spielte offenbar eine wichtige Rolle. Eisenkraut sollte »sine ferro«, also ohne den Kontakt zu

STANDORT

Im Garten zeigt sich die zarte Pflanze unkompliziert, denn sie wächst in normaler Gartenerde. Wild kommt sie fast weltweit an Mauern, Hecken, Weg- und Waldrändern, auf Brach- und Schuttflächen und auf Weiden vor, meist in voller Sonne auf mageren Böden.

AUSSEHEN

Das unscheinbare Eisenkraut wird 30 bis 80 cm hoch. Der raue, vierkantige Stängel ist oben verästelt. Die gegenständig angeordneten Blätter sind im unteren Teil des Stängels ungeteilt, im oberen gefiedert. Die blasslila bis zartrosa Blüten bilden schlanke Ähren.

VOLKSNAMEN

Druidenkraut, Eisenhart, Isisträne, Stahlkraut, Steinfeger, Teufelsbann, Traumkraut, Venusblut, Wundkraut, Wunschkraut

Eisen, ausgegraben werden, idealerweise mit einem goldenen Werkzeug und an manchen Orten möglichst in nacktem Zustand. Vor dem Graben wurde im Uhrzeigersinn ein Kreis um die Pflanze markiert. Druiden ernteten die Wurzel mit der linken Hand und hielten sie der aufgehenden Sonne entgegen. Die Pflanze war jetzt magisch aufgeladen und durfte die Erde nicht mehr berühren, damit nichts von der Heil- und Zauberkraft verloren gehen konnte. Der Wurzelgräber ließ kostbare Gegengaben zurück (→ Seite 35).

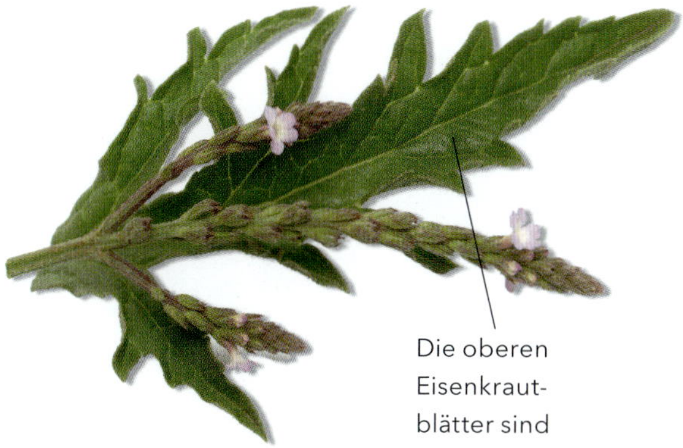

Die oberen Eisenkrautblätter sind gefiedert.

VERWENDETE PFLANZENTEILE
das ganze Kraut während der Blüte

ERNTE
Das blühende Kraut ernten wir von Juli bis September bei zunehmendem Mond oder Vollmond an einem Blütentag. Der magische Zeitpunkt ist kurz vor Sonnenaufgang in einer Neumondnacht im August mit Sirius am Nachthimmel.

WIRKUNG BEIM RÄUCHERN
reinigend, stärkend, schützend, segnend, erhellend, verleiht Verhandlungsgeschick, Mut und Selbstbewusstsein, überwindet Lustlosigkeit und Desinteresse, fördert Selbstdisziplin, Traumarbeit, Visionen

Im ersten Moment wirkt es sehr zerbrechlich, wenn man es am Wegesrand entdeckt. Möchte man aber einen Stängel mit den winzigen rosa Blüten abbrechen, spürt man, wie widerstandsfähig das Eisenkraut ist. Diese Mischung aus Zartheit und Stärke kommt uns beim Räuchern zugute. Unsere Energie richtet sich sanft, aber zielstrebig auf den richtigen Weg aus. Und so verhalten wir uns auch anderen gegenüber. Das Diplomatenkraut vieler Volksstämme hilft uns, bei Verhandlungen die rechten Worte zu finden. Wir sind aufmerksam, drücken uns geschickt aus, bleiben uns aber treu und verfolgen selbstbewusst unsere Ziele. Gerade in Besprechungszimmern oder Anwaltskanzleien, wo sich alles um Gerechtigkeit, Kompromissbereitschaft und Lösungen dreht, sollte öfter mit Eisenkraut geräuchert werden.

Als Wetterkraut kann es Spannungen abbauen und versöhnlich stimmen. Es wirkt ausgleichend bei Schockerfahrungen, Prüfungsängsten, Mutlosigkeit. Kurz vor dem Einschlafen verräuchert verbessert es die Traumerinnerung und somit die Traumarbeit.

Die bedeutende magische Räucherpflanze hat traditionell ein sehr großes Wirkungsspektrum. Von Plinius wissen wir, dass Eisenkraut gemeinsam mit Myrte, Lorbeer und Olivenzweigen als heilige »Rute« galt, mit der die Altäre des Jupiter gereinigt und gesegnet wurden. Auch keltische Druiden bereiteten sich mit Eisenkraut auf heilige Zeremonien vor. Eisenkraut-Rauch stellte die Verbindung zur Anderswelt her, machte empfänglich für Weissagungen.

RÄUCHERTIPP
Eisenkraut entwickelt beim Räuchern keinen intensiven Geruch. Es eignet sich sehr gut für Mischungen. Durch seine Vielseitigkeit kann es mit den meisten Kräutern je nach gewünschter Wirkung kombiniert werden. Weihrauch oder Fichtenharz verstärken den reinigenden Effekt.

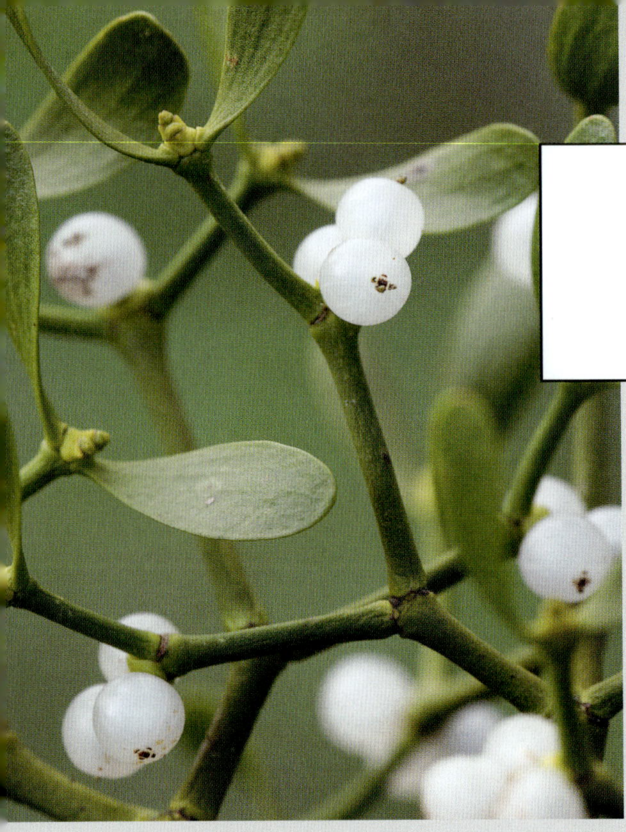

MISTEL

Viscum album

Sandelholzgewächse !

STANDORT
Sie wächst als Halbschmarotzer auf Nadel- und Laubbäumen mit weichem Holz, vor allem auf Pappeln, Ahornen und Apfelbäumen, in fast ganz Europa und Asien. Auf Eichen wächst eine eigene Art, *Loranthus europaeus*.

AUSSEHEN
Der immergrüne Kleinstrauch kann bis zu 50 cm Durchmesser erreichen. Sein kugeliger Wuchs entsteht durch die grünen Stängel, die sich mehrfach gabelig verzweigen. Ältere Exemplare können 70 Jahre alt werden. Die ledrigen Blätter sind lanzettlich. Aus den gelbgrünen, unscheinbaren Blüten entwickeln sich im Winter erbsengroße weißliche Beeren.

VOLKSNAMEN
Affolter, Alles Heilende, Alpranke, Donarbesen, Drudenfuß, Gespensterrute, Hexenbesen, Teufelssaat, Trudennest, Vogelchrut, Vogelleimholz, Wintersamen

Die Mistel fällt besonders im Winter im kahlen Geäst von Laubbäumen auf. Mit ihrem frischen Grün grüßt sie uns aus der Baumkrone, während die Natur ringsherum schläft. Sie bezieht Wasser und Nährstoffe aus dem Wirtsbaum, kann aber selbst Fotosynthese betreiben. Einzelne Misteln schaden dem Baum kaum, unter vielen leidet er und kann schließlich absterben. Vögel fressen die perlenartigen Beeren. Das klebrige Fruchtfleisch versuchen sie durch Schnabelwetzen an Baumrinde loszuwerden und kleben dabei die Samen auf die Rinde. Durch ihren Kot verbreiten sie die Mistel ebenfalls. Der Gattungsname *Viscum* bedeutet Vogelleim, er geht auf die Römer zurück, die aus den Beeren Leim herstellten, um Vögel zu fangen. Der Begriff »Viskosität« bezieht sich auf die Zähflüssigkeit des Fruchtfleisches.
Die Mistel wurde zu einem eigenständigen höheren Wesen idealisiert. Man sah in ihr ein Symbol für ungebrochene Lebenskraft und schrieb ihr wundertätige Dinge zu. Die äußerst seltene Mistel auf Eichen war die wichtigste keltische Zauberpflanze überhaupt. Die Kelten betrachteten sie als Himmelsgabe und nannten sie die »Alles Heilende«. Für ihre Ernte war ein außergewöhnliches Ritual notwendig, das uns der römische Geschichtsschreiber Plinius überliefert hat. Die Kelten hatten die große Heilkraft erkannt. Sie bereiteten wahre »Zaubertränke« aus der geheimnisvollen Pflanze zu, die Kraft und Unbesiegbarkeit schenken sollten.

In Deutschland hat sich die Mistel erfolgreich in der Krebstherapie durchgesetzt. Wissenschaftler entdeckten ein tumorhemmendes Protein und ihre stimulierende Wirkung auf das Immunsystem, was den Krankheitsverlauf positiv beeinflussen kann. Rutengänger halten es für möglich, dass die Mistel deshalb oft auf Bäumen mit Krebswucherungen wächst, weil sie die schlechten Baumsäfte neutralisieren oder die negative Strahlung eindämmen kann. Nach der Signaturenlehre (→ Seite 72) würde das Sinn machen.

VERWENDETE PFLANZENTEILE

Blätter, Beeren, zerkleinerte Stängel

ERNTE

Die Mistel ist nicht geschützt, doch bei der Ernte dürfen die Bäume nicht beschädigt werden. Stängel, Blätter und Beeren sammelt man vom Herbst bis ins Frühjahr nach einem Sturm oder auf Baumfällplätzen.
Achtung: Alle Pflanzenteile, vor allem aber die Beeren, sind giftig!

WIRKUNG BEIM RÄUCHERN

schützend, unterstützt Heilungswünsche und Traumarbeit, erhellende Lichtkraft, transformiert negative Schwingungen in positive, für die Ahnen, zum Orakeln

Die zwischen Himmel und Erde wachsende Pflanze spielt in der Räucherkultur eine große Rolle. Sie ist Sonne und Mond ein Stückchen näher. Die kosmische Lichtkraft gibt sie in der Räucherschale an uns weiter. Mistel-Rauch bringt strahlendes Licht in Räume, deren Energie ins Stocken geraten ist. Negative Schwingungen werden in positive umgewandelt und wieder zum Fließen gebracht. Negative Strahlung und elektrische Spannung kann sie zeitweise neutralisieren. Im stressigen Berufsalltag nimmt sie den Druck und sorgt für Leichtigkeit, besonders im Umgang mit pessimistischen Menschen oder in kraftraubenden Situationen. Der Rauch nimmt uns aus der »Schusslinie«, legt schützend einen Mantel um uns und lässt uns in Ruhe Kraft für den nächsten Ansturm sammeln. Die erhellende Wirkung des Rauchs dringt bis in unser Unterbewusstsein vor und trägt uns in andere Welten. Je nach Lebenssituation kann er uns bei vielen Heilungswünschen unterstützen.

Die Schwellenpflanze knüpft als spiritueller Helfer auch eine Verbindung zu unseren Vorfahren. Im Ahnenkult gilt sie seit Tausenden von Jahren als Symbol für das immerwährende Leben und macht Hoffnung auf eine Wiedergeburt. Als magisches Traumräucherkraut hilft sie uns außerdem, unsere Träume zu intensivieren und zu entschlüsseln. Deshalb passt sie gut in die Zeit der Raunächte.

RÄUCHERTIPP

Mistel duftet leicht krautig und würzig. Sie harmoniert gut mit Wacholder, Beifuß, Eisenkraut und Fichtenharz und den anderen Traumkräutern. Ihre Lichtkraft verstärken Alant, Meisterwurz und Dammar.

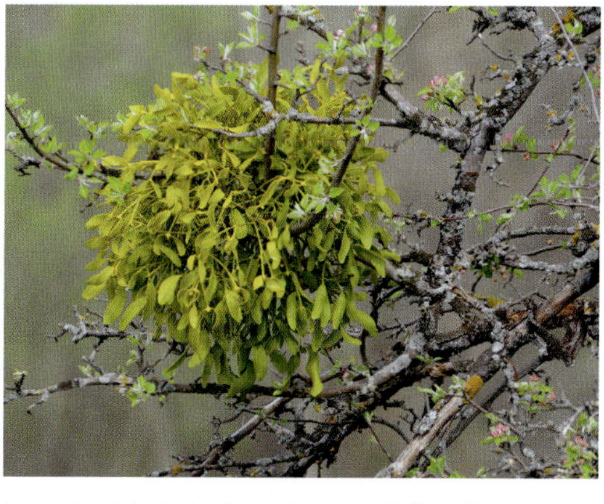

In noch nicht belaubten Bäumen fallen die immergrünen Misteln besonders ins Auge.

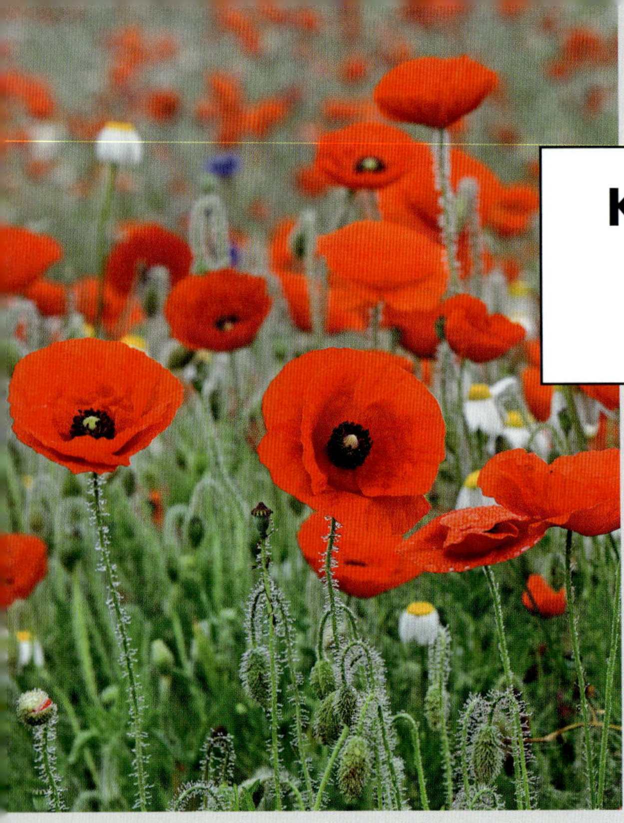

KLATSCHMOHN

Papaver rhoeas

Mohngewächse !

VOLKSNAMEN

Blume der Freude, Donnerblume, Feldmohn, Feuerblume, Flammenrose, Glatzenklatsche, Inkblom, Klapperrose, Klatschrose, Kornrose, Stempelblümchen

STANDORT

In voller Sonne, vor allem auf nährstoffreichen Böden, etwa auf Äckern, Schuttplätzen, Baustellen, Brachflächen und an Wegrändern, trifft man den Klatschmohn weltweit an.

AUSSEHEN

Die einjährige Pflanze wird bis zu 90 cm hoch. Die Blütenknospe schützen zwei Kelchblätter, die abfallen, wenn sich die vier großen, knallroten, zarten Kronblätter entfalten. Am Grund sind die Blütenblätter schwarz gefärbt. Die Samenkapsel hat eine eigenwillige Form, sie erinnert an eine Streubüchse. Dicht unterhalb des Deckels der reifen Fruchtkapsel befinden sich Löcher, aus denen die winzigen Samen herausfallen, wenn sich die Samenkapsel bewegt. Die fiederspaltigen Blätter sind wie der dünne Stängel behaart und enthalten einen weißen Milchsaft.

Feuerrot leuchten uns im Sommer die Mohnblüten aus dem Feld entgegen. Ein blühendes Mohnfeld versprüht Leichtigkeit und pure Lebensfreude. In vielen Gedichten tauchen die roten Blüten auf. Berühmte Maler fingen das warme Rot in Gemälden ein.

Als Spiel- und Orakelkraut hatte der Mohn früher große Bedeutung. Kinder machten winzige Püppchen aus den Blüten, nutzten den Fruchtknoten als Stempel oder stellten aus Essig und Blütenblättern Mohntinte her. Besonders beliebt war das Klatschen. Man bildete mit Daumen und Zeigefinger einen Ring, legte ein Blütenblatt darauf und schlug kräftig mit der anderen flachen Hand darauf. Das gab ein laut klatschendes Geräusch. Junge Burschen erfuhren so ihre Erfolgsaussichten bei den Mädchen. Klatschte es leise, war zumindest ein Kuss drin, klatschte es laut, konnten sie auf mehr hoffen.

Bei Ausgrabungen am Bodensee entdeckte man Mohnsamen, die auf das 3. Jahrtausend v. Chr. datiert wurden. Auch bei den Pfahlbauten von Robenhausen, Bourget und Lagozza fand man Samen einer Vorform des Schlafmohns *(Papaver somniferum)*, vermutlich des Borstenmohns *(Papaver setigerum)*.

In der Antike wurde Schlafmohn mit Demeter, Aphrodite, Persephone, Astarte, Dionysos und

Morpheus in Verbindung gebracht. Auf einigen Abbildungen kann man sie mit Mohnkapseln in den Armen sehen. Tee und Räucherwerk bereitete man aus der Pflanze zu. Als Arzneimittel diente vor allem das Opium, das man aus dem getrockneten Milchsaft der unreifen Fruchtkapseln des Schlafmohns gewann. Opium war in der Antike eines der wirksamsten Betäubungs- und Schmerzmittel, die zur Verfügung standen, und deshalb hoch angesehen.

VERWENDETE PFLANZENTEILE

Blüten, Samenkapseln, Samen

ERNTE

Die Blüten ernten wir von Mai bis Juli bei zunehmendem Mond oder Vollmond an einem Blütentag. Achtung: Alle Pflanzenteile, vor allem der Milchsaft, sind giftig.

WIRKUNG BEIM RÄUCHERN

erwärmend, fördert Sanftmut und Zufriedenheit, für Herzenswärme, Sinnlichkeit, intensiviert Träume

Plinius, Dioskurides, Homer und Theophrast berichten von der narkotisierenden Eigenschaft des Schlafmohns. Das aus ihm gewonnene Opium und seine Samen wurden vor allem in Rauchopfern für Hypnos, dem Gott des Schlafes, verräuchert. In Indien wurde der Schlafmohn Shiva geweiht, dem Gott der Ekstase. Für visionäre Räuchermischungen wurden von den Schamanen meistens mehrere Pflanzen mit psychoaktiven Wirkstoffen gemischt. Steppenraute, Alraune oder Bilsenkraut kamen für diesen Zweck, oft mit Mohn vermischt, zum Einsatz.

Die Blüten und Samen unseres heimischen Klatschmohns wirken zwar weit weniger intensiv, sie eignen sich aber hervorragend für Traum- und Orakelmischungen. In unseren Träumen spiegeln sich unsere Erlebnisse, Ängste, Hoffnungen. Wie

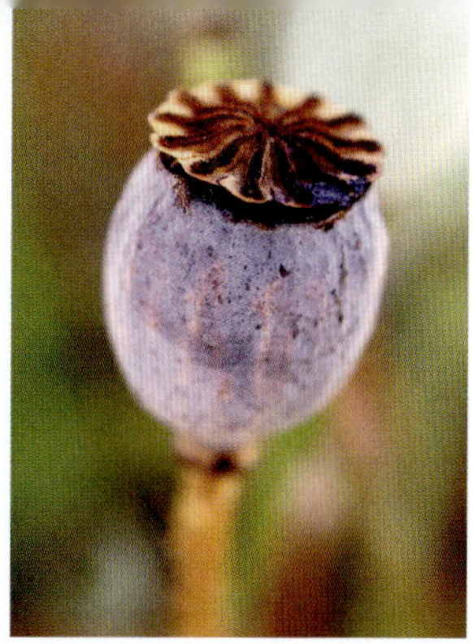

Der Wind verhilft den Mohnsamen aus der Kapsel.

ein Schlüssel zum Tor unseres Unterbewusstseins kann Mohnblüten-Rauch den Zugang zum Traumerleben öffnen und intensivieren. Beim Tagträumen ruft uns der warme, krautige Duft der Mohnblüten wieder in Erinnerung, was wirklich im Leben zählt. Innere Ausgeglichenheit, Harmonie mit unseren Mitmenschen, bewusstes Leben in der Gegenwart machen wahres Glück aus. Wir finden zu unserer inneren Mitte zurück, werden zufriedener und begegnen anderen Menschen wieder mit Herzenswärme. Mohnblüten ergänzen sinnliche Mischungen mit Rose, Zimt, Iriswurzel, Quitte und Styrax.

RÄUCHERTIPP

Streut man Mohnsamen auf Kohle, verbrennen sie prasselnd und riechen nach verbranntem Kuchen. Man mischt sie besser gemeinsam mit Blütenblättern und zerkleinerten Kapseln mit Schafgarbe, Habichtskraut, Mistel, Lorbeer und Propolis und verräuchert sie auf dem Sieb.

MISCHUNG »HABICHTSFLUG«

1 Teil Habichtskraut
1 Teil Wermut
1 Teil Mohnblüten
½ Teil Schafgarbe
½ Teil Lorbeer
½ Teil Misteln
1 Teil Kampfer

SCHAFGARBE

Achillea millefolium

Korbblütler !

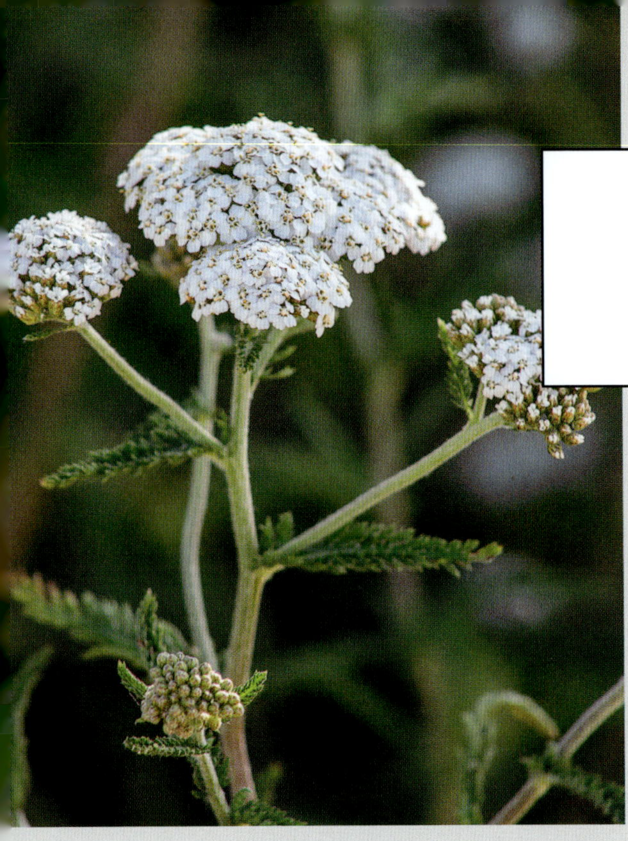

STANDORT

Die in Europa weit verbreitete Schafgarbe wächst an sonnigen Wegrändern, auf trockenen Wiesen, Weiden, Halbtrockenrasen und Ackerrainen. Sie mag stickstoffhaltige Böden.

AUSSEHEN

Die mehrjährige Pflanze hat einen zähen, 15 bis 60 cm hohen, gerillten Stängel, der sich meist im oberen Bereich verzweigt. Ihre 2- bis 3-fach tief gefiederten Blätter muten wie Federn an, sie sind dunkelgrün und duften beim Zerreiben sehr würzig. Schafgarbe schmückt sich meist mit weißen, seltener mit zartrosa Blüten, die in einer flachen Trugdolde angeordnet sind.

VOLKSNAMEN

Achilleskraut, Bauchwehkraut, Beilhiebkraut, Bereitgestelltes Wundkraut, Blutkraut, Heil aller Welt, Jungfernkraut, Mutterkraut, Soldatenkraut, Tausendblatt, Wiesenjod, Zimmermannskraut

»Millefolium« bedeutet »Tausendblatt«. Schaut man sich die Blätter genauer an, versteht man, warum. »Augenbraue der Venus« werden die filigranen Blätter auch liebevoll genannt. Die Bezeichnung »Schafgarbe« leitet sich von dem althochdeutschen Wort »garwe« ab, das man mit »Gesundmacher, Heiler« übersetzen kann. Nach Plinius geht der wissenschaftliche Gattungsname auf Achilles, einen Schüler des heilkundigen Kentauren Chiron, zurück, der den König Telephus aus Kleinasien mit Schafgarbe geheilt haben soll. Griechen, Römer und Soldaten in späteren Kriegen nutzten die Schafgarbe als Wundheilmittel. Während des Zweiten Weltkrieges sammelten Kinder und Frauen die Heilpflanze säckeweise als schnelle Hilfe für die verwundeten Soldaten in den Feldlazaretten. Dort tränkte man das Verbandsmaterial mit dem Pflanzensaft. Die adstringierende und antibakterielle Wirkung der Schafgarbe verhindert Entzündungen und beschleunigt die Wundheilung.

Der niederbayerische Name »Pestilenzkraut« deutet auf den Einsatz der Pflanze zu Pestzeiten hin. Wegen ihres kampferartigen Geruchs hängte man sie entweder büschelweise in die Häuser oder warf sie in die großen Pestfeuer, um die Seuche abzuwehren.

Von Pfarrer Sebastian Kneipp stammt der Spruch: »Schafgarbe im Leib tut wohl jedem Weib.« Zusammen mit Frauenmantel (→ Seite 112) und Gänsefingerkraut ist die Schafgarbe das Dreigestirn der

Frauenkräuter, das bei allen Frauenkrankheiten zum Einsatz kommt. Schafgarbe hat eine ausgleichende Wirkung. So schnell, wie sie Blutungen stillen kann, kann man mit ihr auch Blutungen hervorrufen. Bei kleineren Verletzungen beim Gärtnern oder unterwegs beim Wandern leistet das Heilkraut gute Dienste als schnelles »Wiesenpflaster«.

Früher war es üblich, kleinen Kindern, die oft Albträume hatten, Säckchen mit Schafgarbe auf die geschlossenen Augen zu legen, damit die »süßen« Träume zurückkamen. Säuglingen hängte man Schafgarbenbüschel über die Wiege, um böse Geister fernzuhalten. Junge Mädchen hofften, mit den Blüten im Kopfkissen im Traum ihren Zukünftigen zu sehen.

Buddhisten in China werfen getrocknete Schafgarbenstängel für ihr I-Ging-Orakel aus. Die Anordnung vergleichen sie dann mit den Bedeutungen im sogenannten »Buch der Wandlungen«, einer Sammlung von Strichzeichnungen. Dieses Orakel wäre eine Alternative für das Bleigießen beim nächsten Silvesterfest, das inzwischen verboten wurde.

Die Menschen entdeckten, dass das Kraut sehr gut zum Färben geeignet war. Je nach Beize konnte man damit Wolle gelb bis moosgrün färben. Die Benediktiner würzten mit Schafgarbe lieber ihr Bier. Die Heilpflanze des Jahres 2004 gehört unbedingt in die »grüne Neune«, die Gründonnerstagssuppe mit neun frischen Wildkräutern. Nach deren Genuss soll man der Sage nach das ganze Jahr von Krankheiten verschont bleiben. Das Kraut ist auch wichtiger Bestandteil des Kräuterbüschels an Mariä Himmelfahrt.

VERWENDETE PFLANZENTEILE

Blüte, das ganze Kraut für Kräuterbüschel
Schafgarbe kann empfindliche Haut reizen!

ERNTE

Die Blüten sammeln wir von Juni bis Oktober bei zunehmendem Mond oder Vollmond an einem Blütentag, das Kraut an einem Blatttag.

WIRKUNG BEIM RÄUCHERN

bringt uns ins Gleichgewicht, fördert Traumarbeit und Visionen, stärkt die Intuition, hilfreich beim Orakeln und Hellsehen

Zum Räuchern werden Pflanzen aus der Natur, keine Zuchtformen aus dem Garten verwendet. Die Schafgarbe hat eine ausgleichende Wirkung. Ihre Botschaft ist der goldene Mittelweg. Oder, wie es Hildegard von Bingen ausdrückte, »das rechte Maß«. Etwas Schafgarbe auf dem Räuchersieb hilft uns, unsere innere Mitte zu finden, wenn unser Leben aus dem Gleichgewicht geraten ist. Wir bekommen Nervenstärke und Rückgrat, lassen uns nicht verbiegen und vertrauen wieder auf unsere Intuition, die von der Schafgarbe geweckt wird.

Eine intensive Räucherung mit Schafgarbe fördert die Traumarbeit und leichte, klare Visionen. Dafür nimmt man reichlich von dem Kraut und räuchert am besten mehrere Tage hintereinander. Schon immer wurde die Schafgarbe zum Orakeln und Hellsehen geräuchert. Sie darf in keiner Visionsmischung fehlen und passt wunderbar in Mischungen für die Raunächte oder Mariä Lichtmess.

RÄUCHERTIPP

Auf dem Räuchersieb entwickelt sie einen intensiven würzigen Duft, der aber schnell verfliegt. Man kann sie sehr gut mit Lorbeerblättern und Harzen mischen, wie Copal, Dammar oder Weihrauch.

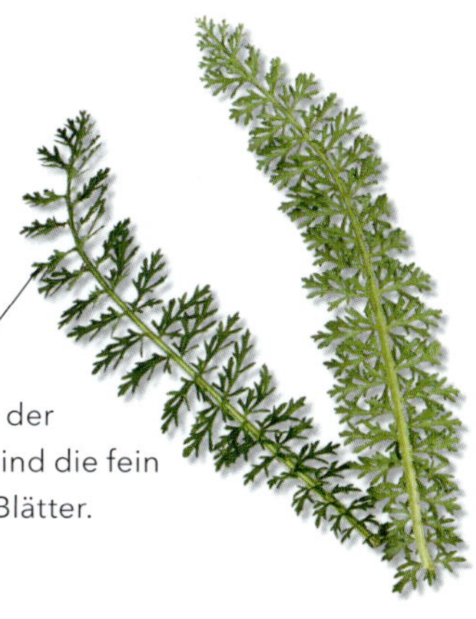

Kennzeichen der Schafgarbe sind die fein gefiederten Blätter.

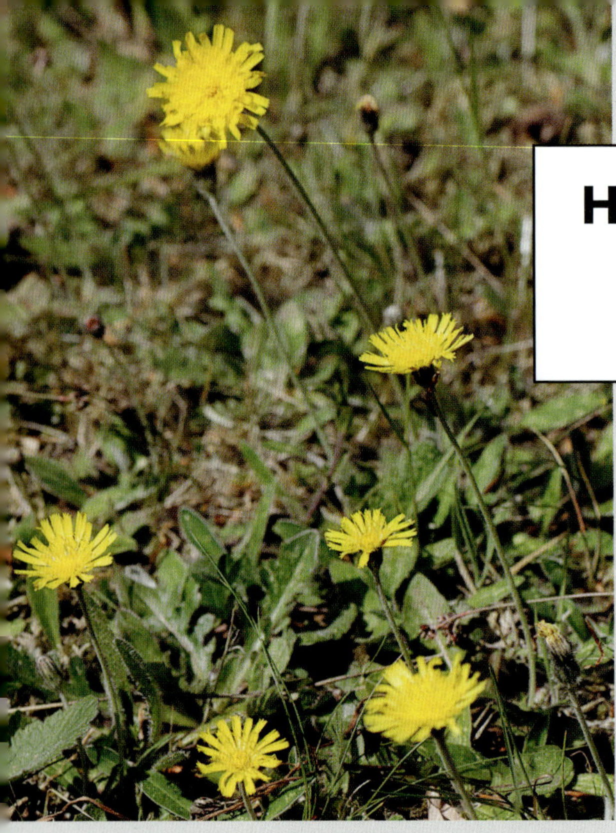

HABICHTSKRAUT

Hieracium pilosella

Korbblütler

VOLKSNAMEN

Felsenblümeli, Kleines Mauseohr, Langhaariges Habichtskraut, Mausöhrchen, Nagelkraut, Ohrenkraut

STANDORT

In ganz Europa findet man das Habichtskraut in Pflasterritzen, an sandigen Feldrändern, in Heidelandschaften, auf Magerwiesen und an steinigen Hängen. Es mag nährstoffarme Böden in sonniger Lage. Die ausbreitungsfreudige Pflanze passt gut in Steingärten oder naturnahe Gärten. Viele Gartenbesitzer bevorzugen aber das Orangerote Habichtskraut *(Hieracium aurantiacum)* als Bodendecker.

AUSSEHEN

Die ausdauernde Pflanze wird 5 bis 25 cm hoch, bildet lange Ausläufer, hat einen kahlen blattlosen Stängel und eine 2 bis 3 cm große, gelbe Korbblüte, die nur aus Zungenblüten besteht. Die Blätter bilden eine Rosette am Boden. Sie sind lanzettlich geformt, unterseits weiß-filzig, oberseits und am Rand mit langen Borstenhaaren besetzt.

Glaubt man Plinius, dann schärfen Habichte ihre Augen mit dem Milchsaft des Krauts, was ihm seinen Namen eingebracht hat. Angeblich hatte jemand den Greifvogel dabei beobachtet, wie er seine Augen mit dem Pflanzensaft benetzte. Das erklärt, warum in der Volksheilkunde der Tee aus Habichtskraut zur Stärkung der Sehkraft angewendet wurde. Wer möchte nicht so hervorragend sehen wie ein Habicht? Im Mittelalter hieß es sogar, dass nicht nur die Augen, sondern auch der Verstand durch Habichtskraut geschärft werde.
Hildegard von Bingen empfiehlt in ihrem Werk »Physica«, Habichtskraut zur Herzstärkung und Minderung von üblen Säften in Kombination mit Diptam, Galgant- oder Zitwerwurzel *(Curcuma zedoaria)* zu essen. Im Mittelalter hängte man sich getrocknete Bündel aus dem Kraut als magischen Schutz gegen Hexen und andere böse Mächte an die Zimmerdecke. Jahrhundertelang wurde das Kraut in Schnupftabak gemischt oder als Tabakersatz geraucht.
Es heißt, dem Menschen freundlich gesinnte Naturgeister nähmen Habichtskraut gern als Gegengabe für Sammelgut an. Das Mausohr-Habichtskraut bildet meist größere Polster. Seine Blätter weisen tatsächlich viele Härchen auf, wie das Ohr einer Maus. In Trockenperioden rollen sich die Blätter ein und drehen die helle Unterseite der

Sonne entgegen, um möglichst viel Wärme zu reflektieren. Ein genialer Trick, um die Verdunstung sehr gering zu halten.
Am bekanntesten ist das Orangerote Habichtskraut, das man als Ersatz für das Mausohr-Habichtskraut verwenden kann. Einmal in den Garten gepflanzt breitet es sich gern aus und zaubert leuchtende Farbtupfer ins Blumenbeet oder in den Rasen.

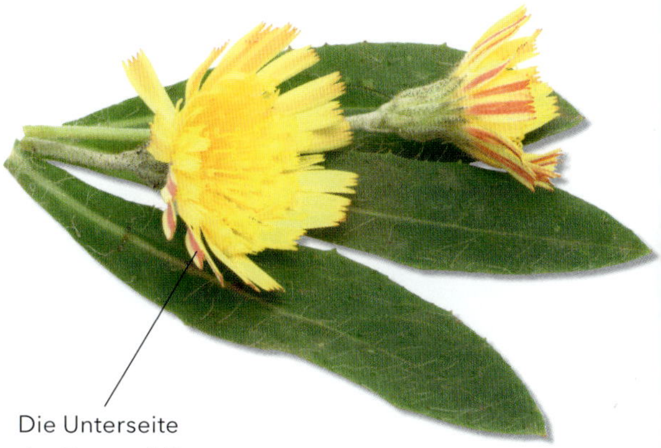

Die Unterseite der Zungenblüten ist oft rötlich.

VERWENDETE PFLANZENTEILE
das blühende Kraut

ERNTE
Von Mai bis Oktober ernten wir die Blüten bei zunehmendem Mond oder Vollmond an einem Blütentag.

WIRKUNG BEIM RÄUCHERN
bewusstseinserweiternd, zum Orakeln, stimmungsaufhellend, fördert Wohlbefinden, innere Balance, Visionen und Intuition, reinigend, entspannend

Mit Habichtskraut auf dem Räuchersieb kommt man in den Genuss seines stimmungsaufhellenden und leicht euphorisch wirkenden Rauchs, da es Hydroxycumarine enthält. Besonders in Dänemark wird es als legaler Cannabis-Ersatz geraucht. Seine Wirkung ist jedoch wesentlich milder. Eine Habichtskraut-Räucherung eignet sich hervorragend zum Orakeln und zur Förderung von Visionen. Wir können mit ihr zwar nicht unsere Zukunft vorhersehen, aber sie entzündet unsere Intuition.
Der leicht bewusstseinserweiternde Rauch lässt uns erkennen, dass wir Teil der Schöpfung sind. Er verschafft uns Klarheit über den richtigen Weg zum Ziel, eröffnet neue Wege, lenkt den Blick auf das Wesentliche im Leben. Wir werden ruhig, geistig hellwach und können förmlich spüren, wie wir spirituell wachsen. Es fällt leichter, die störende Gedankenflut auszublenden. Wir können wunderbar entspannen, während die innere Balance zurückkommt. Der kraftvolle Rauch erfüllt uns mit Zufriedenheit. Er baut uns auf, wenn wir niedergeschlagen sind oder wenn uns das Selbstvertrauen fehlt. Vieles erscheint plötzlich in einem anderen Licht. Negative Energien, die in den Räumen festhängen, werden gelöst, Viren und Bakterien ausgeräuchert. Zurück bleiben saubere Luft, Wohlbefinden und Optimismus.

RÄUCHERN
Das würzig duftende Habichtskraut kann man gut allein verräuchern. Zur Erweiterung des Bewusstseins kommen Lorbeer, Misteln, Wermut, Kampfer oder Weihrauch dazu. Mit Lavendel, Iriswurzel, Propolis oder Kirschharz verstärkt es Mischungen für das Wohlbefinden.

WEITERE PFLANZEN UND HARZE FÜR TRAUMARBEIT, VISIONEN UND ORAKEL
Alraune, Baldrian (→ Seite 74), Bilsenkraut, Buchs, Königskerze (→ Seite 82), Rainfarn (→ Seite 84), Wermut (→ Seite 122).
Dammar, Kampfer, Lärchenharz (→ Seite 45), Myrrhe (→ Seite 49), Weihrauch (→ Seite 48).

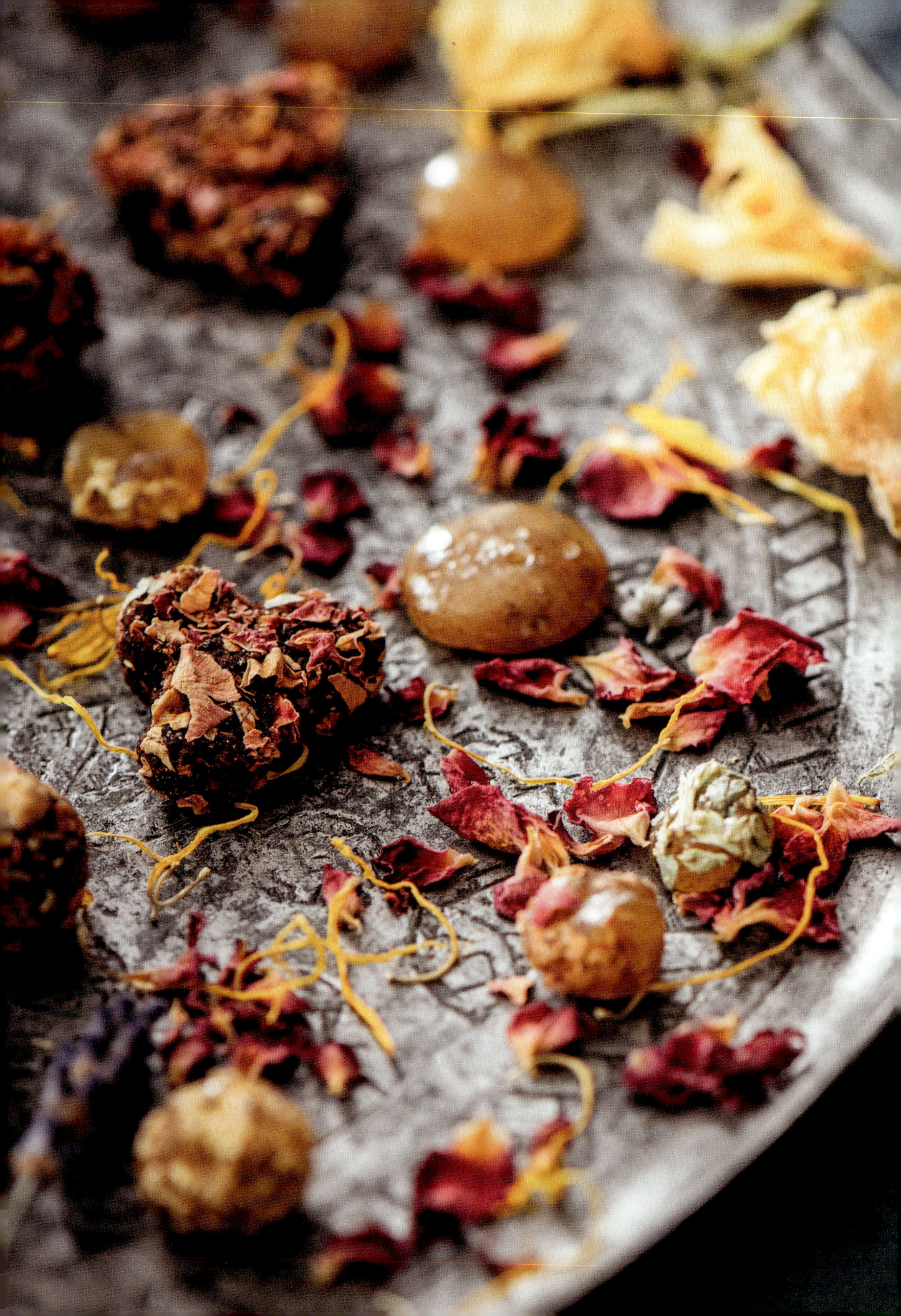

RÄUCHERERLEBNIS UND RÄUCHERGENUSS

Wenn Sie erst einmal die Lust am Räuchern
gepackt hat, werden Sie gern mit Harzen und Kräutern
experimentieren. Der balsamische Rauch von Räucherkonfekt ist
zum dahinschmelzen, ein sinnlicher Genuss, den man
sich zu manchen Anlässen gönnen sollte.
Die eigene kreative Schaffenskraft auszuleben beflügelt
alle Sinne. Durch Flechten, Bündeln, Kneten, Rollen entstehen
einzigartige Unikate, die Sie beim Räuchern
heilsam mit der Natur verbinden und manch besondere
Räucherzeremonie angemessen in Szene setzen.

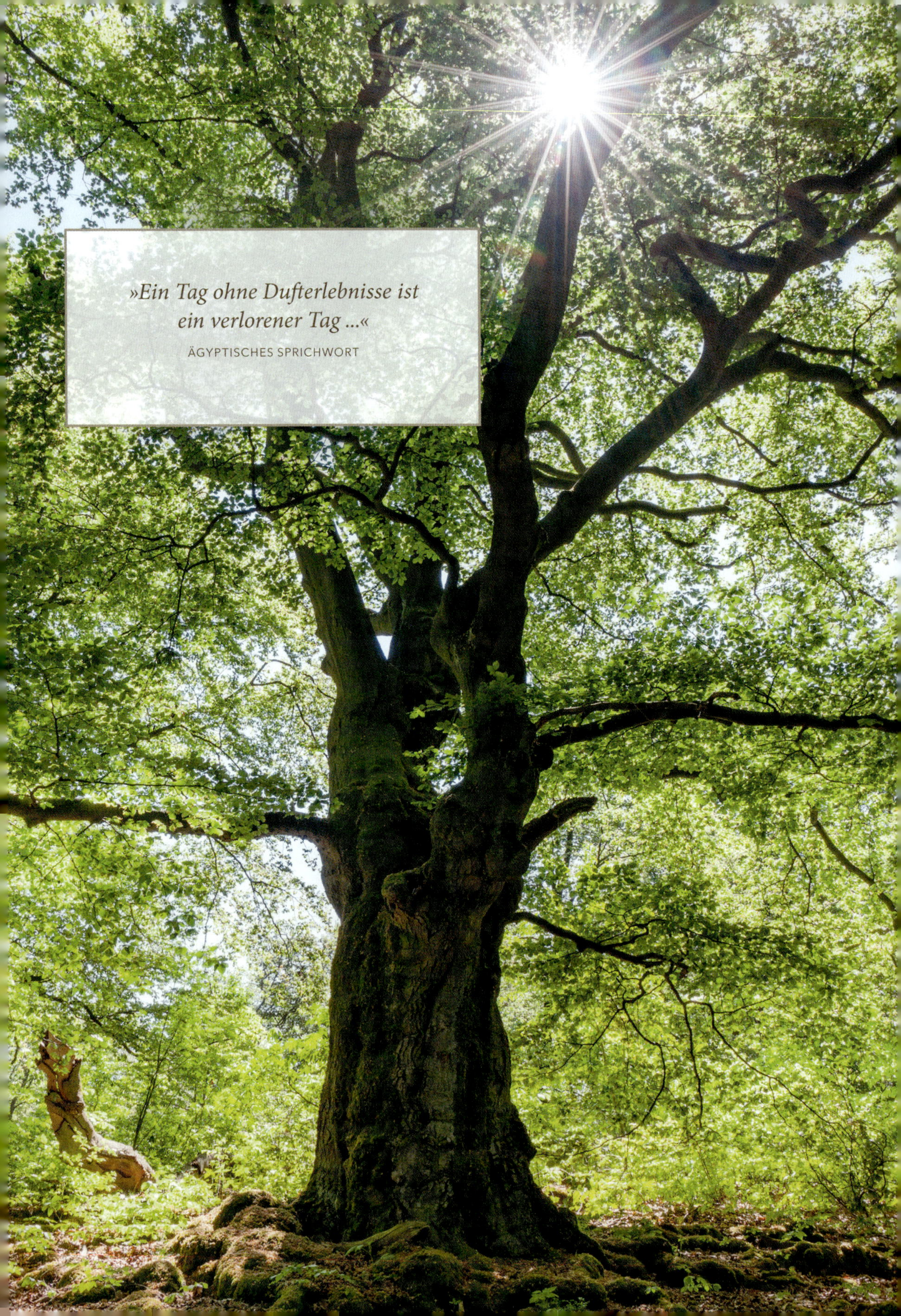

»Ein Tag ohne Dufterlebnisse ist ein verlorener Tag ...«

ÄGYPTISCHES SPRICHWORT

FLECHTEN, BÜNDELN, KNETEN

Manchmal muss es etwas Besonderes sein. Die Herstellung von individuellem Räucherwerk ist genau richtig für experimentierfreudige Räucherfans, die ihre Kreativität ausleben möchten. Es ist überraschend, welche Vielfalt an Räucherwerk aus Pflanzen und Harzen entstehen kann.

URSPRÜNGLICH UND NATURVERBUNDEN – RÄUCHERN IM FREIEN

Was gibt es Schöneres, als an einem lauen Sommerabend bei einem prasselnden Lagerfeuer unter dem Sternenhimmel zu sitzen und die Magie des Feuers zu spüren? Entzünden Sie doch beim nächsten Gartenfest etwas Räucherwerk und testen Sie die Wirkung auf Ihre Gäste. Sogar anfangs skeptische Menschen spüren nach einiger Zeit den wohltuenden Effekt einer Räucherung. Ein Räucherbündel (→ Seite 158) kommt bei diesen Gelegenheiten besonders gut an. Es ist obendrein ein willkommenes Mitbringsel und Gastgeschenk.

Im Garten oder auf dem Balkon lässt sich problemlos eine kleine Räucheroase schaffen, wo man das ganze Jahr über räuchern kann. Aber manchmal zieht es uns hinaus in die Natur. Vielleicht haben Sie einige Lieblingsplätze für sich entdeckt, die Ihnen Kraft und Rückhalt geben? Das kann im Sommer ein einladender Sitzstein am Bachufer sein oder im Herbst eine uralte, knorrige Eiche. Nehmen Sie etwas Räucherwerk für Ihre Kraftorte im Grunen mit. Bedanken Sie sich mit einer Räucherung für die positive Energie, die Sie immer wieder mit nach Hause nehmen dürfen. Das verbindet Sie noch stärker mit diesem besonderen Ort und der Natur.

Beim Räuchern in der freien Natur spürt man die jeweilige Qualität der Jahreszeit sehr intensiv. Eine frische grüne Knospe kann im Frühjahr zur Augenweide werden. Im Sommer verbindet sich das Räucherwerk mit dem Duft der Heuwiesen. Herabfallende Blätter im Herbst machen uns die eigene Vergänglichkeit bewusst. Und die klirrende Kälte und Stille der verschneiten Winterlandschaft lässt einem den Atem anhalten.

Insektenabwehr

Nach Sonnenuntergang kann es bei einem Gartenfest draußen ganz schön ungemütlich werden. In lauen Nächten schwirren bedrohlich surrend kleine Blutsauger um Köpfe und Körper der feiernden Nachtschwärmer. Der Duftcocktail aus Parfüm, Duschgel, Deo, Weichspüler und warmem Schweiß zieht Stechmücken magisch an. Räucherwerk aus insektenabwehrenden Pflanzen ist eine natürliche Alternative zu herkömmlichem Mückenschutz.

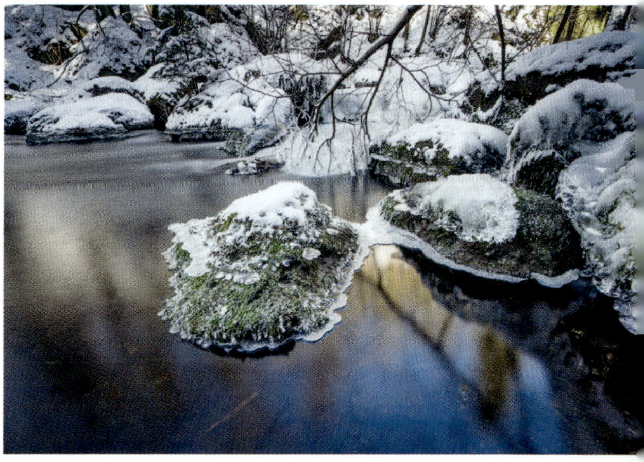

Ihre Räucheroase in der freien Natur ist zu jeder Jahreszeit ein kraftvoller Ort.

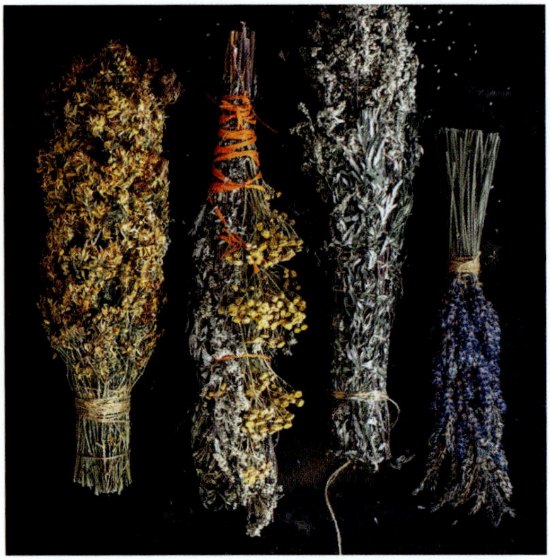

Räucherbündel können aus einer Pflanzenart oder aus verschiedenen Kräutern bestehen.

Räucherbündel oder -sticks binden

Räuchersticks aus heimischen Pflanzen haben beim Verräuchern eine stark erdende Wirkung. Diese archaische Art des Räucherns verbindet uns direkt mit Mutter Erde. Wir nehmen unsere Umgebung viel intensiver wahr als sonst und können förmlich spüren, wie der heilende Effekt in Gang kommt.

Die Bündel sind erstaunlich schnell gemacht. Verwenden Sie nur komplett durchgetrocknete Räucherkräuter, sonst besteht die Gefahr, dass das Büschel anfängt von innen heraus zu schimmeln. Vor dem Binden lässt man sie nur kurz an einem Regentag etwas feuchte Luft ziehen, damit das Bündeln leichter fällt. Schneiden Sie die Pflanzen in gleicher Länge von etwa 20 bis 30 cm zu, und legen Sie sie aneinander, bis ein handlicher Stab entsteht. Attraktive Blüten drehen Sie dabei nach außen. Kleinere Pflanzenteile, die abbrechen und herunterfallen, fangen Sie auf und legen sie für Mischungen beiseite. Verwenden Sie zum Verschnüren nur Naturbänder wie Bast, Hanf oder einen Baumwollbindfaden. Binden Sie die Räucherkräuter sehr fest zusammen. Wenn Sie mit zwei Schnüren über Kreuz arbeiten, bleibt das Bündel später länger in Form. Lassen Sie es nach der Fertigstellung noch einmal kopfüber an einem schattigen Ort durchtrocknen. Wenn Sie gleich mehrere Bündel herstellen möchten, heben Sie sie am besten in großen Papiertragetüten auf.

Das Räucherbündel eignet sich nur zum Räuchern im Freien, denn es besteht die Gefahr von Funken- und Aschenflug. Werfen Sie das Bündel auf keinen Fall ins Feuer, da es sehr schnell verbrennen würde. Entzünden Sie es nur an der Spitze über einer großen feuerfesten Schale, und lassen Sie die Flamme kurz auflodern. Dann blasen Sie die Flamme sanft aus und lassen das Bündel langsam vor sich hin glimmen. Zarte Pflanzenteile verglimmen schneller, stärkere Stängel langsamer. Wird das Bündel nicht ganz aufgebraucht, können Sie die glühende Spitze in Sand ersticken, den vorderen Teil mit einer Gartenzange abschneiden und das restliche Bündel zu einem anderen Anlass wieder verwenden.

Ein duftendes Räucherbündel ist ein perfekter Begleiter bei Ritualen, eignet sich zum Abräuchern von Personen und schafft eine wundervolle Atmosphäre bei Grillabenden. Es kann leicht mit einem Haselstock verlängert werden, damit es auch Kinder unter Aufsicht schwenken können.

Pflanzen für Bündel

Aus der indianischen Räucherkultur Nordamerikas sind vor allem Räuchersticks (smudge sticks) aus indianischem Weißem Salbei, aromatischem Wüstenbeifuß, Wacholder oder Zedernspitzen bekannt. Sie werden traditionell zur Reinigung, im Jahreskreis und bei Heilungs- und Reinigungszeremonien in Schwitzhütten verräuchert. Unsere Auswahl an heimischen Räucherpflanzen richtet sich nach dem Verwendungszweck. Sie können sich auf eine Pflanze beschränken. Mit Beifuß, Salbei, Wacholder oder Lavendel pur liegen Sie immer richtig. Oder Sie mischen einige Kräuter, die zu Ihrem jetzigen Lebensabschnitt passen. Hier bleibt Spielraum für Ihre Kreativität und Intuition. Die beliebtesten Pflanzen zum Bündeln sind Beifuß, Dost, Eisenkraut, Frauenmantel, Johanniskraut, Lavendel, Melisse, Minze, Myrte, Rainfarn, Rosmarin, Salbei, Schafgarbe, Thymian, Wacholder, Weißdorn und Ysop.

Für Wacholder und Weißdorn empfiehlt es sich, zum Schutz Gartenhandschuhe zu tragen. Für ungestörten Räuchergenuss lege ich diese beiden meist in die Mitte eines Bündels und ummantle sie mit anderen nicht stechenden Kräutern. Eine weitere Möglichkeit wäre, den unteren Bereich mit mehr Schnur zu verstärken oder dort die Nadeln bzw. Dornen von den stärkeren Stängeln zu entfernen. Diese kommen in eine schützende Räuchermischung.

- **Bündel »Gewitterstimmung«:** Ausgleichende Wetterpflanzen (→ Seite 80–87), die mit der lebensspendenden Kraft der Sonne Spannungen abbauen und unsere Lebensfreude zurückbringen.

Räucherkräuter, vor allem Gräser wie das Mariengras, lassen sich auch zu Zöpfen flechten.

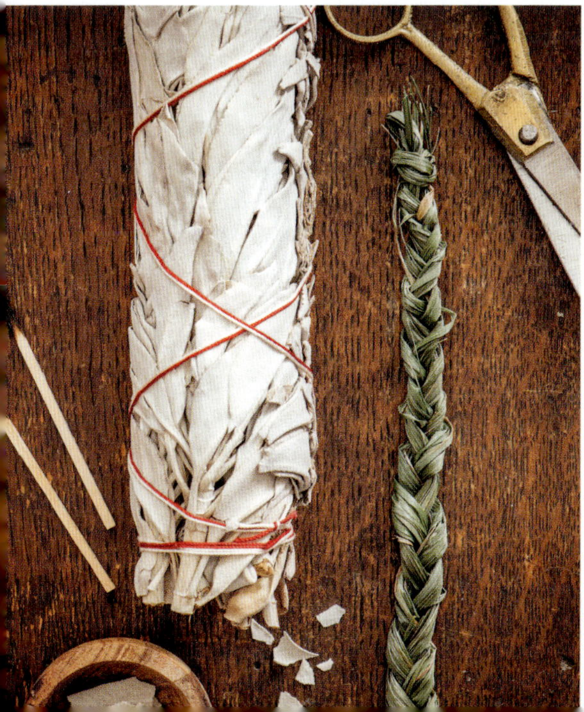

- **Bündel »Schutzengel«:** Wermut hilft, sich gegen Einflüsse von außen zu wehren und heilt Energielöcher. Wacholder desinfiziert, gibt Sicherheit und Stabilität. Lavendel und Salbei wirken reinigend und bauen einen schützenden Raum um uns auf.
- **Bündel »Harmonie«:** Duftender Rosmarin, Lavendel und Myrte wirken klärend und fördern eine liebevolle, friedliche Atmosphäre. Beifuß wärmt innerlich, hüllt ein und unterstützt unsere Ausstrahlung. Weißdorn ist gut fürs Herz, schützt und macht Mut auf Neues.
- **Bündel »Mückenschreck«:** Rainfarn, Lavendel, Beifuß, Lorbeer, Zitronengras und Blätter der Walnuss halten Stechmücken fern.

Sweet-Grass-Räucherzopf

Wichtiger Bestandteil der indianischen Räuchertradition ist intensiv duftendes Sweet Grass (→ Seite 67). Traditionell binden die Indianer nicht nur Gräser, sondern auch Halme und Stängel von anderen Räucherpflanzen zu Zöpfen. Am bekanntesten sind bei uns jedoch die Zöpfe aus Sweet Grass. Etwa zehn Grashalme werden zu drei Strängen zusammengelegt und zu attraktiven Zöpfen verflochten. Der getrocknete Zopf wird an einem Ende angezündet und gleich wieder vorsichtig ausgeblasen. Mit entsprechender Luftzufuhr glimmt er langsam weiter und verströmt einen wunderbar süßlichen Duft. Entweder hängt man ihn auf oder man hält den Graszopf in den Händen und schwenkt ihn ab und zu über dem Kopf. Diese archaische Räuchermethode erfüllt den Räuchernden mit einer unglaublichen Urkraft, Naturverbundenheit und Zufriedenheit.

Natürlich kann man einfach ein Stück davon abschneiden und wie gewohnt verräuchern. Dafür braucht man dann allerdings Kohle oder Sieb. Vor dem Räuchern vertreibt man mit etwas Salbei zuerst die negativen Energien, dann kann das Sweet Grass schneller für positive Energien sorgen und seinen herrlichen Duft verströmen.

RÄUCHERKONFEKT IM BLÜTENKLEID

Räucherkonfekt sieht zum Anbeißen aus. In Ägypten werden die Räucherkugeln als Kyphi bezeichnet, in den arabischen Ländern heißen ähnliche Kugeln Bakhoor oder Bukhoor und in Japan Nerikoh-Bällchen. Bei Letzteren ist die Herstellung am aufwendigsten. Denn die Masse wird zum Reifen und Gären bis zu drei Jahre in einem verschlossenen Keramikgefäß vergraben, bevor man daraus Bällchen formt. Alle Kugeln sind nicht selbstbrennend und werden deshalb normalerweise auf Kohle, auf Pfännchen oder Sieb verräuchert. Tatsächlich wurde Kyphi im alten Ägypten nicht nur verräuchert, sondern auch innerlich als Heilmittel bei unterschiedlichen Krankheiten oder zur Hautpflege eingesetzt.

Zugegeben – man braucht etwas Zeit für die Zubereitung. Aber es lohnt sich. Der balsamische Rauch der Duftkugeln ist ein Genuss, den man sich zu bestimmten Anlässen gönnen sollte. Er lässt uns den Alltag schnell vergessen und beflügelt alle Sinne. Die Ägypter soll Kyphi in höchste Verzückung versetzt haben. Experimentieren Sie mit Kräutern und Harzen aus Ihrer Umgebung. Anhand eines Grundrezeptes können Sie weitere Zutaten ergänzen, bis Ihr ganz persönliches Räucherunikat entsteht. Der Vorteil dieser Kugeln ist, dass schon mehrere duftende Komponenten vereint sind. Einmal auf die Aromalampe oder das Räucherpfännchen gelegt, müssen Sie sich nicht weiter darum kümmern. Als Einstimmung für eine Massage oder einen sinnlichen Abend kann das sehr angenehm sein. Mit der Größe der Kugeln (erbsen- oder murmelgroß) können Sie außerdem die Dauer des Räuchervorgangs und die Duftintensität im Raum steuern. Vor dem Trocknen sollten die leicht klebrigen Pralinen in einer »Panade« aus getrockneten Kräutern oder Blüten in unterschiedlichen Farben gewälzt werden. So kleben sie nicht mehr zusammen und sehen schmuck aus. Das dekorative Räucherkonfekt ist ein willkommenes Gastgeschenk.

Kyphi – ägyptisch oder regional

Kyphi gibt es auch im Handel. Die modernen Mischungen dürften aber mit dem Originalrezept nicht viel gemeinsam haben. Wenige antike Quellen haben mehrere Rezepte für das besondere orientalische Räucherwerk überliefert. Jedoch ist die Identität einiger verwendeter Pflanzen aus botanischer Sicht nicht geklärt. In manchen Fällen ist von geheimen Zutaten die Rede. Schließlich wurde Kyphi in der Regel in geheimen Ritualen von Priestern oder Priesterinnen hergestellt und nur in Tempeln oder in den Räumen des Pharaos verräuchert. Es kann also durchaus sein, dass euphorisierende und bewusstseinserweiternde Zutaten beigemischt wurden, die heutzutage nicht mehr üblich oder sogar illegal sind. Die Rezepte ergeben jeweils 17 erbsengroße Kugeln:

Kyphi nach ägyptischer Art: Rotwein zum Einweichen, Rosenblüten zum Wälzen. Mischen Sie 8 g Rosinen, 4 g Weihrauch, 2 g Mastix, je 1 g Myrrhe, Benzoe Sumatra und Zimtrinde, je 0,5 g Mariengras, Wacholderbeeren und Koriander, je 0,25 g Kalmus und Galgant, 1,5 g Sandelholz rot und 1,5 TL Honig.

Zubereitung: Je nach Rezept werden die kernlosen Rosinen mit etwas kräftigem Rotwein oder die entkernten Weißdornbeeren mit Met über Nacht angesetzt. Am nächsten Tag gießen Sie die restliche Flüssigkeit weg und pürieren das Fruchtfleisch im Mörser zusammen mit dem Honig zu Brei. Alle weiteren Zutaten wiegen Sie sorgfältig ab, zerreiben sie zu Pulver und vermengen sie mit dem Brei. Daraus formen Sie kleine Kugeln und wälzen diese anschließend in den klein geschnittenen Blüten unterschiedlicher Farbe, bis sie nicht mehr kleben. Stellen Sie das Räucherkonfekt auf einem Teller an einen warmen, schattigen Ort zum Trocknen, vermeiden Sie direkte Sonneneinstrahlung. Nach etwa zwei Wochen ist es komplett durchgetrocknet und einsatzbereit. In Gläsern mit Schraubverschluss oder kleinen Pappschachteln mit Deckel kann es problemlos aufbewahrt werden.

FAST ZUM ANBEISSEN

Auch wenn es im Blütenkleid oder Blättermantel zum Blickfang wird – Naschen ist bei Räucherkonfekt nicht erlaubt. Es bleibt ein Augen- und Nasenschmaus.

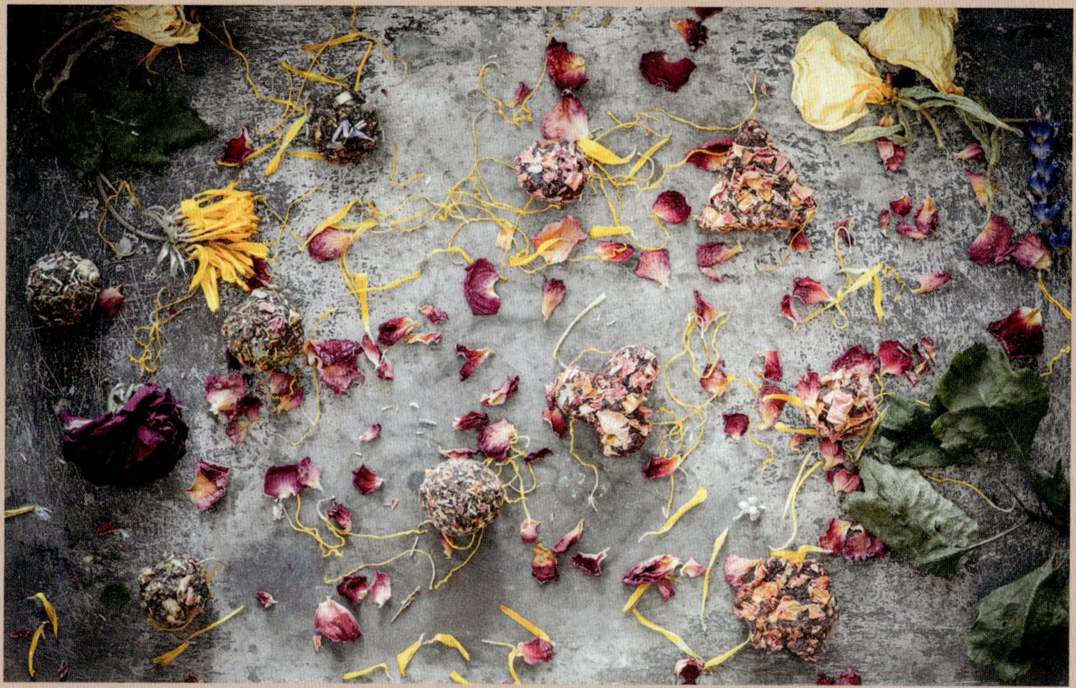

Getrocknete Blüten bilden die perfekte »Panade« für Ihr selbst gemachtes Räucherkonfekt.

REGIONALES RÄUCHERKONFEKT

Met zum Einweichen, 1,5 TL Lindenblütenhonig, Blüten von Rose, Korn-, Ringelblume u.a. zum Wälzen

Weißdornbeeren	8 g
Kiefernharz	4 g
Fichtenharz, Propolis	je 2 g
Lärchenterpentin	1 Messerspitze
Beifuß, Alantwurzel, Holundermark	je 1 g
Wacholderbeeren, Kalmus	je 0,5 g
Engelwurz, Misteln	je 2 g

Mit Räucherpralinen dahinschmelzen

Die Herstellung von Räucherpralinen ist etwas für Experimentierfreudige. Nach Belieben wählt man für die gewünschte Mischung Harze, Hölzer, Wurzeln, Kräuter und Blüten aus und pulverisiert sie. Dann lässt man etwas Bienenwachs (oder Stearin, Paraffin) im Wasserbad schmelzen und gibt das vorbereitete Räucherpulver unter Rühren dazu. Wer möchte, kann zuletzt ein paar Tropfen ätherisches Öl beifügen. Die homogene Masse wird noch flüssig in Pralinenförmchen gegossen oder erkaltet in Würfel oder kleine Briketts geschnitten. Dann ähneln sie den orientalischen Räuchersteinen, die bereits vor 3000 Jahren als kostbare Gabe an Sultane, Fürsten und Könige verschenkt wurden. Die Räucherpralinen kann man auf Kohle verräuchern, wenn Rauch erwünscht ist, oder auf dem Einsatz einer Aromalampe zum Schmelzen bringen, was bei einem sinnlichen Abend von Vorteil sein kann.

STÄBCHEN, KERZCHEN, SPIRALEN

Am bekanntesten ist das unkomplizierte Räuchern mit Räucherstäbchen, -kerzen und -spiralen. Sie werden jeweils an der Spitze kurz angezündet, wieder ausgeblasen und glühen dann rauchend weiter, bis die Räucherstoffe verbraucht sind. Sie bestehen in der Regel aus derselben Paste. Da bei einem Kegel aber mehr Masse abglimmt, ist hier der Duft intensiver. Die Räucherprodukte werden in unzähligen Duftvariationen mit den dafür nötigen Stäbchenhaltern, Räuchermännchen und anderen feuerfesten Unterlagen im Handel angeboten. Beim Kauf sollte man unbedingt auf eine hochwertige Qualität achten. Denn in den Billigprodukten sind oft künstliche Aromen und gesundheitsgefährdende Zusatzstoffe enthalten. Vor allem im asiatischen Raum ist das Verglimmen von Räucherstäbchen oder -spiralen fester Bestandteil des täglichen Lebens. Dort werden sie auch im großen Stil produziert. Die japanischen Räucherspiralen werden meistens im Liegen abgebrannt.

Räucherkerzen und -stäbchen herstellen

Räucherwerk in Form von Kegeln verbindet man mit dem Erzgebirge. Dort sind sie seit 1750 im Ort Crottendorf historisch belegt. Zunächst wurden die »Weihrichkarzl« in mühevoller Handarbeit hergestellt und auf Märkten im Umland verkauft. Zum sicheren Abbrennen erwies sich die Kegelform als beste Methode. Man verräucherte sie auf feuerfesten Unterlagen oder gleich auf der Herdplatte. Erst als das Rauchen in der Öffentlichkeit nach 1848 erlaubt wurde, kamen Räuchermännchen auf, die Bergmänner, Postboten oder Förster darstellten. Alle trugen eine Pfeife im Mund, aus der der duftende Rauch der »Raacherkarzl« qualmte.

Wie wäre es mit selbst gemachten, individuellen Räucherkerzen und -stäbchen? Es ist ein gutes Gefühl zu wissen, welche Kräuter und Harze darin enthalten sind. Binden Sie eine Schürze um, streifen Sie Einweghandschuhe über, sorgen Sie für eine geeignete Unterlage und die nötigen Utensilien.

Zubereitung: Mischen Sie alle Zutaten (→ beispielsweise Rezept rechte Seite). Kräftiges Kneten der Masse ist wichtig, damit alle Luftlöcher herausgedrückt werden und das Räucherwerk nicht explosionsartig verglüht. Beachten Sie das Mischungsverhältnis, wenn die Kerzen gleichmäßig und vollständig herunterbrennen sollen. Ansonsten kann es passieren, dass die Räucherkerzen zwar anfangs schön glimmen, aber irgendwann aufhören zu rauchen. Mit etwa 50 Prozent Holzanteil (25 Prozent Holzkohle, 25 Prozent Sandelholz) und nur 10 bis 15 Prozent Harzanteil kann nichts schiefgehen. Der Rest besteht aus 35 bis 40 Prozent pulverisierten Blüten, Gewürzen, Kräutern, Wurzeln und ein paar Tropfen ätherisches Öl. Letzteres können Sie auch auf die fertigen Kegel sprühen.

Die Kegel müssen jetzt noch komplett trocknen, was einige Tage dauern kann. Durch die Verwendung von Holzkohle werden sie schwarz. Fertigprodukte werden oft mit Lebensmittelfarbe eingefärbt.

ZUM KLEINEN VULKAN GEFORMT …

… oder als Stäbchen und Spirale – bei der Herstellung von selbst gemachten Räucherkerzen machen sich Kinder und Erwachsene gern die Finger schmutzig.

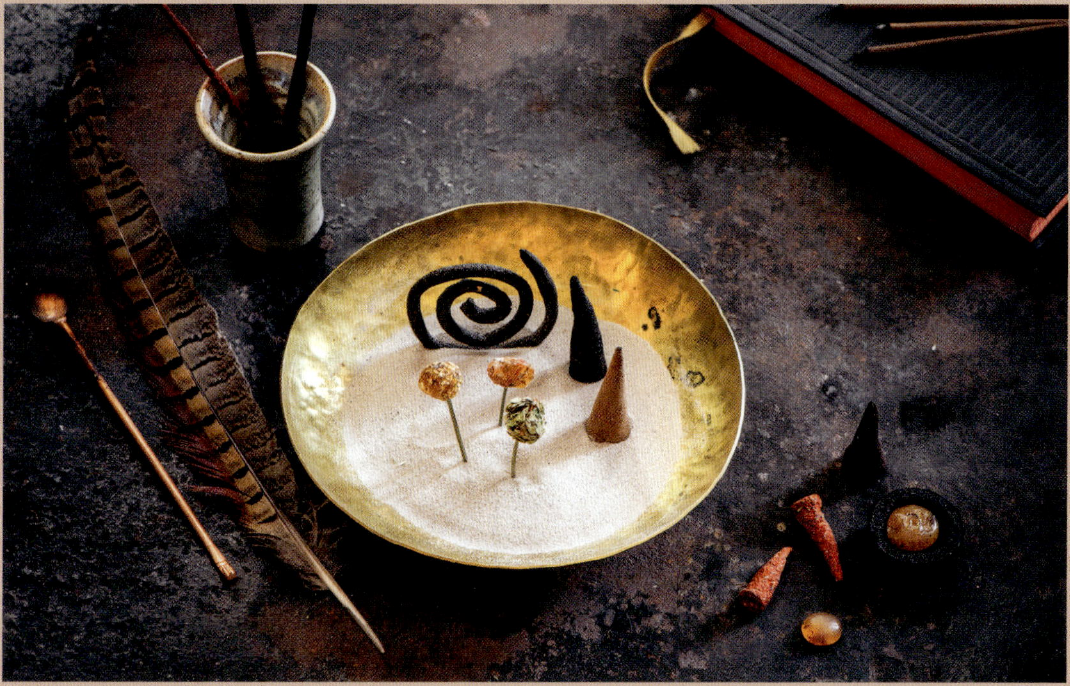

Räucherkerzen, -stäbchen oder -spiralen aus der heimischen Küche: gesunder Räuchergenuss.

RÄUCHERKERZCHEN »RAUHER KULM«

Bindemittel: 130 ml Wasser mit 30 g Maisstärke aufkochen, 5 g Gummi Arabicum in der noch warmen Masse auflösen.

Brennhilfe: 5 Kohletabletten (33 mm) zu Pulver zerreiben

Duftstoffe *(fein gemahlen dazugeben und mischen):*

Sandelholzpulver weiß	40 g
Lärchenterpentin	9 g
Rosenblüten, Holundermark	je 10 g
Johanniskraut, Thymian, Zimt	je 5 g

Feuchte Masse kräftig kneten und bis zu 75 Kerzchen formen.

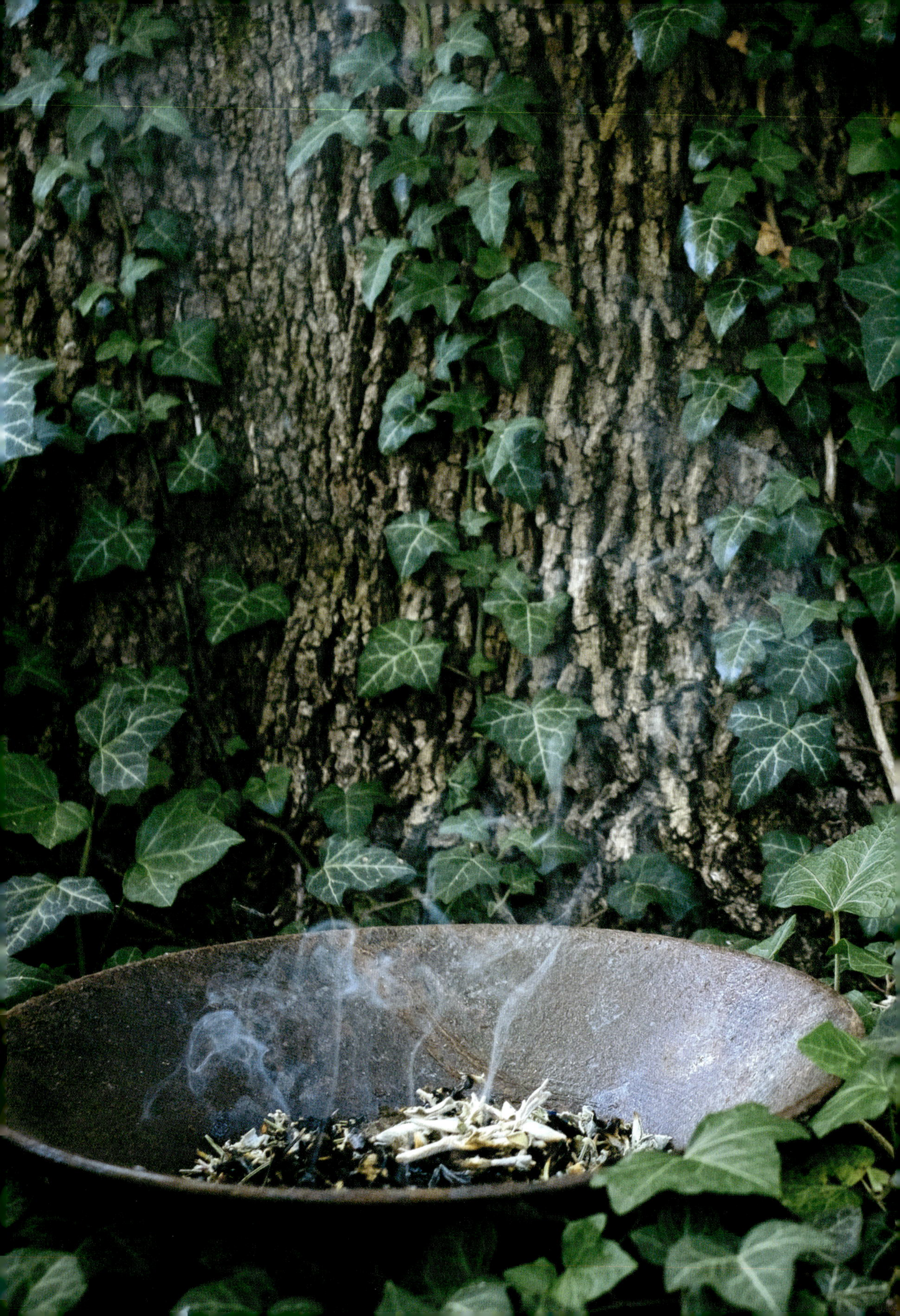

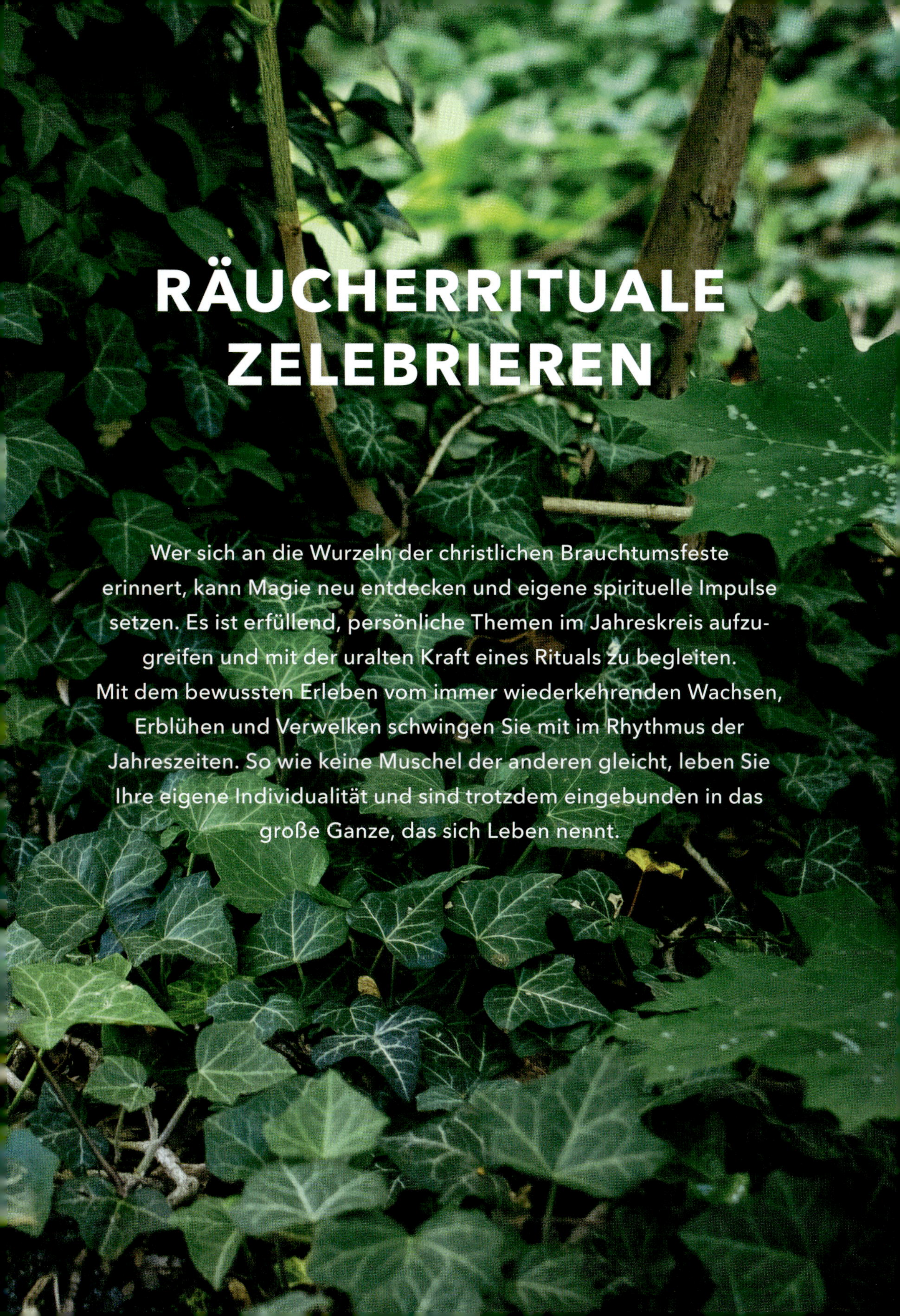

RÄUCHERRITUALE ZELEBRIEREN

Wer sich an die Wurzeln der christlichen Brauchtumsfeste erinnert, kann Magie neu entdecken und eigene spirituelle Impulse setzen. Es ist erfüllend, persönliche Themen im Jahreskreis aufzugreifen und mit der uralten Kraft eines Rituals zu begleiten. Mit dem bewussten Erleben vom immer wiederkehrenden Wachsen, Erblühen und Verwelken schwingen Sie mit im Rhythmus der Jahreszeiten. So wie keine Muschel der anderen gleicht, leben Sie Ihre eigene Individualität und sind trotzdem eingebunden in das große Ganze, das sich Leben nennt.

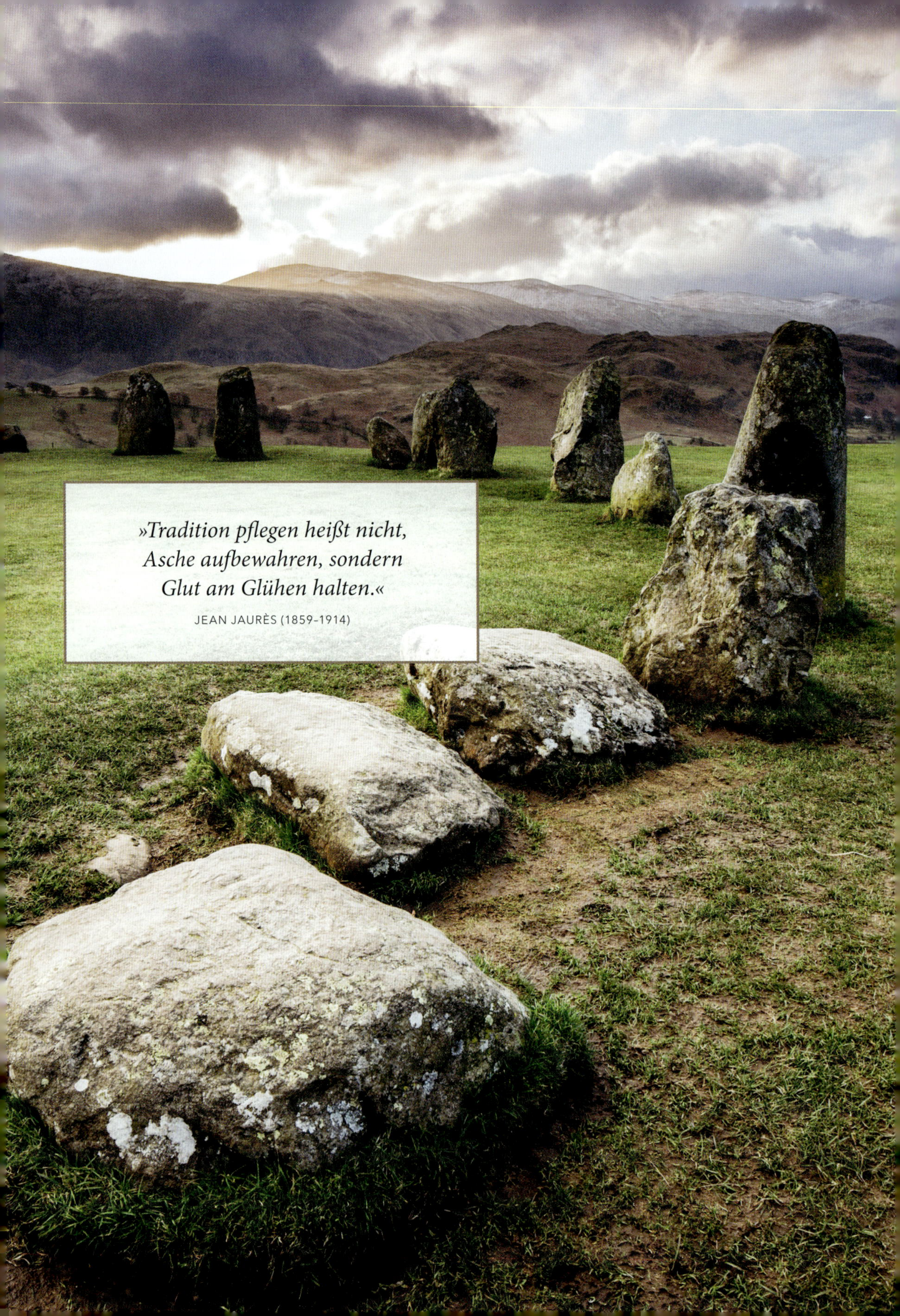

»Tradition pflegen heißt nicht, Asche aufbewahren, sondern Glut am Glühen halten.«

JEAN JAURÈS (1859–1914)

MIT RAUCH DURCHS JAHR

Beim Wort »Ritual« tauchen Bilder von beeindruckenden alten Kultstätten vor unserem inneren Auge auf oder tanzende Schamanen, die sich zu Trommelwirbeln in Ekstase verlieren. Wie groß muss das Bedürfnis unserer Vorfahren gewesen sein, um diese einzigartigen Orte mit unvorstellbar großem körperlichem Einsatz zu schaffen.

MIT KRAFTVOLLEN RITUALEN URSPRÜNGE EHREN

Auch wenn moderne Rituale wahrscheinlich nur einen schwachen Abklatsch der ursprünglichen Ausdrucksstärke besitzen, haben sie dennoch große Kraft. Sie wirken wie eine Therapie, spenden Trost beim Trauern, verringern Frustrationen und wecken starke Emotionen von Geborgenheit. Rituale sind überall. Keine Familie, kein Fußballklub, keine Religion kommt ohne sie aus. Angefangen von der Gute-Nacht-Geschichte für die Kinder bis hin zur Fronleichnamsprozession heben sich diese besonderen Augenblicke vom normalen Alltag ab. Die Wiederholung macht das Ritual aus und bringt Ordnung in das Alltagschaos, das uns oft umgibt.

Ein Räucherritual ist ein faszinierendes, kraftvolles Erlebnis. Sie können es zu Hause durchführen, im Garten oder an einem besonderen Ort in der Natur, am Flussufer oder bei einem alten Baum. Stimmen Sie sich auf das Ritual ein und sammeln Sie Material für Ihren Kultplatz, etwa einen Kieselstein, der zu sagen scheint: »Nimm mich mit!«, oder eine besondere Wurzel, ein bemoostes Stück Rinde im Wald. Verlassen Sie sich auf Ihre Intuition. Alles, was für Sie wichtig sein könnte, wird auch von Ihnen gefunden.

Die frühzeitlichen Menschen erlebten den Wechsel der Jahreszeiten ganz bewusst. Dadurch erwarben sie lebensnotwendiges Wissen über günstige Saat- oder Erntetermine. Es entstanden Lostage, Bauernregeln und Jahreskreisfeste, die oft mit Räucherritualen begleitet wurden. Im Jahreskreis gibt es viele christliche Rituale heidnischen Ursprungs, über die kaum noch jemand nachdenkt. Doch sie sind die Wurzeln unserer Identität und unserer Kultur. Es ist wichtig, diese Ursprünge zu erkennen und zu ehren, indem wir sie wiederaufleben lassen. Denn die virtuelle Welt gibt inzwischen den Takt des Lebens vor und entfremdet uns immer mehr und immer schneller von den Urkräften der Natur. Jede Jahreszeit hat mit den überlieferten Mond- und Sonnenfesten ihren besonderen Aspekt, den wir für unsere persönlichen Bedürfnisse einsetzen können.

Das Gespür für Ihren eigenen Lebensrhythmus lässt Sie mit dem Kreislauf der Natur verschmelzen. Mutter Natur wird zu Ihrer Verbündeten und einer Quelle der Kraft. Sie fühlen sich nicht länger verloren.

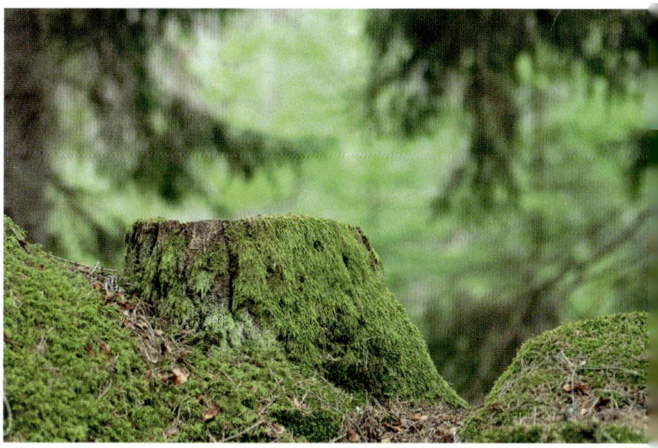

Ihr Kraftort kann zu Hause sein oder in der freien Natur, im Wald oder am Wasser.

HERBSTMITTE

KELTISCH: Samhain, keltisches Silvester – Mondfest, November-Neumond
CHRISTLICH: Allerheiligen, 1. November • SONSTIGES: Halloween, 31. Oktober

In warme Mäntel gehüllt, reihen sich die Angehörigen wie Perlenketten an den Gräbern aneinander, um ihrer Ahnen zu gedenken. Wer lieber in aller Stille trauern möchte oder wer die Unterstützung seiner Ahnen braucht, kann für sie ein Seelenschiffchen auf einem Fluss einsetzen.

SEELENSCHIFFCHEN FÜR DIE AHNEN

Wir befreien unsere flauschigen Schals und wärmenden Handschuhe aus dunklen Schubladen, ziehen uns eine Mütze über die Ohren und trotzen mutig den ersten Herbststürmen, die über das Land ziehen. Wie gut, dass wir im Sommer vorgesorgt haben. Jetzt holen wir gern stimmungsaufhellende Räucherkräuter aus dem Schrank, die mit den Kräften der Sommersonne Trübsal oder negative Gedanken vertreiben. Wir halten uns mehr in den Räumen auf, zünden Kerzen an und machen es uns mit einer Tasse Tee vor dem Ofen gemütlich. Der Vorratsschuppen ist zum Bersten mit Holzscheiten gefüllt.

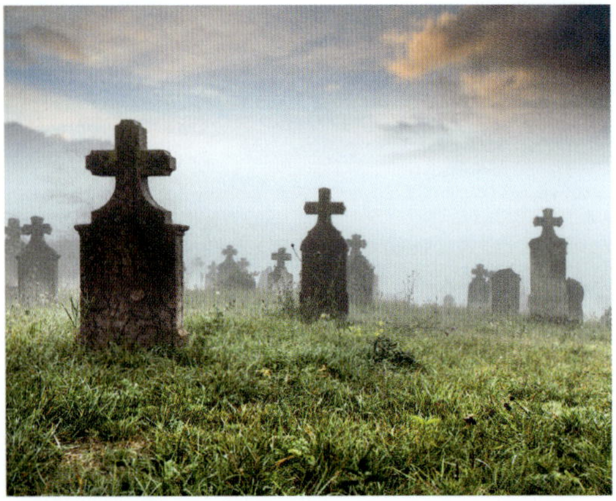

Im November ist es Tradition, unserer verstorbenen Angehörigen zu gedenken.

Mit Samhain, dem Silvester der Kelten, tauchen wir in den natürlichen Rhythmus des Jahreskreises ein und beginnen mit der Entdeckung der acht Speichen des keltischen Jahreszeitenrades. Es öffnet sich eine neue Zeitqualität, die geprägt ist von Rückbesinnung auf verstorbene Menschen: Allerheiligen, Allerseelen, Volkstrauertag, Totensonntag.

Aus Allerheiligen und Allerseelen machten die Auswanderer in den USA eine Mischung aus mystischem Herbst- und Erntedankfest. In den 1980er-Jahren kehrte der Halloween-Brauch nach Europa zurück. Die urigen ausgehöhlten Runkelrüben auf dem Land wurden durch knallorangene Kürbisköpfe ersetzt. »Bettelnde« Kinder bekommen heute meist Süßigkeiten geschenkt, sonst gibt es Saures. In der Oberpfalz erhalten Patenkinder am 1. November einen Hefezopf, auch »Allerheiligen-Spitzel« oder »Seelenwecken« genannt. Der geflochtene Zopf der Opferspeise hat heidnische Wurzeln, denn Haaropfer wurden oft bei Totenfeiern dargebracht. Für die »armen Seelen« wurde traditionell auch Salz ins Herdfeuer gestreut, dass es nur so auf der heißen Glut zischte. Das sollte die Leiden der Verstorbenen im Fegefeuer erleichtern. Natürliches Stein- oder Meersalz ohne Rieselhilfe oder Jodzusatz ist nach wie vor eine wichtige Substanz für Heilungsrituale in Haussystemen oder bei Familienaufstellungen.

Ihr persönlicher Kraftort

In einigen Orten der Oberpfalz gibt es noch das Ritual der Seelenschiffchen. Dafür packt man in einen Korb ein gutes Taschenmesser, ein Stück Hanfschnur oder Wolle, eine Schwimmkerze, einen Stift, etwas Stein- oder Meersalz, eine vorbereitete Räucherschale, ein Feuerzeug und etwas Räucherwerk für eine Ahnenräucherung. Engelwurz, Wacholdernadeln oder -beeren, Abendländischer Lebensbaum, Holunderblüten, Beifuß, Salbei, Bartflechte, Eisenkraut, Erdrauch, Eibennadeln, Misteln und Fichtenharz sind die erste Wahl. Ein Rindenstück und der Rest finden sich auf dem Weg zum Wasser.

Impulse zum Innehalten und Nachdenken

- Welche Dinge stehen im Raum und sollten abgeschlossen werden?
- Welche Talente, Vorlieben und Körpermerkmale verdanke ich meinen Ahnen?
- Wie kann ich das Andenken an meine verstorbenen Liebsten bewahren?

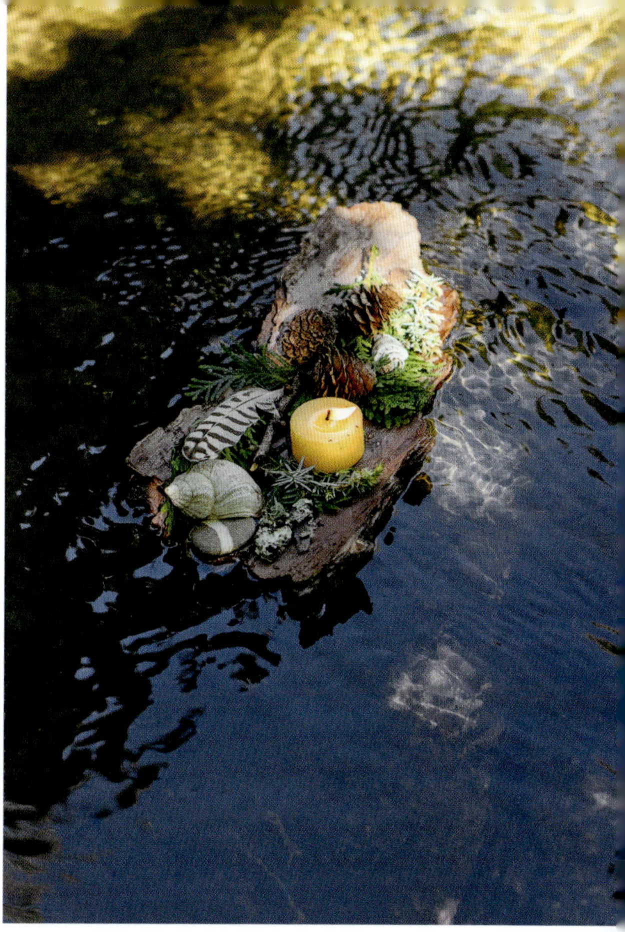

Mit einem Seelenschiffchen können Sie Kontakt zu Ihren Ahnen aufnehmen.

Die Gestaltung des Rituals

An einer geeigneten Stelle am Flussufer bereiten Sie zuerst alles vor. Dann entzünden Sie das Räucherwerk und räuchern sich ab. Die kreative Gestaltung der Opfergabe ist bereits ein Geschenk für Ihren verstorbenen Angehörigen. Die Rinde wird etwas ausgehöhlt zum Boot. Ein bemoostes Stöckchen könnte mit hauchdünner Kiefernrinde zum Segel werden. Tropfen Sie Wachs in den Mittelpunkt der Rinde als Klebstoff für Ihre Schwimmkerze. Als Opfergaben eignen sich Steinchen, leere Schneckenhäuser, Erde, Samen, Flechten, Wurzeln, Zapfen, Blätter. Oder flechten Sie aus Wolle oder Gräsern einen kleinen Zopf, den in Ihrer Erinnerung Ihre Oma als Dutt festgesteckt getragen hat. Verwenden Sie nur natürliche Materialien, die vollständig von der Natur umgewandelt werden können. Folgen Sie dabei Ihrer Intuition und Kreativität. Auf die Rinde können Sie einen Segenswunsch für den Verstorbenen schreiben.

Das fertige Seelenschiffchen segnen Sie über dem Rauch Ihrer Räucherschale und setzen es dann vorsichtig ins Wasser. Streuen Sie etwas Salz auf die Räucherkohle, und tragen Sie den Ahnen Ihre Anliegen vor. Versuchen Sie, Ihre Gedankenflut auszuklinken und nur auf Ihre innere Stimme zu hören. Nehmen Sie sich alle Zeit, die Sie brauchen. Erst wenn das Schiffchen nicht mehr zu sehen ist und Sie das Gefühl haben, dass alles gesagt ist, kommen Sie zum Ende. Sie bedanken sich und räuchern sich noch einmal ab. Lassen Sie das verglimmte Räucherwerk in den Fluss rieseln, um es zu löschen. Das Ritual ist damit beendet. Nach einiger Zeit spüren Sie die wohltuende Verbundenheit mit Ihren Ahnen, und es macht sich tiefer innerer Frieden breit.

WINTERSONNENWENDE

HEIDNISCH: Mittwinter / Jul-Sonnenfest, 21. Dezember
CHRISTLICH: Thomastag, Heiligabend, 21. Dezember, 24. Dezember

Die Geburt des Lichts steht bevor. Mit dem kürzesten Tag und der längsten Nacht beginnt der Kreislauf des Lebens von Neuem. Die Nacht weicht wieder schneller dem Tag. Gefühlt befinden wir uns zwar längst mitten im Winter, doch Schnee und Frost kommen jetzt erst richtig in Fahrt.

STILLE NACHT, RAUE NACHT

Wir haben uns an Nässe, Kälte und die lange Dunkelheit angepasst. Grauer Himmel und das Braun kahler Laubbäume herrschen in der Natur vor. Aber das frische Grün der Nadelbäume zeigt, dass die Natur nur schläft. Die Lebenskraft ist ungebrochen, die Erde hält nur den Atem an. Auch wir sollten jetzt zur Ruhe kommen und unsere Kräfte für den Neubeginn im Frühjahr sammeln. Jedoch schafft es kaum jemand in unserer modern gewordenen Betriebsamkeit, die »stade Zeit« so zu leben, wie sie ursprünglich gedacht war: als wertvolle Zeit für die Innenschau. Heute bedeutet die Vorweihnachtszeit für die meisten Stress und viel zu hohe Erwartungen.

Traditionell nutzte man früher die zwölf mystischen Rau(ch)nächte vom 25. Dezember bis zum 6. Januar zum Orakeln und zum ausgiebigen Räuchern. Dabei kamen einst bewusstseinserweiternde Kräuter wie Hanf, Bilsenkraut und die sagenumwobene Alraunenwurzel zum Einsatz. Astronomisch gesehen liegt diese Zeitspanne zwischen Dezember-Neumond und der Wintersonnenwende, wenn Sonne und Mond am schwächsten sind. Viele Sagen und Legenden ranken sich um diese magische Zeit zwischen Zukunft und Vergangenheit. Nach Sonnenuntergang verließen unsere Vorfahren ungern ihren schützenden Hag. Denn draußen wirbelten mit den Winterstürmen je nach Region entweder die Wilde Jagd, die Percht oder Wotan mit seinem Gefolge um das Haus. Sie sammelten die Seelen ein und brachten sie ins Jenseits. In das Feuer zur Wintersonnenwende hielt man reife Samenstände des Johanniskrauts, bis es nur so prasselte. Das galt als Willkommensgruß an die erstarkende Strahlkraft der Sonne.

Ihr persönlicher Kraftort

Die Raunächte können bei der Rückbesinnung auf die ursprüngliche Qualität der Jahreszeit helfen. Jeder Abend steht für einen Monat im kommenden Jahr: der 25. Dezember für den Januar, der 26. für den Februar usw. Wir schließen das vergangene Jahr gedanklich ab und stimmen uns positiv auf die Zukunft ein. Unsere Träume geben Aufschluss darüber, was uns beschäftigt und was im neuen Jahr auf uns zukommen kann. Schmücken Sie Ihren Ritualplatz mit einigen Fichtenzweigen und dekorativen Zapfen. Bereiten Sie die Mischung »Für die Ahnen« (→ Seite 137) für die Raunächte vor und geben Sie nach Belieben etwas Meisterwurz dazu. Jetzt fehlt nur noch die Mischung »Habichtsflug« (→ Seite 149). Stellen Sie drei Kerzen als Bindeglied zwischen den Zeiten auf. Die erste steht für die Vergangenheit, die zweite für die Gegenwart, die dritte für die Zukunft. Legen Sie Schreibblock und Stift für Ihre Notizen am nächsten Morgen auf dem Nachtkästchen parat.

Impulse zum Innehalten und Nachdenken

- Ich bin dankbar für alles Gute, das ich im vergangenen Jahr erfahren durfte.
- Vergangenes nehme ich hin und schließe es ab als weiteren Baustein meines Lebens.
- Mit Optimismus wage ich den Neubeginn.

Die Gestaltung des Rituals

Entzünden Sie bewusst alle drei Kerzen. Räuchern Sie mit der Mischung »Für die Ahnen«. Nehmen Sie sich Zeit für Ihren persönlichen Rückblick. Scheuen Sie sich nicht, Ihren Ärger oder Ihre Freude über manches laut auszusprechen. Dazwischen streuen Sie immer wieder frisches Räucherwerk auf die Kohle. Visieren Sie die Zukunft an und heißen Sie das neue Jahr willkommen. Welche Pläne möchten Sie zunächst im Januar verwirklichen? Wenn für diesen Abend alles gesagt ist, löschen Sie die Kerzen und lüften kräftig durch. Vor dem Zubettgehen räuchern Sie kurz im Schlafzimmer mit der Räuchermischung »Habichtsflug« (→ Seite 149) auf dem Sieb. In Gedanken oder laut äußern Sie dabei Ihren Wunsch, beispielsweise: »Ich wünsche mir einen Traum, der leicht verständlich ist und an den ich mich erinnern kann.« Danach lüften Sie durch und gehen mit der Absicht zu Bett, etwas Aufschlussreiches zu träumen. Nach dem Wachwerden schreiben Sie sofort die Bruchstücke des Traums auf, an die Sie sich erinnern können. Ungeübte sollten bei der Traumarbeit etwas Geduld haben. Diesen Vorgang mit Raunacht- und Orakelräucherung wiederholen Sie an jedem Abend. Zum Abschluss der Raunächte am Dreikönigstag, dem 6. Januar, segnen Sie Ihre Räume mit Weihrauch und Myrrhe zu gleichen Teilen.

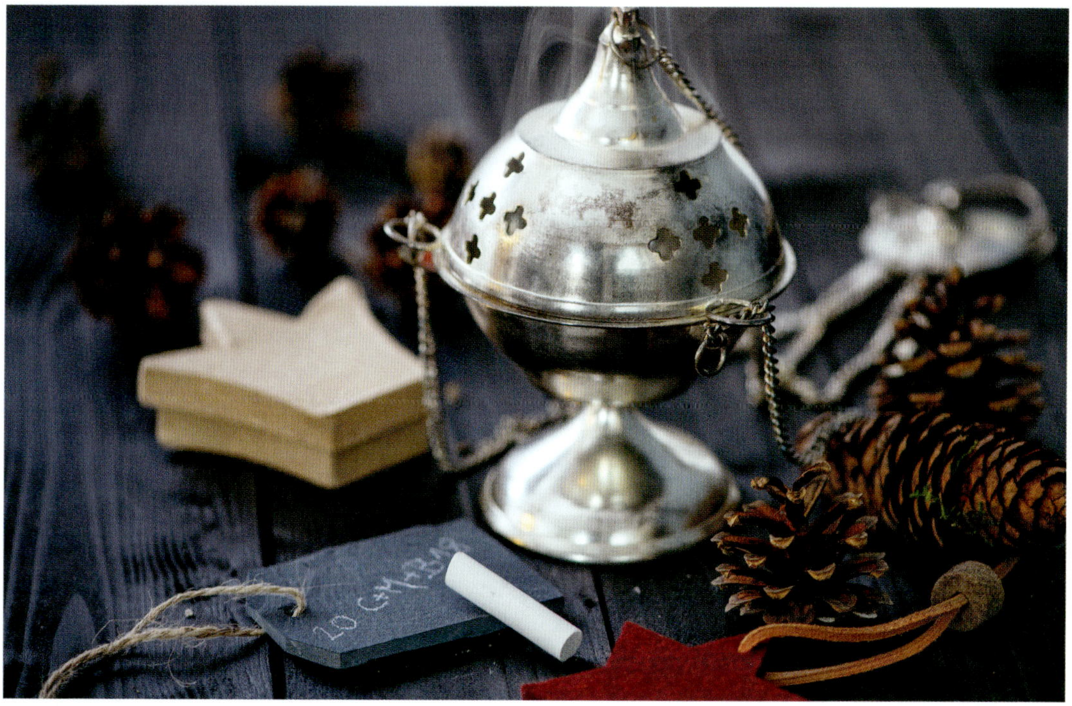

Am Dreikönigstag enden die Raunächte, eine Zeit der Rückbesinnung zwischen dem 25. Dezember und dem 6. Januar. Segnen Sie an diesem Tag Ihre Wohnung mit einer Weihrauch-Myrrhe-Räucherung.

WINTERMITTE

KELTISCH: Imbolc (Mondfest), 1. Februar oder zunehmender Februar-Halbmond
CHRISTLICH: Mariä Lichtmess, 2. Februar

Die Sonne ist jetzt in den Wassermann getreten. Die Tage sind spürbar länger geworden. Langsam entlässt uns der Winter aus seinen eisigen Fingern. Wir genießen dankbar jeden Sonnenstrahl, der durch die Wolkendecke dringt. Wohlige Vorfreude auf wärmere Tage keimt in uns auf.

AUS DEM WINTERSCHLAF ERWACHEN

Dort, wo die Sonne den Schnee vom Rasen schleckt, wagen sich Schneeglöckchen durch die Erdkruste. Obstbäume lassen geduldig den letzten Winterschnitt über sich ergehen und bündeln ihre Kräfte in den Knospen für den baldigen Austrieb. Obwohl sich der Winter immer noch mit Frost und Schnee zurückmeldet, hat er keine Chance mehr. Menschen, Tiere und Natur erwachen aus dem Winterschlaf und bereiten sich auf den Neustart vor. Die ersten Lämmer werden geboren, Rehböcke werfen das alte Geweih ab und die Bären kommen wieder aus den Höhlen. Jetzt ist der ideale Zeitpunkt, um die alten Winterkräfte aus Haus und Hof zu räuchern und neue Impulse willkommen zu heißen.

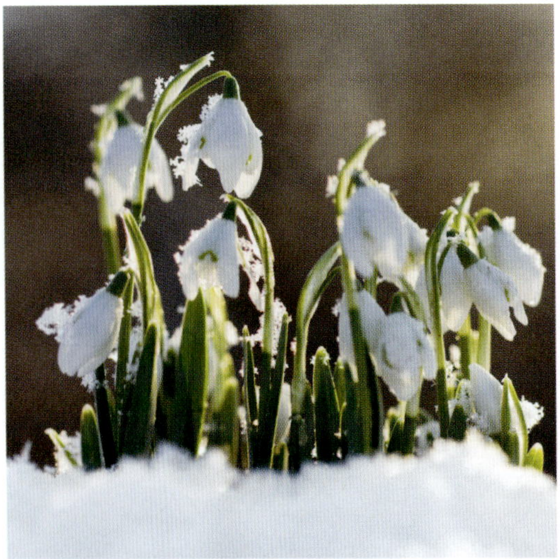

Schneeglöckchen blühen oft schon, wenn noch Eis und Schnee die Landschaft bedecken.

Die Kelten feierten an »Imbolc« ihre weiße Lichtgöttin Brigid, die aus den Tiefen zurückkehrte, um die schlafenden Samen unter der Erde zu wecken und die Bäume wachzurütteln. Ihr Baum ist die Birke, die den Neuanfang symbolisiert. Im christlichen Jahreskreis wird vierzig Tage nach der Geburt Jesu Mariä Lichtmess begangen, der Tag der Reinigung Marias. Beim Gottesdienst findet die Kerzenweihe statt. Vor allem die magisch aufgeladenen schwarzen Wetterkerzen werden dann bei Gewitter, bei der Geburt eines Kindes oder bei Krankheiten zum Schutz entzündet. Nur am 2. Februar erhielten früher Mägde und Knechte traditionell ihren Jahreslohn. Sie wurden entlassen oder auch gleich wieder eingestellt. Es stand ihnen aber ebenso frei, auf Wanderschaft zu gehen und eine neue Stelle anzutreten.

Februare – reinigen – war das Stichwort für alle Hausfrauen. Mit Besen aus Birkenreisig wirbelten sie durch alle Räume, lüfteten die Betten, schrubbten die Böden mit einem Zweig Ysop im Putzwasser und polierten die Fenster auf Hochglanz. Nach dem langen dunklen Winter sollte alles möglichst frisch, hell und lichtdurchflutet sein.

Ihr persönlicher Kraftort

Schmücken Sie Ihren Kultplatz mit etwas Moos und Schneeglöckchen. Sie gelten als Mariä-Lichtmess-Blumen. Stecken Sie frisches Birkenreisig und nach Möglichkeit ein Stück Birkenrinde dazu. An morschen Baumstümpfen oder Holzplätzen lässt sich die pergamentdünne Rinde leicht abziehen. Als Ersatz eignen sich getrocknete Salbeiblätter oder dünnes Papier. Stellen Sie Bilder von einem Bären oder mit Naturmotiven oder einen Bergkristall dazu, der das schmelzende Eis des Winters symbolisiert – alles, was Ihrer Meinung nach bei diesem Ritual nicht fehlen sollte. Der individuell arrangierte Ritualplatz lässt Sie tiefer in die angemessene Stimmung hineingleiten. Jetzt brauchen Sie noch einen Stift und eine Kerze. Wählen Sie ein geräumiges Räuchergefäß und legen Sie reinigende Kräuter wie Ysop, Salbei, Thymian und Fichtenharz bereit, um sich von alten Energien zu verabschieden und die Wohnung zu reinigen. Danach starten Sie kraftvoll in den Neubeginn mit Kräutern für einen inspirierenden Neuanfang wie zum Beispiel Birkenknospen, Alant, Mädesüß, Holunder und etwas Bernstein.

Impulse zum Innehalten und Nachdenken

- Welche Angelegenheiten sollten von mir bereinigt werden?
- Was möchte ich in mir wieder wachrütteln?
- Wie kann ich meine neuen Ideen am besten verwirklichen?

Die Gestaltung des Rituals

Entzünden Sie Kerze und Räucherkohle. Legen Sie eine Dreifingerprise reinigende Kräuter auf die Glut, und lassen Sie den Rauch an Ihrem Körper entlangstreichen. Überlegen Sie, was Sie in Ihrem Leben neu beleben möchten. Lauschen Sie Ihrer inneren Stimme, und vertrauen Sie der eigenen Intuition. Wichtige Aspekte, die Sie loslassen möchten, schreiben Sie als Stichpunkte auf ein kleines Stück sehr dünne Birkenrinde oder ersatzweise auf ein Salbeiblatt oder Papier. Diese Notizen reißen Sie dann mit Bedacht in winzige Stücke und verbrennen sie mit dem reinigenden Räucherwerk auf der glühenden Kohle. Etwas für immer rituell im Feuer zu verabschieden ist eine Geste mit sehr starker Wirkung. Nehmen Sie sich so viel Zeit dafür, wie Sie brauchen. Danach öffnen Sie die Fenster weit, damit das Vergangene mit dem Rauch entweichen kann.

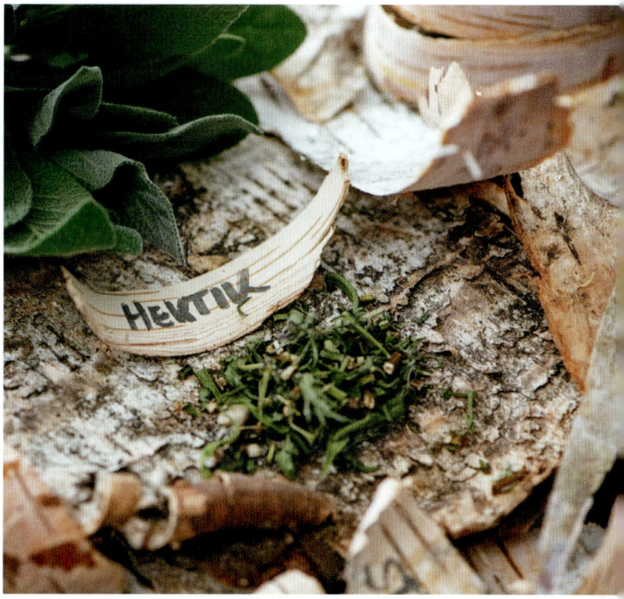

Übergeben Sie einem Stück Birkenrinde alles, was Sie im kommenden Jahr loswerden möchten.

Jetzt nehmen Sie wieder ein Stück hauchdünner Birkenrinde und schreiben dieses Mal ein positives Wort darauf, das Ihren Neuanfang symbolisieren soll. Verräuchern Sie es aber jetzt mit den anregenden Kräutern und etwas Bernstein. Sie schicken Ihre Botschaft mit der kräuselnden Rauchsäule nach oben und heißen das Neue willkommen.

Das Ausblasen der Kerze beendet Ihr Ritual. Lüften Sie jetzt kräftig durch, bevor Sie die frische Energie in Ihren Räumen genießen.

FRÜHLINGSTAGUNDNACHTGLEICHE

GERMANISCH: Ostara, Sonnenfest – 20. bis 23. März
CHRISTLICH: Ostern (Sonntag nach dem 1. Vollmond nach der Frühlingstagundnachtgleiche)

Lauthals trällern Amseln in der Morgendämmerung ihren Weckgesang von den umliegenden Dachgiebeln. Dottergelber Huflattich, helle Schlüsselblumen, Winterlinge, Osterglocken, Scharbockskraut und strahlender Löwenzahn – wohin das Auge blickt, leuchten uns gelbe Blüten entgegen.

AUFBLÜHEN UND PLÄNE SCHMIEDEN

Jetzt ist es an der Zeit, sich auf das rechte Maß zu besinnen, damit Körper, Geist und Seele in Balance kommen. Die Sonne hat schon mehr Kraft. Die Natur ist erwacht und mit ihr unsere Lebenslust und Kreativität. Wir winden Weidenruten zu Rankgerüsten, färben Eier und säen Ostergras in Schalen, damit es die Schokoladenhasen schön grün haben zu Ostern.

Ostara, die germanische Göttin des Frühlings, weckte die Lebenskraft von Natur, Mensch und Tier nach einem langen Winter. Ihre heiligen Tiere waren Marienkäfer und Hase. Beide standen für Fruchtbarkeit und Glück und wurden nach der Christianisierung als Symbole für Ostern übernommen.

Viele Osterbräuche werden bis heute in Süddeutschland gepflegt. So winden zum Beispiel die Allgäuer mancherorts noch sieben wintergrüne Zweige mit Holunder zu einem Kranz, der an das keltisch-germanische Radkreuz erinnert. Dieser Kranz wird an einem Haselnussstecken befestigt und beim Gartentor in die Erde gesteckt, damit er symbolisch die Fruchtbarkeit mehrt sowie Krankheiten und böse Mächte von der Familie fernhält. Das magisch aufgeladene Gebinde wird dann beim nächsten Jahreszeitenfest dem Feuer übergeben.

An Karfreitag werden Haus und Hof ausgeräuchert. Und in der Osternacht entzündet der katholische Pfarrer mit dem Osterfeuer die Osterkerzen und weiht die mitgebrachten Speisen und das Wasser mit Weihrauch. In Bayern ehrt man das

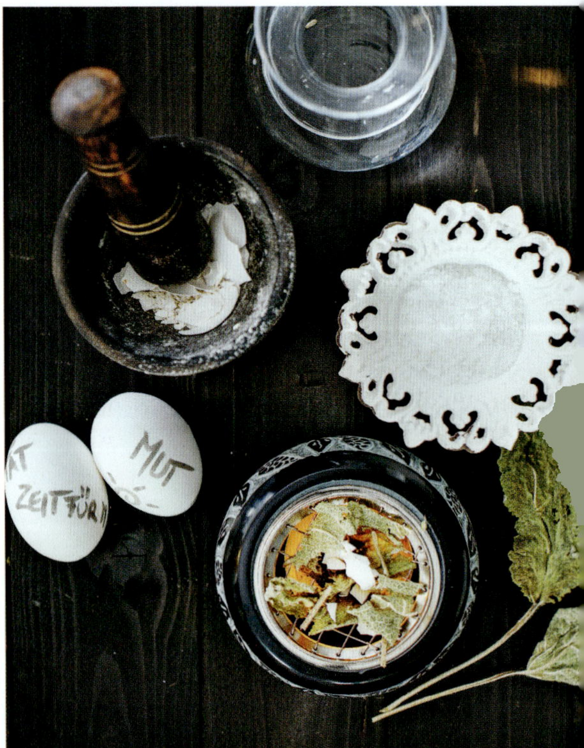

Das Ei steht als Symbol für den Neubeginn. Vertrauen Sie ihm Ihre Wünsche fürs neue Jahr an.

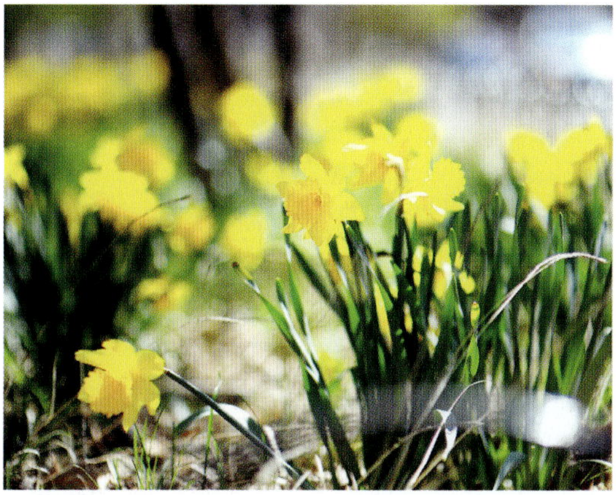

Das Gelb der Osterglocken erinnert an die Sonne und lässt das Frühjahr erahnen.

Wasser als Lebensquell und schmückt liebevoll die Brunnen.

Ihr persönlicher Kraftort

Sie brauchen ein hartgekochtes Osterei als Symbol für den Neubeginn und die Ganzheit. Legen Sie es in ein mit Moos gefülltes Weidenkörbchen. Als frischer Blumenschmuck eignet sich ein Strauß Osterglocken mit etwas Buchs und einigen blühenden Zweigen von Weide oder Hasel. Die Haselzweige stehen für das Neue, das Sie hervorbringen möchten. Vielleicht haben Sie auch einen Palmbuschen oder einen Frühlingsherold, also ein Stabgebinde aus Zweigen, auf dem ein Ei steckt. Sich von alten Bräuchen inspirieren zu lassen, die tief im Glauben unserer Vorfahren verwurzelt sind, lässt uns die jeweilige Stimmung der Jahreszeit besser nachempfinden. Die Symbolkraft schlägt eine Brücke zwischen religiösem Brauchtum und der ursprünglichen Magie, die noch in jedem von uns steckt. Wir müssen ihr nur erlauben, wieder zum Vorschein kommen zu dürfen.

Stellen Sie einen Krug mit frischem Wasser und ein Glas dazu. Sie können einen Edelstein in den Krug legen oder essbare Blüten auf der Wasseroberfläche schwimmen lassen. Zum Räuchern legen Sie Alant, Lavendel, Myrrhe und Weihrauch bereit, die reinigend und zugleich segnend wirken. Birkenknospen, Frauenmantel, etwas Muskatnuss oder Kardamom fördern die Kreativität. Dann brauchen Sie noch einen Stift, der sich zum Beschriften der Eierschale eignet, etwas Meer- oder Steinsalz, einen Mörser, eine Kerze und die vorbereitete Räucherschale mit Kohle.

Impulse zum Innehalten und Nachdenken

- Was ist in meinem Leben aus dem Gleichgewicht geraten?
- Wie finde ich zu meiner inneren Mitte zurück?
- Welche Vorhaben brauchen Raum und Pflege, um Früchte tragen zu können?

Die Gestaltung des Rituals

Entzünden Sie die Kerze. Was möchten Sie zum Erblühen bringen? Schreiben Sie Schlagwörter für Ihre Pläne auf die Eierschale. Dann schälen Sie das Ei, ziehen die feuchte Haut auf der Innenseite ab, mörsern etwas Schale und geben sie mit weiteren Räucherstoffen in die Räucherschale. Zuletzt streuen Sie ein paar Salzkörnchen hinein. Salz kann Heilungsimpulse setzen. Es zischt und spritzt beim Verräuchern etwas.

Der Rauch transformiert die Pflanzenkräfte und wirkt segnend. Denken Sie an Ihre Pläne, für die Sie sich Unterstützung erhoffen, und schicken Sie Ihre Wünsche mit der Rauchsäule nach oben. Eier symbolisieren Fruchtbarkeit und neues Leben. Ihre Vorhaben sollen sich gut entwickeln und Früchte tragen. Das Ei können Sie jetzt genüsslich mit etwas Salz verspeisen. Trinken Sie ganz bewusst ein Glas Wasser dazu und seien Sie dankbar für diesen unentbehrlichen Lebensquell. Schnippen Sie ruhig mit den Fingerspitzen ein paar Tropfen in den Raum. Ist das Räucherwerk aufgebraucht, beschließen Sie das Ritual mit dem Ausblasen der Kerze. Sie können jetzt gestärkt mit Ihren Vorhaben beginnen.

FRÜHLINGSMITTE

KELTISCH: Beltane, Beltaine, Mondfest (ursprünglich 2. Vollmond nach Frühlingsbeginn)
CHRISTLICH: Walpurgisnacht 30. April auf 1. Mai

Eine Schwalbe macht vielleicht noch keinen Sommer, aber Sommerlaune. Und spätestens wenn der Kuckuck ruft, ist der Sommer plötzlich da. Vögel stopfen emsig die weit aufgerissenen Schnäbel ihrer Jungen mit Würmern und Insekten. Schmetterlinge und Bienen schwärmen wieder aus.

LIEBE, LUST UND LEBENSFREUDE

Die Natur schmückt sich mit farbenfroher Blütenpracht. Es zieht uns magisch hinaus ins Freie. Beim Waldspaziergang entdecken wir Bärlauch, Waldmeister und Maiglöckchen. Und im Garten liegt schwelgerischer Fliederduft in der Luft. Frühlingsfeste läuten die Outdoor-Saison ein. Bald öffnen die ersten Freibäder und Straßencafés. Trotz Eisheiliger, die uns kurzzeitig schmerzlich aus unseren Träumen von heißen Sommertagen reißen, lassen sich unsere Instinkte nicht länger abkühlen. Die Sonnenkräfte regen unsere sinnliche Seite an. Im Wonnemonat Mai ist die Hochzeit der Gefühle. Viele Paare schließen jetzt den Bund fürs Leben.

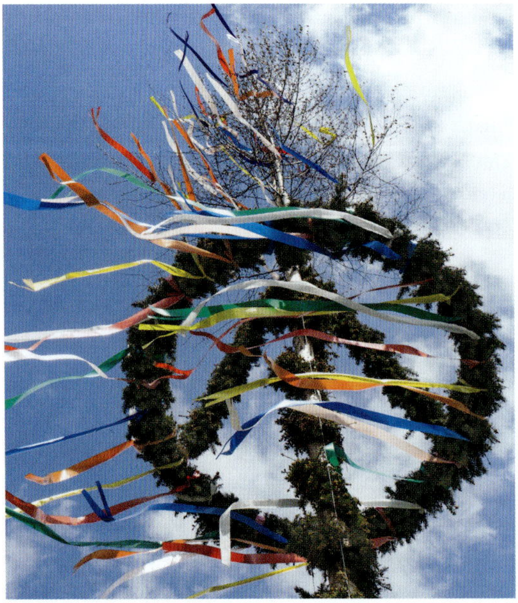

Tanz um den Maibaum: Ausdruck der Freude, dass die Erde wieder fruchtbar ist.

An Beltane feierten die Kelten die Vermählung des strahlenden Sonnengottes mit der Erdgöttin, damit sie neues Leben hervorbringen konnten. Sie mischten bewusstseinserweiterndes Bilsenkraut unters Bier, tanzten in Ekstase um ein rituelles Freudenfeuer und liebten sich in den Feldern, um deren Fruchtbarkeit zu fördern. Es herrschte Freinacht.

Die Kirchenoberhäupter zügelten die aufwallenden Frühlingsgefühle und die Freizügigkeit der Bevölkerung. Die Jungfrau Maria nahm den Platz der Erdgöttin ein. Ihr zu Ehren werden Maialtäre mit Blumen geschmückt. Das Volk trinkt nun Maibowle mit Waldmeister und tanzt weitaus zivilisierter um Maibäume, die Fruchtbarkeit symbolisierten. Erst auf den zweiten Blick erschließt sich, dass diese geschälten Birken- oder Fichtenstämme mit grüner Krone einen mit bunten Bändern geschmückten grünen Kranz durchstoßen und dass sie nichts anderes sind als ein Phallussymbol für die körperliche Vereinigung von Mann und Frau.

Ihr persönlicher Kraftort

In der Walpurgisnacht löschten die Kelten alle Feuerstellen und entzündeten sie bei Sonnenaufgang rituell mit einem Feuerquirl und dem Holz neun unterschiedlicher Bäume neu. Große Kraft hat deshalb das Ritual, wenn es an einem Lagerfeuer mit neunerlei Holz durchgeführt wird. Zelebrieren Sie das Ritual zusammen mit Freunden.

Schmücken Sie Ihren Kultplatz mit einer roten Kerze, Rosen oder einem blühenden Apfelzweig, dem Symbol für Liebe, Begierde und Leidenschaft. Ein rotbackiger Apfel steht für Fruchtbarkeit, Baldrianwurzel für Verführung. Ein Kränzchen aus blühender Gundelrebe als Kopfschmuck ist schnell gewunden. Der Legende nach soll man damit am 1. Mai sogar Hexen erkennen. Sorgen Sie für romantische Beleuchtung. Sie könnten Bärlauchbrot backen, das anschließend mit dem Apfel und etwas frischer Kräuterbutter verzehrt wird. Bärlauch sollte in der Walpurgisnacht Hexen fernhalten.

Stellen Sie einen Mörser bereit, eine große Räucherschale mit Sand und Kohle und legen Sie für jeden Gast ein Schälchen oder eine große Muschel dazu. Dann bereiten Sie Salbei, Beifuß und sinnlich wirkende Räucherstoffe vor wie Rosenblüten, Rosmarin, Iriswurzel, Mohn, Vanille, Zimt, Frauenmantel, Muskatellersalbei, Myrte und Styrax. Auch bewusstseinserweiterndes Habichtskraut als Ersatz für das früher verwendete Bilsenkraut oder Hanf können Sie bereitlegen. Fachkundige Schamanen benutzen noch heute Alraunenwurzel, Bilsenkraut, Eibe oder Spitzen vom Abendländischen Lebensbaum.

Impulse zum Innehalten und Nachdenken

- Lebe ich meine Sinnlichkeit und sexuellen Wünsche aus?
- Welche Projekte verdienen meine ganze Aufmerksamkeit und mehr Herzblut?
- Wie entfalte ich meine spirituellen Anlagen, Gefühle und Träume?

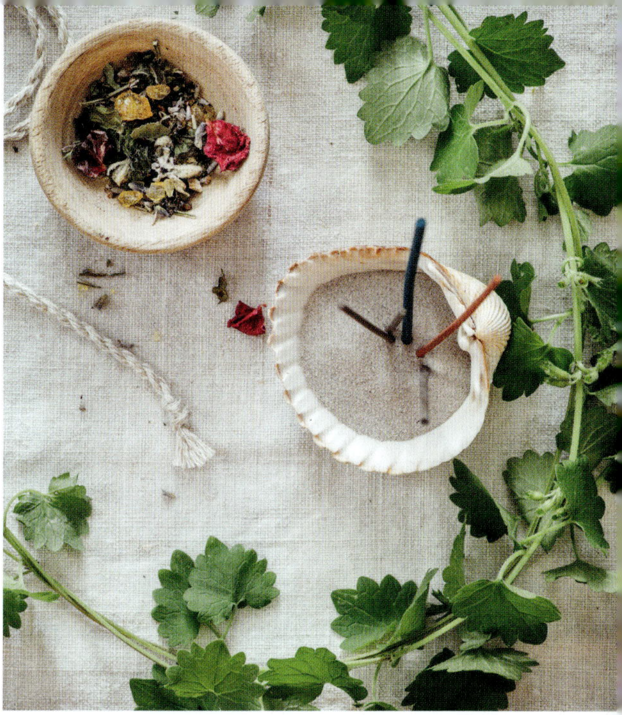

Gundelrebenzweige wecken verräuchert unsere Lebenslust und die schöpferischen Kräfte.

Die Gestaltung des Rituals

Stimmen Sie sich auf das Liebesritual ein wie für ein Date mit Ihrem Liebsten. Ziehen Sie ein hübsches Kleid an und legen Sie Make-up auf. Der Gundelrebenkranz schmückt Ihr Haar. Später entfachen Sie gemeinsam mit Ihren Freunden das Lagerfeuer. Reihum kann sich jeder aus den angebotenen Räucherstoffen etwa einen Esslöffel voll zusammenstellen, diese im Mörser verreiben und in die vorbereiteten Schälchen oder Muscheln füllen. Dann gibt jeder der Reihe nach sein Räucherwerk auf die glühende Kohle und räuchert sich kurz ab. Beim Duft der eigenen Räuchermischung hält jeder Innenschau, in Gedanken oder laut ausgesprochen. Persönliche Anliegen haben nun die Möglichkeit, zum Vorschein zu kommen. Jeder entdeckt den Zauber dieses besonderen Augenblicks auf seine eigene Art und Weise.

Im Anschluss gönnen Sie sich ein kleines Festmahl und genießen die entfachte Lebenslust. Tanzen Sie bei Musik um das Feuer oder durch den Garten. Heute dürfen Sie ruhig ein bisschen verrückt sein.

SOMMERSONNENWENDE

VERMUTLICH GERMANISCH: Sommersonnenwende, Mittsommer, Sonnenfest
VERMUTLICH HEIDNISCH: Litha / Alban Hevin, 21. Juni • **CHRISTLICH:** Johannis, 24. Juni

Der längste Tag und die kürzeste Nacht sind ein wichtiger magischer Zeit- und Wendepunkt im Rhythmus der Jahreszeiten. In ganz Europa wird die Sommersonnenwende mit unterschiedlichen Bräuchen gefeiert. Und wie so oft spielen Feuer und Pflanzen dabei eine entscheidende Rolle.

FREUDENFEUER ZUR EHRE DER SONNE

Rote Klatschmohnblüten schaukeln mit blauen Kornblumen in Kornfeldern. In den Hecken wiegen sich Holunderblüten mit rosa Heckenrosen im Wind. Der Sommer zeigt sich von seiner schönsten Seite und verwöhnt uns mit Licht und Sonne satt. Wir naschen die ersten Früchte, laufen barfuß über saftiges Grün und atmen den herrlichen Kumarinduft der Heuwiesen ein. In lauen Sommernächten sitzen wir lange unter dem Sternenzelt, freuen uns über leuchtende Glühwürmchen und Fledermäuse, die über unsere Köpfe flitzen. Wie ein Schwamm saugen wir den Sommer in uns auf. In der Pflanzenwelt speichern jetzt die Johanniskräuter besonders viel von der Lichtkraft der Sonne. Dazu zählen neben den »Wetterkräutern« (→ Seite 80–87) auch Arnika, Dost, Holunder, Kamille, Klette, Margerite, Ringelblume, Schafgarbe und Quendel. Am Johannistag geerntet sollen sie besonders heil- und zauberkräftig sein.

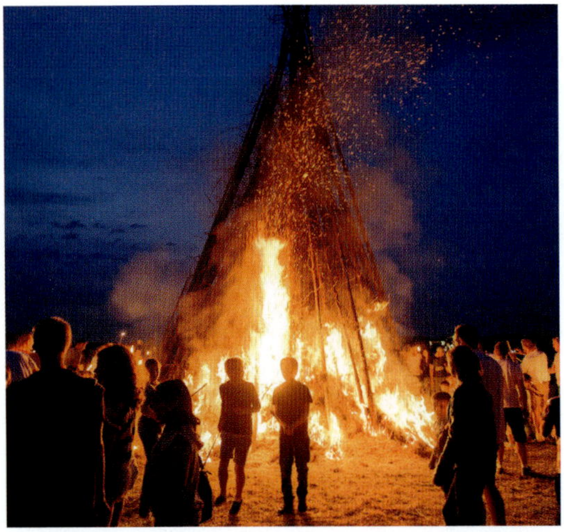

Nach Vorstellung unserer Vorfahren reinigte man sich symbolisch beim Sprung über das Feuer.

Das Jahresrad dreht sich unaufhaltsam weiter, die Tage werden kürzer. Alles Lebendige trägt schon sein natürliches Ende in sich. Früher huldigte man dem Sonnengott auf seinem Höhepunkt und verabschiedete ihn gleichzeitig wehmütig in den drohenden Untergang. Einige historische Quellen berichten, beim Sprung über das Feuer seien unsere Vorfahren im heiligen Zustand der Nacktheit gewesen. Sie hätten nichts außer einem Sonnwendgürtel aus Beifuß oder Eisenkraut getragen. Junge Mädchen schmückten sich früher für den Tanz zur Sommersonnenwende mit Blumenkränzen aus Johanniskraut, Gundelrebe oder Eisenkraut.
Ähnlich wie an Walpurgis zelebriert man das Fest noch heute ausgelassen mit berauschenden Getränken, Musik und Tanz. Liebespaare springen gemeinsam durch das Feuer. Der Sprung über das Johannisfeuer gleicht einem Abstreifzauber, der symbolisch Körper, Geist und Seele reinigt.

Ihr persönlicher Kraftort

Holen Sie bereits eine Woche vorher Wetter- und Johanniskräuter für das Ritualbündel, damit sie antrocknen können, oder verwenden Sie ein Bündel vom Vorjahr. Am Johannistag sammeln Sie dann die frischen Kräuter. Einige lange Beifußstängel werden am Abend zum Sonnwendgürtel, ein größeres Bündel Johanniskraut wird zum Kranz gewunden.

Zum Sonnwendritual gehört auf jeden Fall ein Lagerfeuer. Das Element Feuer bringt uns zurück zu unseren Wurzeln. In die lodernden Flammen zu schauen, mit einem Stöckchen in der Glut zu stochern, das Feuer zu nähren – dies vermittelt uns ein Gefühl von Geborgenheit, Wärme und ursprünglicher Naturverbundenheit. Ein schöner Platz dafür wäre direkt am Gartenteich oder am Bachufer.

Vorfreude ist bekanntlich die schönste Freude. Gestalten Sie das Fest doch zusammen mit Freunden. Einige bündeln für jeden ein kleines Kräuterbüschel aus frischen Johanniskräutern, die später den Tisch schmücken. Andere winden den Johanniskrautkranz und den variablen Beifußgürtel, passend für jeden Bauchumfang. Die anderen kümmern sich um Feuerholz, das anschließende Essen oder decken den Tisch. Die gemeinsame Inszenierung stimmt wunderbar auf das festliche Ereignis ein.

Impulse zum Innehalten und Nachdenken

- Wie naturverbunden lebe ich das ganze Jahr über?
- Pflege ich Rituale, die für meine Familie und Freunde wichtig sind?
- Was möchte ich abstreifen, loswerden und dem Feuer übergeben?

Die Gestaltung des Rituals

Entzünden Sie das Feuer, und halten Sie die frischen Kräutersträußchen kurz ans Feuer, um sie

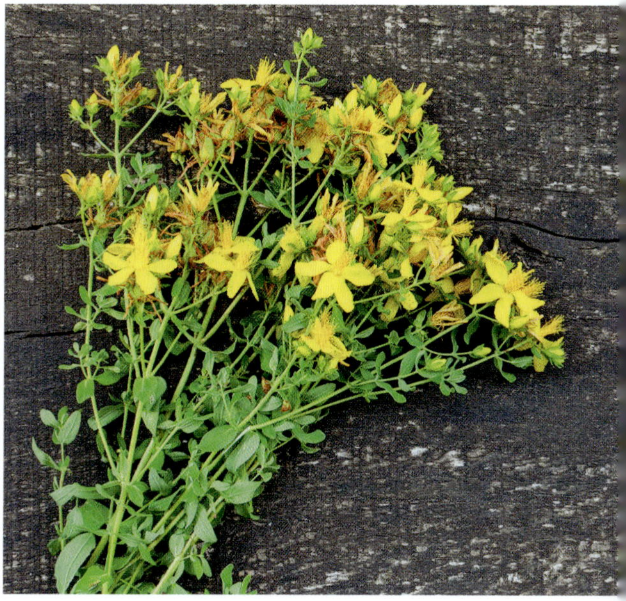

Johanniskraut zum Kranz gewunden darf beim Sonnwendritual nicht fehlen.

energetisch aufzuladen. Das getrocknete Kräuterbündel entzünden Sie in den Flammen und blasen es gleich wieder aus, damit es weiterglimmen kann. Jeder im Kreis hält reihum das Bündel, um sich abzuräuchern und sein persönliches Anliegen vorzubringen.

Für den Sprung über das Sonnwendfeuer werden der Reihe nach Beifußgürtel und Johanniskrautkranz weitergereicht. Zuletzt übergeben Sie den Beifußgürtel dem Feuer. Symbolisch werden mit ihm die Sorgen und Alltagsprobleme abgestreift, um Platz für einen Neubeginn zu schaffen. Das ist gleichzeitig das Ende des Rituals und der Einstieg in einen wunderbaren Sommerabend mit Musik und schönen Gesprächen am Lagerfeuer.

Von den kleinen Johannissträußchen kann sich jeder Gast eines als Räuchervorrat für die dunklen Wintertage mitnehmen. Beim Duft der verräucherten Kräuter vom Sonnwendritual werden die Erlebnisse dieser Sommernacht wieder lebendig und erwärmen Herz und Seele Ihrer Gäste.

SOMMERMITTE

KELTISCH: Lughnasad, Schnitterinnenfest, Mondfest, 1. oder 2. August
CHRISTLICH: Petri Kettenfeier, 1. August, Mariä Himmelfahrt, 15. August

Versamen, vollenden, vervollkommnen – die meisten Pflanzen haben nun bereits Früchte und Samen gebildet, die allerdings noch reifen müssen. Jetzt heißt es abwarten, bis der richtige Zeitpunkt für die Ernte gekommen ist. Die Kornfelder sind schon reif. Überall duftet es nach Getreideähren.

HEISSE SOMMERTAGE MIT STERNSCHNUPPENSCHAUER

Es ist die Zeit des Sommerurlaubs. Im Sternbild des feurigen Löwen sind die Tage unbeschwert und heiß geworden. So möchte man den Sommer am liebsten festhalten. Anfang August sitzt man an lauen Sommerabenden lange im Garten oder am Strand und genießt das kosmische Feuerwerk aus unzähligen Sternschnuppen, die jetzt besonders häufig über den glitzernden Sternenhimmel flitzen. Vor den Freiluftbühnen in Parks, an Seen oder bei Straßenfesten tummeln sich Jung und Alt, um den Sommer in vollen Zügen auszukosten. Es sind diese besonderen, erfüllten Tage und Abende, nach denen wir uns den ganzen Winter über gesehnt haben.

Lughnasad (oder Lughnasadh) war das keltische Fest des ersten Brotes. Aus den frisch geernteten Getreideähren wurde ein Gebildebrot gebacken in Form einer Spirale, der Sonne oder eines ähnlich magischen Zeichens, das den immerwährenden Kreislauf des Lebens symbolisierte. In der Darstellung der Schnitterin zeigt sich die Göttin bei der Ernte des reifen Korns. Lugh, der »Leuchtende«, brachte alles zur Vollendung. Mit seiner feurigen Kraft reicherte er die Heil- und Nutzkräuter mit heilsamen ätherischen Ölen an und ließ Früchte und Samen reifen.

In Bayern ist der Brauch der Kräuterweihe noch sehr lebendig. Beim Gottesdienst wird das Kräuterbüschel gesegnet und damit magisch aufgeladen. So ein Büschel ist wesentlich lockerer gesteckt als ein Räucherbündel und würde sehr schnell verglimmen, falls man es doch an der Spitze anzündet. Es wird im Herrgottswinkel hinter das Kreuz gesteckt und dient in den Wintermonaten als Haus- und Hofapotheke oder Räucherwerk. Die einzelnen Kornähren symbolisieren ein Dankesgebet für das tägliche Brot.

In der Zeit vom 15. August bis zum 15. September, den »Frauendreißigern«, liegt nach altem Volksglauben ein besonderer Segen auf der Natur. Die Heilkraft der Pflanzen ist jetzt unübertroffen, weil sie im höchsten Maß von Sonne, Erde, Luft und Wasser genährt wurde. Einen Monat lang werden emsig die begehrten Heilkräuter gesammelt. Viele davon finden später in der Frauenheilkunde Verwendung.

Ihr persönlicher Kraftort

Legen Sie im Schatten eines Baumes oder an einem besonderen Platz am Wasser ganze Blumen, Heilkräuter und ein paar Getreideähren zurecht, die Sie später bündeln möchten. Es eignen sich Alant, Baldrian, Beifuß, Frauenmantel, Goldrute, Kamille, Johanniskraut, Mädesüß, Pfefferminze, Rainfarn, Schafgarbe, Thymian, Wegwarte, Weinraute oder Wermut. Je nachdem, was Garten, Feld und Wiese so hergeben. Dann brauchen Sie noch eine Gartenzange, eine Schere, eine Hanfschnur, etwas Weihrauch und Myrrhe und Ihr Räucherzubehör.

Impulse zum Innehalten und Nachdenken

- Wo darf ich ganz Frau – oder Mann – sein?
- Lass ich den Dingen genug Zeit zum Reifen?
- Was sollte ich abschneiden oder nur etwas einkürzen, damit Neues entstehen kann?

Die Gestaltung des Rituals

Beim rituellen Zurechtschneiden und Binden geht die Heilkraft der Pflanzen auf Sie über. Die Wandlung im Wachstumsprozess und die Kraft der Elemente nehmen Sie bewusst wahr. Sie bringen Ihre persönlichen Anliegen in das Werkstück ein und setzen damit eine Wandlung in Gang. Kräuter müssen noch reifen, bis sie Samen tragen. Überlegen Sie, was in Ihrem Leben noch reifen muss. Die Kornähren sind schon erntereif. Bei welchen Projekten können Sie Ihren angestrebten Erfolg genießen? Und wo sollte etwas mit einem glatten Schnitt beendet werden?

Die Mitte des Kräuterbüschels bildet immer eine Königskerze, eine Lilie oder eine Rose. Dazu gesellen sich abwechselnd die gesammelten Pflanzen. Beachten Sie unbedingt die magische Zahl der Kräuter. Ursprünglich mussten es neun sein (heilige Zahl der Kelten und Germanen), nach der Christianisierung sieben (Planetenkräfte, Schmerzen Mariens) oder zwölf (Apostel). Später erhöhte sich die Zahl auf 15, 19, 66, 72, 77 und 99. Ist das Kräuterbüschel nach Ihrem Ermessen fertig gestellt, segnen Sie es mit dem Rauch von Weihrauch und Myrrhe zu gleichen Teilen. Lassen Sie dann das Büschel trocknen. Bei Bedarf zupfen Sie daraus passende Räucherkräuter.

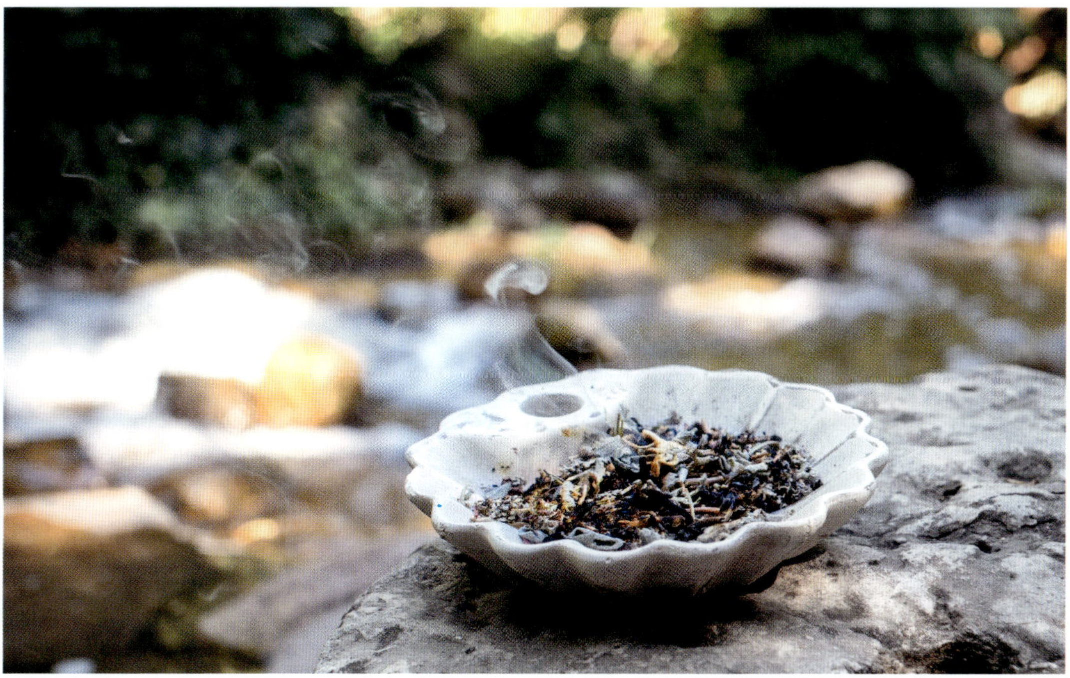

Die geweihten Räucherkräuter versorgen Sie das ganze Jahr über mit den Heilkräften der »Frauendreißiger«. Nehmen Sie Teil an dieser Kraft beim Räuchern und lassen Sie die Stärke in sich wirken.

HERBSTTAGUNDNACHTGLEICHE

KELTISCH: Mabon, Sonnenfest, 21. September
CHRISTLICH: Erntedank, Matthäus (21. September), Sankt Michael (29. September)

Zarte Nebelschleier liegen morgens über den abgeernteten Feldern und Wiesen. Tau benetzt die kunstvoll gesponnenen Netze fleißiger Spinnen. Der Altweibersommer hält langsam Einzug. Tagsüber setzt sich noch die angenehme Wärme der letzten sommerlichen Sonnenstrahlen durch.

EIN FÜLLHORN VOLLER GABEN

Sonnenhungrige Ausflügler zieht es in die Biergärten oder in die Weinregionen, die mit jungem Wein aufwarten. Die Uhren ticken wieder nach der Echtzeit. Schneller als erwartet kommen die dunklen Tage zurück. Das Wintergetreide ist gesät, die Ernte ist rechtzeitig eingefahren. Nur einige Getreidehalme blieben als segensreiche Opfergabe auf den Feldern zurück.

Jetzt ist es an der Zeit, sich für die üppigen Schätze der Natur zu bedanken. Mit dicken Kürbissen, Früchten und Blumen beladen machen sich Frauen auf den Weg zur Kirche, um den Erntedankaltar zu schmücken. Kronen aus Kornähren, Schalen mit Getreide und frisch gebackenes Brot werden als Dankesopfer dargebracht und mit Weihrauch gesegnet. Man kann spüren, dass die Kräfte der Natur schwinden. Viele Tiere wappnen sich mit Winterfell für den herannahenden Winter, während sich Hirsche laut röhrend auf die Brunft begeben. Die Zugvögel sammeln sich für ihre Reise in den warmen Süden und fressen sich noch einmal richtig satt. Nun sind auch die Wurzeln von Alant, Baldrian, Beifuß, Engelwurz und Meisterwurz mit wertvollen Inhaltsstoffen angereichert und reif für die Ernte. Schnell noch einige Sonnenblumen als Winternahrung für Vögel beiseitegelegt und die restlichen Blumensamen eingetütet. Bald ist alles für den nahenden Winter vorbereitet.

Mit einem weinenden Auge verabschieden wir unbeschwerte Sommertage. Und mit einem lachenden Auge freuen wir uns auf munter machende Herbstspaziergänge querfeldein und gemütliche Stunden vor dem Kamin, holen Kuscheldecke und Strickzeug hervor, decken uns mit neuen Büchern ein und legen schöne Musik auf. Jede Jahreszeit hat ihre Qualitäten.

Ihr persönlicher Kraftort

Bäume sind starke Helfer. Bei den Kelten gehörte der Weißdorn zu den Häuptlingsbäumen und galt als Zuhause der guten Feen. Überall in Europa nutzte man ihn bis ins 18. Jahrhundert für einen Abstreifzauber. Noch heute pilgern Menschen in Irland, Wales und Schottland zu den »Hawthorn Trees«, bringen ihre Anliegen vor und lassen als Weihegabe ein buntes Band zurück. Weißdorn lässt uns bei einer Räucherung die nötige Ruhe finden, um uns vom Alltag abzugrenzen, und weitet das Herz. Deshalb wäre Weißdorn für dieses Ritual die erste Wahl.

Füllen Sie einen Picknickkorb mit Leckereien, einem Apfel, Nüssen, je einer Flasche Wasser und Wein, einer Räucherschale und dem nötigen Zubehör. Die herzöffnende Räuchermischung mit Mariengras, Lavendel, Muskatellersalbei, Rosenblütenblättern, Rosmarin, Alant- oder Engelwurz, Johanniskraut, Quendel, etwas Styrax, Lärchenharz oder Myrrhe bereiten Sie am besten schon zu Hause vor. Legen Sie zusätzlich etwas Getreide oder Gewürze wie Zimt und Anis bereit. Nehmen Sie außerdem ein persönliches Geschenk zu Ihrer Dankesfeier mit. Das kann ein bunter Stoffstreifen sein, ein Tuch, eine besondere Borte oder ein gestricktes Band. Bedenken Sie, dass es der Witterung ausgesetzt wird. Zum Zopf gebunden bekommt es mehr Stabilität.

Dann fahren Sie für das Ritual hinaus ins Grüne zu Ihrem Kraftbaum, zu einer knorrigen Eiche, einer stämmigen Esche oder einer alten Linde. Dort angekommen formen Sie auf dem Boden eine natürliche kleine Schale aus Blättern, Moos und Zweigen. Darauf legen Sie den Apfel, der Ihre Jahresernte symbolisiert, und einige Nüsse, die als Totenspeise schon den nächsten Zyklus im Jahreslauf ankündigen. Sie bleiben als Opfergabe zurück. Packen Sie Ihre Räucherschale mit Zubehör aus, eine Flasche Wasser und die anderen mitgebrachten Köstlichkeiten. Nehmen Kinder an der Zeremonie teil, bieten sich selbst gebastelte Beerenketten oder Blütengirlanden als Körperschmuck an. Wenn Sie das Ritual lieber im Garten feiern möchten, dann können Sie ein üppig gefülltes Erntedanktischchen vorbereiten. Suchen Sie dafür einen Platz bei einem Apfel- oder Kirschbaum oder bei einer Kletterrose aus.

Impulse zum Innehalten und Nachdenken

- Wie steht es um die Wertschätzung der Fülle in meinem Leben?
- Für welche Erfahrungen, Erlebnisse, Herausforderungen bin ich sehr dankbar?
- Wie kann ich andere mit meinen Fähigkeiten und Talenten beschenken?

Die Gestaltung des Rituals

Räuchern Sie sich zunächst ab. Lassen Sie die vergangenen Monate an Ihrem inneren Auge vorbeiziehen. Was ist Ihre persönliche Ernte des Jahres? Wo konnten Sie sich ganz und gar verschenken? Legen Sie dabei Räucherwerk, einige Getreidekörner und Gewürze auf die glühende Kohle oder auch eine frische Beere vom Holunder, vom Weißdorn oder ein Stückchen Hagebutte. Der würzig-fruchtige Duft der verräucherten Beere ergänzt die Fülle der dargebotenen Gaben. Gießen Sie einen Schluck Wein auf die Erde. Zuletzt ziehen Sie Ihr mitgebrachtes Band über den Rauch und binden es mit einem festen Knoten an einen der Äste. Das Band verbindet Sie symbolisch mit Mutter Natur, die Sie nährt. Es ist eine dankbare Geste für Ihre persönliche »Ernte«, Ihre Erfolge und gemeisterten Herausforderungen. Die Natur zieht sich zurück und vergeht, um im nächsten Frühjahr neu geboren werden zu können. Zum Abschluss räuchern Sie sich ab. Ein Füllhorn mit den Früchten der Erde liegt vor Ihnen, greifen Sie zu!

Mit einem Wunsch versehen werden in Irland bunte Bänder in Weißdornbäume geflochten.

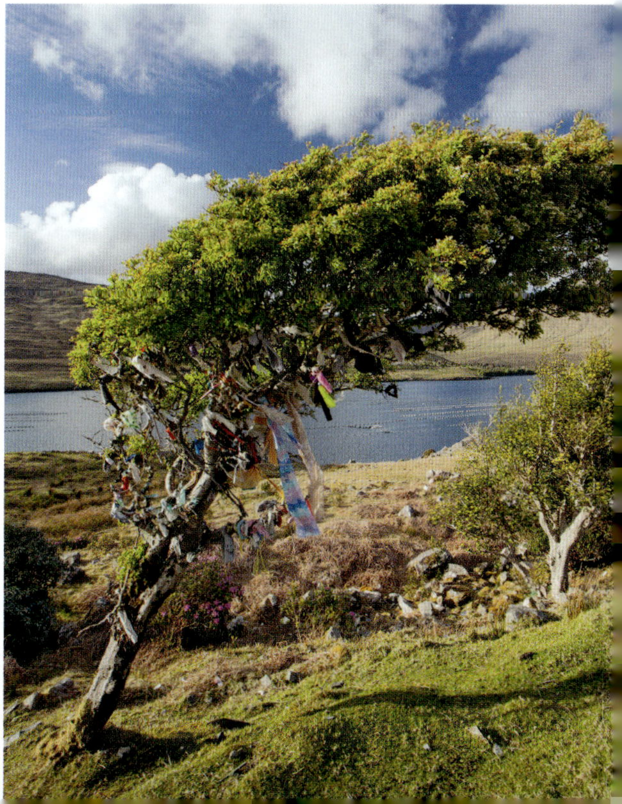

RÄUCHERPFLANZEN VON A BIS Z

PFLANZE	WIRKUNG	PFLANZEN-TEILE	SEITE
Echter Alant *Inula helenium*	wirkt antidepressiv, aufheiternd, herzöffnend, segnend, erwärmend, reinigend, keimtötend, aufrichtend, Selbstbewusstsein stärkend	Zungenblüten, dreijährige Wurzeln	102/103
Echter Baldrian *Valeriana officinalis*	Blüten: beruhigen, entspannen, gleichen aus, lösen Angst, fördern Traumerleben, Instinkt und Intuition, stimmen zuversichtlich Wurzel: aphrodisierend (sparsam dosiert!)	Blüten, Wurzeln	74/75
Bartflechte *Usnea barbata*	für Ahnen, reinigt, schützt, tötet Bakterien und Viren, fördert die Präsenz, löst familiäre Verstrickungen, erleichtert Neubeginn	Flechte	140/141
Beifuß *Artemisia vulgaris*	schützt, reinigt, heilt, vitalisiert, segnet, erwärmt, für Übergangsrituale, hilft beim Loslassen und Trauern, stärkt das Weibliche, für Neubeginn, fördert Intuition und Traumerleben	Blätter, Triebspitzen, Wurzeln	80/81
Echter Dost *Origanum vulgare*	muntert auf, stärkt Nerven, entspannt, besänftigt, bei leichten Depressionen	blühendes Kraut	104/105
Eisenkraut *Verbena officinalis*	fördert Selbstdisziplin, Traumarbeit, Visionen, reinigt, stärkt, schützt, segnet, erhellt, verleiht Verhandlungsgeschick, Mut und Selbstbewusstsein, überwindet Lustlosigkeit und Desinteresse	blühendes Kraut	144/145
Echte Engelwurz *Angelica archangelica*	für Ahnen, führt Verstorbene ins Licht, bildet einen schützenden Lichtmantel, harmonisiert, schützt, reinigt, transformiert, wirkt antidepressiv, stärkt das Selbstbewusstsein	Blüten, reife Samen, Wurzeln	134/135
Erdrauch *Fumaria officinalis*	für Ahnenräucherung, reinigt, erdet, schützt, verbindet mit den Elementarkräften	blühendes Kraut	136/137
Esche *Fraxinus excelsior*	schützt vor Mobbing und Manipulation, wirkt transformierend (→ Seite 55), fördert Selbstbewusstsein und Intuition, reinigt atmosphärisch, unterstützt Rückführungen (→ Seite 59), Orakeln	Knospen, Blätter, Samen	120/121
Frauenmantel *Alchemilla vulgaris*	schützt, fördert die Kreativität und Schaffenskraft, unterstützt die weibliche Intuition, für Liebes- und Fruchtbarkeitsrituale	blühendes Kraut	112/113

PFLANZE	WIRKUNG	PFLANZEN-TEILE	SEITE
Echte Goldrute *Solidago virgaurea*	leicht reinigend, wärmt, erhellt, schützt, heilt, für Neubeginn, stärkt das Selbstbewusstsein	Blüten und Triebspitzen	72/73
Gundelrebe *Glechoma hederacea*	reinigt, belebt, inspiriert, stärkt körperlich und seelisch	blühendes Kraut	64/65
Kleines Habichtskraut *Hieracium pilosella*	erweitert Bewusstsein, zum Orakeln, hellt Stimmung auf, fördert Wohlbefinden, innere Balance, Visionen und Intuition, reinigt, entspannt	blühendes Kraut	152/153
Hängebirke *Betula pendula*	weckt Kreativität und Fantasie, stärkt Konzentration und Selbstbewusstsein, gut gegen Kopfschmerzen, unterstützt den Neuanfang	Knospen, Blätter, Rinde	110/111
Heckenrose *Rosa canina*	öffnet das Herz, segnet, versöhnt, für Harmonie, Wohlbefinden und Sinnlichkeit	Knospen, Blüten	88/89
Holunder *Sambucus niger*	für Ahnen, Übergang und Neubeginn, segnet, schützt, harmonisiert, heilt, stimmt zuversichtlich, macht Mut	Blüten, Mark, seltener Rinde	132/133
Hopfen *Humulus lupulus*	beruhigt, entspannt, macht gelassen, fördert Schlaf, inspiriert, hilft bei leichten Depressionen	junge Blätter, Hopfenzapfen, -mehl	76/77
Echtes Johanniskraut *Hypericum perforatum*	hellt Stimmung auf, bei leichten Depressionen, muntert auf, gleicht aus, beruhigt, klärt, reinigt atmosphärisch, entladend, schützt	Blüten, blühendes Kraut	86/87
Kalmus *Acorus calamus*	kräftigt das Nervensystem, stärkt Gehirnleistung und Konzentration, wirkt ausgleichend, geistig aufhellend und vitalisierend für Körper und Geist	Rhizom	114/115
Echte Kamille *Matricaria chamomilla*	aktiviert die Selbstheilungskräfte, gleicht aus, harmonisiert, reinigt, beruhigt	Blüten, blühendes Kraut	68/69
Klatschmohn *Papaver rhoeas*	erwärmt, fördert Sanftmut und Zufriedenheit, für Herzenswärme, Sinnlichkeit, intensiviert Träume	Blüten, Samen, -kapseln	148/149
Königskerze *Verbascum densiflorum*	zum energetischen Reinigen bei Spannungen, ermutigt, fördert das Selbstbewusstsein, hellt Stimmung auf, bei leichten Depressionen	Knospen, Blüten, Samen	82/83
Echtes Labkraut *Galium verum*	schützt, vertreibt nervöse Anspannung, schafft eine warme Atmosphäre	blühendes Kraut	62/63
Echter Lavendel *Lavandula angustifolia*	desinfiziert, reinigt, klärt, beruhigt, segnet, belebt, wehrt »Blutsauger« ab	Blüten, ganzes Kraut	90/91
Lebensbaum *Thuja occidentalis*	für Ahnen, setzt Heilungsimpulse bei gestörten Beziehungen, harmonisiert, klärt, reinigt	Triebspitzen	138/139

PFLANZE	WIRKUNG	PFLANZEN-TEILE	SEITE
Echter Lorbeer *Lauris nobilis*	fördert Traumarbeit und Visionen, reinigt atmosphärisch, tötet Keime, erweitert Bewusstsein, verhilft zur Selbsterkenntnis, sorgt für klaren Kopf	Blätter, Früchte	142/143
Mädesüß *Filipendula ulmaria*	unterstützt Übergänge aller Art, fördert Intuition und Träume, Ritualpflanze für junge Mädchen, tötet Krankheitskeime	Blüten, seltener Blätter u. Triebspitzen	126/127
Mariengras *Hierochloe odorata*	heilend, segnend, tröstend, wärmend, sorgt für friedliche Stimmung, steigert die Fruchtbarkeit, entspannt, öffnet das Herz, zieht gute Geister an	Grashalme	66/67
Meisterwurz *Peucedanum ostruthium*	schützt, reinigt, tötet Keime, befreit, belebt, festigt, stärkt Abwehrkräfte und Selbstbewusstsein	Wurzeln, seltener Blüten und Samen	118/119
Mistel *Viscum album*	unterstützt Heilungswünsche und Traumarbeit, schützt, transformiert negative Schwingungen in positive, für die Ahnen, zum Orakeln	Blätter, Stängel zerkleinert, Beeren	146/147
Myrte *Myrtus communis*	reinigend, klärend, sinnlich, für Wohlbefinden, Loslassen, Neuanfang, Meditation und Gebet	Blüten, Blätter, Beeren	94/95
Pfefferminze *Mentha x piperita*	bringt Energie für Körper und Geist, reinigt, erfrischt, belebt, klärt die Gedanken, stärkt die Konzentration, unterstützt uns, im Jetzt zu leben	Blätter, Kraut	116/117
Quendel *Thymus pulegioides*	reinigt, zum Ausräuchern von Krankenzimmern, stärkt Abwehrkräfte, Selbstvertrauen und Durchhaltevermögen, für Mut und Tatkraft	blühendes Kraut	58/59
Echte Quitte *Cydonia oblonga*	fördert Wohlbefinden, Sinnlichkeit und Kreativität	Samen, seltener Blüten und Früchte	100/101
Rainfarn *Tanacetum vulgare*	bei angespannter Atmosphäre, desinfiziert, vertreibt Ungeziefer, stärkt Selbstwertgefühl und Abwehrkräfte, wirkt abgrenzend, schützt	Blüten, Blätter, Kraut	84/85
Ringelblume *Calendula officinalis*	Sonnenpflanze, erwärmt, tröstet, muntert auf, heilt	Blüten	106/107
Rosmarin *Rosmarinus officinalis*	regt an, inspiriert, heitert auf, aphrodisiert, öffnet das Herz, segnet, hilft beim Trauern und Loslassen, für Übergangsriten	Triebspitzen, Blätter, ganze Stängel	92/93
Echter Salbei *Salvia officinalis*	schützt und reinigt mit großer Kraft, reinigt die Raumatmosphäre, klärt den Geist, fördert die Konzentration, hilft, sich abzugrenzen, stimmt auf Meditation und Rituale ein	Blätter, das ganze Kraut	54/55

PFLANZE	WIRKUNG	PFLANZEN-TEILE	SEITE
Schafgarbe *Achillea millefolium*	fördert Traumarbeit und Visionen, stärkt die Intuition, hilft beim Orakeln und Hellsehen, bringt ins Gleichgewicht	Blüten, blühendes Kraut	150/151
Schneeheide *Erica carnea*	hilft beim Loslassen, unterstützt Übergangszeiten aller Art und den Neubeginn, setzt Heilungsimpulse	blühendes Kraut	130/131
Deutsche Schwertlilie *Iris germanica*	reinigt die Aura, fördert Sinnlichkeit und Kreativität, für die Ahnen, zur Sterbebegleitung	Wurzeln, seltener Blüten	96/97
Silberdistel *Carlina acaulis*	erdet, kräftigt, belebt, für gesund gelebte Sexualität	Blüten, Wurzeln	98/99
Silberweide *Salix alba*	aktiviert Selbstheilungskräfte, reinigt, erdet, fördert das Selbstbewusstsein und die geistige Beweglichkeit	Blüten (männlich, weiblich), Blätter, Rinde	70/71
Wacholder *Juniperus communis*	reinigt, schützt, tötet Keime, Viren, stärkt, setzt Heilungsimpulse, stärkt die Konzentration, unterstützt den Ahnenkontakt, für Übergangsriten, für Sterbezimmer	Triebspitzen, Beeren, Holz, Harz	56/57
Waldmeister *Galium odoratum*	Sonnenpflanze, regt an, segnet, erhellt, verleiht Glücksgefühle, für Neubeginn	blühendes Kraut	108/109
Weinraute *Ruta graveolens*	für ein gesundes Selbstbewusstsein, zur Ich-Stärkung	blühendes Kraut	124/125
Eingriffeliger Weißdorn *Crataegus monogyna*	hilft beim Loslassen und Überwinden von Schicksalsschlägen, lässt den Neubeginn wagen, öffnet das Herz	Blüten, Blätter, Früchte	128/129
Wermut *Artemisia absinthium*	ermutigt, motiviert, stärkt Selbstvertrauen, reinigt, schützt, klärt, heilt, kräftigt, inspiriert	Blüten, Triebspitzen, Kraut	122/123
Echter Ysop *Hyssopus officinalis*	reinigt nachhaltig, segnet, hilft Schuldthemen zu erkennen, konstruktive Lösungswege zu finden, für Konzentration, mehr Lebensfreude	blühendes Kraut	60/61
Zitronenmelisse *Melissa officinalis*	entspannt, stärkt das Herz, hilft bei Melancholie, Nervosität, Stress, für Meditation, wirkt geistig erfrischend	Blätter, Kraut	78/79

REGISTER

Räucherpflanzenregister

Halbfette Seitenzahlen verweisen auf Abbildung

Alant 35f., 59, 63, 65, 67, 79, 87, 102f., **102f.**, 105, 107, 115, 147, 173, 175, 180, 182
Apfel 47, **47**, 177, 183

Baldrian 63, 69, 71, 74f., **74f.**, 77, 79, 86, 101, 153, 177, 180, 182
Bartflechte 79, 140f., **140**
Baummoos 141
Beifuß 15, 17, 57, 63, 65, 80f., **80f.**, 83ff., 93, 103, 119, 121, 137, 139, 141, 147, 158f., 169, 177f.
Bernstein 41, 46, **46**, 65, 75, 83, 107, 109, 131, 173
Besenheide 130

Copal 19, 48, **48**, 61, 63, 65, 101, 109, 113, 117, 123, 151

Damaszener-Rose 88f., **88**
Dost 104f., **104f.**, 159, 178

Eberwurz s. a. Silberdistel 98f.
Echter Majoran 105
Eichenmoos 71, 125, 141, **141**, 147, 159, 169, 178
Eisenkraut 36, 71, 85, 87, 103, 117, 121, 125, 141, 144f., **144f.**, 147, 159, 169, 178
Engelwurz 36, 65, 101, 109, 119, 123, 125, 134f., **134f.**, 137, 141, 169, 182
Erdrauch 17, 136f., **136**, 141, 169
Esche 120f., **120f.**, 183
Europäische Lärche 17, 41, 43f., 45, **45**, 65, 67, 109, 117, 125, 129, 131, 135, 141, 153, 182

Fichte 41, 43f., **44**, 57, 65, 71, 73, 79, 87, 93, 113, 117, 123, 125, 127, 131, 135, 137, 139, 141, 145, 147, 169, 173
Frauenmantel 112f., **112f.**, 139, 150, 159, 175, 177

Glockenheide 130 f.
Goldrute 72f., **72f.**, 109, 111, 113, 117, 125, 131, 180
Gundelrebe 64f., **64f.**, 177f.
Gundermann s. Gundelrebe

Habichtskraut 123, 143, 149, 152f., **152f.**, 177
Hängebirke 110f., **110f.**, 117
Heckenrose 88f., **88f.**, 141
Holunder 36, 38, 56, 73, 127, 132f., **132f.**, 137, 141, 173 f., 178, 183
Hopfen 76f., **76f.**, 79, 113, 143
Hundsrose s. Heckenrose

Johanniskraut 69, 85ff., **86f.**, 104 f., 109, 133, 159, 178ff., 182

Kalmus 36, 79, 95, 111, 114f., **114f.**
Kamille 68f., **68f.**, 73, 86, 127, 133, 178, 180
Kanadische Goldrute 73
Kirsche 38, 47, **47**
Klatschmohn 123, 148f., **148f.**, 177
Königskerze, Kleinblütige 83, 85
Königskerze, Großblütige 67, 82f., **82f.**, 111, 121, 125, 153, 181

Labkraut 62f., **62f.**, 86
Lärche, -harz 41, 43, 45, 65, 87, 109, 125, 129, 131, 141, 153
Lavendel 15, 31, 36, 61, 65, 69, 75, 79, 87, 89 ff., **90f.**, 107, 109, 112f., 127, 153, 158f., 175, 182
Lebensbaum 85, 138f., **138f.**, 169, 177
Lorbeer 36, 75, 123, 142f., **142f.**, 145, 149, 153,159

Mädesüß 65, 89, 91, 126f., **126f.**, 129, 133, 139, 173, 180
Mariengras 66f., **66f.**, 69, 71, 73, 101, 109, 113, 131, 160, 182
Mausohr-Habichtskraut 152f.
Meisterwurz 65, 71, 111, 118f., **118**, 121, 125, 137, 141, 147, 170, 182
Mistel 35, 54, 75, 87, 121, 137, 139, 141, 146f., **146f.**, 153, 169
Myrrhe 18, 49, **49**, 65, 69, 73, 87, 89, 105, 113f., 125, 127, 139, 143, 153, 171, 175, 181, 183
Myrte 36, 63, 75, 91, 93ff., **94f.**, 97, 99, 113, 145, 159, 177

Orangerotes Habichtskraut 152 f.

Pfefferminze 116f., **116**, 180
Propolis 46, **46**, 65, 69, 71, 73, 79, 87, 107, 113, 133, 149, 153

Quendel 58f., **58f.**, 73, 86, 125, 178, 182
Quitte 100f., **100f.**, 149

Rainfarn 15, 36, 63, 84f., **84f.**, 123, 125, 153, 159, 180
Riesen-Goldrute 73
Ringelblume 15, 106f., **106f.**, 113, 178
Rosmarin 59, 89, 92f., **92f.**, 95, 99, 101, 113, 117, 125, 127, 131, 141, 143, 159, 177, 182

Salbei 15, 24f., 36, 54f., **54f.**, 57, 67, 81, 103, 122, 125, 133, 158f., 169, 173, 177
Schafgarbe 69, 75, 113, 123, 143, 149ff., **150f.**, 159, 178, 180
Schlafmohn 148f.
Schneeheide 130f., **130f.**
Schwertlilie 96f., **96f.**, 141
Silberdistel 98f., **98f.**, 125
Silberweide 65, 70f., **70f.**
Styrax 31, 49, **49**, 63, 75, 79, 87, 89, 93, 101, 109, 115, 119, 125, 149, 177, 182
Sweet Grass 55, 68, 159

Thymian 36, 57ff., 64, 69, 91, 107, 109, 125, 133, 143, 159, 173, 180

Wacholder 17, 36, 43, 55ff., **56f.**, 59, 67, 73, 103, 107, 119, 121, 131, 133, 137, 139, 141, 143, 147, 158f.
Wald-Engelwurz 135
Waldkiefer 45, **45**
Waldmeister 66, 86f., 105, 108f., **108f.**, 176
Weihrauch 18, 24, 48f., **48**, 56, 61, 65, 73, 79, 89, 81, 95, 97, 109, 117, 119, 135, 137, 143, 145, 151, 171, 175, 181f.
Weinraute 121, 124f., **124f.**, 180
Weißdorn, Eingriffliger 128f., **128f.**
Weißer Salbei/White Sage 54f., 158
Wermut 63, 121ff., **122f.**, 125, 153, 159, 180

Ysop 59ff., **60f.**, 93, 96, 105, 109, 117, 123, 131, 159, 172f.

Zitronenmelisse 78f., **78f.**

Sachregister

Abschiedsrituale 93
Abwehrzauber 106
Ahnenkräuter 56, 97, 133–141, 147

Beltane/Beltaine 176
Beruf-/Beschreikraut 84, 131
Besenkräuter 130
Bettstrohkräuter 58, 62, 66, 74, 86

Erntedank 182

Frauendreißiger 38, 180
Frauenkräuter 113, 151
Fruchtbarkeitsritual 67, 113
Frühlingstagundnachtgleiche 174f.
Frühlingsmitte 176f.

Geruchssinn 12ff.
Geschützte Pflanzen 53
Giftige Pflanzen 53
Gute-Laune-Kräuter 102–109

Halloween 168
Harz 18, 41–49
- aufbewahren 43
- mischen 43
- sammeln 42f.
Herbsttagundnachtgleiche 182f.
Herbstmitte 168f.

Imbolc 67, 172
Insektenabwehr 84, 90, 108, 122, 137, 157

Johannisfeuer 178
Johanniskräuter 69, 80, 107, 144

Keltisches Jahreszeitenrad 168
Kraftort 23, 167ff.

Lichtkräuter 111
Liebesorakel 106
Liebesrituale 113
Loslassen 80, 92, 95, 127, 129, 131

Mabon 182
Mariä Himmelfahrt 63, 79, 82, 102, 105, 180
Mariä Lichtmess 60, 131, 151, 172
Meditation 55, 73–79, 95

Neunerlei-Kräuterweihrauch 63, 84

Orakelkräuter 120f., 142–153
Ostara/Ostern 174

Räuchermischungen
–, Blitz und Donner 85
–, Frische Brise 57
–, Für die Ahnen 137
–, Für Kreativität 111
–, Gut drauf 105
–, Habichtsflug 149
–, Nur Mut 123
–, Ruhepol 77
–, Schmerz lass nach 69
–, Sinnlicher Abend 99
–, Wacher Geist 115
–, Zeit für Neues 127
Räucherrituale 165–183
Räucherstoffe 11, 24, 158f., 160ff.
- sammeln 35ff.
- verarbeiten 38f.
Räucherzubehör 23ff., 26, 27
Raunächte 151, 170
Rosenweihrauch, heimischer 89

Samhain 168
Sammeltage 37f.
Schicksalsschläge überwinden 128
Schuldthemen erkennen 60
Schutzkraut für Brautpaare 95
Schwellenbaum/-pflanze 70, 133, 147
Sommersonnenwende 79, 178f.
Sommermitte 180f.
Sonnenkräuter 102–109
Sterbebegleitung 57, 97
Sterbezimmer ausräuchern 135
Streukräuter 60, 66

Trauerhilfe 80, 92
Traumkräuter 149, 151

Unterstützung, im Jetzt zu leben 116

Waldweihrauch 44, 89
Wetterkräuter 80–87, 99, 107, 145
Wintersonnenwende 170f.
Wintermitte 172f.
Wirkung
–, abgrenzend 54, 84
–, Abwehrkräfte stärkend 58, 84, 118
–, angstlösend 74
–, anregend 92, 108
–, antidepressiv 76, 82, 86, 102, 104, 134
–, atmosphärisch reinigend 54, 84, 86, 120, 142
–, aufheiternd 92, 102
–, aufmunternd 86, 102, 104, 106
–, ausgleichend 68, 74, 86, 114
–, befreiend 118
–, bei Streit unterstützend 84
–, belebend 64, 90, 98, 116, 118
–, beruhigend 68, 74, 76, 86, 90
–, besänftigend 104
–, bewusstseinserweiternd 108, 142, 152
–, desinfizierend 19, 44ff., 48, 84, 90
–, Durchhaltevermögen stärkend 58
–, energetisch reinigend 29ff., 82, 85, 91
–, entladend 86
–, entspannend 66, 72, 74, 76, 104, 152
–, entstressend 78
–, erdend 70, 98, 136
–, erfrischend 116
–, erhellend 72, 108, 144
–, ermutigend 122
–, erwärmend 80, 102, 106, 148
–, familiäre Verstrickungen lösend 140
–, festigend 118
–, für friedliche Stimmung sorgend 66
–, Gedanken klärend 116
–, geistig aufhellend 78, 114
–, geistige Beweglichkeit fördernd 70
–, geistklärend 54
–, Glücksgefühle verleihend 108
–, harmonisierend 68, 88–101, 132, 134, 138, 150
–, heilend 66, 72, 80, 106, 122, 132
–, Heilungsimpulse setzend 56, 130, 138
–, Heilungswünsche unterstützend 146
–, herzöffnend 66, 88, 92, 102, 128
–, herzstärkend 78
–, Ich stärkend 124
–, inspirierend 64, 76, 92, 122
–, Intuition fördernd 74, 80, 120, 126, 150, 152
–, keimtötend 56, 58, 102, 118, 126, 140, 142
–, klärend 86, 90, 94, 122, 138
–, Kopfschmerzen lindernd 110
–, Konzentration stärkend 54, 56, 60, 93, 110, 114–117
–, körperlich stärkend 64, 98, 116, 122
–, Kreativität fördernd 93, 96f., 100f., 110–113
–, motivierend 122
–, Mut machend 58, 82, 132, 144
–, nervenstärkend 104, 114
–, nervöse Anspannung vertreibend 62, 78
–, Neubeginn erleichternd 72, 80, 94, 109, 110, 126–131, 132, 140
–, Orakeldeutungen unterstützend 120, 146, 150, 152

–, reinigend 54, 56, 58, 60, 64, 68, 70, 72, 80, 90, 94, 102, 116, 118, 122, 134, 136, 138, 140, 144, 152
–, Rückführungen unterstützend 120
–, schlaffördernd 76
–, schützend 29ff., 54–65, 72, 80, 84, 86, 93, 104, 112, 118, 122, 124, 132, 134, 136, 140, 144
–, seelisch stärkend 64, 116
–, segnend 60, 66, 80, 90, 92, 102, 108, 132, 144
–, Selbstbewusstsein stärkend 58, 70, 72, 82, 102, 110, 118–125, 134, 144
–, Selbstdisziplin fördernd 144
–, Selbstheilungskräfte aktivierend 66–71, 80, 114
–, Selbstwertgefühl stärkend 84
–, Sinnlichkeit fördernd 74, 89, 92, 93, 94, 97, 99, 101, 119, 148
–, stärkend 56, 144
–, stimmungsaufhellend 78, 82, 86, 152
–, transformierend 120, 134, 146
–, Traumarbeit fördernd 74, 80, 126, 142–153
–, tröstend 66, 106
–, Übergangszeiten fördernd 130
–, Übergangsrituale fördernd 56, 80, 92, 126, 133, 138
–, Verantwortung übernehmend 60
–, Verhandlungsgeschick verleihend 144
–, versöhnend 88
–, Visionen fördernd 91, 142–153
–, vor Mobbing schützend 120
–, wärmend 66, 72
–, weibliche Intuition fördernd 112
–, Weibliches stärkend 80
–, Wohlbefinden fördernd 88–101, 152
–, Zufriedenheit fördernd 148
–, zu Selbsterkenntnis verhelfend 142
–, zuversichtlich stimmend 74, 132
Wirkungskreise 12, 53

Zunderschwamm 19

Bildnachweis

AKG images: 35; **Alamy Stock Foto:** 44, 59, 67, 68, 72, 73, 80, 83, 109, 115, 118, 145, 153, 166, 183; **FloraPress/Bildagentur Beck:** 54, 116; **/BIOSPHOTO/John S. Sutton Green Eye:** 48; **/Dieter Schinner:** 113; **/Flowerphotos/Carol Sharp:** 55; **/Flowerphotos/Miroslava Arnaudova:** 111; **/FLPA:** 147; **/Frédéric Tournay:** 70, 76, 102, 124; **/GWI:** 60, 62, 77, 92, 144; **/Helga Noack:** 61; **/Hilde Frey:** 149; **/Martina Schindler:** 69; **/MBPimages:** 58; **/Nathalie Pasquel:** 90; **/Otmar Diez:** 11, 71, 151; **/Redeleit und Junker/U. Niehoff:** 86; **/Royal Horticultural Society:** 82; **/Tim Gainey:** 110; **GAP Photos:** 138, 150; / **BBC Magazines Ltd:** 127; **/Claire Higgins:** 88-1; **/Dave Zubraski:** 148; **/FhF Greenmedia:** 130, 136, 146; **/Fiona McLeod:** 135; **/Howard Rice:** 82-2, 84, 91; **/Jenny Lilly:** 120; **/Jo Whitworth:** 47-1, 64, 125; **/Jonathan Buckley:** 132; **/Juliette Wade:** 88-2; **/Keith Burdett:** 104, 121, 126; **/Lee Avison:** 142; **/Mark Bolton:** 108, 134; **/Nicola Stocken:** 99; /S & O: 141; **/Sabina Ruber:** 79; **/Thomas Alamy:** 78, 97, 98, 122; **/Tommy Tonsberg:** 36; **getty images/Lumina Images:** 14; **iStock:** 13-1, 15, 28, 37, 38, 40, 45-1, 45-2, 46-1, 48-2, 56, 63, 66, 87, 94, 95, 96, 105, 106, 112, 114, 128, 129, 131, 139, 140, 143, 152, 167, 174, 176, 179; **Jochen Arndt:** Cover-U1, Vor-/Nachsatz, U4-1, U4-2, U4-3, 2-3, 4, 5, 8-9, 13-2, 20, 21, 22, 23, 24, 25, 26-1, 26-2, 26-3, 26-4, 27-1, 27-2, 27-3, 27-4, 29, 30, 32-33, 34, 39, 42, 43, 50-51, 52, 119, 133, 154-155, 158, 159, 161, 163, 164-165, 169, 171, 173, 175, 177, 181; **mauritius images:** 10, 16, 18, 31, 65, 100, 156, 157, 172, 178; **Petra Kellner:** 6, 192; **Shutterstock:** 17, 41, 46-2, 47-2, 49-1, 49-2, 57, 74, 75, 81, 85, 89, 93; 101, 103, 107, 123, 168.

Syndication:
www.seasons.agency

SERVICE

Literatur

55 Wildpflanzen im Porträt: nua, Schützdruck GmbH

Bader, Marlies: **Wohnen in guter Energie.** Kösel Verlag, München

Bräutigam, Gabriele Leonie: **Wilde Grüne Smoothies.** Hans Nietsch Verlag, Rossdorf

Fischer-Rizzi, Susanne: **Botschaft an den Himmel**. Edition Grüne Erde, Heinrich Hugendubel, München

Rätsch, Christian: **Räucherstoffe, der Atem des Drachen.** AT Verlag, CH-Aarau

Scherf, Gertrud: **Die geheimnisvolle Welt der Zauberpflanzen und Hexenkräuter.** BLV-Verlag, München

Schönfelder, Ingrid und Peter: **Der Kosmos Heilpflanzenführer.** Kosmos Verlag, Stuttgart

Spohn, Margot und Dr. Roland: **Was blüht denn da?** Kosmos Verlag, Stuttgart

Storl, Wolf-Dieter: **Pflanzen der Kelten.** AT Verlag, CH-Aarau

Stumpf, Ursula: **Kräuter für Körper und Seele.** VAK Verlags GmbH, Kirchzarten

Werner, Marco / Bosch, Susanne: **Heilpflanzen des Naturerlebnisgartens in Waldsassen.** Wittmann Druck GmbH, Neumarkt in der Oberpfalz

Wohlleben, Peter: **Das geheime Leben der Bäume.** Ludwig Verlag, München

Bücher aus dem Gräfe und Unzer Verlag:

Dittmer, Diane: **Wald- und Wiesen-Kochbuch.**

Grünwald, Dr. Jörg / Jänicke, Christof: **Grüne Apotheke.**

Guth, Dr. med. Christian / Hickisch, Burkard: **Grüne Smoothies.**

Heepen, Günther H.: **Das Heilwissen der Hildegard von Bingen.**

Hofmann, Dr. Helga: **Wildkräuter & Beeren.**

Koll, Dr. rer. nat. Kathrin / Keim, Dr. med. Ulrike / Wagner-Bertram, Angelika: **Gemmotherapie – Heilen mit Knospen.**

Rupp, Christel: **Bio-Gärtnern für Selbstversorger.**

Storl, Wolf-Dieter: **Die »Unkräuter« in meinem Garten.**

Wenzel, Melanie: **Meine schnelle Naturapotheke.**

Wenzel, Melanie: **Meine besten Heilpflanzenrezepte für eine gesunde Familie.**

Versand von Räucherzubehör und -pflanzen

www.zunderzauber.de
(Website der Autorin)
www.naturalix.biz
www.galke.com
www.alterras.de
www.dragonspice.de
www.berk.de

Wichtiger Hinweis

Die Räuchermethoden und Mischungen in diesem Buch wurden von der Autorin nach bestem Wissen erstellt und sorgfältig erprobt. Weder Autorin noch der Verlag übernehmen eine Haftung für Schäden, die bei der Umsetzung und Anwendung der im Buch beschriebenen Rezepturen, Räuchermethoden und -empfehlungen sowie Ratschläge entstehen könnten. Die genannten Anwendungsbeispiele sind Erfahrungen und Überlieferungen aus der Volksheilkunde. Sie ersetzen jedoch keine medizinische Behandlung oder Therapie. Jede Leserin, jeder Leser ist für das eigene Tun und Lassen selbst verantwortlich.

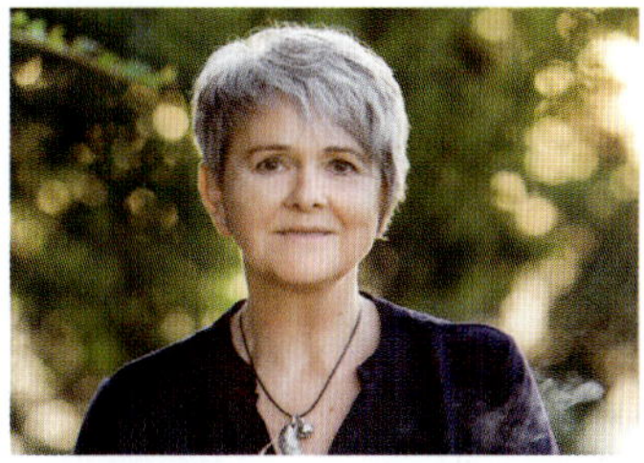

Die Autorin

Adolfine Nitschke ist zertifizierte Wildkräuterführerin und gibt ihr Wissen bei Seminaren, Räuchervorträgen und Kräuterwanderungen weiter. Im Fokus stehen dabei heimische Pflanzen, die in der Volksheilkunde, in der Wildkräuterküche und in der Räucherschale Verwendung finden. Sie stellt Räuchermischungen aus selbst gesammelten Kräutern und Harzen her. Adolfine Nitschke lebt in der Oberpfalz.

Danke

Für Rebecca und Raphael, die mein Leben bereichern! Für meine Eltern und Ahnen, denen ich mein Leben verdanke. Und für die besonderen Menschen, die mich mit Liebe und Freundschaft auf meinem Lebensweg begleiten. Den »KräuterVerFührern« 2014 und dem KuBZ in Waldsassen danke ich herzlich für viele inspirierende Eindrücke mit den grünen Wilden. Großer Dank gilt insbesondere dem Team, das mich unermüdlich und tatkräftig bei der Arbeit an diesem Buch unterstützt hat.

IMPRESSUM

Dieses Buch erschien erstmals 2018 unter dem Titel »Heilsames Räuchern mit Wildpflanzen«
im Gräfe und Unzer Verlag, München.

Die Räuchermethoden und Mischungen in diesem Buch wurden von der Autorin nach bestem Wissen erstellt und sorgfältig erprobt. Weder Autorin noch der Verlag übernehmen eine Haftung für Schäden, die bei der Umsetzung und Anwendung der im Buch beschriebenen Rezepturen, Räuchermethoden und -empfehlungen sowie Ratschläge entstehen könnten. Die genannten Anwendungsbeispiele sind Erfahrungen und Überlieferungen aus der Volksheilkunde.
Sie ersetzen jedoch keine medizinische Behandlung oder Therapie. Jede Leserin, jeder Leser ist für das eigene Tun und Lassen selbst verantwortlich.
Die im Buch genannten Rezeptnamen sind urheberrechtlich geschützt und dürfen nicht für kommerzielle Zwecke verwendet werden.

FSC www.fsc.org MIX Papier | Fördert gute Waldnutzung FSC® C147178

Penguin Random House Verlagsgruppe FSC® N001967

5. Auflage
Vollständige Taschenbuchausgabe Juni 2021

in der Penguin Random House Verlagsgruppe GmbH,
Neumarkter Str. 28, 81673 München
produktsicherheit@penguinrandomhouse.de
(Vorstehende Angaben sind zugleich
Pflichtinformationen nach GPSR)

Umschlaggestaltung: UNO Werbeagentur, München, unter Verwendung
der Gestaltung von independent Medien-Design, Horst Moser, München;
Coverfoto: © Jochen Arndt
Lektorat: Angelika Lang
JG · Herstellung: cb
Satz: Satzwerk Huber, Germering
Druck: Pixartprinting, Lavis
Printed in Italy
ISBN 978-3-442-22321-3

www.goldmann-verlag.de

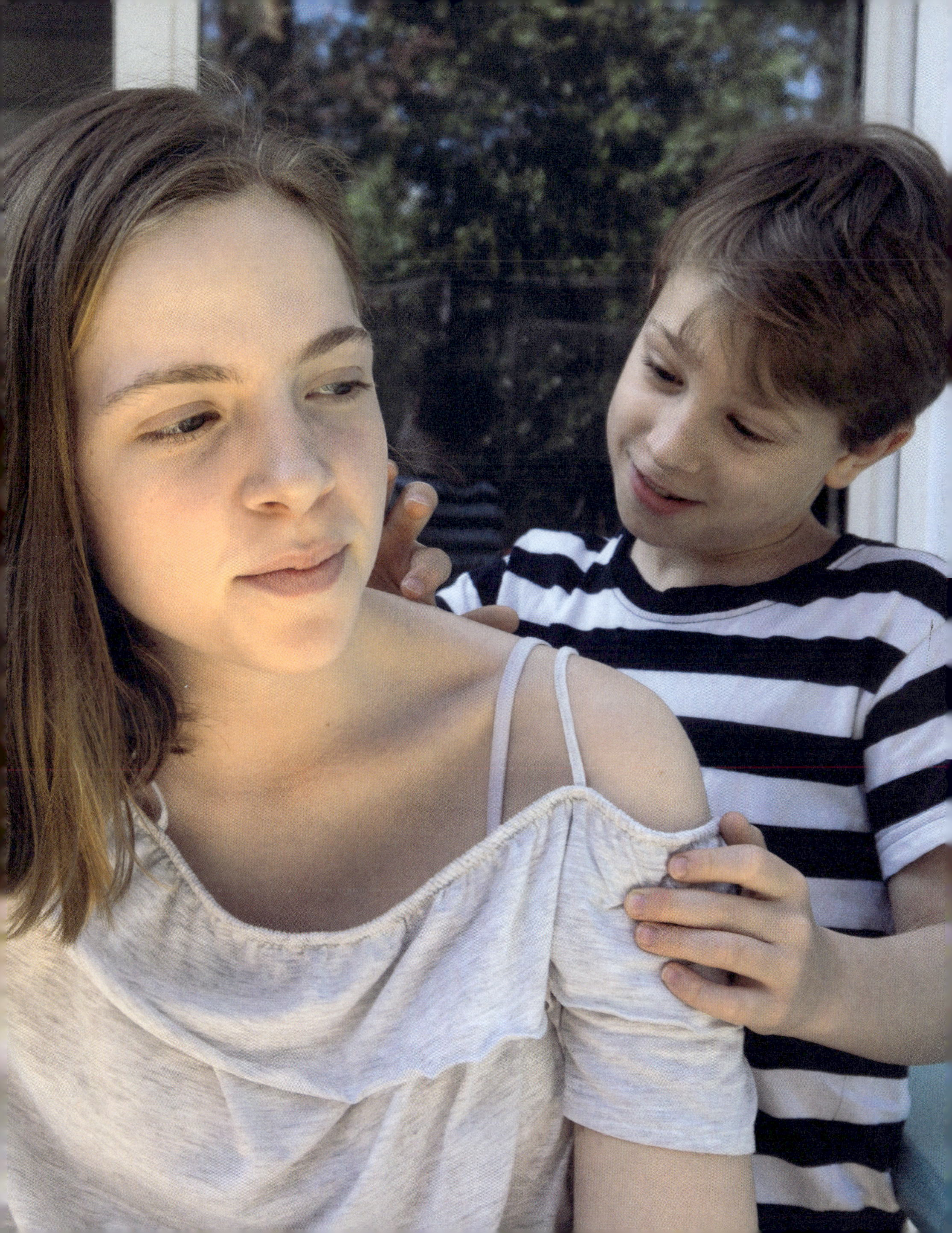

HALS- UND BEINBRUCH ...

... dieser Spruch soll ja eigentlich Glück bringen und ist natürlich nicht ernst gemeint. Aber was, wenn wirklich mal ein Unglück passiert? Wie kann man dem Verletzten dann helfen, bis ein Arzt oder Rettungssanitäter da ist? Das Einmaleins der Ersten Hilfe können auch Kinder lernen, mein Sohn Julius hat schon in der Grundschule mit Begeisterung bei der Erste-Hilfe-AG mitgemacht. Rund um das Thema gibt es nämlich auch super viel Spannendes über den menschlichen Körper zu entdecken. Das fand auch Julius und fing gleich zu forschen an: Wie repariert sich die Haut eigentlich, wenn man sich schneidet? Warum schmeckt Blut nach Eisen? Können Knochen an derselben Stelle zweimal brechen? Wieso wird man bewusstlos und was ist daran so gefährlich? Die Antworten auf diese und viele andere Fragen findest du in diesem Buch. Natürlich hat Julius die wichtigsten Erste-Hilfe-Maßnahmen auch alle selbst an seinen Freunden „geübt". Keine Sorge, die Notfälle waren alle nur gespielt – niemand ist wirklich zu Schaden gekommen.

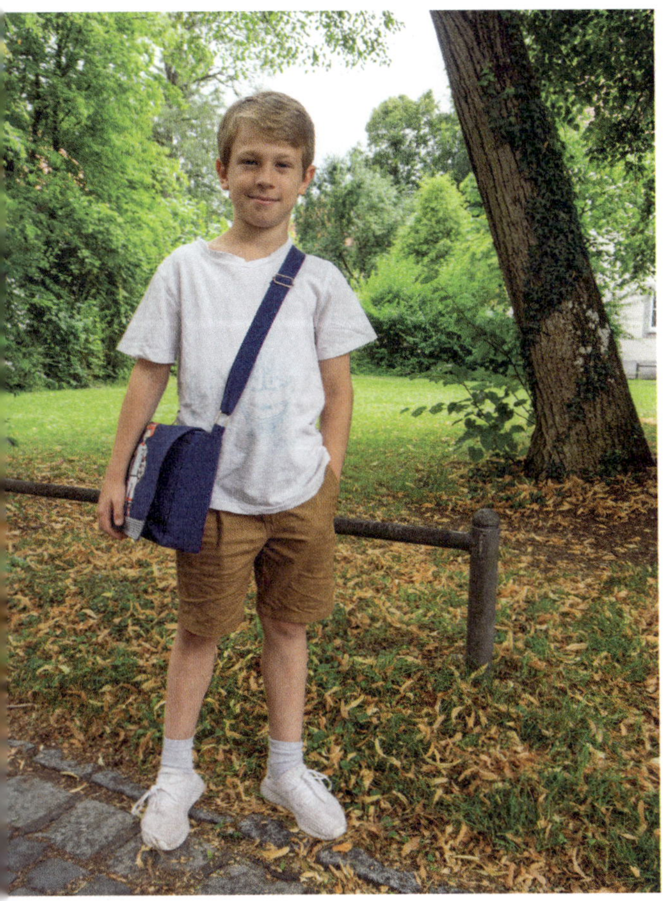

Aber fangen wir von vorn an: Zuerst einmal hat Julius den Erste-Hilfe-Kasten zuhause im Bad geplündert und sich eine eigene Notfalltasche zusammengestellt mit Pflastern, Kompressen, Desinfektionsspray, Druckverbänden, einer Beatmungsmaske für die Wiederbelebung und vielem mehr. Die ausführliche Packanleitung findest du gleich im ersten Kapitel zusammen mit den Grundregeln der Ersten Hilfe, die jeder auswendig wissen sollte.

Im Kapitel „Für jede Wunde das passende Pflaster" erfährst du alles über Blut, seine Bestandteile und wofür sie im Körper da sind. Die roten Blutkörperchen zum Beispiel transportieren den Sauerstoff über kilometerlange Blutbahnen zu jedem Organ. Mit dem Venenexperiment kannst du testen, in welche Richtung das Blut fließt. Das kannst du am besten an jemanden ausprobieren, bei dem man die Blutadern so richtig gut auf der Hand sehen kann, zum Beispiel bei deinen Eltern. Julius hat es natürlich an mir ausprobiert.

Die weißen Blutkörperchen bekämpfen Angreifer wie Bakterien und Viren, die zum Beispiel durch eine Schnittverletzung in die Wunde eintreten können. Und die Blutplättchen helfen bei der Blutgerinnung, ohne die eine Wunde nicht verheilen könnte. Wie Schürf- und Schnittwunden sofort gut versorgt werden, das zeigt dir Julius Schritt für Schritt an „Fake"-Verletzungen seiner Freunde Leonard und Kilian. Das benutzte Verbandsmaterial hat er nicht weggeworfen, sondern für ein DIY (Do-it-yourself = Selbstgemachtes) wiederverwendet: Die Idee für richtige „Medical Art" findest du auf Seite 34.

Wusstest du, dass die Haut eines Erwachsenen 1,8 Quadratmeter misst? Sie ist unser größtes Organ und ein wahres Wunderwerk. Sie schützt uns vor Krankheiten, vor Hitze und Kälte. Deswegen müssen wir sie gut pflegen und ihr helfen, wenn sie verletzt ist, zum Beispiel durch Insektenstiche oder einen Sonnenbrand. Julius hat eine Rezeptur für eine tolle Allzwecksalbe aus Spitzwegerich gefunden und sie gleich angerührt – ein prima DIY auch zum Verschenken.

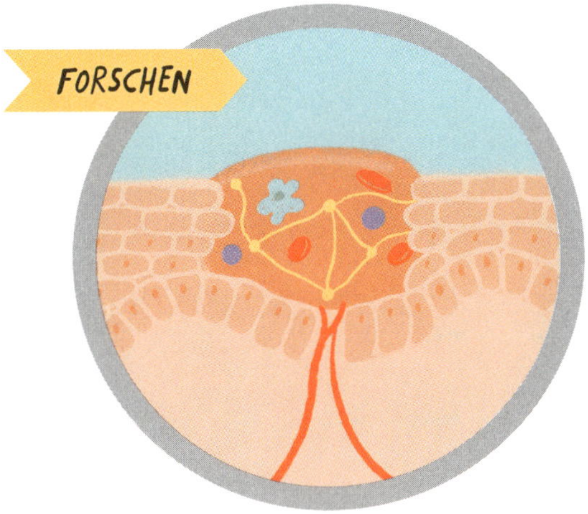

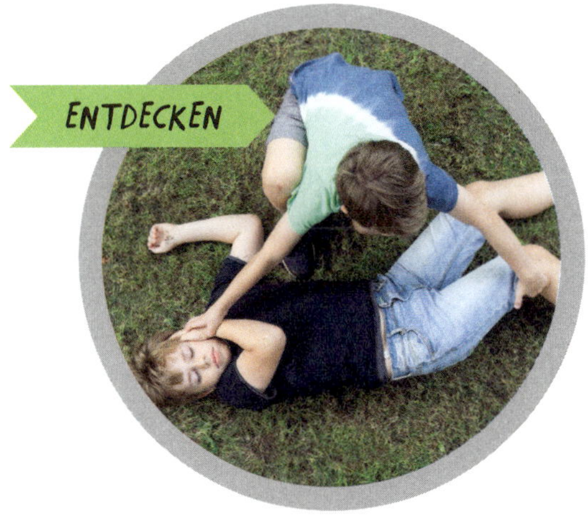

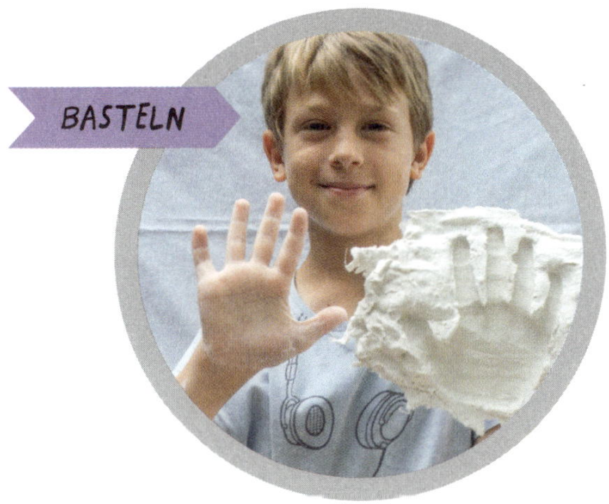

Bei Sportverletzungen kann Julius aus eigener Erfahrung mitreden: Als sein Freund beim Fußballtraining auf ihn gestürzt ist, hat er sich den Unterarm gleich doppelt gebrochen – Elle und Speiche glatt durch. Die Chirurgin im Kinderkrankenhaus blieb ganz locker, denn so ein Bruch ist bei Kindern sehr häufig und die Bruchstelle nach der Heilung zum Glück wieder genauso belastbar wie zuvor. Vor allem das Kalzium gibt den Knochen ihre unglaubliche Stabilität. Was passiert, wenn ein „Kalziumräuber" auf den Knochen einwirkt, zeigt dir Julius in einem Experiment. Den Unterschied zwischen einer Verstauchung und einer Zerrung und wie die PECH-Regel bei beiden hilft, erfährst du von Julius und seinem Freund Tim, als der – natürlich auch nur im Spiel – beim Fußballmatch umknickt und nicht mehr auftreten kann.

Der Kopf ist besonders empfindlich, denn darin befindet sich unser Gehirn. Im sogenannten Eierglasexperiment zeigt Julius dir anschaulich, wie das Gehirn im Schädel geschützt wird und was durch einen harten Schlag auf den Kopf passieren kann. Achtung, die Folge bei einer Kopfverletzung kann immer eine Gehirnerschütterung sein – daher muss man den Betroffenen gut beobachten. Sollte er sich zum Beispiel übergeben müssen, ruft man besser einen Arzt. Bei Bauchschmerzen, die Julius schon häufiger bei seiner Mutter oder seinen Schwestern erlebt hat, greift er gern zum warmen Kirschkernkissen. Dass er das selbstgenäht hat, hilft nochmal doppelt so gut gegen die Schmerzen. Die Anleitung zum Nachnähen findest du im Buch auf Seite 72.

Die Königsdisziplin der Ersten Hilfe darf natürlich nicht fehlen. Julius erklärt dir, wie du rausfinden kannst, ob ein Bewusstloser noch atmet oder nicht und welche Erste-Hilfe-Maßnahmen jeweils anzuwenden sind. Außerdem lernst du, wie der Herzkreislauf genau funktioniert und wie du messen kannst, wie viel Luft in deiner Lunge ist. Die hat nämlich für den Notfall immer noch eine Reserve. Am Schluss kannst du dir noch dein eigenes Herz-Kreislauf-Modell basteln, mit einer Spülmittelflasche als Hauptdarsteller, die dein Herz spielt und durch die sogar richtig „Blut" fließt.

Dein Richard

DER ERSTE-HILFE-CHECK

Stell dir vor, beim Spielen stürzt dein Freund und steht nicht wie sonst schnell wieder auf, sondern bleibt liegen und hält sich den Arm fest. Du läufst zu ihm und sprichst ihn an. Er hat starke Schmerzen und weint – der Arm scheint tatsächlich gebrochen zu sein.

Wenn solche Szenen passieren, sind wir oft hilflos und wissen nicht, wie wir uns verhalten sollen. Julius stellt dir deshalb die häufigsten Unfallarten und die dazu passenden Hilfemaßnahmen ausführlich vor.

Außerdem zeigt er dir, wie du dich auf den Ernstfall vorbereiten kannst: Pack deine Notfalltasche, studiere die allgemeinen Maßnahmen zur Ersten Hilfe, befrage Freunde und Familie über ihre Erfahrungen mit Unfällen und bastele ein Ersthelfer-Quartett zum Üben und Spielen.

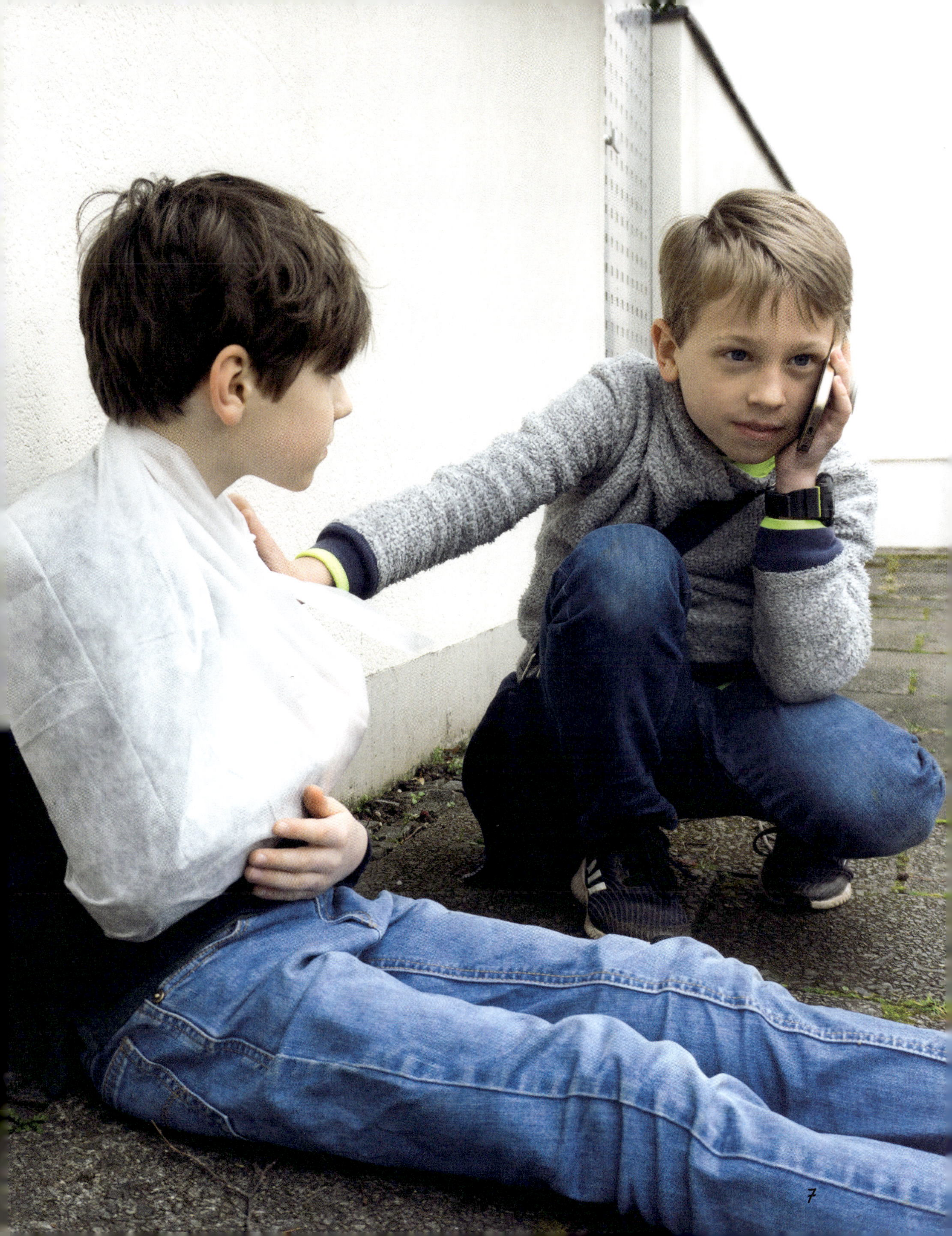

ALLGEMEINE MAßNAHMEN D

Bei jedem Notfall gibt es Grundregeln, die ein Ersthelfer beachten sollte. Vor allem muss er versuchen, Ruhe zu bewahren. Das ist nicht immer einfach, etwa wenn sich ein Kind vor dir krümmt und furchtbare Schmerzen hat, weil sein Arm gebrochen ist. Oder wenn jemand stark blutet und du versuchst, die sterile Kompresse aus deiner Erste-Hilfe-Tasche zu holen. Diese Tipps sollen dir helfen, dich am Unfallort richtig zu verhalten:

1 **Bewahre Ruhe!**
In einer Schrecksituation neigen wir dazu, den Atem anzuhalten. Dadurch stoppen wir den Energiefluss im Körper und handeln häufig hektisch und unüberlegt. Deshalb hole erst einmal tief Luft und atme durch, bevor du Erste Hilfe leistest.

2 **Beziehe andere Helfer ein!**
Meistens bist du an einer Unglücksstelle nicht allein. Sprich andere Personen direkt an und bitte sie um Hilfe. Sie können zum Beispiel den Notarzt rufen, während du dich um den Verunglückten kümmerst.

3 **Rette Verunglückte aus der Gefahrenzone!**
Wenn ein Unfall an einer befahrenen Straße stattgefunden hat oder jemand in der prallen Sonne eine Hitzeerschöpfung bekommt, ziehe den Verletzten an einen sicheren beziehungsweise schattigen Ort. Hier kannst du ihn in Ruhe versorgen.

4 **Beruhige Verunglückte!**
Häufig ist der Schreck größer als der Schmerz, den ein Verunglückter erleidet. Deshalb beruhige ihn und lenke ihn ab. Bei Kindern kannst du den Lerneifer nutzen und zum Beispiel fragen, was es aus dem Unfall gelernt hat. So kann das negative Erlebnis gleich verarbeitet werden.

5 **Schütze dich selbst!**
Denke immer zuerst an deine eigene Sicherheit! Nur wenn du als Helfer keinen Schaden erleidest, kannst du auch anderen helfen. Es ist zum Beispiel gefährlich, wenn du einem blutenden Menschen hilfst und dich dabei mit einer Krankheit ansteckst. Versuche, nicht selbst mit dem Blut in Berührung zu kommen.

6 **Rufe den Rettungsdienst!**
Scheue dich nicht, den Krankenwagen zu rufen, wenn du erkennst, dass es sich um einen Ernstfall handelt. Lieber einmal zu viel angerufen, als zu wenig. Welche Nummer die richtige ist und wie man ein solches Gespräch führt, erfährst du rechts.

NOTRUFNUMMERN

112 Rufe den Rettungsdienst bei lebensbedrohliche Symptomen wie Bewusstlosigkeit, akuten Blutungen, starken Herzbeschwerden, schwerer Atemnot, Vergiftungen, aber auch bei Unfällen, nach denen der Betroffene starke Schmerzen hat und du die Verletzungslage nicht überblicken kannst. Der Rettungsdienst ist rund um die Uhr bei medizinischen Notfällen im Einsatz und innerhalb kürzester Zeit beim Verunglückten.

116 117 Unter dieser Nummer erreichst du den ärztlichen Bereitschaftsdienst. Hier kümmern sich Ärzte in deiner Nähe um die medizinische Versorgung. Du solltest diese Nummer anrufen, wenn jemand nachts oder am Wochenende gesundheitliche Beschwerden hat, wegen derer er normalerweise zum Arzt gehen würde, die Behandlung aber nicht bis zum nächsten (Werk-)Tag warten kann. Typische Fälle sind hohes Fieber, starke Bauchschmerzen oder anhaltender Brechdurchfall.

ER ERSTHILFE

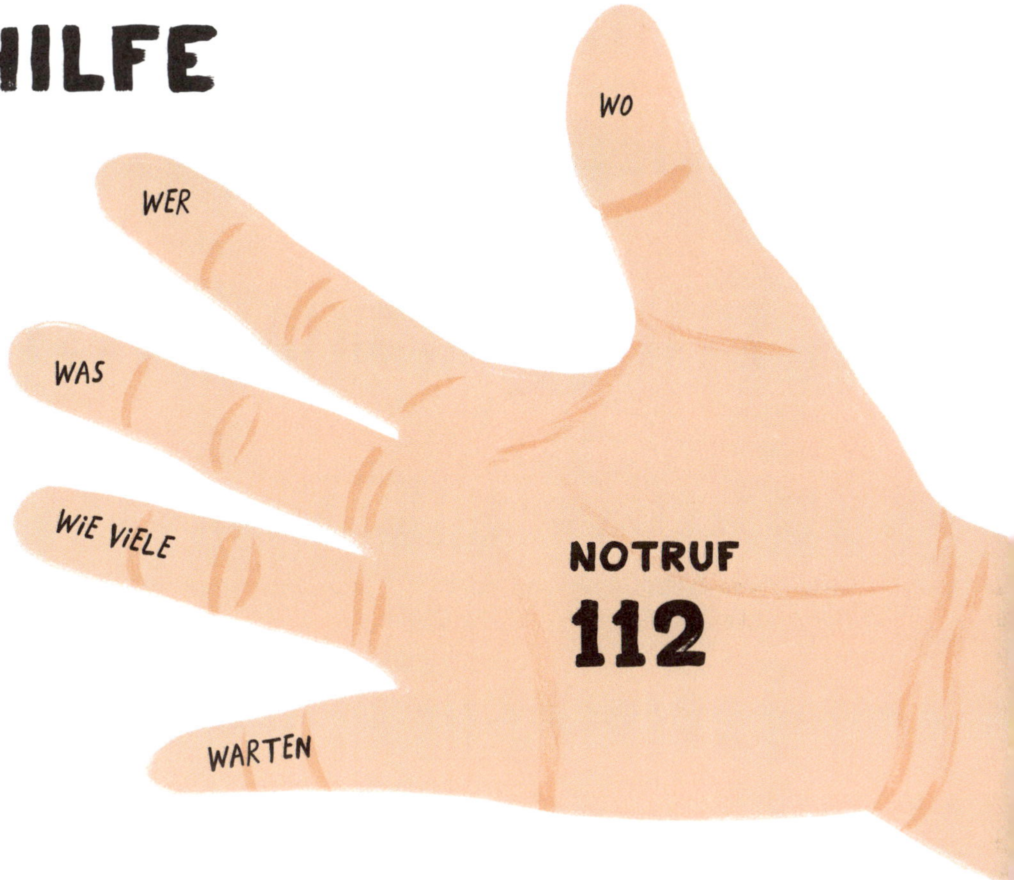

DIE 5 W-WÖRTER

Wenn du den Rettungsdienst rufst, versuche ruhig zu bleiben und dem Disponenten in der Leitstelle alle wichtigen Details durchzugeben. Diese W-Wörter helfen dir dabei:

Wo
ist der Notfall passiert? Gib möglichst die genaue Adresse mit Stadtteil, Straße, Hausnummer, Stockwerk und so weiter an. Falls der Rettungswagen noch etwas für die Anfahrt wissen sollte, bitte auch erwähnen, zum Beispiel wenn die Zufahrt über eine andere Straße läuft oder der Unfall im Hinterhof passiert ist. Wenn du dich nicht auskennst, frag einen Passanten, ob er dir bei der Bestimmung des Ortes helfen kann.

Wer
meldet das Ereignis? Nenne deinen Namen und deine Telefonnummer, unter der die Leitstelle oder der Notarzt dich zurückrufen kann, wenn sie noch Fragen haben.

Was
ist passiert? Beschreibe mit kurzen Worten möglichst genau, was passiert ist. Zum Beispiel: „Mein Bruder, 12 Jahre alt, hat sich in den Arm geschnitten und blutet stark.“ Oder: „Ein Kind im Grundschulalter ist vom Baum gefallen und hat starke Schmerzen am linken Unterarm.“

Wie viele
Verletzte gibt es? Teile möglichst genau die Anzahl der Verletzten mit. Bei größeren Unfällen reicht eine Schätzung aus. Wenn du es weißt, gib der Leitstelle die Anzahl von vermissten oder in einem (brennenden) Gebäude eingeschlossenen Personen durch.

Warten
auf Rückfragen. Lege nicht auf! Beende das Gespräch erst, wenn die Leitstelle keine Fragen mehr an dich hat. Oft vergessen Ersthelfer in der Aufregung, den Ort oder ihre Rückrufnummer anzugeben, sodass es der Rettungsdienst schwer hat, den Unfallort zu finden.

ERSTE-HILFE-TASCHE PACKE

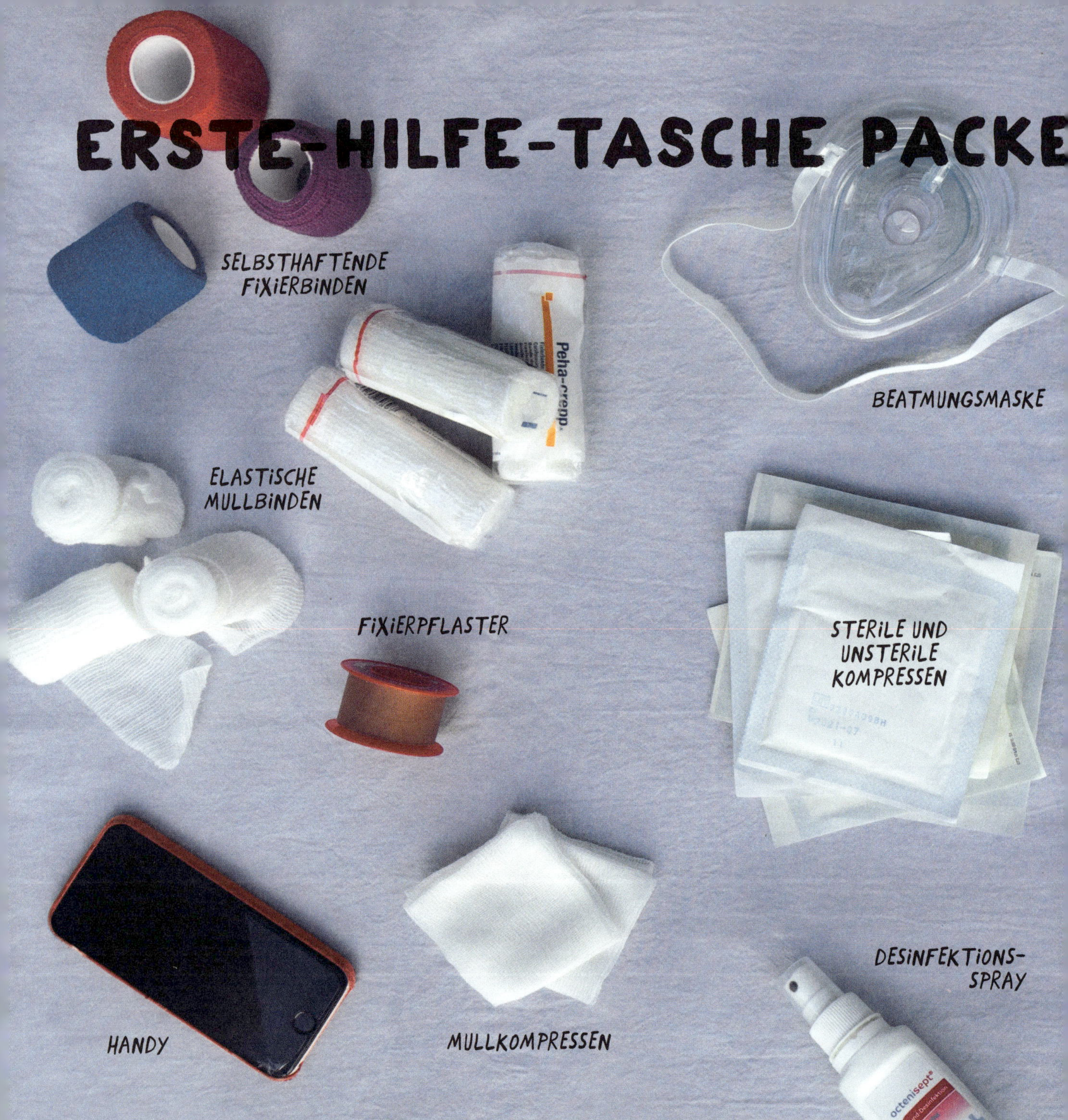
SELBSTHAFTENDE FIXIERBINDEN
BEATMUNGSMASKE
ELASTISCHE MULLBINDEN
FIXIERPFLASTER
STERILE UND UNSTERILE KOMPRESSEN
DESINFEKTIONS-SPRAY
HANDY
MULLKOMPRESSEN

Julius hat auf Ausflügen und größeren Fahrten seine Erste-Hilfe-Tasche dabei. Darin sind alle wichtigen Dinge, die bei Verletzungen und Unfällen hilfreich sind. Wie genau man mit den Pflastern, Kompressen und Verbänden umgeht, zeigt er dir in den folgenden Kapiteln. Solltest du Ausrüstung brauchen, hast deine Erste-Hilfe-Tasche aber nicht dabei, bitte einen Autofahrer um Hilfe. Er ist verpflichtet, einen Verbandskasten im Auto mitzuführen. Auch Geschäfte, Handwerker oder Betriebe müssen mit Erste-Hilfe-Material ausgestattet sein.

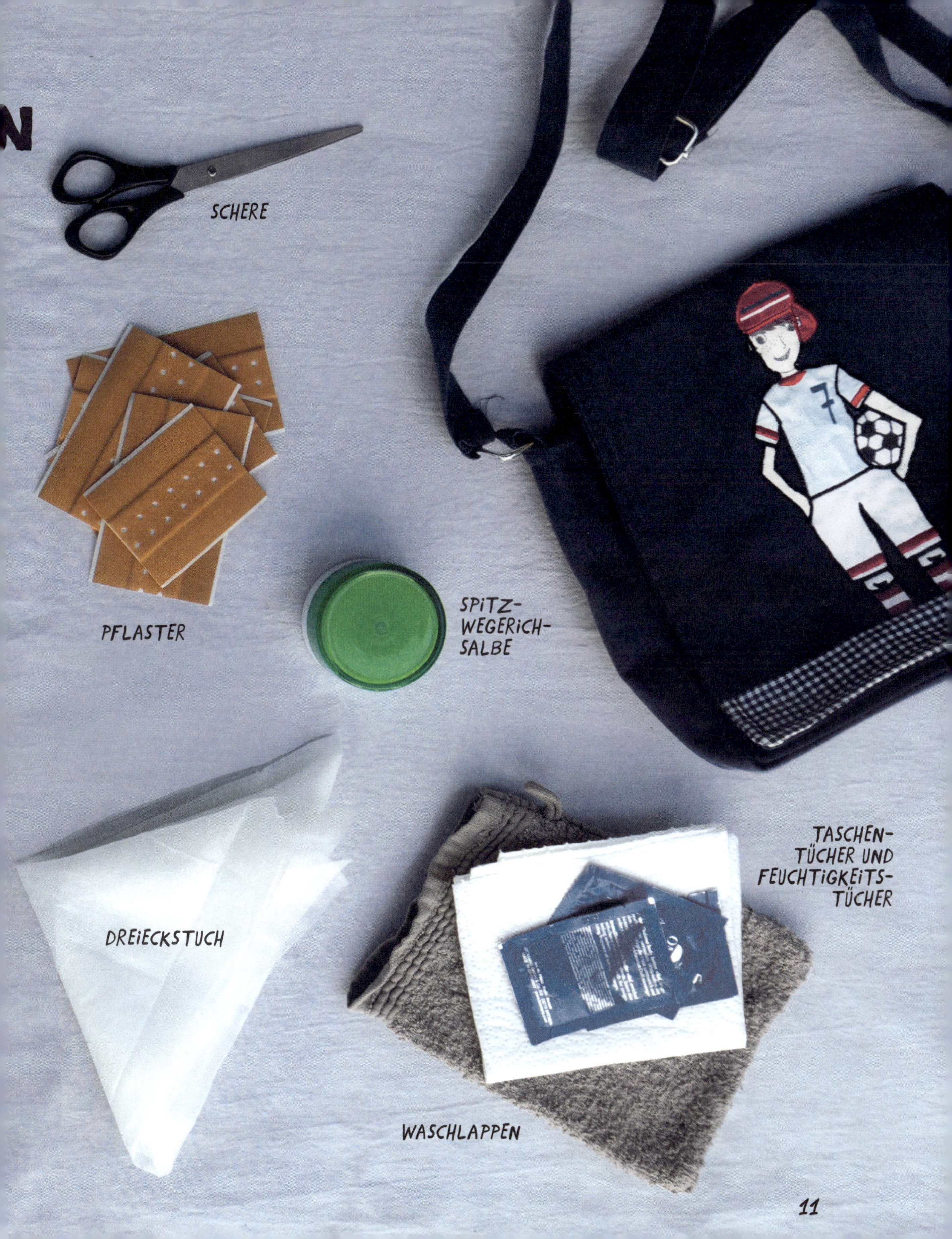
SCHERE
PFLASTER
SPITZ-
WEGERICH-
SALBE
DREIECKSTUCH
WASCHLAPPEN
TASCHEN-
TÜCHER UND
FEUCHTIGKEITS-
TÜCHER

ERFAHRUNGS-WISSEN AUFBAUEN

Je mehr du über die Erste Hilfe weißt, desto leichter ist es, im Notfall das Richtige zu tun. Als Vorbereitung kannst du viel über den Körper und seine Verletzungen erforschen und auch mit Freunden das Verbinden einer Wunde, das Versorgen eines verstauchten Knöchels und die stabile Seitenlage üben. Es ist auch hilfreich, wenn du dir ein Erfahrungswissen aufbaust: Sprich mit deiner Familie und deinen Freunden. So erfährst du, woran sie damals erkannt haben, um welche Verletzung es sich gehandelt hat und welche Erste-Hilfe-Maßnahme sie angewendet haben.

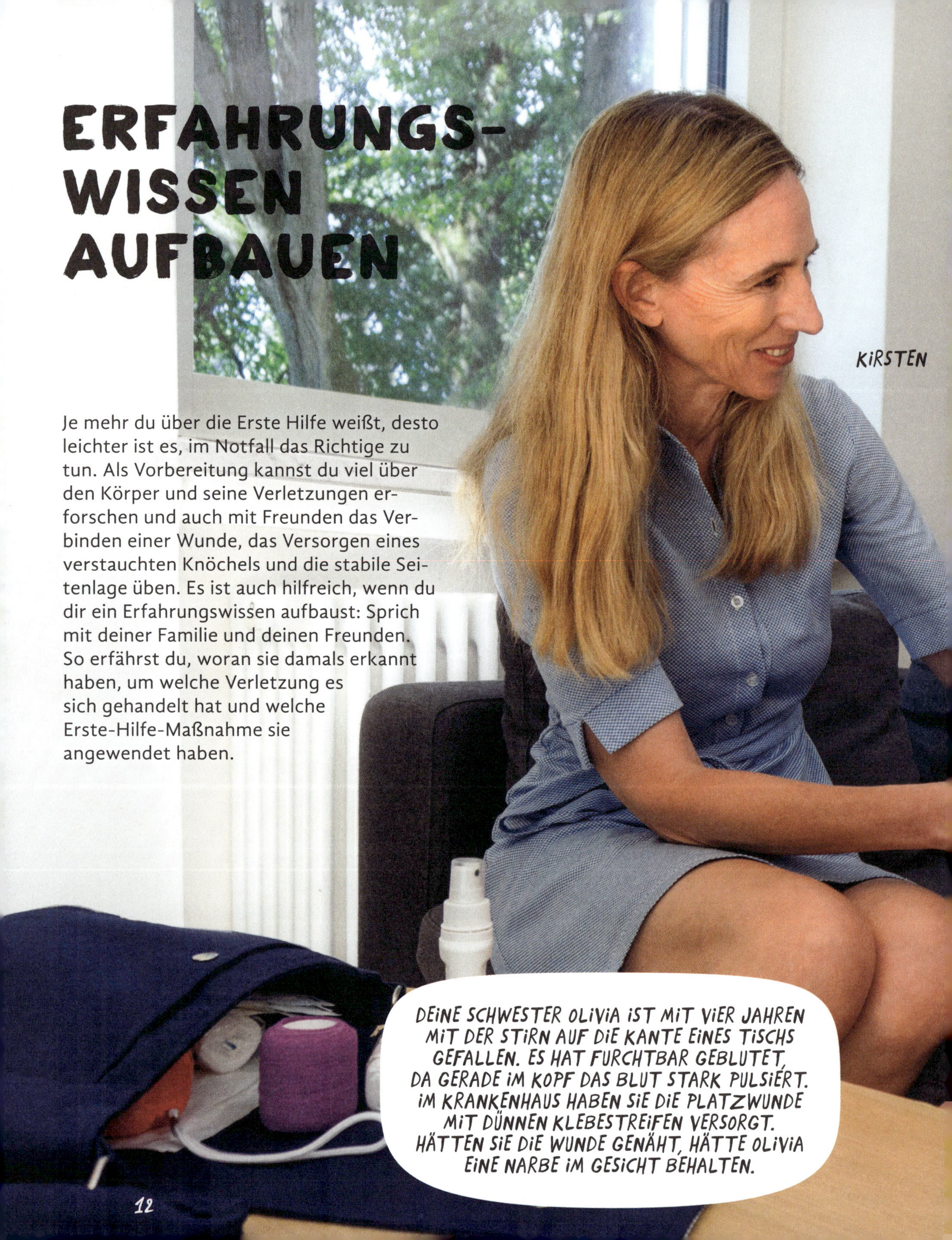
KIRSTEN
DEINE SCHWESTER OLIVIA IST MIT VIER JAHREN MIT DER STIRN AUF DIE KANTE EINES TISCHS GEFALLEN. ES HAT FURCHTBAR GEBLUTET, DA GERADE IM KOPF DAS BLUT STARK PULSIERT. IM KRANKENHAUS HABEN SIE DIE PLATZWUNDE MIT DÜNNEN KLEBESTREIFEN VERSORGT. HÄTTEN SIE DIE WUNDE GENÄHT, HÄTTE OLIVIA EINE NARBE IM GESICHT BEHALTEN.

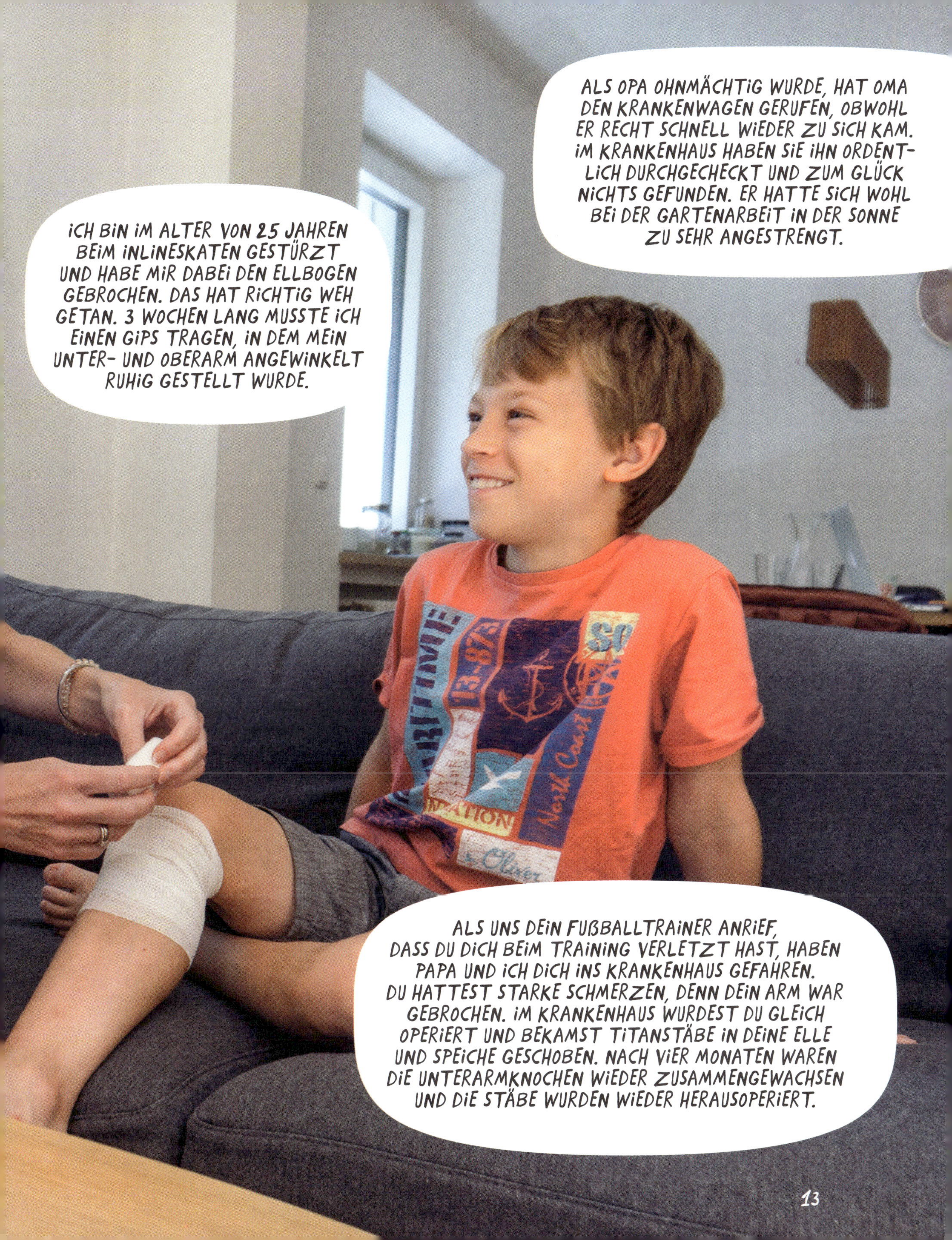
ALS OPA OHNMÄCHTIG WURDE, HAT OMA DEN KRANKENWAGEN GERUFEN, OBWOHL ER RECHT SCHNELL WIEDER ZU SICH KAM. IM KRANKENHAUS HABEN SIE IHN ORDENTLICH DURCHGECHECKT UND ZUM GLÜCK NICHTS GEFUNDEN. ER HATTE SICH WOHL BEI DER GARTENARBEIT IN DER SONNE ZU SEHR ANGESTRENGT.
ICH BIN IM ALTER VON 25 JAHREN BEIM INLINESKATEN GESTÜRZT UND HABE MIR DABEI DEN ELLBOGEN GEBROCHEN. DAS HAT RICHTIG WEH GETAN. 3 WOCHEN LANG MUSSTE ICH EINEN GIPS TRAGEN, IN DEM MEIN UNTER- UND OBERARM ANGEWINKELT RUHIG GESTELLT WURDE.
ALS UNS DEIN FUßBALLTRAINER ANRIEF, DASS DU DICH BEIM TRAINING VERLETZT HAST, HABEN PAPA UND ICH DICH INS KRANKENHAUS GEFAHREN. DU HATTEST STARKE SCHMERZEN, DENN DEIN ARM WAR GEBROCHEN. IM KRANKENHAUS WURDEST DU GLEICH OPERIERT UND BEKAMST TITANSTÄBE IN DEINE ELLE UND SPEICHE GESCHOBEN. NACH VIER MONATEN WAREN DIE UNTERARMKNOCHEN WIEDER ZUSAMMENGEWACHSEN UND DIE STÄBE WURDEN WIEDER HERAUSOPERIERT.

DIY ERSTHELFER-QUARTETT

CHECK DEIN ERSTE-HILFE-WISSEN!

Erste Hilfe ist ein umfangreiches Thema. Julius macht dich auf den nächsten Seiten mit den wichtigsten Maßnahmen vertraut, zum Beispiel wie man eine Wunde versorgt, eine Verstauchung behandelt, einen gebrochenen Arm ruhig gestellt und einen Bewusstlosen im Ernstfall wiederbelebt. Außerdem erklärt er dir, woraus Blut besteht, welche Knochenarten es gibt und in welchem Teil des Gehirns unsere Reflexe gesteuert werden. Mit diesem Quartett kannst du im Anschluss dein Wissen festhalten, beim Spielen nochmal vertiefen und mit deinen Freunden teilen.

BASTELANLEITUNG

1. Falte ein DIN-A4-Blatt dreimal je in der Mitte zusammen, sodass acht Rechtecke entstehen.
2. Wiederhole diese Faltprozedur mit drei weiteren Blättern.
3. Schneide die 32 Rechtecke aus und beschrifte sie wie rechts dargestellt: „A1 Plasma“, „A2 Rote Körperchen“ und so weiter.
4. Trage auf jeder Spielkarte die drei wichtigsten Eigenschaften des jeweiligen Begriffs ein.

SPIELREGELN

- Karten mischen und auf die Spieler aufteilen.
- Der Spieler links vom Kartengeber beginnt und fragt jemanden nach einer Karte („Hast du G1?“).
- Falls ja, muss der Befragte die Karte herausgeben. Der Fragende darf solange Karten fordern, bis jemand die angeforderte Karte nicht hat. Dann ist dieser dran, Karten anzufordern.
- Sobald ein Spieler ein Quartett (zum Beispiel G1 – G4) hat, legt er es offen vor sich hin.
- Hat ein Spieler keine Karten mehr, ist er aus dem Spiel, und sein linker Nachbar fragt als Nächster nach Karten.
- Wer bis Spielende die meisten Quartette sammelt, gewinnt.

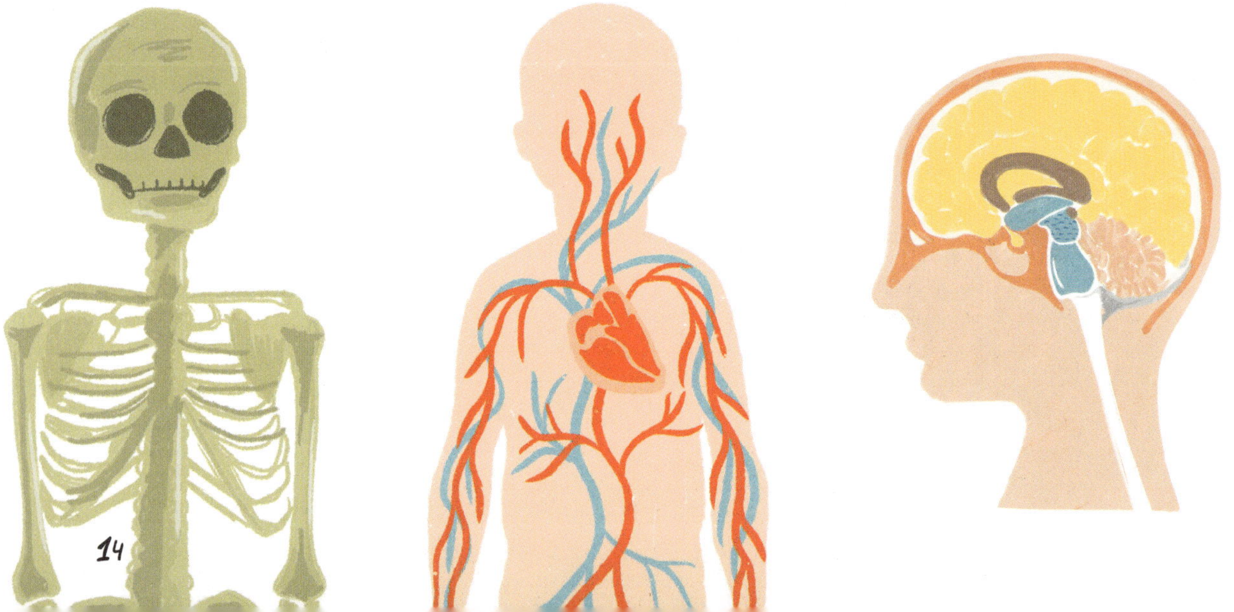

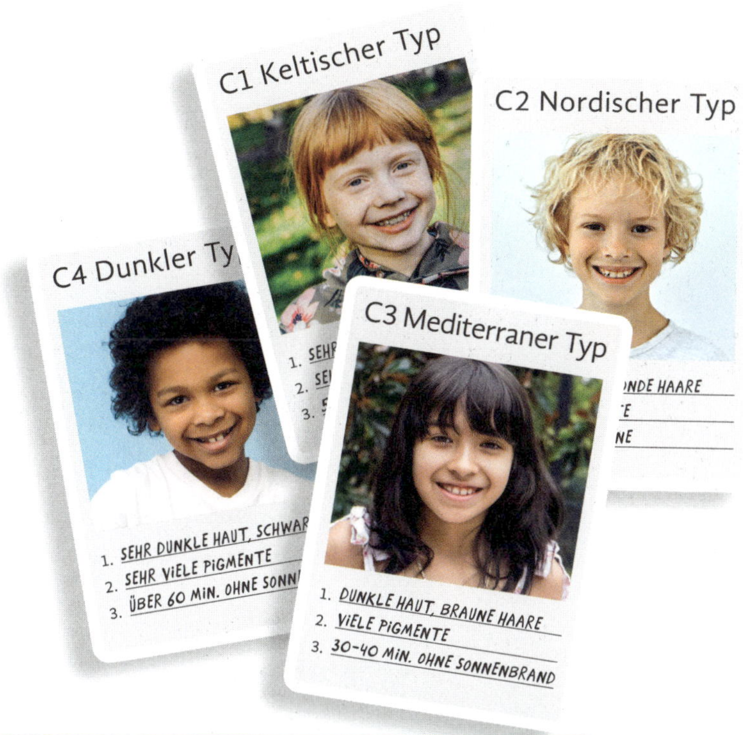
C1 Keltischer Typ
C2 Nordischer Typ
C4 Dunkler Ty
C3 Mediterraner Typ
1. SEHR DUNKLE HAUT, SCHWAR
2. SEHR VIELE PIGMENTE
3. ÜBER 60 MIN. OHNE SONN
1. DUNKLE HAUT, BRAUNE HAARE
2. VIELE PIGMENTE
3. 30–40 MIN. OHNE SONNENBRAND

FREUNDE-ERSTE-HILFE-QUARTETT

Du kannst auch ein Quartett mit den Steckbriefen deiner Freunde und Familie erstellen. Dazu 32 Karten mit den Namen versehen, zum Beispiel vier aus dem Fußballverein (A1 Benni, A2 Luki …), vier Klassenkameraden (B1 Georg, B2 Timi …), vier Nachbarn (C1 Mio, C2 Noah …), vier aus der Familie (D1 Mama, D2 Emilia …) und so weiter bis H4.

Darunter dann eine Zeichnung oder ein Foto von der Person setzen und die Spezifikation ausfüllen, zum Beispiel Blutgruppe, Hauttyp, Knochengewicht, Lungenvolumen, bisherige Verletzungen und Besonderheiten desjenigen.

8 KATEGORIEN, 4 ARTEN, 32 SPIELKARTEN

BLUTBESTANDTEILE	WUNDHEILUNG	HAUTTYPEN	KNOCHENARTEN
A1 Plasma	B1 Blutstillung	C1 Keltischer Typ	D1 Plattknochen
A2 Rote Körperchen	B2 Reinigung	C2 Nordischer Typ	D2 Röhrenknochen
A3 Weiße Körperchen	B3 Neubildung	C3 Mediterraner Typ	D3 Kurze Knochen
A4 Blutplättchen	B4 Reparatur	C4 Dunkler Typ	D4 Sonstige Knochen

PECH-REGEL	GEHIRNBESTANDTEILE	HERZKREISLAUF	KREISLAUFSTÖRUNGEN
E1 Pause	F1 Großhirn	G1 Herz	H1 Ohnmacht
E2 Eis	F2 Kleinhirn	G2 Lunge	H2 Bewusstlosigkeit +
E3 Compression	F3 Zwischenhirn	G3 Arterien	H3 Bewusstlosigkeit -
E4 Hochlagern	F4 Hirnstamm	G4 Venen	H4 Schock

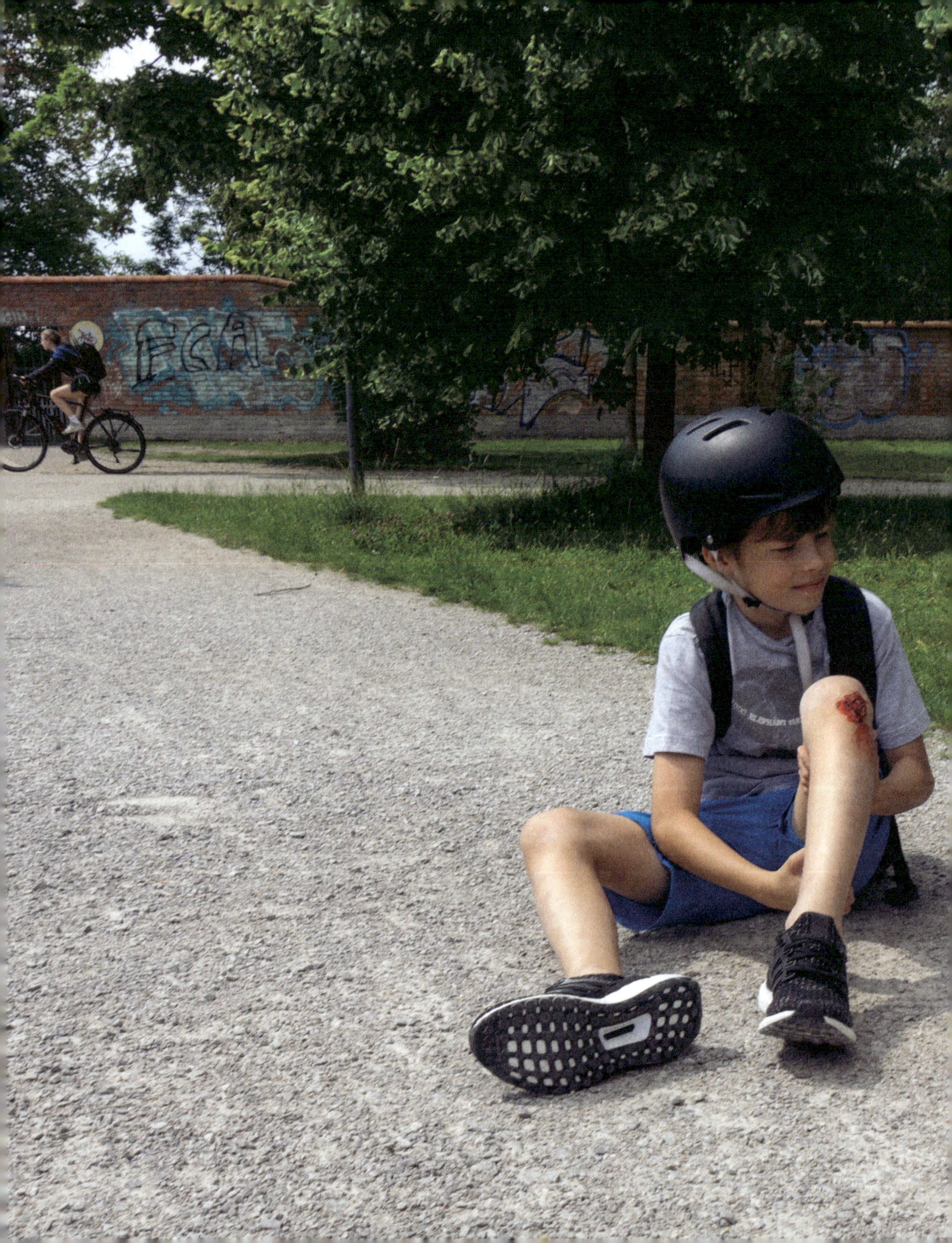

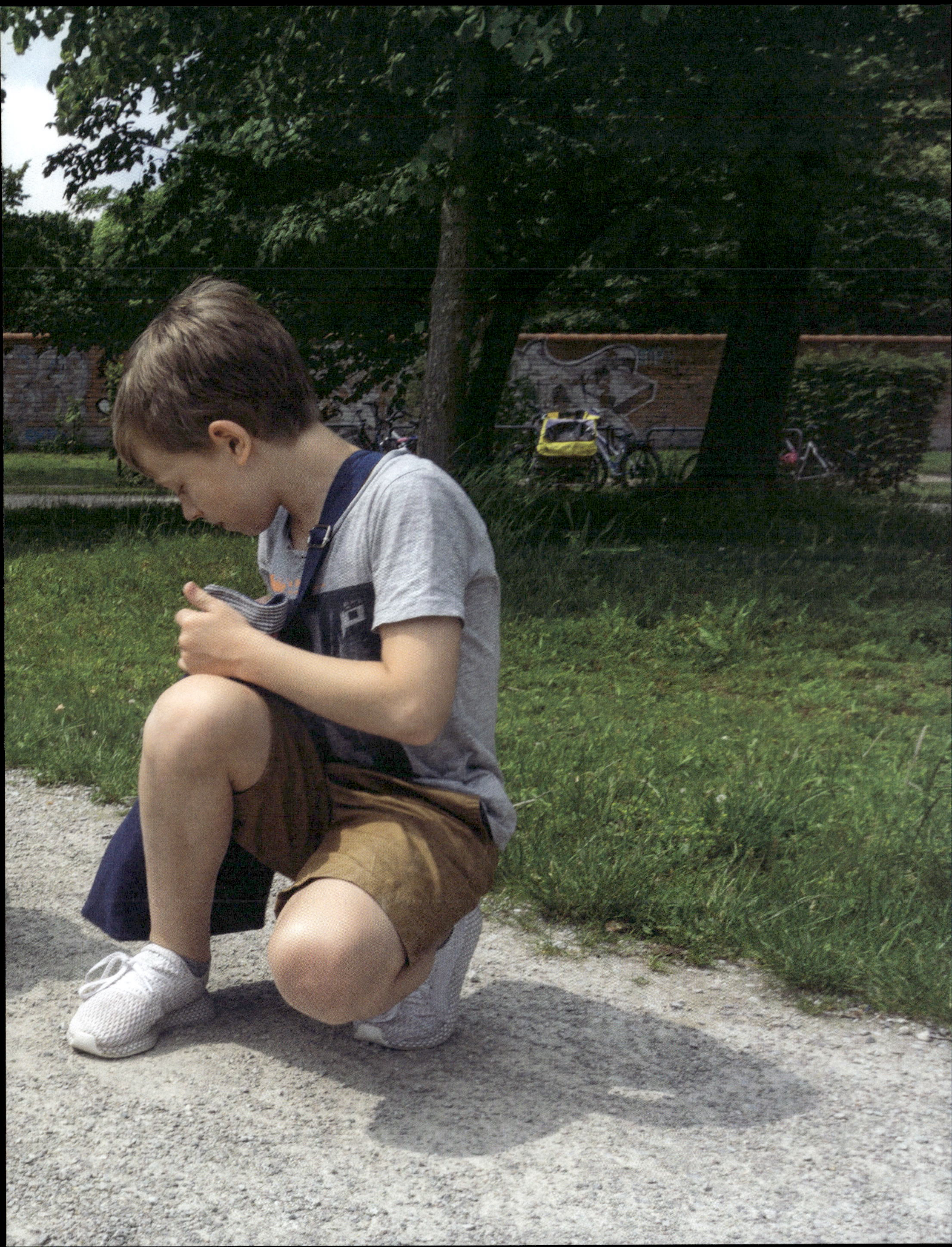

FÜR JEDE WUNDE DAS PASSENDE PFLASTER

Etwa drei Liter Blut fließen durch den Körper eines Kindes. Und das in einem Wahnsinnstempo: Mit bis zu 1,1 Meter pro Sekunde schießt das Blut durch die Adern und versorgt die Organe mit Sauerstoff und Nährstoffen.

Schon ein kleiner Schnitt mit dem Messer führt zu einer Wunde. Der Verlust von ein paar Tropfen Blut ist noch nicht gefährlich, auch Nasenbluten lässt sich meistens einfach stillen. Bei schlimmeren Unfällen, zum Beispiel im Straßenverkehr oder beim Sport, kann es aber auch zu stärkeren Blutungen kommen. Worauf man bei der Versorgung von Wunden achten muss, zeigt dir Julius auf den folgenden Seiten.

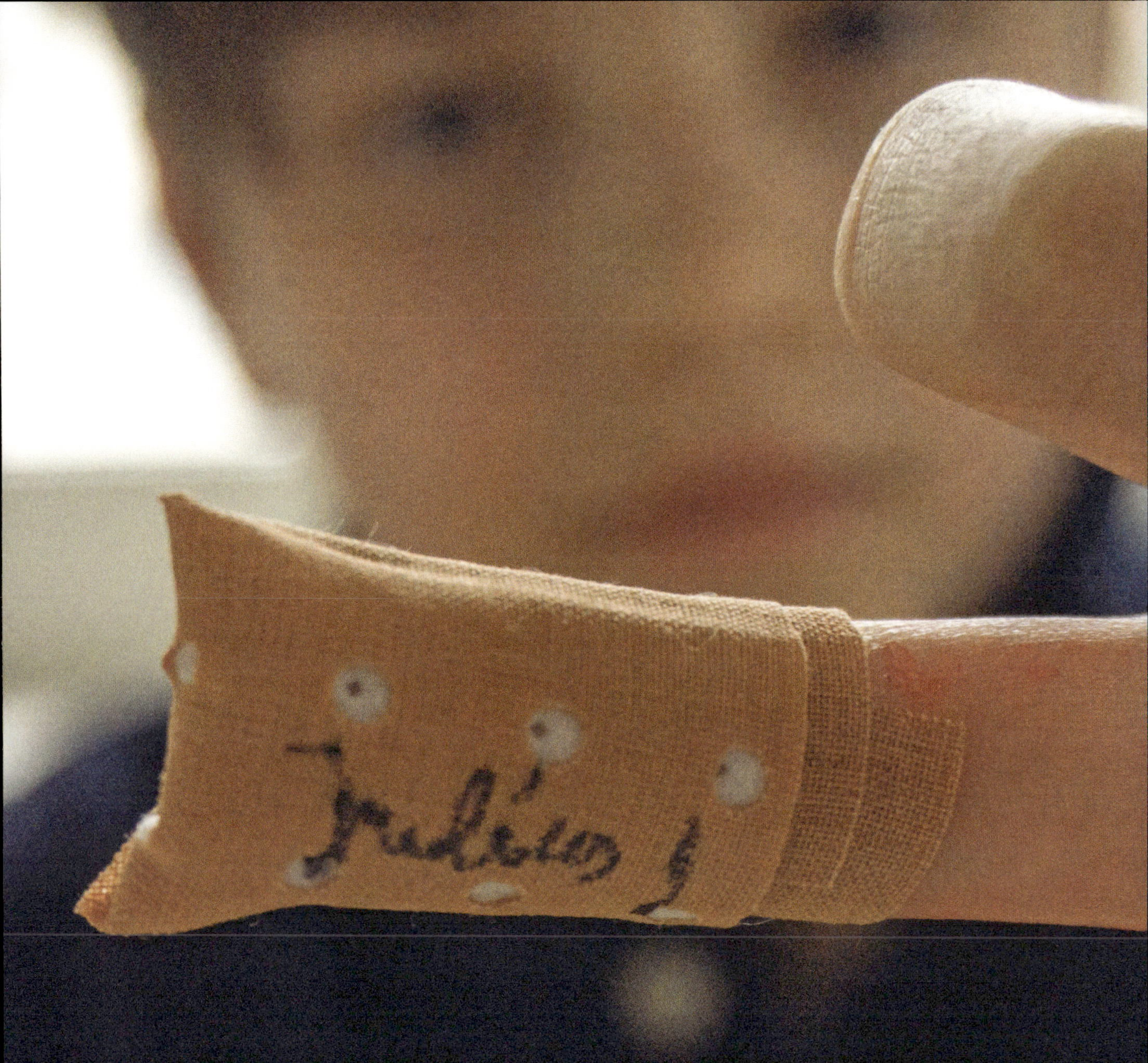

DER SAFT DES LEBENS

Ohne Blut könnten wir nicht leben, denn es erfüllt viele wichtige Aufgaben. Es transportiert Nährstoffe, Wärme und Sauerstoff mithilfe vieler kleiner roter Blutkörperchen zu den inneren Organen, zum Beispiel zum Herzen und zum Gehirn.

BLUTZELLEN

Unser Blut besteht größtenteils aus einer gelblichen Flüssigkeit, dem Plasma. Darin schwimmen die Blutzellen, das sind die roten und weißen Blutkörperchen und die Blutplättchen. Jede von ihnen hat spezielle Aufgaben.

FORMEL ZUM ERRECHNEN DES BLUTGEWICHTS:

Körpergewicht × 8 Prozent = Blutgewicht

Die Blutzellen sind nur für eine begrenzte Zeit funktionstüchtig und werden dann durch neue ersetzt. Das Knochenmark produziert täglich über 200 Milliarden neue rote Blutkörperchen und je über 100 Milliarden weiße Blutkörperchen und Blutplättchen. Das sind insgesamt über 4,5 Millionen neue Zellen pro Sekunde!

SO SIEHT EIN BLUTGEFÄẞ VON INNEN AUS:

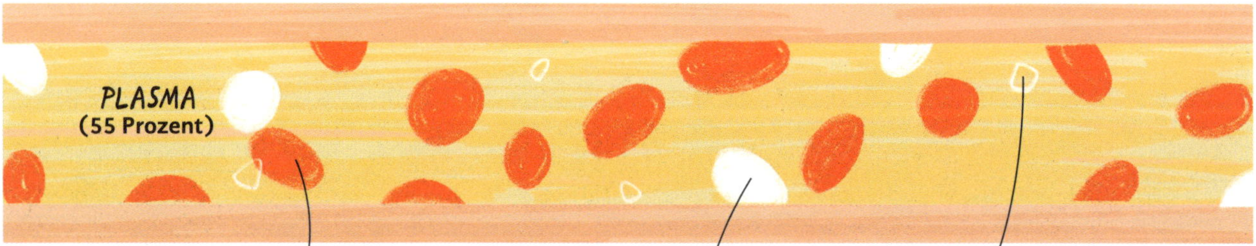

ROTE BLUTKÖRPERCHEN

(41 Prozent)
Sie enthalten den Farbstoff Hämoglobin, der Sauerstoff transportieren kann. Da das Hämoglobin aus vielen kleinen Eisenteilchen besteht, sieht das Blut rot aus und schmeckt nach Eisen. Probiere mal einen Tropfen beim nächsten Schnitt in deinen Finger!

WEIẞE BLUTKÖRPERCHEN

(4 Prozent)
Das sind die Abwehrzellen. Sie sind die „Polizisten im Körper", bekämpfen Fremdkörper und Angreifer wie Bakterien, Viren, Pilzsporen und so weiter. Sie können sogar ein „Immungedächtnis" aufbauen, das ihnen hilft, einen erneuten Angriff besser abzuwehren.

BLUTPLÄTTCHEN

(0,01 Prozent)
Diese sind für die Blutgerinnung zuständig. Sie spielen bei der Heilung von Wunden eine wichtige Rolle. Dabei verbinden sie sich miteinander und bilden einen Pfropfen, der die Wunde abdichtet.

BLUTKREISLAUF

Unser Blut ist ständig in Bewegung. Pro Minute pumpt das Herz rund 4 bis 5 Liter durch die Blutgefäße. Die Arterien führen sauerstoffreiches Blut vom Herzen weg in den Körper, die Venen führen sauerstoffarmes Blut zum Herzen zurück. In echt ist das Blut immer rot, aber unter dem Mikroskop erscheint das Blut in den Arterien wegen des höheren Sauerstoffgehalts heller.

Die Länge aller Blutbahnen im Körper ergäbe hintereinandergelegt über 100.000 Kilometer – das ist mehr als zweimal um die Erde!

GIBT ES EIGENTLICH BLAUES BLUT?

Es gibt die Redewendung, dass Könige „blaues Blut in den Adern haben". Das hat weniger mit dem Adelsstand zu tun, sondern vielmehr damit, dass sie sich vor der Sonne schützten. Blasse Haut galt damals als vornehm. Und durch diese schimmerten die Adern bläulich durch. Alle Menschen haben rotes Blut. Es gibt aber Tiere mit blauem Blut. Denn viele Schnecken, Spinnen, Skorpione, Krebse und Hummer haben statt Eisen Kupfer im Blut, wodurch es blau erscheint.

BLUTMENGE

Ein erwachsener Mann hat etwa 5,6 Liter Blut, eine Frau rund 4,5 Liter. Bei Kindern sind es 2 bis 3 Liter und bei einem neugeborenen Baby etwa eine Tasse voll. Verliert man durch einen Unfall Blut, so kann der Organismus ein gewisse Menge ausgleichen. Der Verlust von 1,5 Litern führt bei einem Erwachsenen aber zum Beispiel schon zu einem Durst- und Schwächegefühl und einer beschleunigten Atmung. Ab 2 Litern Blutverlust fühlt man sich verwirrt, schwindelig und kann das Bewusstsein verlieren. Weil Kinder weniger Blut als Erwachsene haben, tritt das bei ihnen natürlich schon viel eher ein.

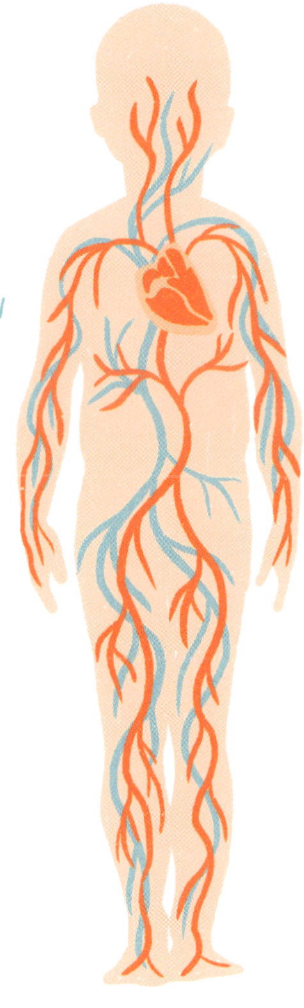

WUSSTEST DU, DASS …

… der Blauwal bis zu 10.000 Liter Blut hat? Seine Hauptschlagader (Aorta) hat einen Durchmesser von 20 Zentimetern!

… Zecken nach dem Blutsaugen bis zu 200 Mal schwerer sind als vorher?

… das Herz im Laufe eines 70-jährigen Lebens durchschnittlich 2,6 Milliarden Mal schlägt?

… täglich etwa 6.000 Liter Blut durch den Kreislauf gepumpt werden? Das sind rund 40 Badewannen voll!

… die erste Bluttransfusion im Jahr 1492 tödlich endete? Der im Sterben liegende Papst Innozenz VIII. trank das Blut von drei zehnjährigen Jungen, um dadurch jünger zu werden. Leider starben alle vier kurz danach.

WIE FUNKTIONIERT DIE WUNDHEILUNG?

Schneidet man sich in die Haut, hilft das Blut, die Wunde zu schließen. Von der Verletzung bis zur vollständigen Heilung dauert es bis zu drei Monate. Die Blutstillung tritt jedoch schon in den ersten vier Minuten ein. Das ist auch wichtig, um größeren Blutverlust zu vermeiden. Denn wenn zu viel Blut abfließt, können die Organe nicht mehr ausreichend mit Sauerstoff versorgt werden.

WAS IST EIN BLUTER?

Beim Bluter fehlen spezielle Gerinnungsfaktoren, deshalb sind seine Blutungen sehr schwer zu stillen. Die Krankheit tritt meistens schon in der Kindheit auf. Bei geringen Anlässen und ohne sichtbare Wunden fangen die betroffenen Personen an zu bluten. Eine Behandlung ist heute durch die Verabreichung von Gerinnungsfaktoren möglich. Sportarten wie Leichtathletik, Boxen oder Wintersport sollten Bluter jedoch vermeiden.

Diese Krankheit tritt übrigens fast ausschließlich bei Männern auf. Auch wenn die Frauen in einer Bluterfamilie nicht selbst erkranken, vererben sie die Krankheit weiter.

DIE PHASEN DER WUNDHEILUNG

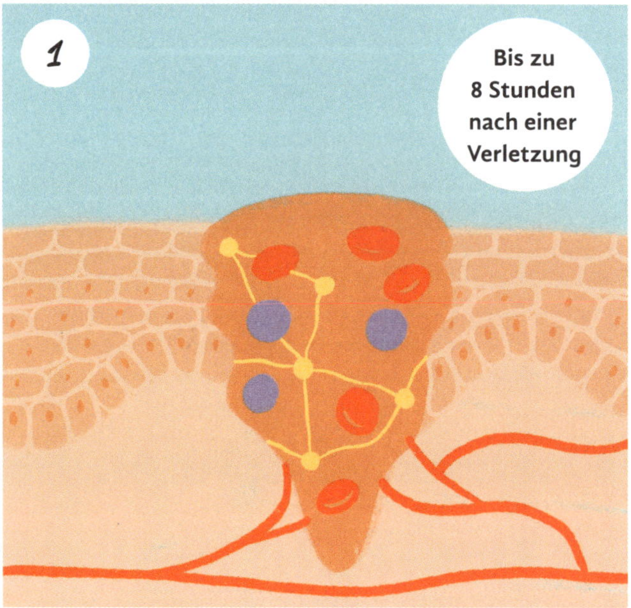

1. Blutstillungsphase
Bei einer Verletzung ziehen sich die Wände der betroffenen Blutgefäße sofort zusammen. Die Blutplättchen lagern sich am Wundrand ab und beginnen, die Wunde zu verschließen. Das dauert nur 2 bis 4 Minuten. Aus dem Gerinnungsstoff Fibrin bilden sich lange Eiweißfäden, die die Wunde mit einem engmaschigen Netz verkleben. An dem Netz bleiben neben den Blutplättchen auch rote Blutzellen hängen. Zudem wird Blutserum aus den Zwischenräumen herausgedrückt, die verletzten Blutgefäße werden dadurch mit einem Pfropf versehen. Es entsteht eine tiefrote Kruste mit einer rauen Oberfläche (Schorf), die die Wunde nach außen hin vorläufig verschließt.

Schorf sollte man nicht wegkratzen, da die Wunde sich sonst entzünden könnte. Wenn es an der Wunde juckt, ist das ein Zeichen für „gutes Heilfleisch".

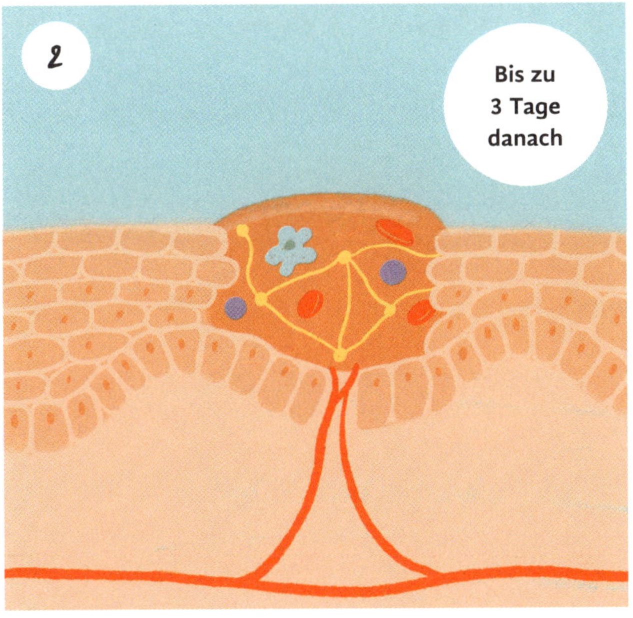

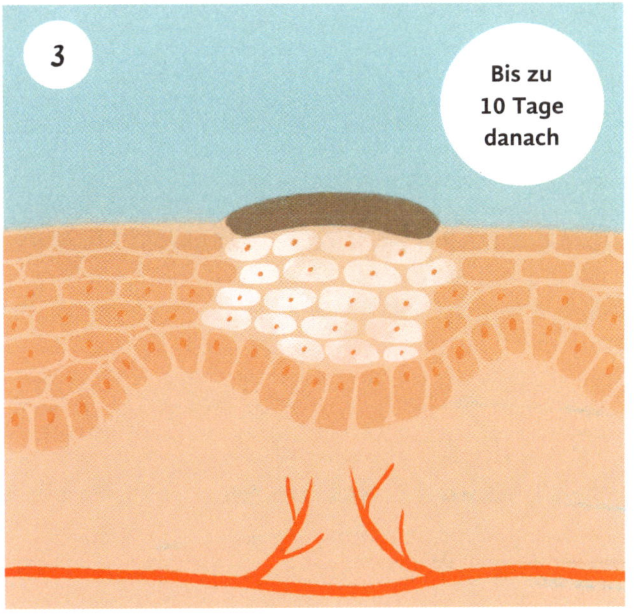

2. Reinigungsphase
Es bildet sich Wundsekret, das einen Großteil der Keime und toten Zellen aus der Wunde spült. Die übrigen Fremdkörper werden durch spezielle weiße Blutkörperchen (Fresszellen) beseitigt. So wird die Wunde von innen heraus gereinigt.

3. Neubildungsphase
Das neue Gewebe, das sich bei der Wundheilung bildet, füllt die Wunde auf. Durch die vielen Blutgefäße, die durch das Gewebe laufen, sieht es hellrosa und leicht körnig aus. Die Wunde wird pro Tag 1 bis 2 Millimeter kleiner.

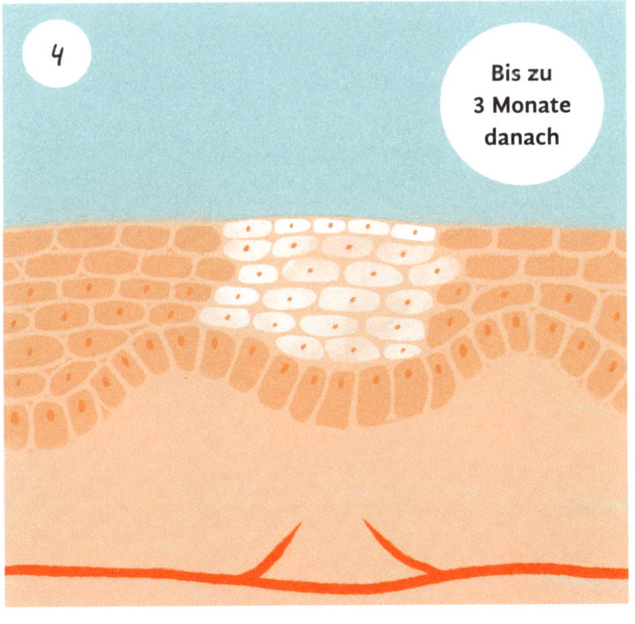

4. Reparaturphase
Von den Rändern der Wunde wachsen kleine Blutgefäße und Bindegewebszellen zur Mitte hin. Über dem neuen Gewebe bildet die Haut neue Zellen. Langsam entwickelt sich aus dem weichen Bindegewebe ein festes Narbengewebe, bis die Wunde mit der neuen Haut wieder fest verschlossen ist. In diesem neuen Hautgewebe gibt es allerdings weder Schweiß- noch Talgdrüsen. Auch fehlen die Pigmente, weshalb Narben immer weiß aussehen.

KAMPF DER ANTIGENE GEGE

BLUTGRUPPEN

Jeder Mensch gehört einer der Blutgruppen A, B, AB oder 0 (Null) an. Zur Kennzeichnung der Gruppen befinden sich auf der Oberfläche der roten Blutkörperchen sogenannte Antigene. Blut der Gruppe A hat das Antigen A, B-Blut das Antigen B, AB-Blut entsprechend die Antigene A und B. Blut der Gruppe 0 hat kein Antigen. Um zwischen körpereigenen Zellen und Eindringlingen zu unterscheiden, gibt es im Blut sogenannte Antikörper: A-Blut hat Antikörper gegen B-Blut und umgekehrt, 0-Blut hat Antikörper gegen A-Blut und B-Blut. Nur das AB-Blut hat keine Antikörper.

Verliert jemand durch einen Unfall viel Blut und benötigt eine Blutkonserve, muss man auf das AB0-System der Blutgruppen achten. Hat er zum Beispiel A-Blut, darf er nur Blut der Gruppen A oder 0 bekommen. Würde er B-Blut erhalten, würde das Antigen A seines Blutes auf die Antikörper des Spenderbluts (gegen A) reagieren. Seine Blutkörperchen würden verklumpen, wodurch sie keinen Sauerstoff mehr transportieren könnten. Im schlimmsten Fall führt das zum Tod.

Das beste Spenderblut haben daher Menschen der Blutgruppe 0, da es keine Antigene besitzt und es zu allen anderen Blutgruppen passt. Nur leider geht es nicht andersherum: Wenn ein 0-Patient Blut braucht, kann er nur 0-Blut annehmen. Gegen die anderen Blutgruppen hat er Antikörper.

Diese Blutgruppen passen zueinander:

Spender \ Empfänger	A	B	AB	0
A	✔	✘	✔	✘
B	✘	✔	✔	✘
AB	✘	✘	✔	✘
0	✔	✔	✔	✔

DER RHESUSFAKTOR

Zur Bestimmung des Blutes ist neben den Blutgruppen der Rhesusfaktor wichtig. Er funktioniert wie ein Antigen als Kennzeichen auf der Oberfläche der roten Blutkörperchen. Ist er im Blut, so bezeichnet man den Faktor als positiv, wenn nicht, dann als negativ. Hat jemand die Blutgruppe A und neben dem Antigen A auch den Rhesusfaktor, dann nennt man diese Blutgruppe A positiv, hat er den Rhesusfaktor nicht, dann nennt man sie A negativ.

Für Rhesus-positive Patienten hat dieses Merkmal keine Bedeutung, dafür für Rhesus-negative Patienten umso mehr: Sie können nur Rhesus-negatives Blut als Spende erhalten. Somit sind Menschen mit der Blutgruppe 0 negativ ganz besonders gefragt: Einerseits passt ihre Blutgruppe zu allen anderen, andererseits können sie auch Patienten mit positivem und negativem Rhesusfaktor helfen. Man nennt sie deshalb auch „Universalspender“.

Der Name Rhesusfaktor leitet sich von dem Rhesusaffen ab. Da dieser den Menschen sehr ähnlich ist, forschte der österreichische Mediziner Karl Landsteiner mit dessen Blut und stieß dabei auf dieses spezielle Antigen. Landsteiner entdeckte auch das AB0-System der Blutgruppen und erhielt dafür den Nobelpreis für Medizin.

N DIE ANTIKÖRPER

BLUTGRUPPENVERTEILUNG

Die meisten Menschen haben die Blutgruppe A positiv (37 Prozent), am seltensten findet man die Blutgruppe AB negativ (1 Prozent). Nur 15 Prozent besitzen Blut mit einem negativen Rhesusfaktor. Und 6 Prozent der Menschen sind mit der Blutgruppe 0 negativ Universalspender.

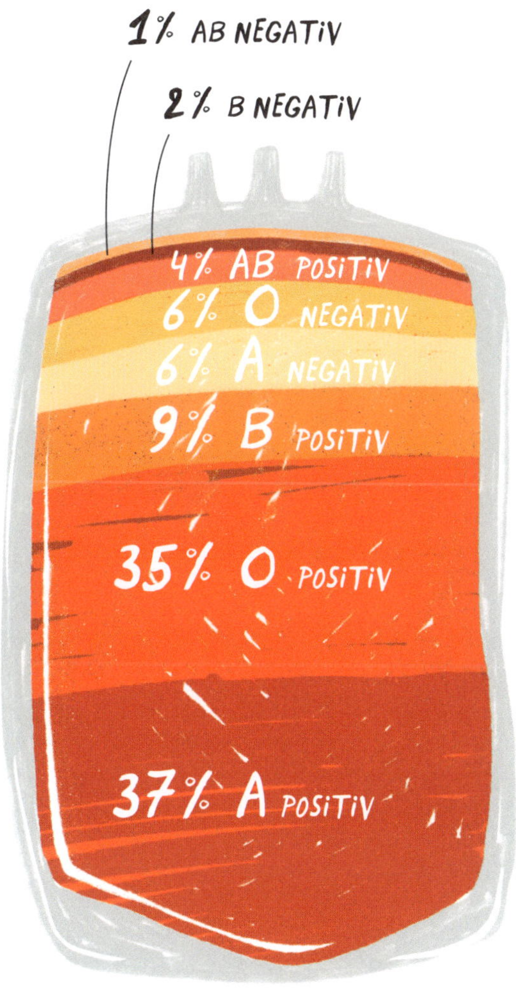
1% AB NEGATIV
2% B NEGATIV
4% AB POSITIV
6% O NEGATIV
6% A NEGATIV
9% B POSITIV
35% O POSITIV
37% A POSITIV

BLUTSPENDE

Blut rettet Leben! Fast jeder siebte Notfallpatient verliert so viel Blut, dass er Fremdblut benötigt. Allein in Deutschland werden täglich 15.000 Blutspenden bei Operationen und zur Heilung bestimmter Krankheiten verwendet. Und da sich Blut nicht künstlich herstellen lässt, sind die Patienten auf freiwillige Spender angewiesen.

Blutspenden darf man ab 18 Jahren und nur dann, wenn man sich gesund fühlt. Diese Regel schützt den Spender und den Empfänger. Das Blut wird auf Krankheitserreger geprüft, bevor es weitergegeben wird.

Bei der Spende wird ein halber Liter Blut über die Armvene in einen Beutel entnommen, dies dauert bis zu 10 Minuten. Danach soll man sich schonen, viel Wasser trinken und einen kleinen Snack essen. Den Blutverlust gleicht der Körper zwar innerhalb von 24 Stunden aus, aber bis sich die Blutzellen wieder neu gebildet haben, dauert es zwei Monate.

Das Blut wird nach der Spende in seine Bestandteile aufgeteilt, um es gezielt einsetzen zu können. Zum Beispiel brauchen Krebspatienten häufig zusätzliche Blutplättchen.

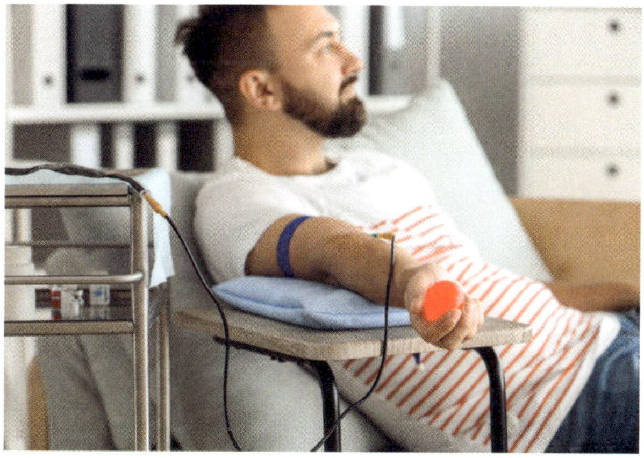

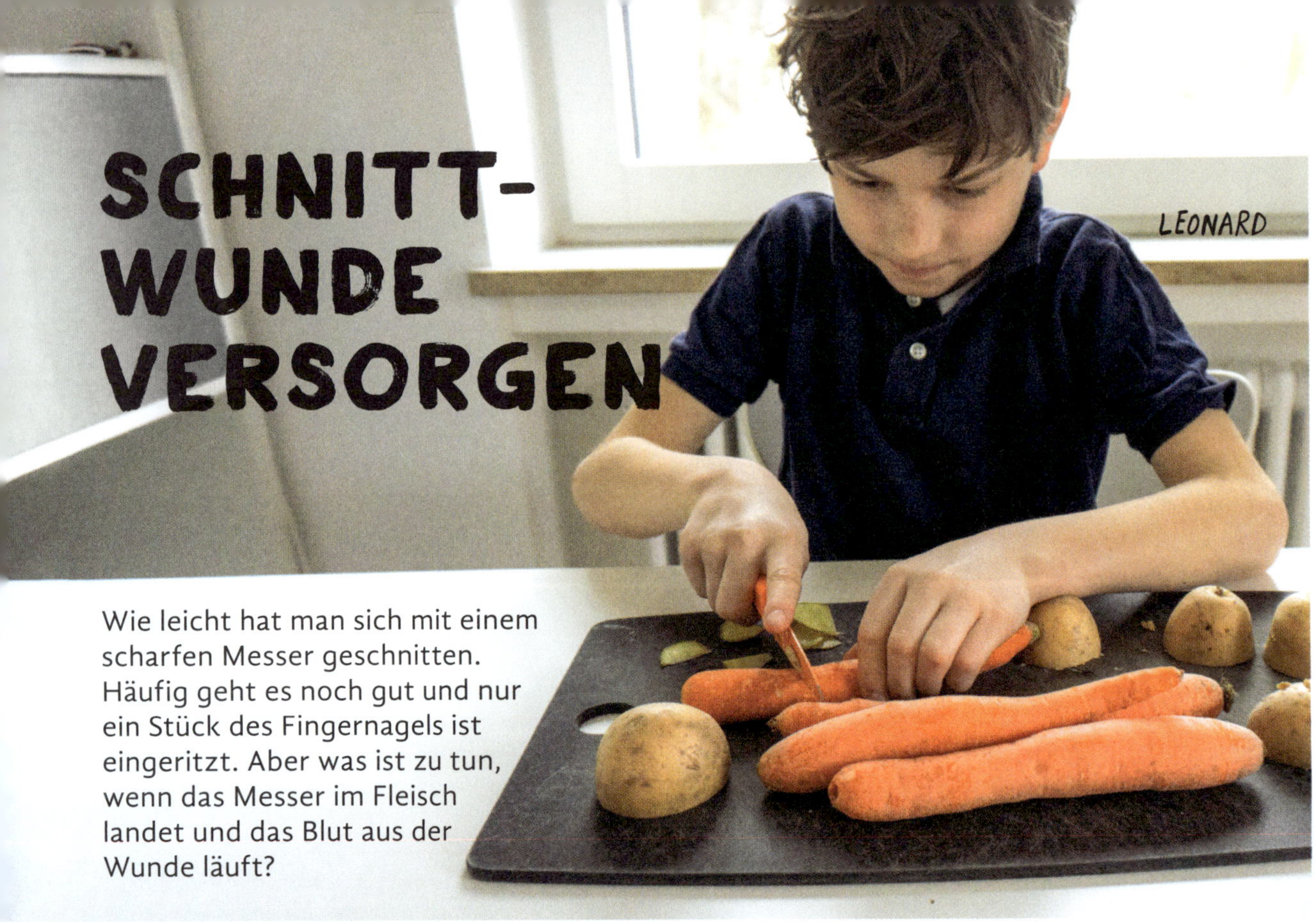

SCHNITT-WUNDE VERSORGEN

Wie leicht hat man sich mit einem scharfen Messer geschnitten. Häufig geht es noch gut und nur ein Stück des Fingernagels ist eingeritzt. Aber was ist zu tun, wenn das Messer im Fleisch landet und das Blut aus der Wunde läuft?

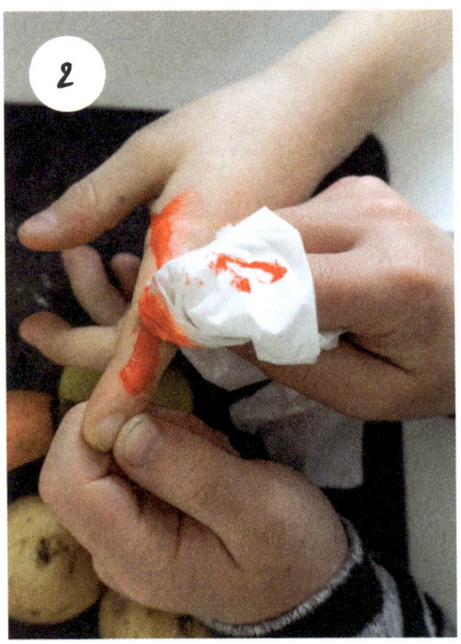

Reinige die Wunde vorsichtig mit einer sterilen Kompresse oder einem sauberen Tuch.

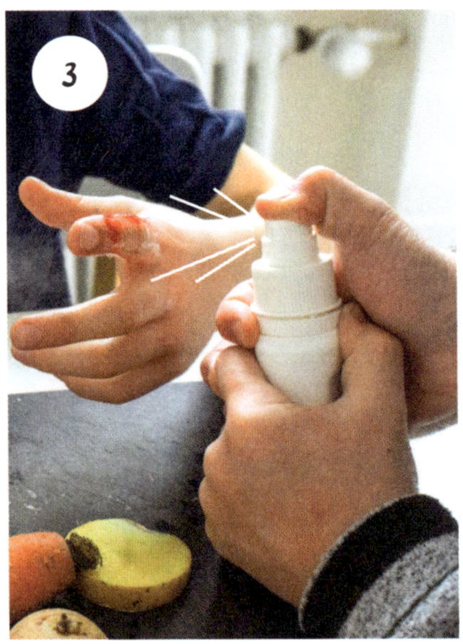

Desinfiziere die Wunde.

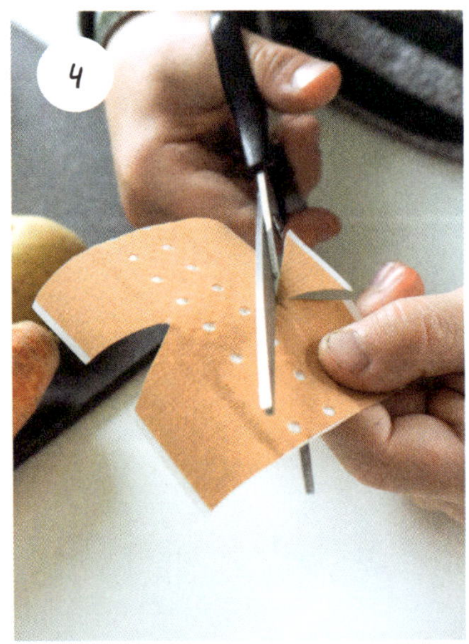

Bei Schnittwunden am Finger schneide zwei Dreiecke in ein langes Pflaster.

JULIUS RÄT

1. Berühre eine Wunde nicht mit Watte oder flusigen Materialien, die haften bleiben können.
2. Lassen sich Schmutzpartikel nicht aus der Wunde entfernen, sollte diese von einem Arzt gereinigt werden.
3. Ist die Schnittwunde besonders groß oder tief, muss ein Arzt sie nähen, tapen oder kleben.
4. Prüfe, ob das Kind gegen Tetanus geimpft ist. Falls nicht: mit dem Impfpass zum Kinderarzt!

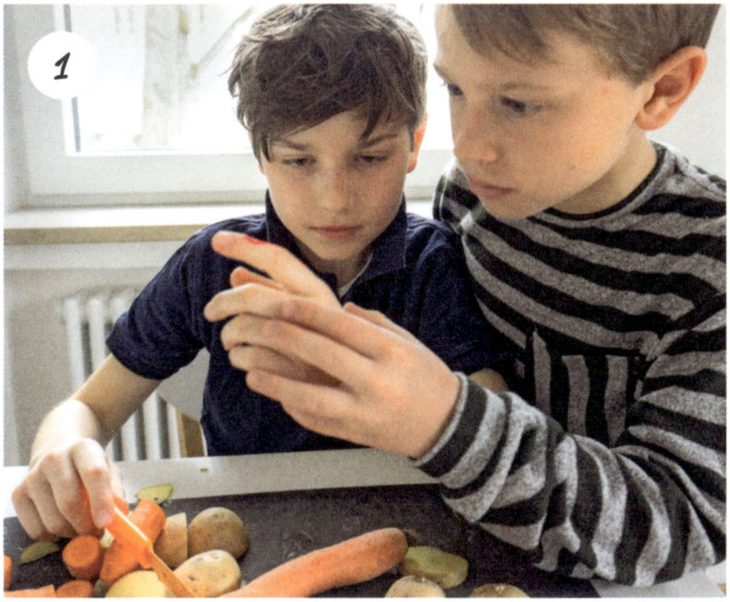

Beruhige das Kind und schau dir die Wunde genau an.

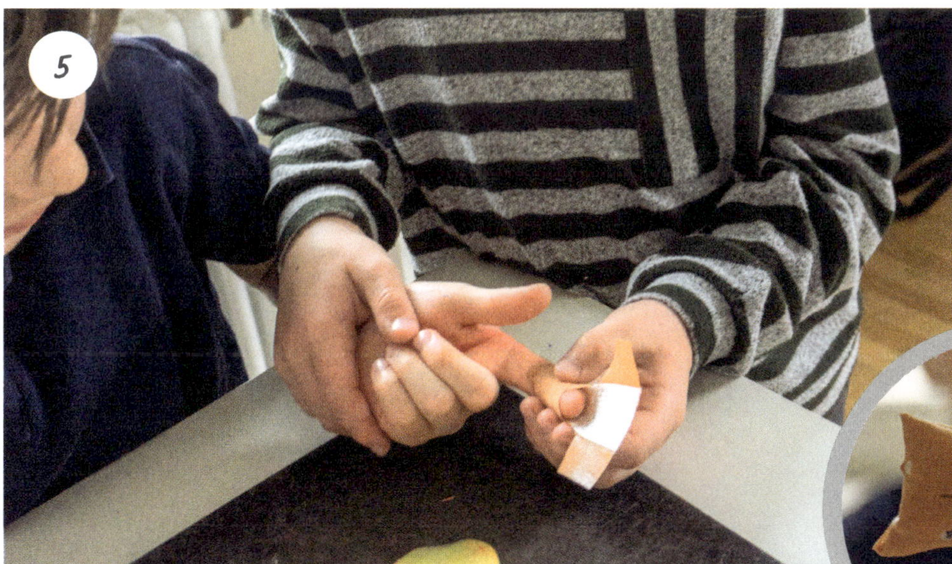

Klebe das Pflaster erst auf der Fingerseite mit der Wunde, dann auf der gegenüberliegenden Seite fest.

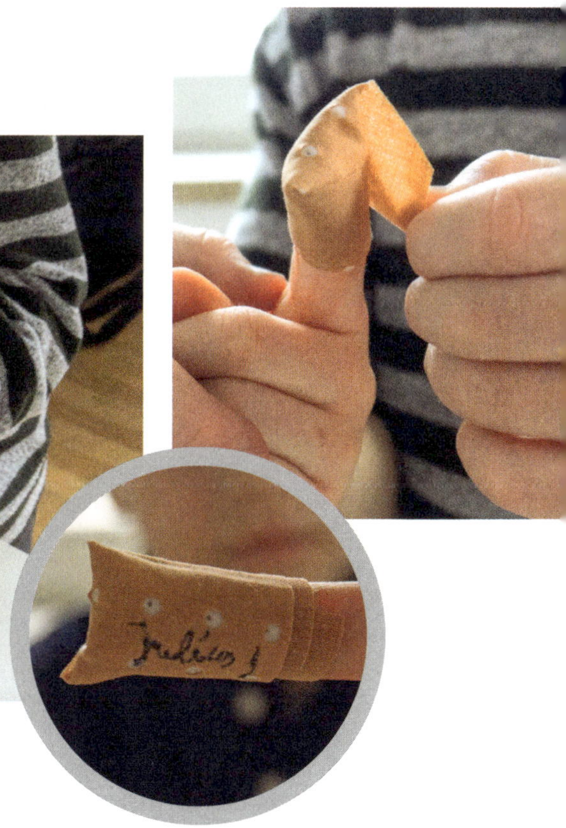

SCHÜRFWUNDE VERBINDEN

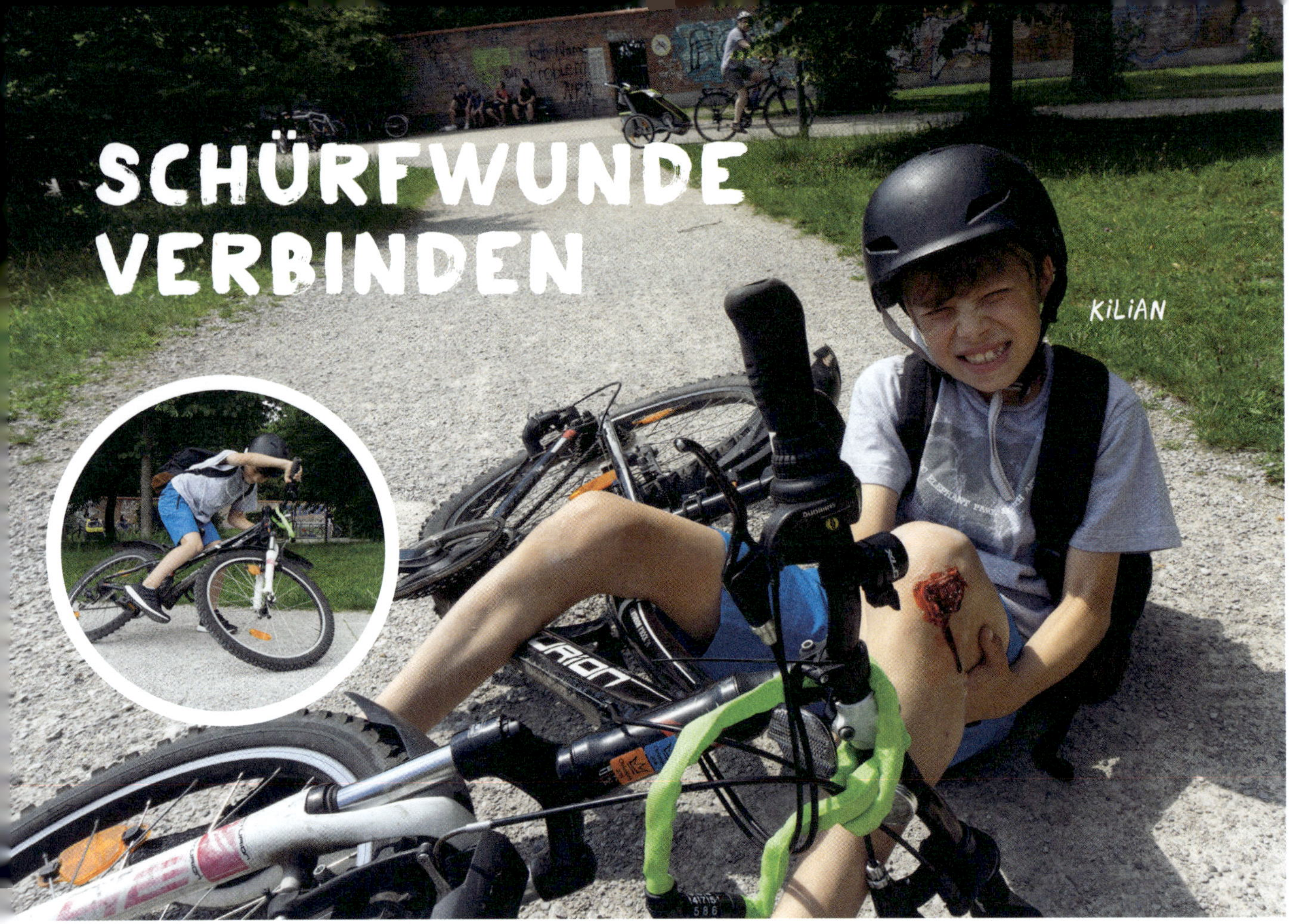

Auf Schotter kann es rutschig sein, gerade wenn man mit dem Fahrrad unterwegs ist. Wenn du siehst, dass jemand vom Rad stürzt und blutet, versorge seine Schürfwunde!

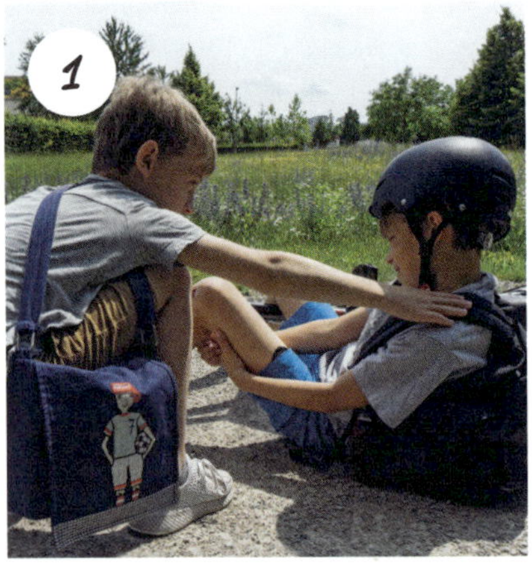

Beruhige das Kind und schau dir die Wunde genau an.

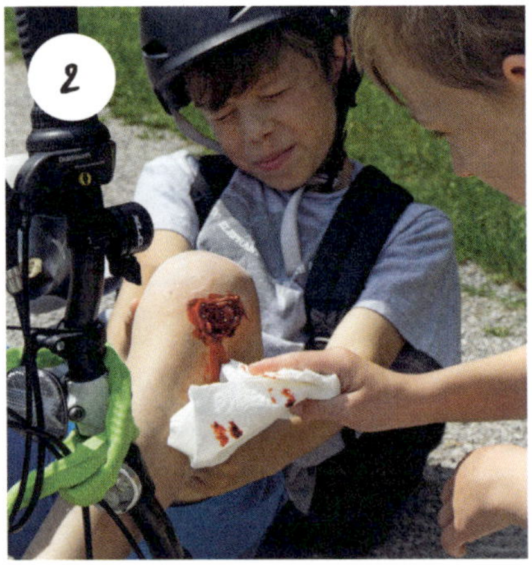

Entferne Schmutzpartikel und Steinchen vorsichtig mit einer sterilen Kompresse oder einem sauberen Tuch.

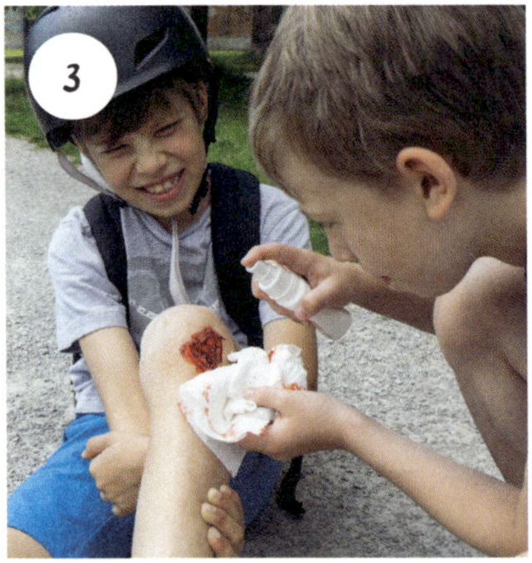

Desinfiziere die Wunde.

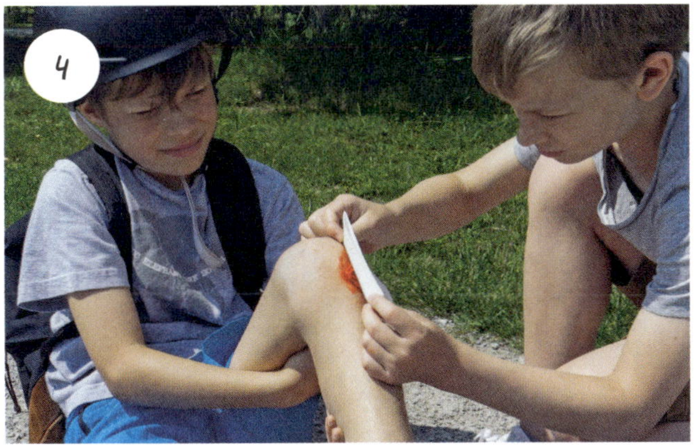

Lege eine sterile Kompresse auf die gesäuberte Wunde.

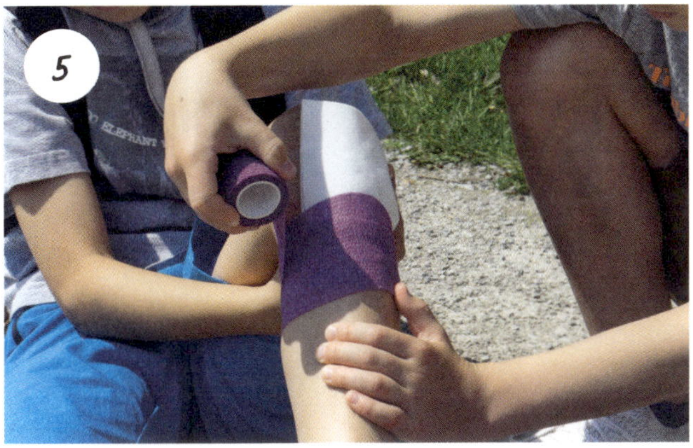

Fixiere die Kompresse mit einem selbsthaftenden Verband. Beginne unterhalb der Wunde und wickele den Verband nach oben.

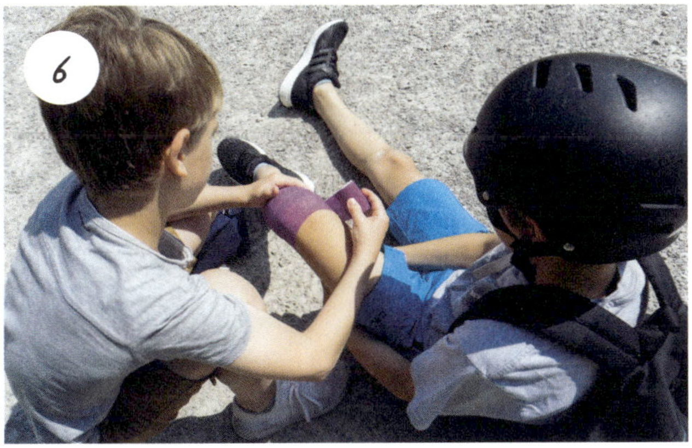

Achte darauf, dass der Verband nicht das Blut abschnürt. Prüfe dies, indem du kurz auf die Haut neben dem Verband drückst. Kehrt die normale Hautfarbe nicht direkt wieder zurück, sitzt der Verband zu stramm.

JULIUS RÄT

1. Berühre eine Wunde nicht mit Watte oder flusigen Materialien, die haften bleiben können.
2. Wasche die Schürfwunde nicht mit Wasser aus. Das austretende Blut reinigt die Wunde von selbst.
3. Lassen sich Schmutzpartikel nicht aus der Wunde entfernen, sollte diese von einem Arzt gereinigt werden.
4. Ist die Schürfwunde besonders groß oder tief, muss ein Arzt sie versorgen.
5. Prüfe, ob das Kind gegen Tetanus geimpft ist. Falls nicht: mit dem Impfpass zum Kinderarzt!

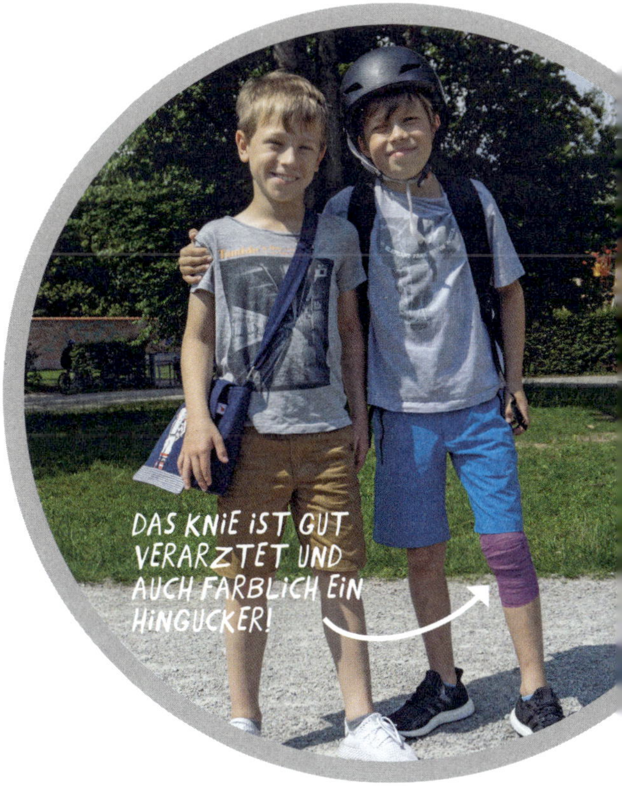
DAS KNIE IST GUT VERARZTET UND AUCH FARBLICH EIN HINGUCKER!

NASENBLUTEN STILLEN

Nasenbluten kommt bei Kindern häufiger vor als bei Erwachsenen. Einer der Gründe liegt in den Wachstumsschüben. Entwickelt sich das Blutsystem mit seinen roten Blutkörperchen schneller als die Venen und Arterien, entsteht mehr Druck, der zu Nasenbluten führen kann. Aber auch ein Schlag auf die Nase, ein längerer Schnupfen, die trockene Heizungsluft im Winter oder intensives Nasenbohren können Auslöser sein.

FALSCH

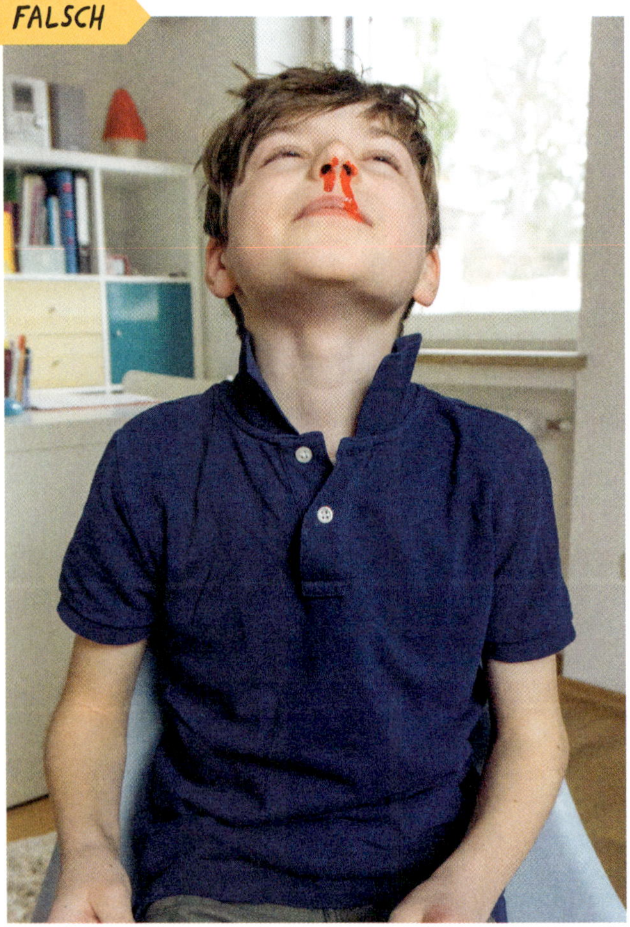

Wenn sich die Nase plötzlich mit Blut füllt, legt man reflexartig den Kopf in den Nacken. Das ist falsch, denn wenn das Blut in den Magen läuft, kann dies zum Erbrechen führen.

AUCH FALSCH

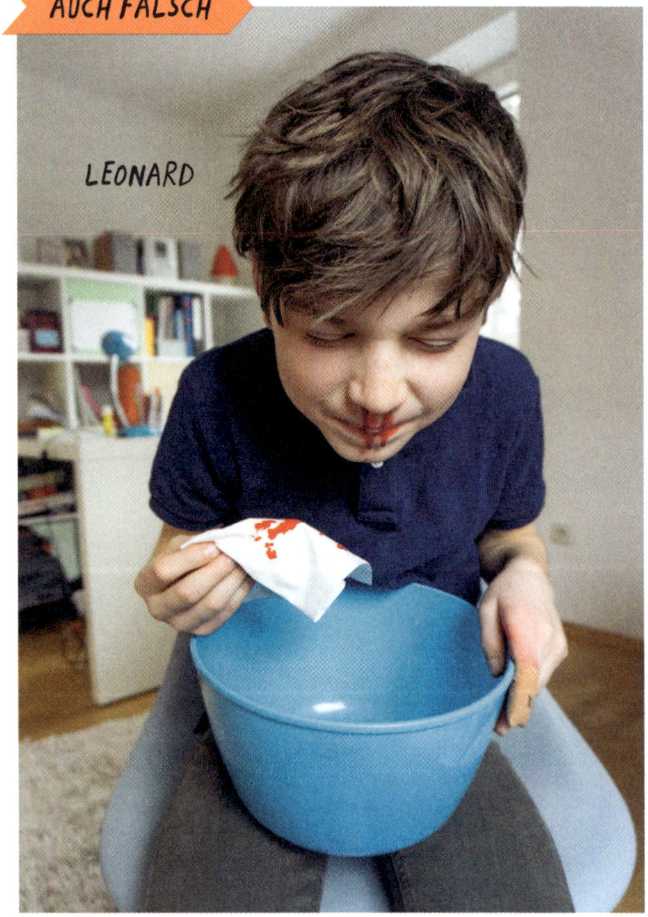

Die Nase ausbluten zu lassen, ist auch nicht ratsam, denn so ist es für den Körper schwer, die Blutung zu stoppen.

JULIUS RÄT

1. Du kannst auch Coldpacks oder Kühlakkus (in Handtuch gewickelt) für den Nacken verwenden.
2. Stopfe keine Watte oder Taschentücher in die Nasenlöcher, da sich diese später eventuell schwer entfernen lassen.
3. Nach der Blutstillung nicht schnäuzen und nicht in der Nase bohren.
4. Bei starker oder anhaltender Blutung (länger als 20 Minuten) den Notarzt rufen.

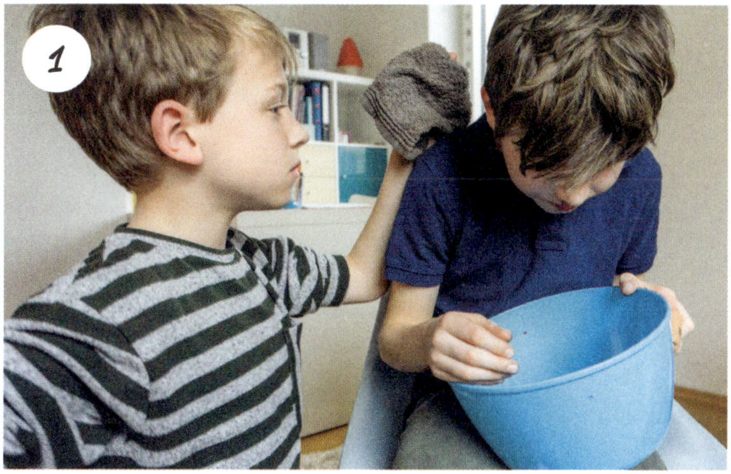

Beruhige das Kind und sage ihm, dass Nasenbluten nicht gefährlich ist. Lege ihm einen feuchten, kalten Lappen in den Nacken, den Kopf über eine Schüssel geneigt. Da die Nerven im Nacken mit den Blutgefäßen in der Nase verbunden sind, ziehen sich diese zusammen und die Blutung lässt nach.

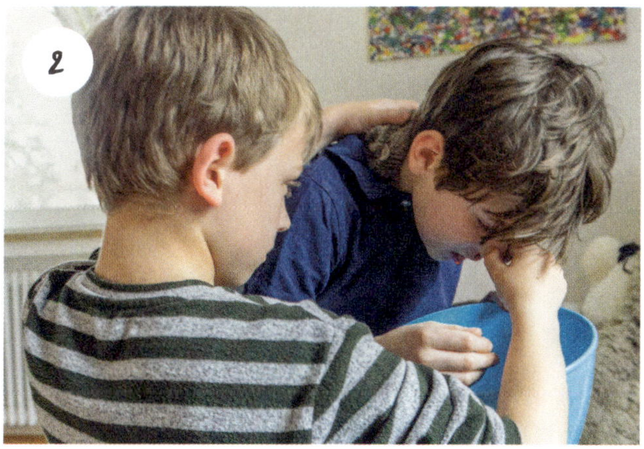

Zusätzlich drücke die Nasenflügel des Kindes mehrere Minuten lang mit zwei Fingern zusammen.

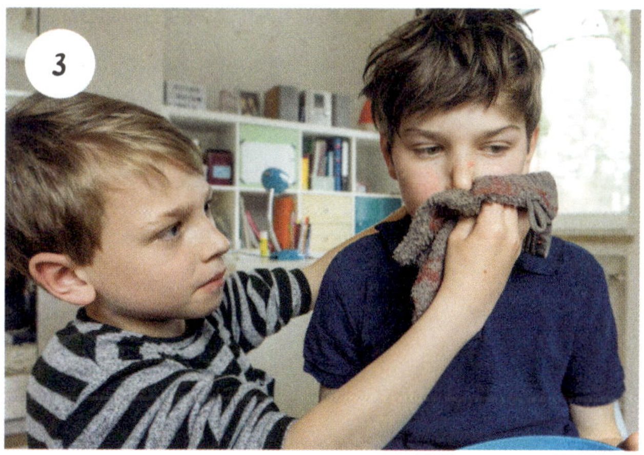

Wenn die Blutung gestillt ist, lass das Kind den (blutigen) Speichel ausspucken und wische ihm vorsichtig das Blut um die Nase und den Mund herum weg. Dadurch vermeidest du, dass ihm übel wird.

DAS VENENEXPERIMENT

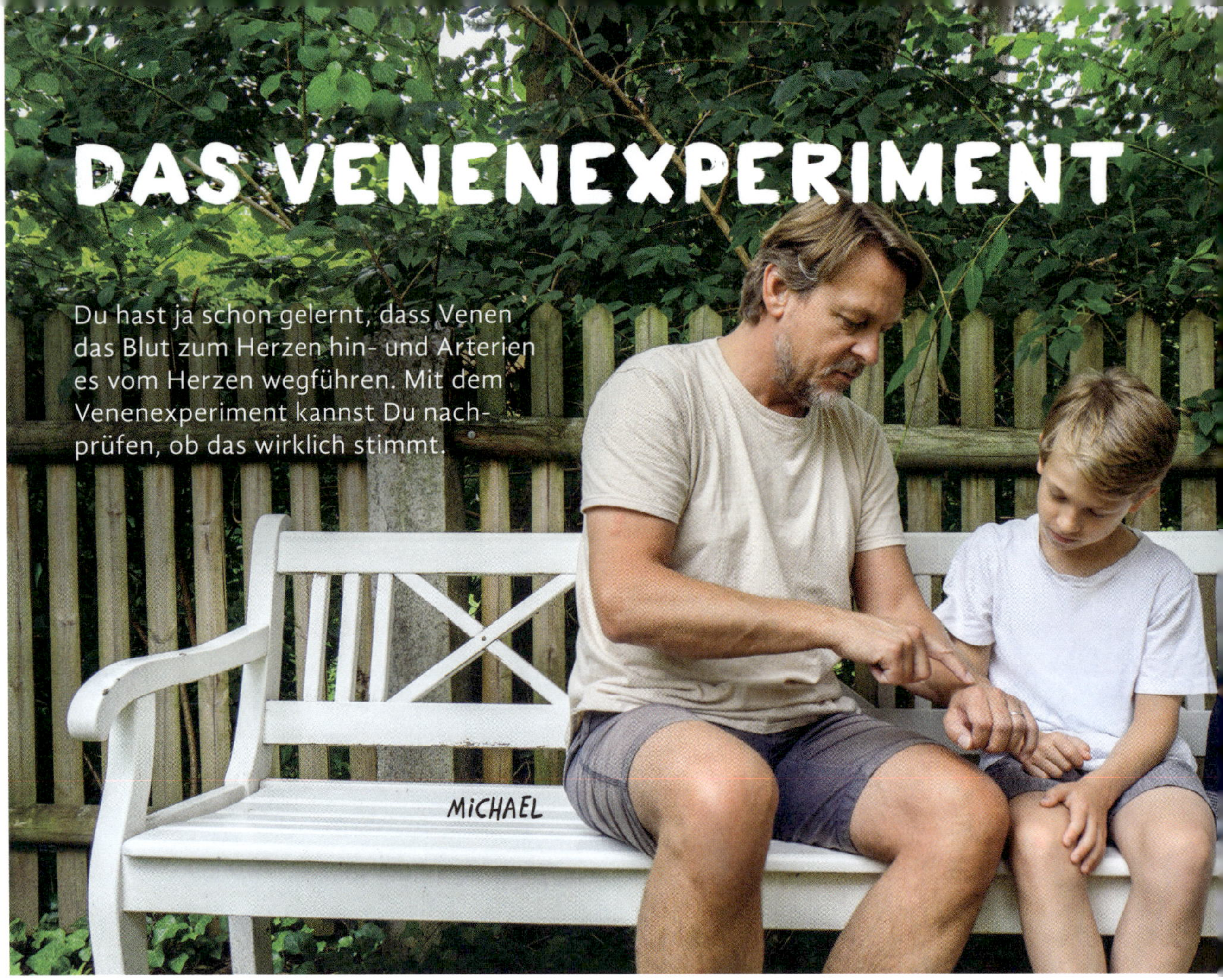

Du hast ja schon gelernt, dass Venen das Blut zum Herzen hin- und Arterien es vom Herzen wegführen. Mit dem Venenexperiment kannst Du nachprüfen, ob das wirklich stimmt.

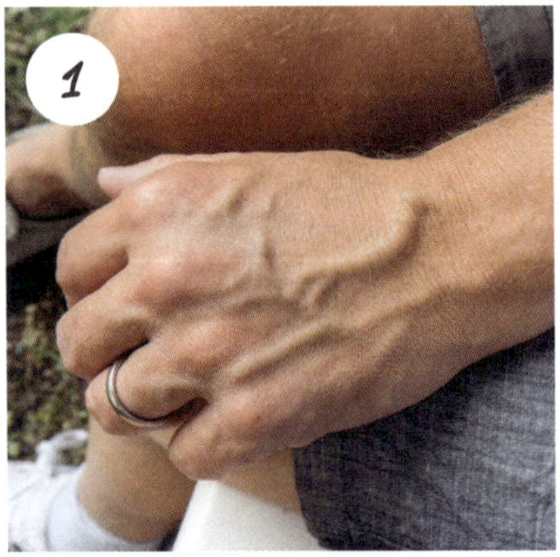

Bitte einen Erwachsenen, eine Hand am Körper herunterhängen zu lassen. So füllen sich seine Adern mit Blut.

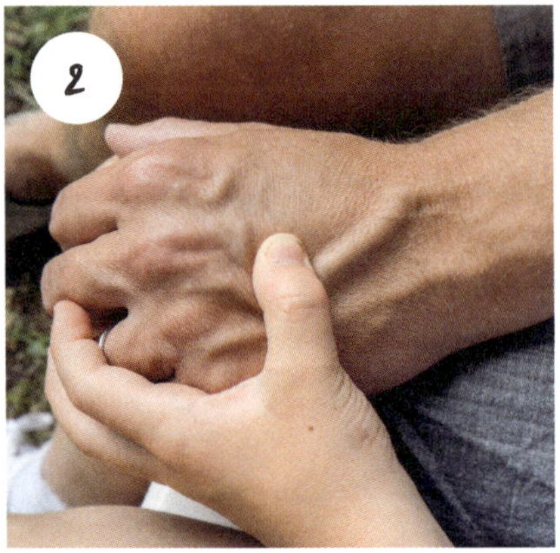

Presse eine Vene auf dem Handrücken mit dem Daumen ab.

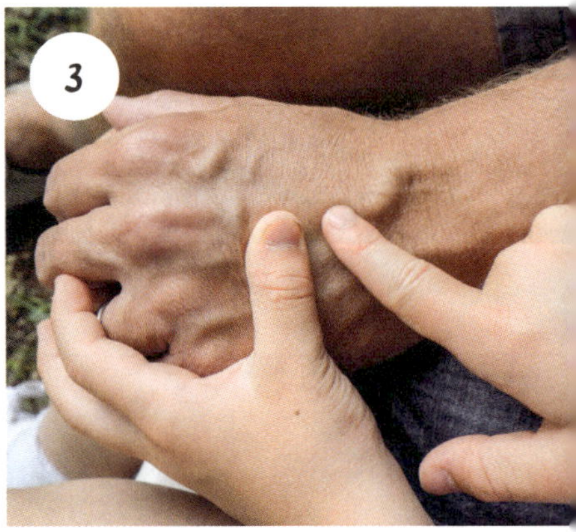

Streiche die Vene mit dem Zeigefinger der anderen Hand rechts vom Daumen in Richtung Herz glatt.

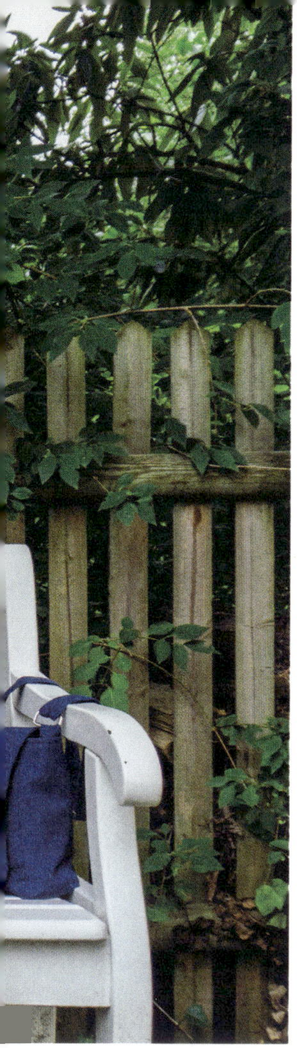

DIE MUSKELPUMPE IN DEN BEINEN

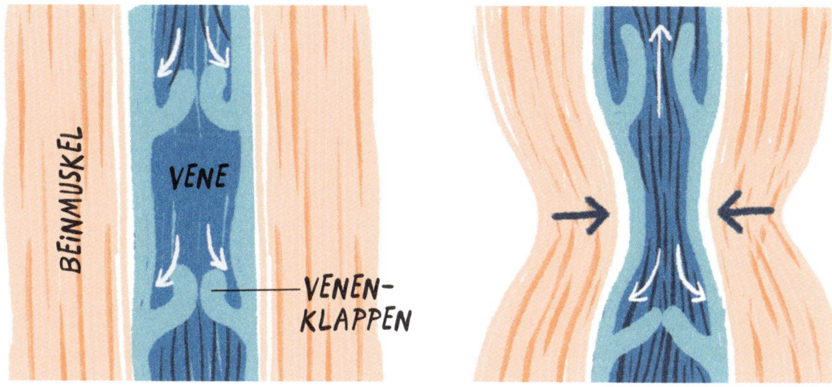

Das Blut hat einen langen Weg vom Herz bis in die Füße und wieder zurück. Wenn es die Beine wieder hochfließt, muss es gegen die Schwerkraft ankämpfen. Damit dies gelingt, gibt es in den Venen der Waden spezielle Klappen, die das Blut nur in Richtung Herz durchlassen, wie eine Einbahnstraße. Wenn in den Ruhephasen des Herzschlags der Druck im Blut abnimmt, verhindern die Klappen, dass das Blut zurückfließt. Unterstützt werden sie von den Beinmuskeln. Werden diese beim Laufen, Treppensteigen etc. angespannt, drücken sie auf die Venenwand und pressen das Blut zum Herzen zurück.

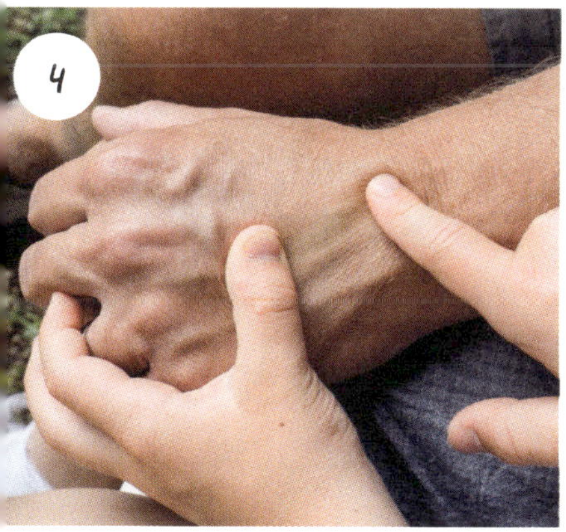

Wiederhole das Streichen noch einmal.

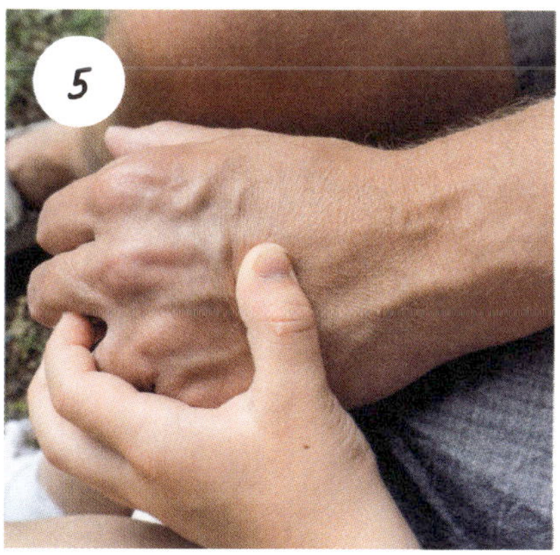

Die Vene ist nun rechts vom Daumen flach, das nachströmende Blut staut sich links vom Daumen.

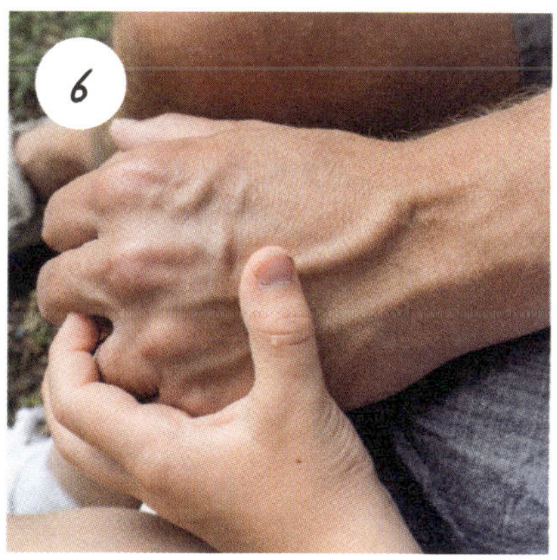

Hebe den Daumen an. Das Blut strömt wieder in die rechte Seite der Ader. Das Experiment hat geklappt: Venen transportieren das Blut nur in eine Richtung – zum Herzen.

DIY MEDICAL ART

WIE DU AUS VERBÄNDEN UND PFLASTERN EIN KUNSTWERK SCHAFFST

Mit Verbänden, Pflastern und sterilen Kompressen kann man nicht nur anderen helfen, sondern auch prima Kunstwerke schaffen – sozusagen medizinische Kunst (Medical Art).

Julius hat den Medizinschrank geplündert und seine Schwester überredet mitzumachen. Lässt sich sehen, was er aus der weißen Leinwand gemacht hat, oder? Jetzt bist du dran!

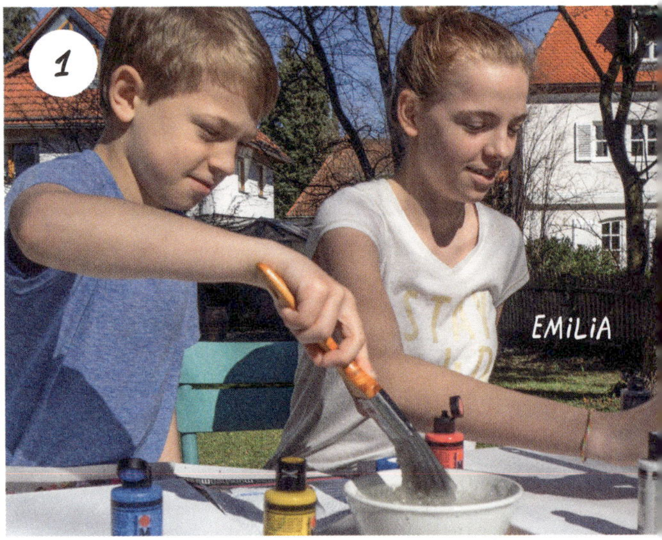

Leinwand einkleistern.

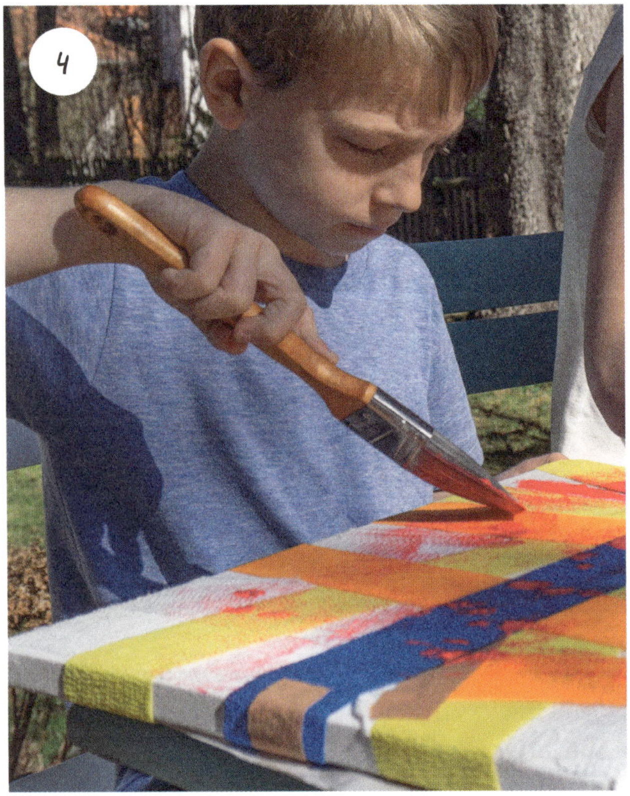

Farbe mit dem Pinsel verreiben.

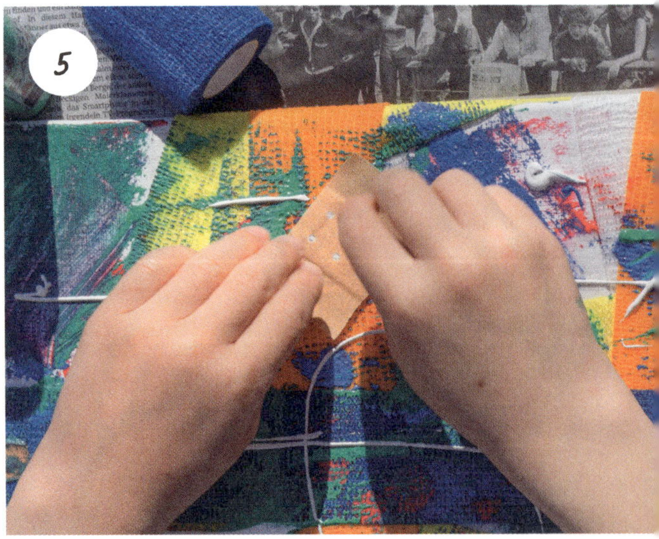

Noch ein Pflaster drauf.

DU BRAUCHST:

1 Leinwand, (alte) Pflaster, Kompressen und Verbände, Fixierpflaster, Schere, Pinsel, Tapetenkleister, bunte Acrylfarbe

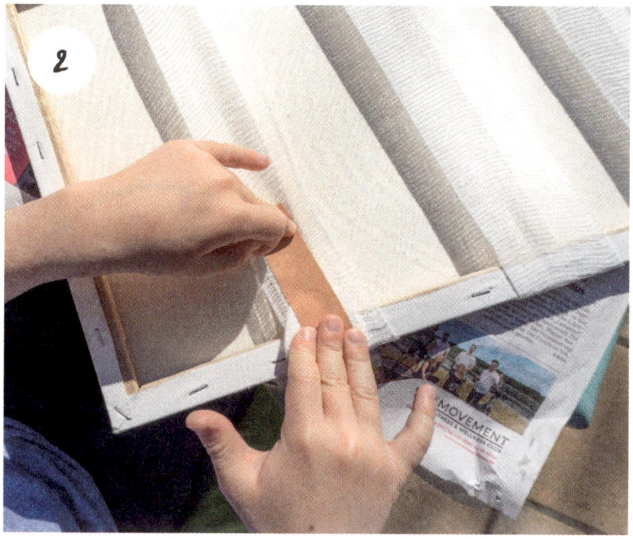

Mull- und Fixierbinden um die Leinwand wickeln und mit Fixierpflastern befestigen.

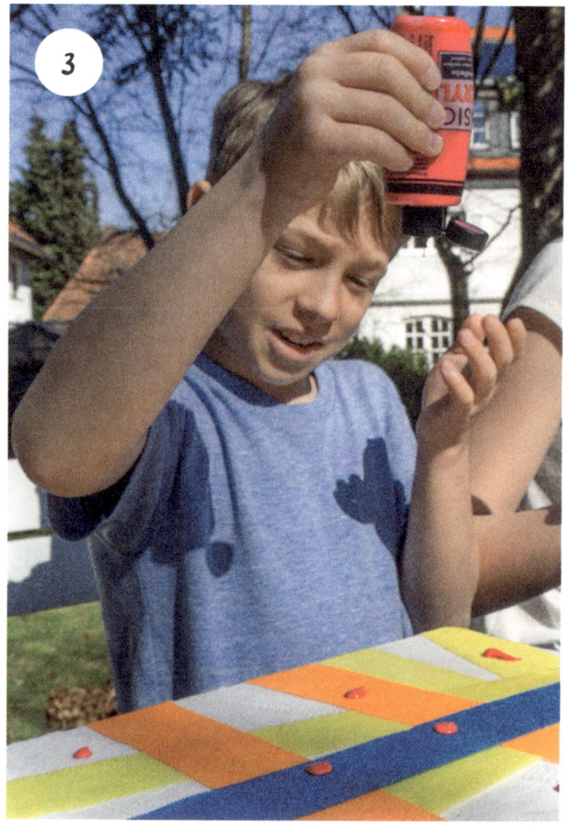

Ordentlich Farbe drauf.

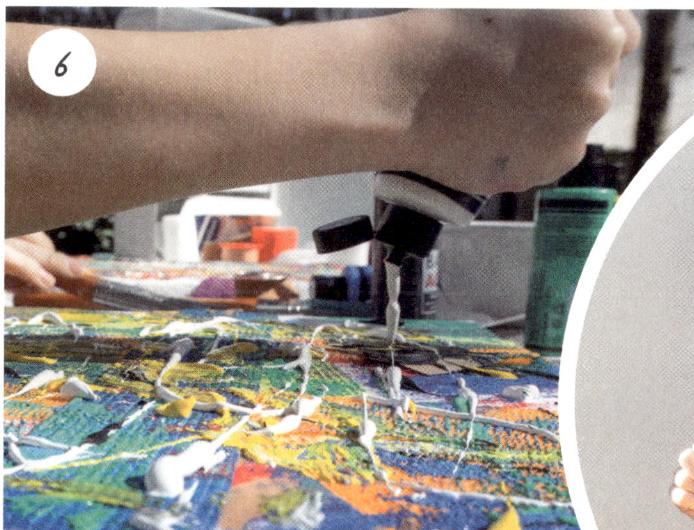

Und noch ein paar weiße Kleckser …

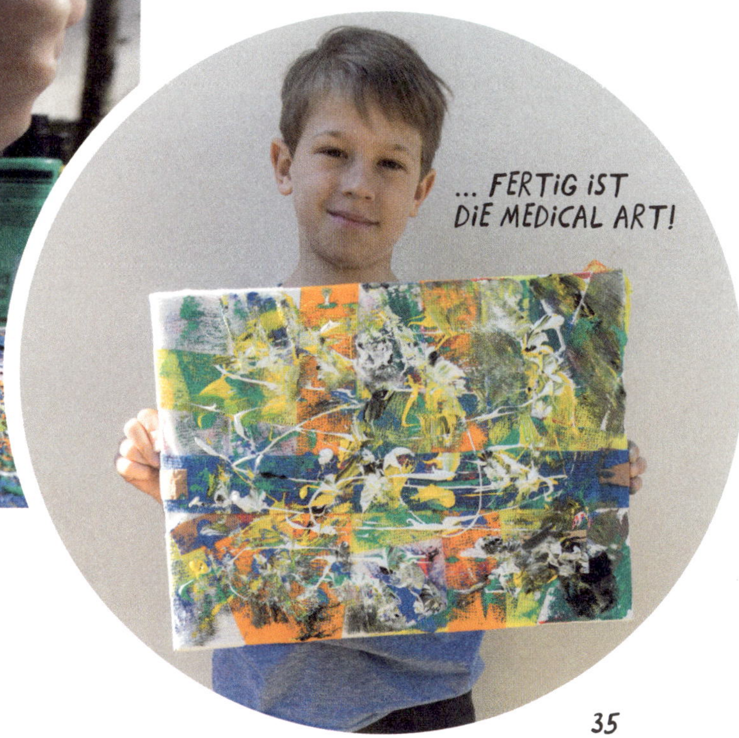

1,8 QUADRATM

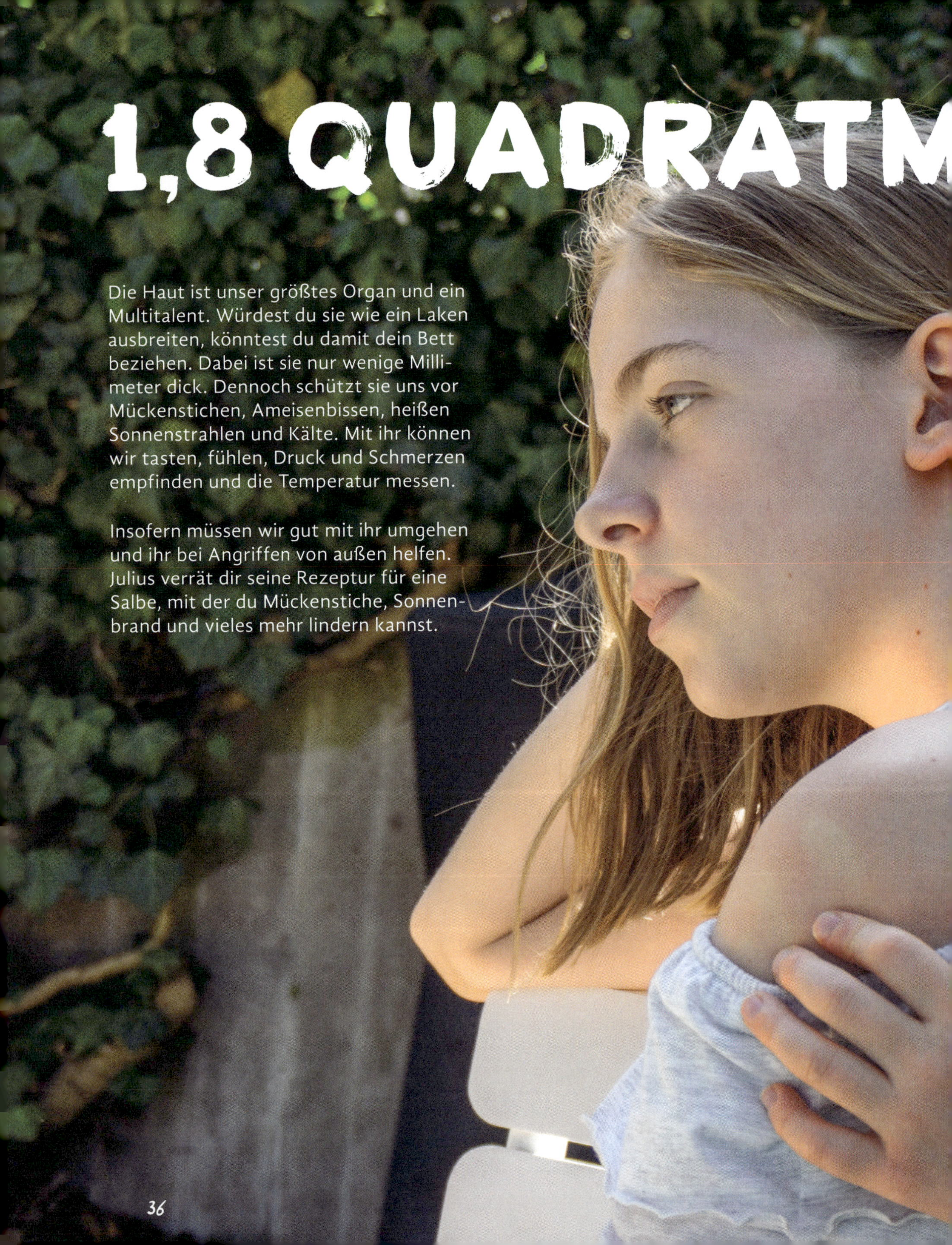

Die Haut ist unser größtes Organ und ein Multitalent. Würdest du sie wie ein Laken ausbreiten, könntest du damit dein Bett beziehen. Dabei ist sie nur wenige Millimeter dick. Dennoch schützt sie uns vor Mückenstichen, Ameisenbissen, heißen Sonnenstrahlen und Kälte. Mit ihr können wir tasten, fühlen, Druck und Schmerzen empfinden und die Temperatur messen.

Insofern müssen wir gut mit ihr umgehen und ihr bei Angriffen von außen helfen. Julius verrät dir seine Rezeptur für eine Salbe, mit der du Mückenstiche, Sonnenbrand und vieles mehr lindern kannst.

ETER SCHUTZ

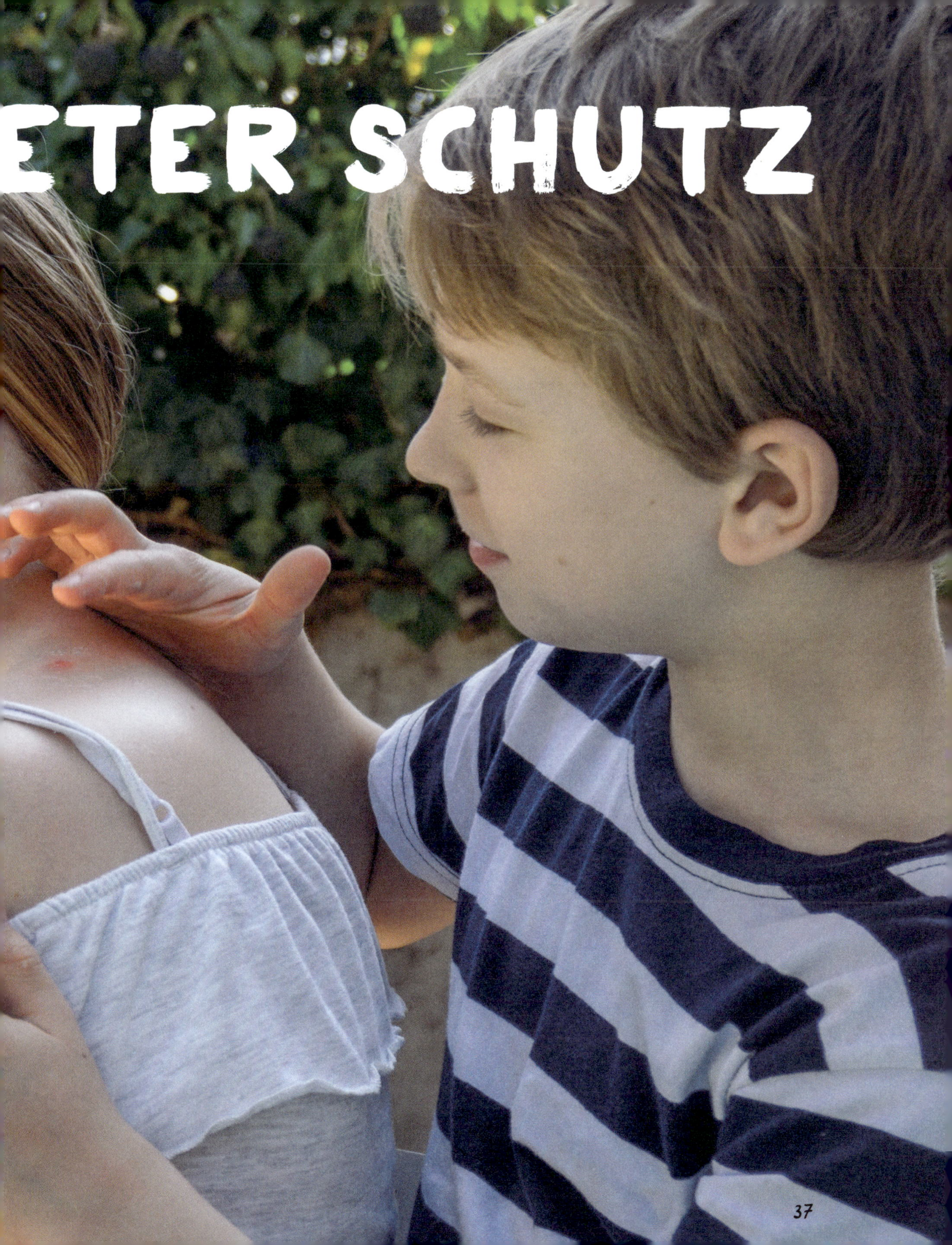

UNSER HAUTKLEID

Die Haut ist unser größtes Sinnesorgan. Bei Erwachsenen umfasst sie durchschnittlich 1,8 Quadratmeter und wiegt 15 Kilogramm – zum Vergleich: Das Skelett ist nur 9 Kilogramm schwer. Die Struktur und Farbe der Haut sieht bei jedem etwas anders aus, genauso wie der individuelle Fingerabdruck.

Die Haut bedeckt unseren Körper wie ein Kleid oder wie eine Ritterrüstung, denn sie schützt uns gegen „Angriffe“ von außen:

1 **Verletzungen**
Bei Schnitt- und Schürfwunden bildet das Blut einen Wundverschluss, der Körper produziert neues Bindegewebe, und die Haut wächst nach.

2 **Bakterien**
Die Haut verhindert, dass Krankheitserreger ins Innere des Körpers gelangen. Talg und Schweiß erzeugen gemeinsam den wichtigen Säureschutzmantel der Haut.

3 **Kälte**
Damit unser Körper im Winter oder in kalten Räumen nicht auskühlt, ziehen sich die Blutgefäße innerhalb der Haut zusammen und geben somit weniger Wärme ab. Auch die Haarmuskeln verkürzen sich bei Kälte und richten die Haare auf (Gänsehaut).

4 **Hitze**
Wird es im Körper zu heiß, erweitern sich die Blutgefäße, und spezielle Drüsen sondern Schweiß aus, der zu 90 Prozent aus Wasser besteht. Wenn dieser verdunstet, kühlt sich die Haut ab. So verhindert die Haut als „Kühlsystem“ einen Hitzestau. Im Sommer, beim Sport oder durch Fieber kann der Körper mehrere Liter Schweiß verlieren. Deshalb ist es wichtig, in diesen Fällen besonders viel zu trinken.

5 **Mechanische Belastung**
Unsere Fußsohlen müssen mehr als unser Körpergewicht aushalten. Da die Haut ständig in Benutzung ist, wird sie auch permanent abgetragen. Im Laufe eines Lebens verlieren wir so 50 Kilogramm Haut. Aber keine Sorge, die äußere Hornschicht wird von der darunter liegenden Hautschicht regelmäßig erneuert.

HAUTTYPEN

In der Haut sind kleine Farbstoffe, die Pigmente. Menschen mit dunkler Hautfarbe haben sehr viele Pigmente. Wenn die Sonne auf die Haut scheint, stellt sie weitere Pigmente her. Dadurch wird die Haut dunkler und besser gegen die Sonne geschützt. Hellhäutige Menschen haben weniger Pigmente und bekommen leichter einen Sonnenbrand. Einzelne Menschen und Tiere haben gar keine Pigmente. Das nennt man Albinismus.

Wie lange es Menschen in der Sonne aushalten, ohne Sonnenbrand zu bekommen, ist abhängig vom Hauttyp:

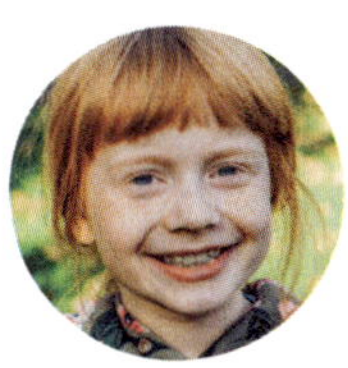
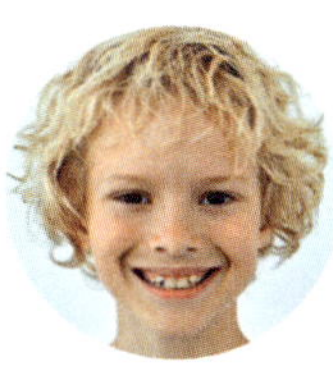
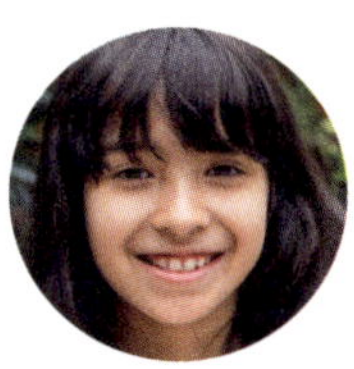
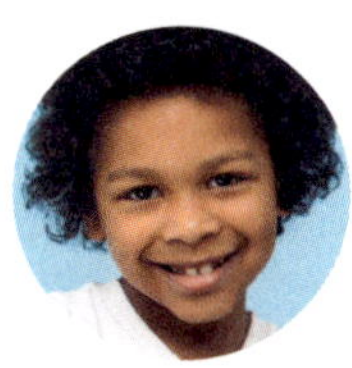

KELTISCHER TYP	NORDISCHER TYP	MEDITERRANER TYP	DUNKLER TYP
5–10 MIN	10–20 MIN	30–40 MIN	ÜBER 60 MIN

FORMEL ZUM ERRECHNEN DES HAUTGEWICHTS:

Körpergewicht × 20 Prozent = Hautgewicht

GÄNSEHAUT

Wenn man friert, Angst hat oder einen sehr schönen Moment erlebt, bekommt man Gänsehaut. Das heißt so, weil die Haut dann aussieht wie die einer gerupften Gans. Hierbei ziehen sich die Muskeln in der Haut zusammen.

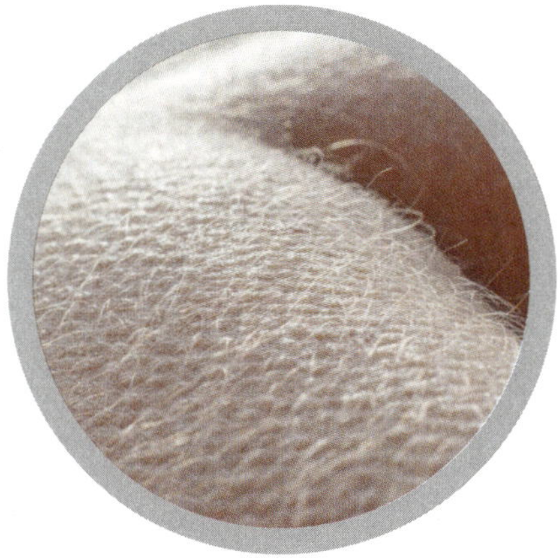

DIE 3 HAUTSCHICHTEN

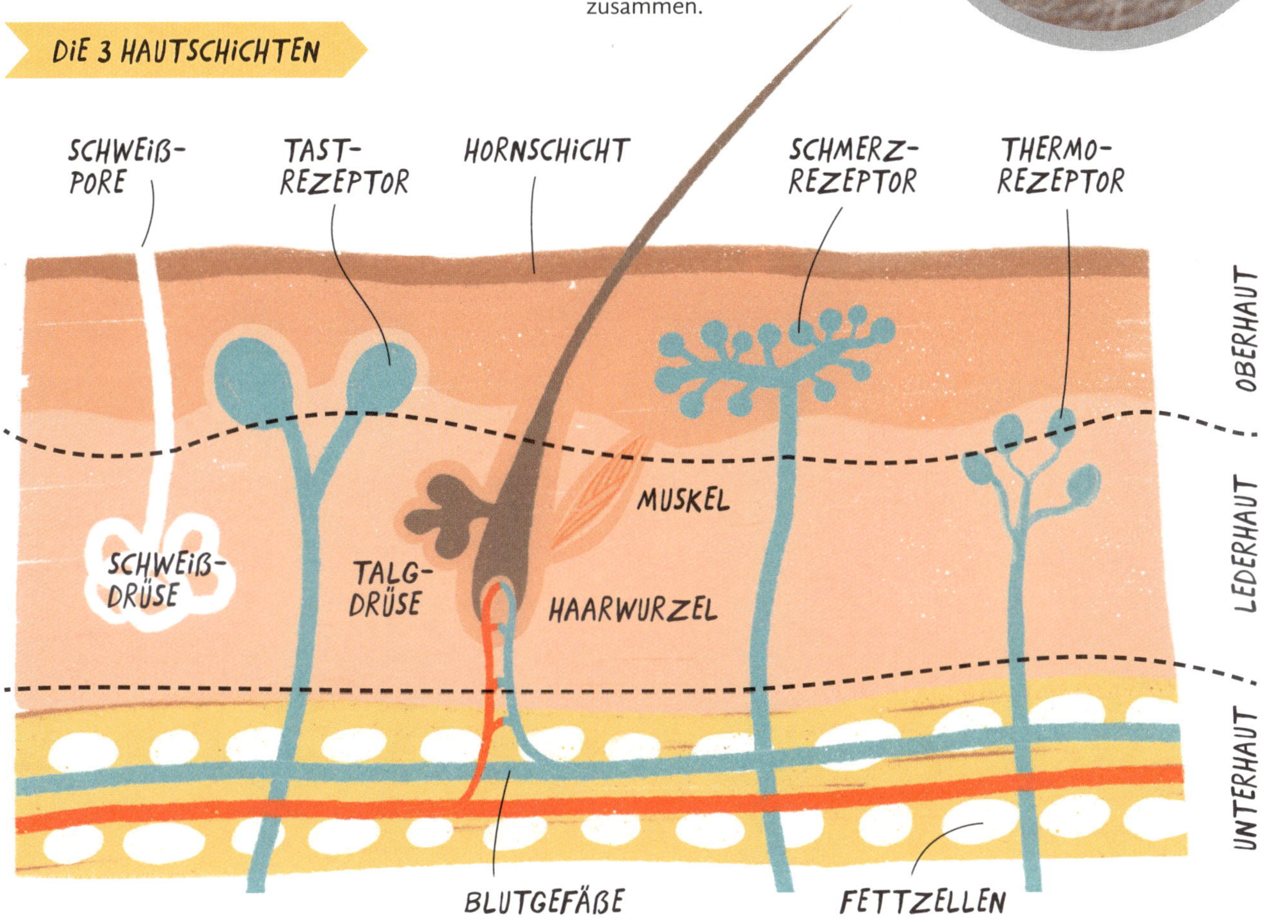

OBERHAUT

In ihr steckt die Hornschicht, die aus abgestorbenen Zellen besteht und uns gegen äußere Einflüsse schützt. Darunter liegt die Keimschicht, die etwa alle vier Wochen die Hornschicht erneuert. In der Keimschicht befinden sich auch die Pigmente, die unsere Hautfarbe und Bräunung bestimmen.

LEDERHAUT

In diesem straffem Bindegewebe befinden sich die Haarwurzeln, Talg- und Schweißdrüsen. Während Talg die Haut vor dem Austrocknen schützt, reguliert Schweiß die Wärme. Durch Rezeptoren haben wir einen Tastsinn und empfinden Schmerz und Temperatur.

UNTERHAUT

Sie besteht aus einem lockerem Binde- und Fettgewebe. Das Fett dient der Haut als Energiespeicher und Wärmeisolator. Durch die Unterhaut verlaufen Nervenstränge und Blutgefäße.

GESTOCHEN, GEBISSEN UND

Gerade im Sommer ist unsere Haut einigen Gefahren ausgesetzt. Einerseits gibt es viele Insekten, die sich entweder für dein Blut interessieren oder zum eigenen Schutz ihr Gift in deine Haut spritzen. Andererseits brennt die Sonne in den langen Sommermonaten am stärksten vom Himmel. Und wenn man sich nicht ausreichend mit Sonnenschutz eingecremt hat, kann dies zu bösen Verbrennungen führen.

Wusstest du, dass normale Ameisen harmlos sind, die roten Ameisen aber einen ziemlichen Juckreiz auf deiner Haut verursachen können? Julius Freund Tim hat dies bei einem gemeinsamen Picknick auf der Wiese mal erleben müssen. 16 Mal wurde er gebissen. Auf dem Foto siehst du

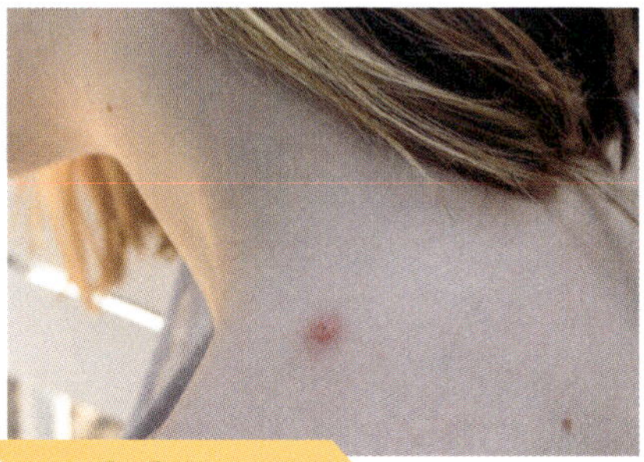

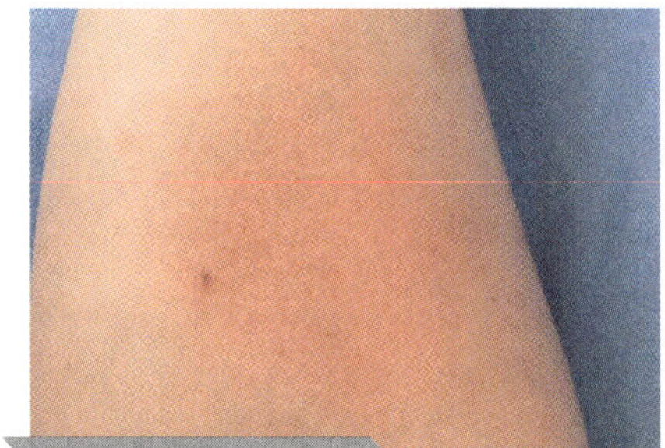

	BIENENSTICH	WESPENSTICH
Was passiert mit der Haut?	Die Haut wird rot und schwillt an. Du spürst brennende, stechende Schmerzen und einen starken Juckreiz.	Der Stich wird rot und schwillt an. Du bekommst stechende Schmerzen, und es juckt stark.
Was kannst du dagegen tun?	Sollte der Stachel der Biene (mit der Giftblase) noch in der Haut stecken, schiebe ihn mit einer EC-Karte heraus. Reibe die Wunde mit einer aufgeschnittenen Zwiebel oder etwas Honig ein, das verhindert die Entzündung. Mit einem Coldpack kühlen.	Wespen stechen im Gegensatz zu Bienen mehrmals, insofern verlieren sie ihren Stachel nicht. Den Stich mit einer aufgeschnittenen Zwiebel, einem Umschlag mit (Apfel-) Essig oder Spitzwegerichsalbe versorgen. Mit einem Coldpack kühlen.
Auf was musst du achten?	Sticht die Biene im Mundbereich oder in die Lippe, kann dies im Falle einer Schwellung zu schweren Atemproblemen führen. Schnell mit Eiswürfeln kühlen und den Notarzt rufen! Manche reagieren allergisch gegen Bienengift. Die Schwellung gut beobachten.	Bei einem Stich im Mund oder in der Lippe, schnell mit Eiswürfeln kühlen und den Notarzt rufen! Allergiker (siehe Foto oben) sollten den Stich gut beobachten und eventuell zum Arzt gehen.

VERBRANNT

seinen Oberarm am Tag drauf. Besonders vorsichtig müssen Allergiker sein, bei ihnen können Insektenstiche zu starken Schwellungen führen. Das Foto vom Wespenstich zeigt ein solches Kind, dessen Oberschenkel stark angeschwollen ist.

Julius erklärt dir, was mit deiner Haut passiert, wenn sie gestochen, gebissen oder verbrannt wird, was du als Ersthelfer tun kannst und auf was du achten solltest. In seiner Erste-Hilfe-Tasche hat er ein Heilmittel, das man bei solchen Fällen einsetzen kann: Spitzwegerichsalbe. Sie lindert den Juckreiz und schwächt die Entzündung ab. Auf Seite 46 zeigt Julius dir, wie du sie selbst herstellen kannst.

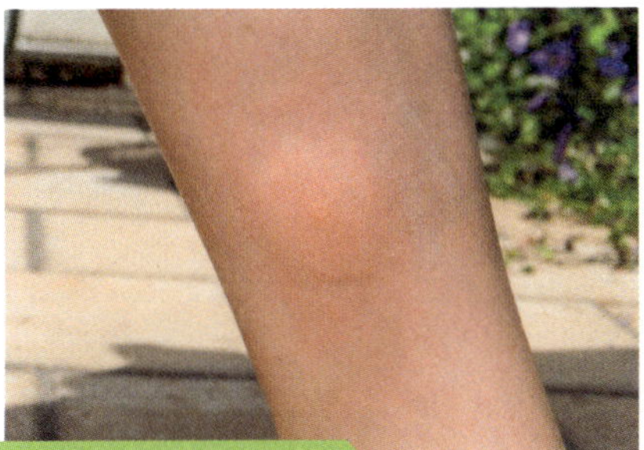

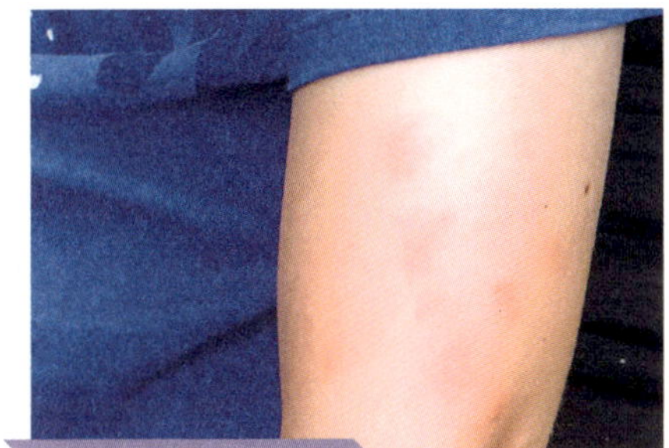

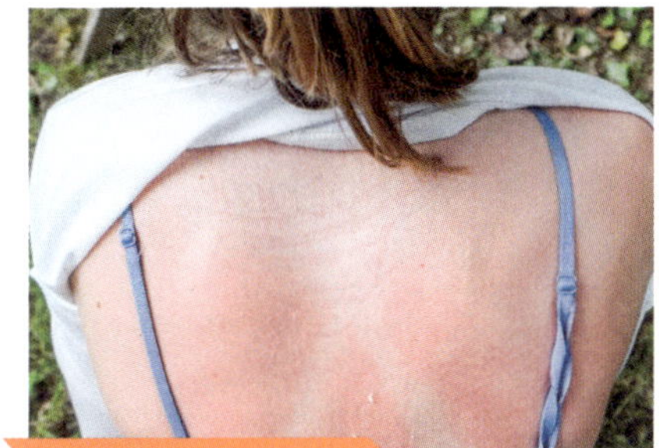

MÜCKENSTICH	AMEISENBISS	SONNENBRAND
Wenn Mücken stechen, spritzen sie ihren Speichel in die Wunde, was zu Rötung, Schwellung und Juckreiz führt.	Die Haut rötet sich, sie kann Quaddeln bilden und juckt stark.	Die Haut ist gerötet, heiß, schmerzt und juckt. Bei stärkeren Verbrennungen können sich Blasen bilden.
Mückenstiche versorgst du wie die anderen Stiche. Oder du hältst einen elektronischen Stift (in der Apotheke erhältlich) mit etwa 50 Grad Temperatur wenige Sekunden lang auf die Stelle. Dadurch werden Eiweiße, die die Mücke hinterlassen hat, fest und der Juckreiz nimmt ab.	Die roten Ameisen sind gefährlich, da sie Gift versprühen. Creme die Haut mit einer Spitzwegerichsalbe ein oder reibe sie mit einer aufgeschnittenen Zwiebel ein. Auch Kühlung hillft.	Kühlen und viel trinken! Lege feuchtkalte Umschläge auf die verbrannte Haut und creme sie mit entzündungshemmenden Salben, zum Beispiel Aloe Vera oder Spitzwegerich, ein. In den nächsten Tagen die Sonne meiden.
Nicht am Stich kratzen! Krankheitserreger können in die Wunde gelangen und diese entzünden. Stiche an sensiblen Stellen, etwa auf dem Augenlid, gut beobachten und eventuell zum Arzt gehen.	Die Ameisensäure kann allergische Reaktionen hervorrufen. Bei Bissen im Mundbereich solltest du zum Arzt gehen.	Brandblasen oder Verbrennungen auf mehr als 15 Prozent der Haut (zum Beispiel ein Bein) vom Arzt untersuchen lassen.

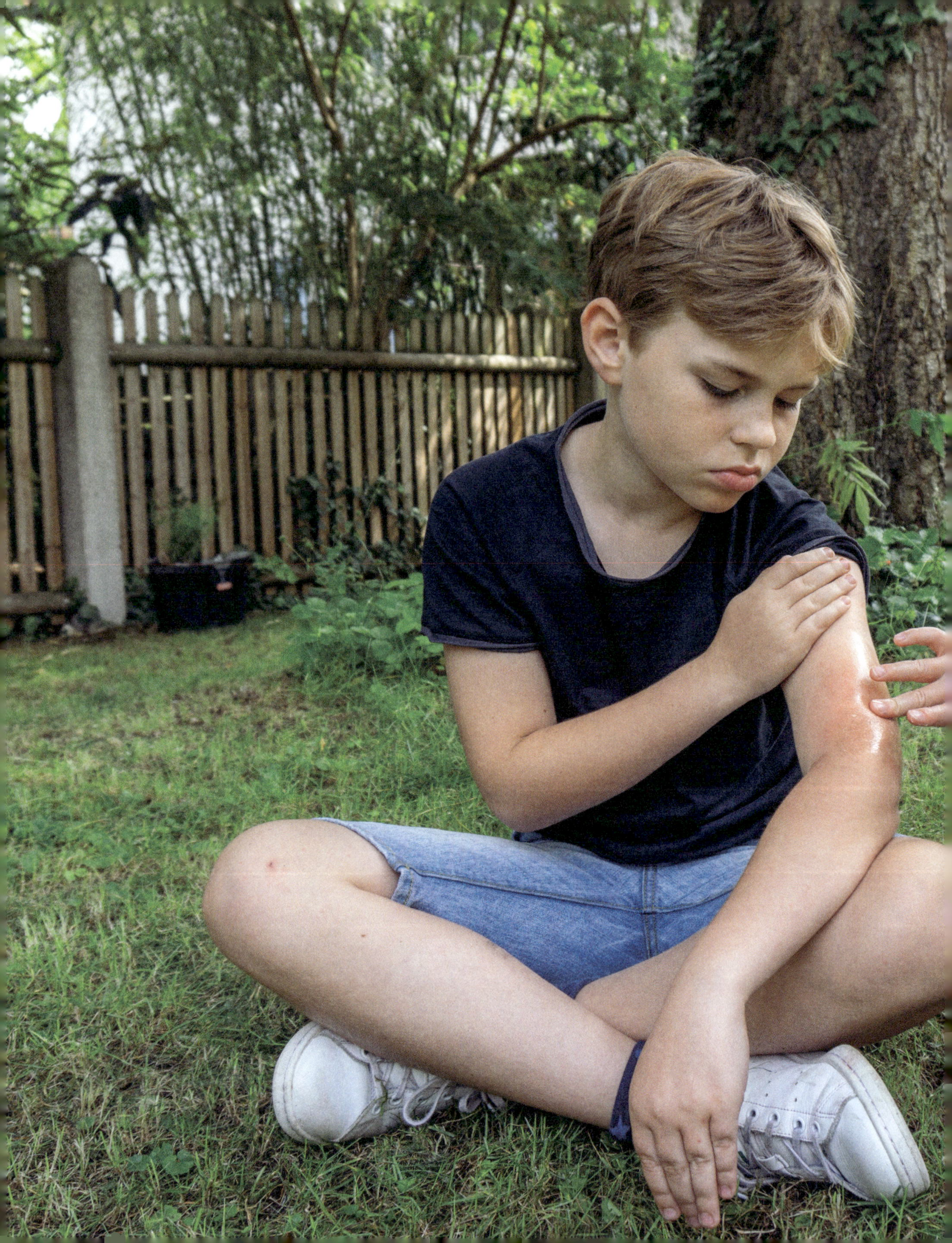

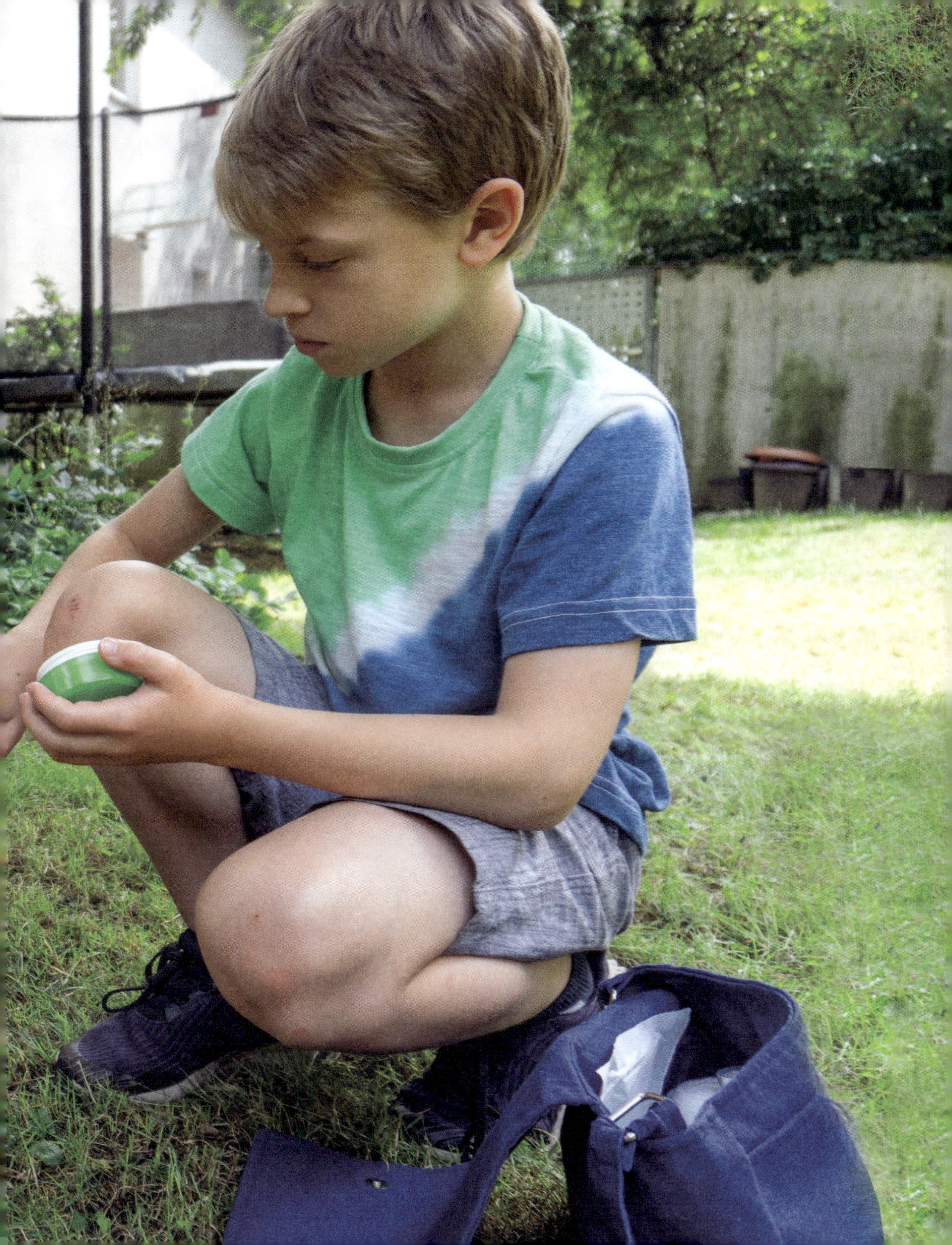

DER DREI-SCHALEN-VERSUCH

Der Forscher Ernst Weber erfand im 19. Jahrhundert den Drei-Schalen-Versuch. Damit wies er nach, dass unsere Wahrnehmung Temperaturen adaptieren kann. So passt sich unser Körper zum Beispiel nach ein paar sehr heißen Sommertagen automatisch den hohen Temperaturen an.

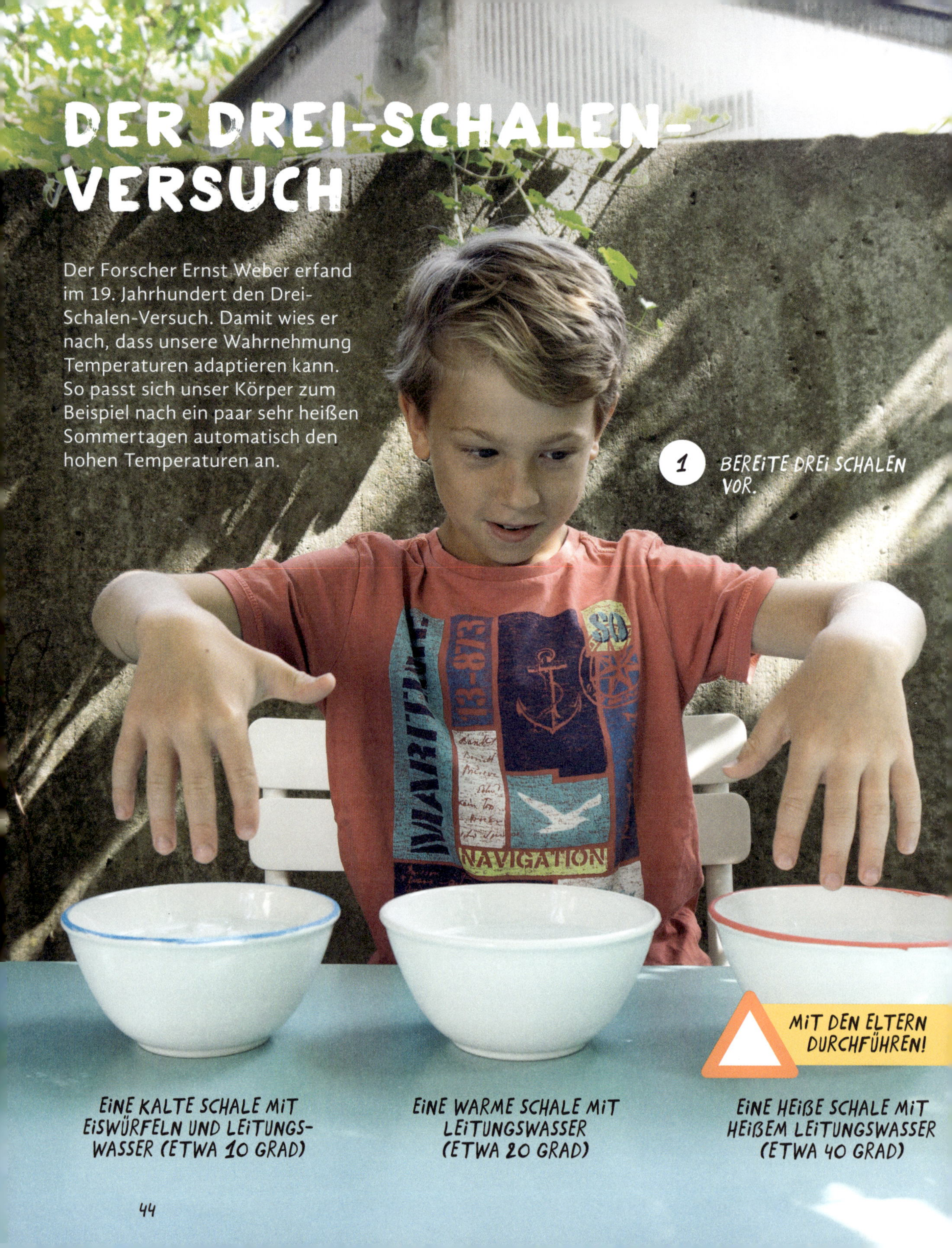

1 BEREITE DREI SCHALEN VOR.

MIT DEN ELTERN DURCHFÜHREN!

EINE KALTE SCHALE MIT EISWÜRFELN UND LEITUNGSWASSER (ETWA 10 GRAD)

EINE WARME SCHALE MIT LEITUNGSWASSER (ETWA 20 GRAD)

EINE HEIßE SCHALE MIT HEIßEM LEITUNGSWASSER (ETWA 40 GRAD)

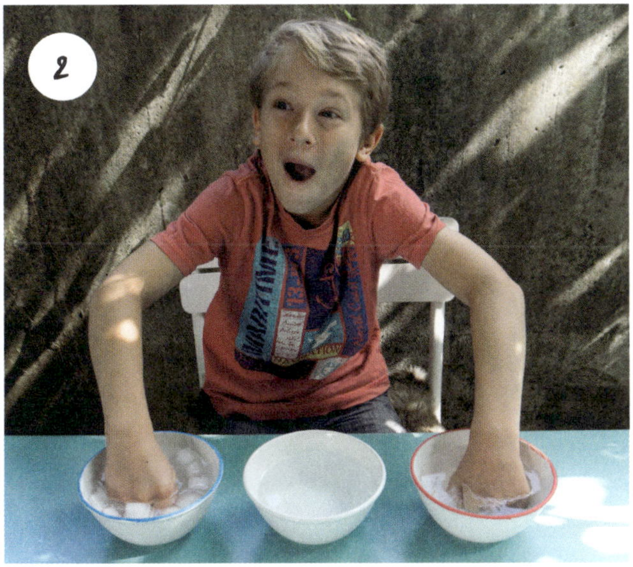

Lege gleichzeitig 1 Minute lang eine Hand in die kalte und die andere Hand in die heiße Schale. Schnell raus, wenn es anfängt, wehzutun!

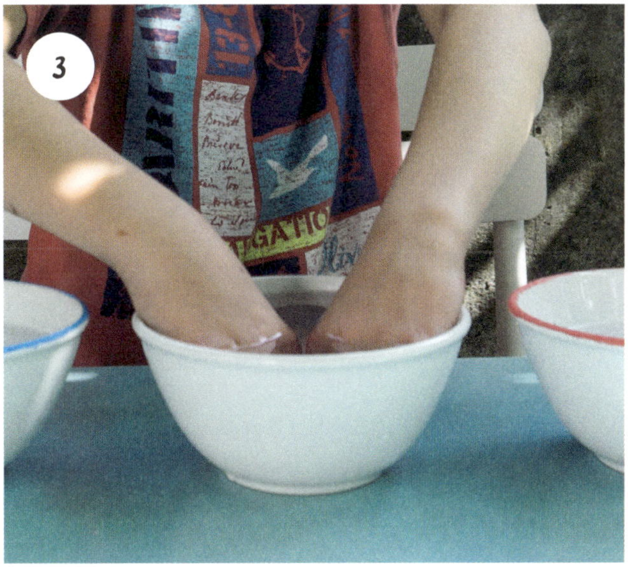

Stecke beide Hände 1 Minute lang in die warme Schale, ohne dass sie sich berühren.

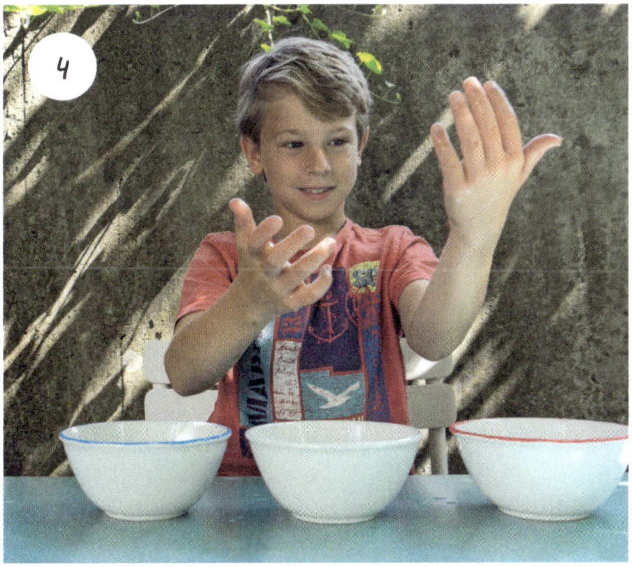

Obwohl beide Hände in derselben Schale waren, fühlen sie sich unterschiedlich an. Die „kalte Hand“ hat sich an die 10 Grad gewöhnt und empfindet die 20 Grad wärmer als die „heiße Hand“, die sich an die 40 Grad gewöhnt hat.

KÖRPEREIGENE KLIMAANLAGE

Die Thermorezeptoren in unserer Haut spielen dabei die zentrale Rolle: Wird's zu heiß, schlagen die Wärmerezeptoren Alarm, die Hautgefäße öffnen sich, und Schweiß zum Abkühlen wird produziert. Wird's zu kalt, kümmern sich die Kälterezeptoren darum, das Blut ins Köperinnere zu leiten und von dem kalten Außenbereich des Körpers abzuschotten. Außerdem werden Muskeln aktiviert (Zittern), wodurch zusätzliche Wärme produziert wird.

DIY HAUTSALBE

MIXE EINE SPITZWEGERICH-SALBE GEGEN STICHE UND VERBRENNUNGEN

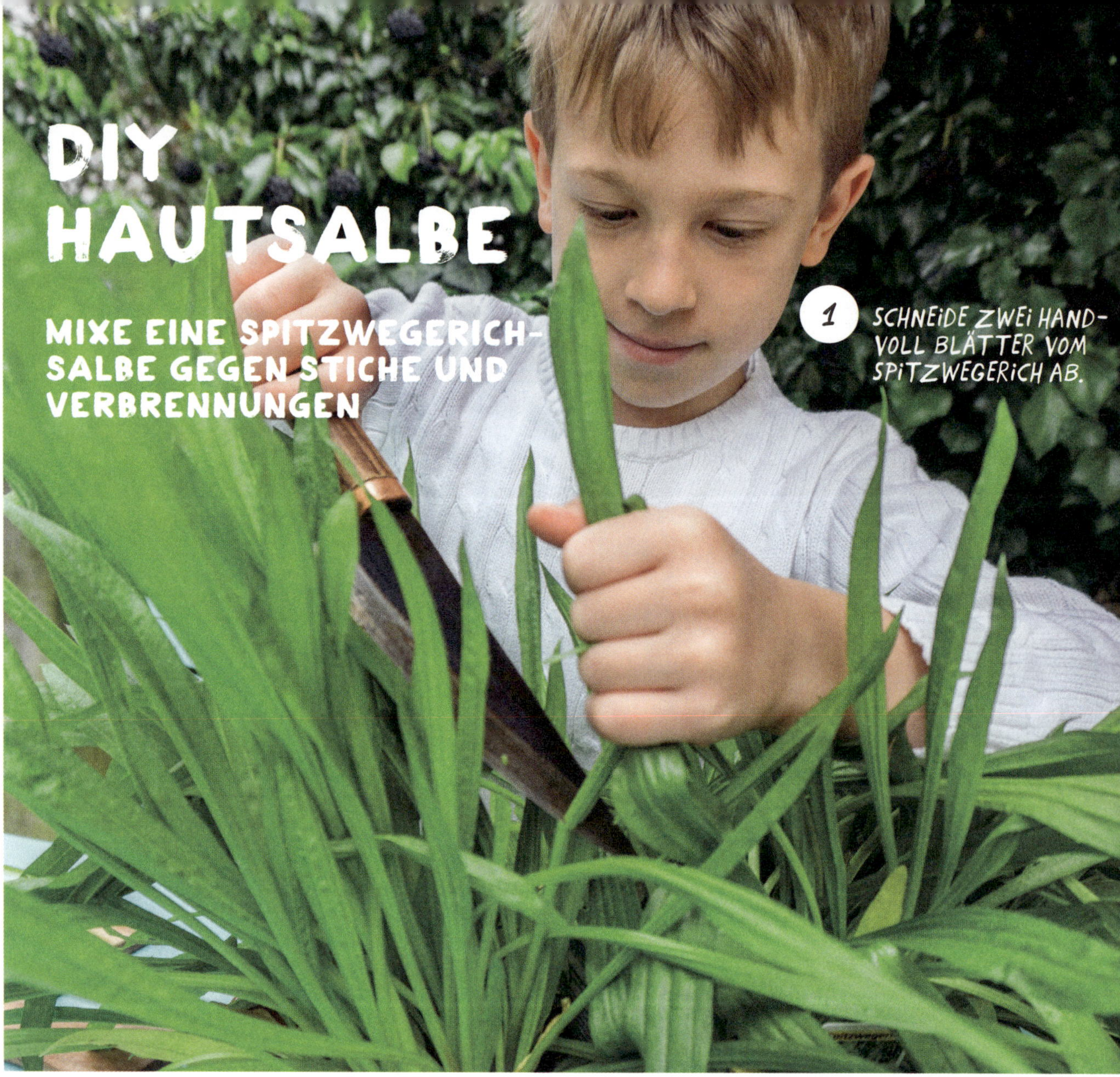

1 SCHNEIDE ZWEI HANDVOLL BLÄTTER VOM SPITZWEGERICH AB.

Spitzwegerich ist eine krautige Pflanze, die bis zu einem halben Meter groß wird. Sein Name kommt aus dem Althochdeutschen und bedeutet „spitzer Weg“, benannt nach den schmal zulaufenden Blättern. Diese kann man entweder als Salat essen, zu einem Saft pressen oder trocknen und damit einen Tee aufgießen. Da Spitzwegerich Wirkstoffe enthält, die entzündungshemmend und Bakterien tötend sind, wird er auch als Arzneimittel genutzt, etwa zur Linderung von Insektenstichen, Sonnenbrand, Schwellungen oder Reizungen durch Brennnesseln.

Julius ist weniger an dem Salat als an einem Mittel gegen die lästigen Mückenstiche interessiert und beschließt, eine Salbe aus Spitzwegerich herzustellen. Die frischen Blätter hat er nicht selbst gepflückt – Erntezeit ist übrigens von Anfang April bis Ende August – sondern in einem Bio-Kräuter-Shop gekauft.

DU BRAUCHST:

2 Handvoll Spitzwegerich, 80 Milliliter Olivenöl, 20 Gramm Bienenwachspellets, 1 Kochtopf, 2 Schalen, 1 Sieb, 1 Messer, 1 langer Löffel, 1 kleine Schöpfkelle, 1 Baumwolltuch, 1 Trichter, kleine Dosen

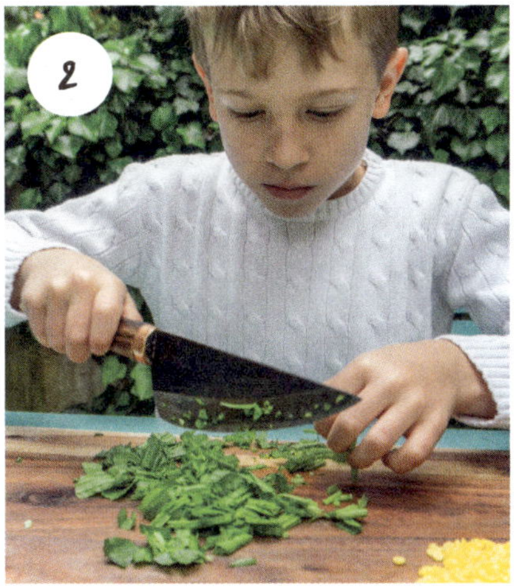

Hacke die Blätter klein und lege sie in eine Schale.

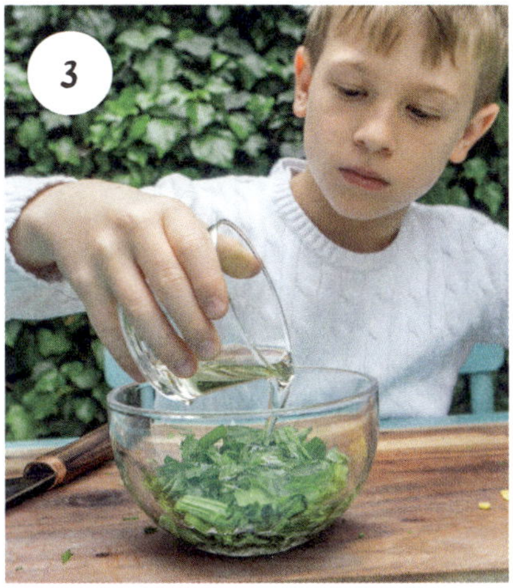

Gieße das Olivenöl dazu.

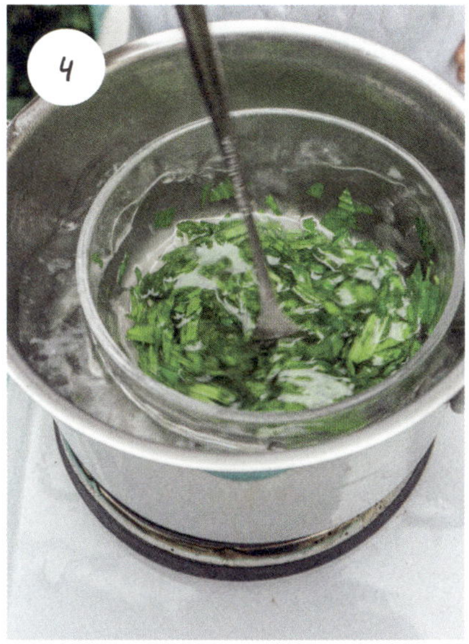

Lass die zerkleinerten Blätter mit dem Öl im Wasserbad etwa 30 Minuten bei niedriger Hitze ziehen. Stell die Schale danach zum Auskühlen beiseite.

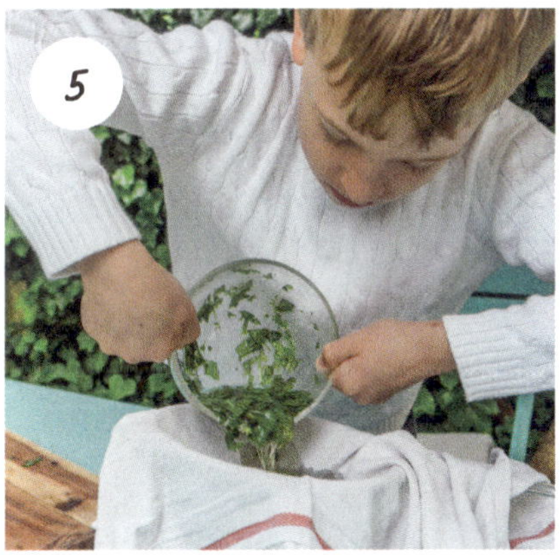

Lege ein feines Sieb und ein Baumwolltuch auf eine weitere Schale und gieße das Öl mit dem Spitzwegerich hinein.

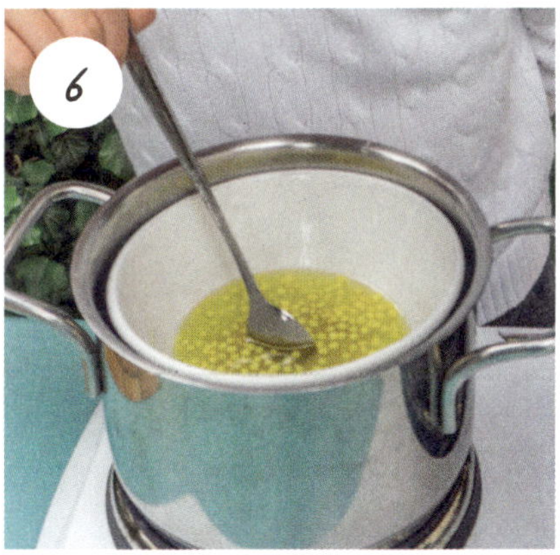

Gib die Bienenwachspellets zu dem gefilterten Öl und erhitze es noch einmal im Wasserbad.

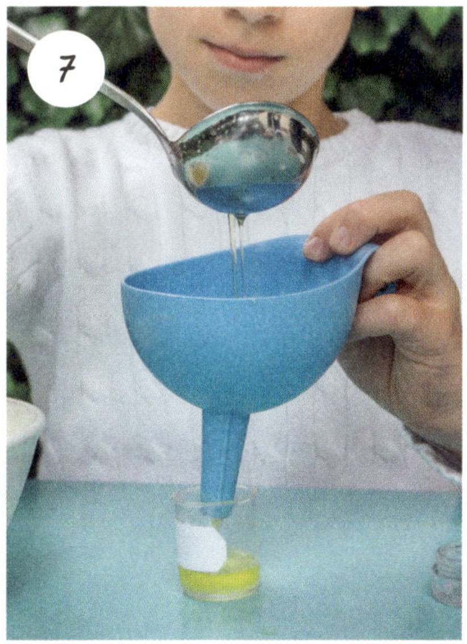

Wenn das Bienenwachs geschmolzen ist, fülle das Gemisch mithilfe eines Trichters in kleine Dosen und lass es abkühlen.

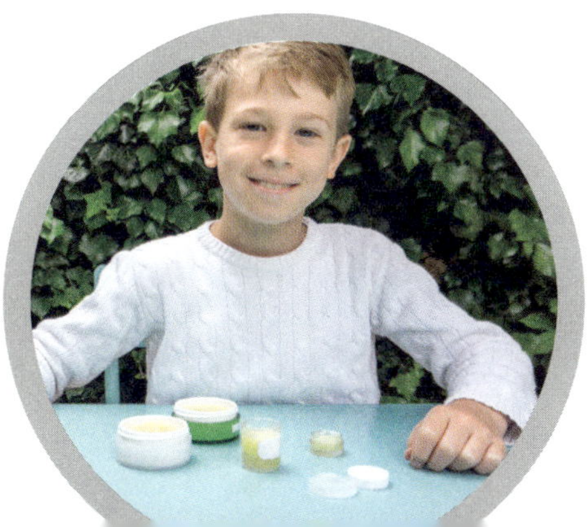

DIE MÜCKEN KÖNNEN KOMMEN!

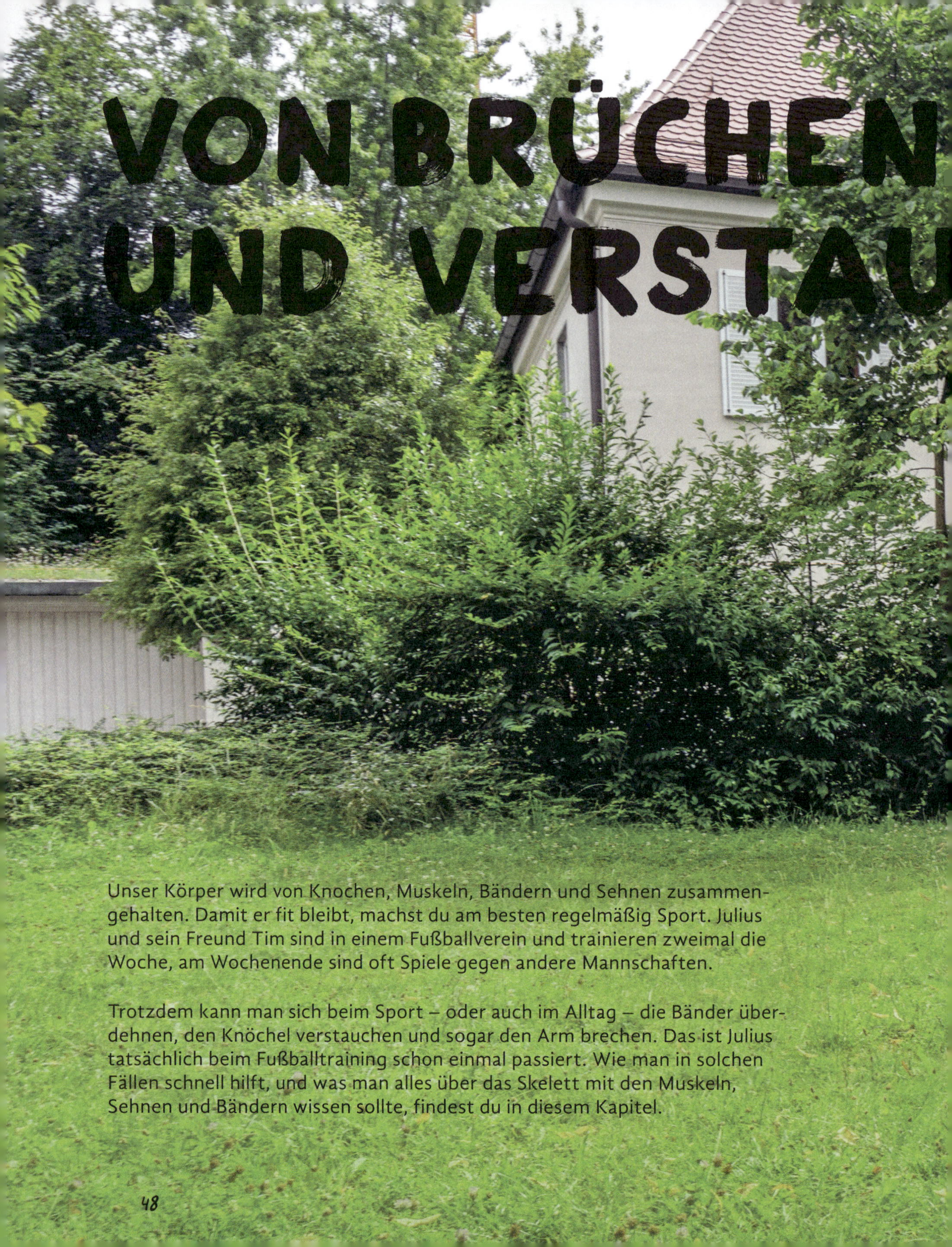

VON BRÜCHEN UND VERSTAU

Unser Körper wird von Knochen, Muskeln, Bändern und Sehnen zusammengehalten. Damit er fit bleibt, machst du am besten regelmäßig Sport. Julius und sein Freund Tim sind in einem Fußballverein und trainieren zweimal die Woche, am Wochenende sind oft Spiele gegen andere Mannschaften.

Trotzdem kann man sich beim Sport – oder auch im Alltag – die Bänder überdehnen, den Knöchel verstauchen und sogar den Arm brechen. Das ist Julius tatsächlich beim Fußballtraining schon einmal passiert. Wie man in solchen Fällen schnell hilft, und was man alles über das Skelett mit den Muskeln, Sehnen und Bändern wissen sollte, findest du in diesem Kapitel.

ZERRUNGEN
CHUNGEN

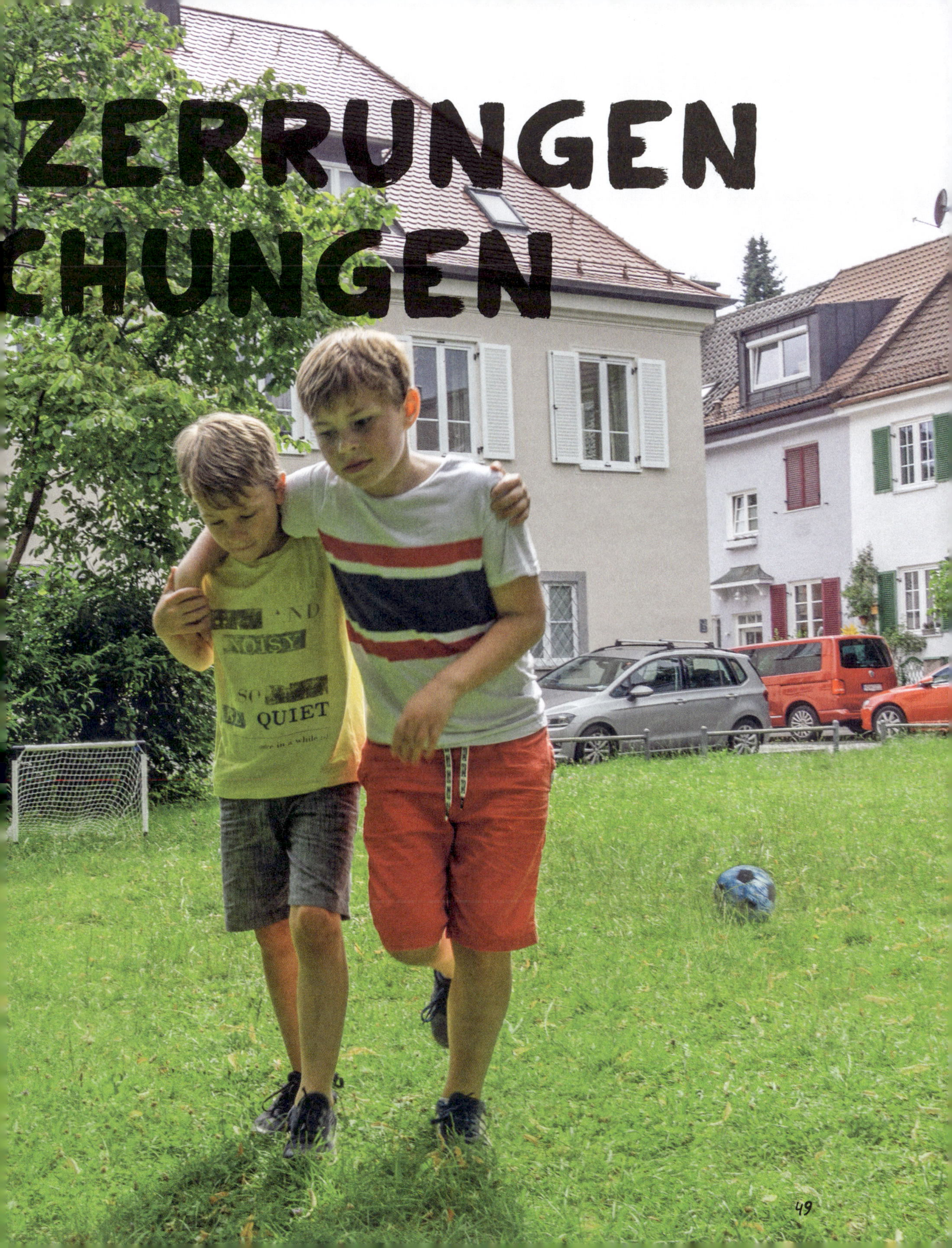

BRECHEN KNOCHEN ZWEIMAL AN DERSELBEN STELLE?

Nein! Nach einem Bruch (Fraktur) wächst der Knochen an der Bruchstelle von beiden Seiten wieder zusammen, ohne Narben zu hinterlassen. Bei Kindern und Jugendlichen dauert das bis zu drei Monate. An der gebrochenen Stelle ist der Knochen genauso belastbar wie zuvor. Es wäre also Zufall, wenn du dir an derselben Stelle den Knochen noch einmal brechen würdest.

Überhaupt sind unsere Knochen sehr stark, sie halten hohe Belastungen aus. Der Oberschenkelknochen kann zum Beispiel bis zu 1,5 Tonnen Gewicht tragen. Das liegt an den Mineralien, vor allem dem Kalzium, das den Knochen ihre Stabilität gibt.

NICHT SO VIEL COLA TRINKEN!

Bis zum 25. Lebensjahr wachsen unsere Knochen, im Alter werden sie dann poröser. Man nennt dies „Knochenschwund", wobei nicht die Knochen selbst verschwinden, sondern ihre Stabilität. Auch heilen Brüche bei Erwachsenen schlechter als bei Kindern.

Tipps gegen Knochenschwund: täglich Milch trinken (Kalzium), regelmäßig Sport machen (Muskelaufbau), in die Sonne gehen und jede Menge Hering und Aal essen ... Lachs, Eier und Pilze tun's auch (Vitamin D).

Was die Knochen nicht mögen, ist Cola. Die darin enthaltenen Phosphate sind „Kalziumräuber", sie verhindern, dass Kalzium vom Knochen aufgenommen wird. In den USA gibt es eine Studie, wonach Mädchen, die nur Cola trinken, fünfmal häufiger Knochenbrüche erleiden als Mädchen, die etwas anderes trinken.

DAS SKELETT

- Das Skelett trägt das Gewicht des Körpers. Dabei ist die Wirbelsäule mit ihren 33 Wirbelknochen die zentrale Achse, die alle anderen Teile des Skeletts miteinander verbindet.
- Es besteht aus 206 Knochen aller Größen: vom 50 Zentimeter langen Oberschenkel bis zum 3 Millimeter kurzen Steigbügelmuskel im Ohr.
- Zähne gehören nicht zum Skelett, obwohl sie wie die Knochen zu einem großen Teil aus Kalzium bestehen. Ihre äußere Hülle, der Zahnschmelz, ist viel härter und weniger biegsam als beim Knochen.
- Die Knochen wiegen bei einem Erwachsenen etwa 9 Kilogramm, bei einem 10-jährigen Kind etwa 4,5 Kilogramm.

Das Skelett macht nur 12 Prozent des Körpergewichts aus. Warum die Knochen so leicht sind? Sie haben zwar eine sehr harte Außenschicht, aber im Inneren Hohlräume. Durch diese Bauweise ist das Skelett stabil und lässt sich gut bewegen.

FORMEL ZUM ERRECHNEN DES KNOCHENGEWICHTS:

Körpergewicht × 12 Prozent = Knochengewicht

KNOCHENARTEN

PLATTKNOCHEN

Sie sind flach, platt und nicht sehr dick. Aber sie erfüllen eine wichtige Aufgabe, denn sie schützen die empfindlichen Organe wie das Gehirn (Schädel), Herz, Lunge und Leber (Brustbein, Rippen und Schulterblätter) und die Fortpflanzungsorgane (Becken).

RÖHRENKNOCHEN

Diese langen Knochen halten wir ständig in Bewegung. Ob Oberarm, Elle, Speiche, Finger oder Oberschenkel, Schienbein, Wadenbein, Zehen – diese Knochen haben eins gemeinsam: Sie sind außen hart und innen hohl.

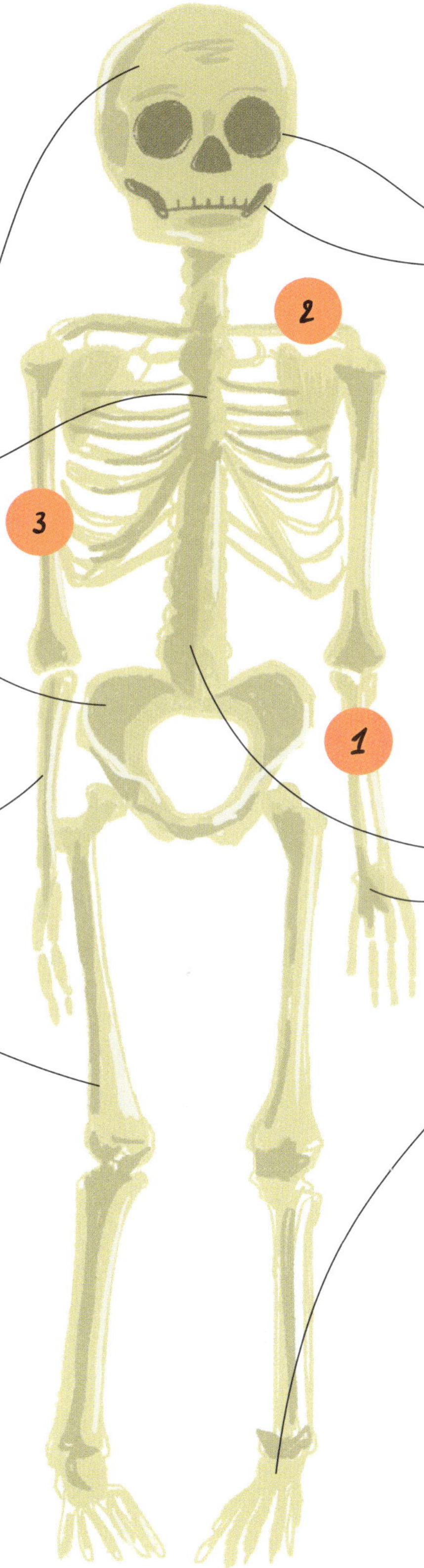

SONSTIGE KNOCHEN

Zu den sonstigen Knochen gehören unter anderem die Kniescheiben, der Oberkiefer und die Gehörknöchelchen.

KURZE KNOCHEN

Nicht nur kurz, sondern auch würfelförmig sind diese Knochen. Sie sind Bindeglieder zwischen anderen Knochen und Gelenken. Hintereinandergesetzt findet man sie zum Beispiel an der Wirbelsäule oder in Zweierreihen angeordnet in den Hand- und Fußwurzeln.

KNOCHEN LEBEN!

Knochen bestehen aus Zellen, die vom Blut mit Nahrung und Sauerstoff versorgt werden. Obwohl es viele Tausende sind, machen sie nur 1 Prozent im Knochen aus. Dafür produzieren sie die wichtigen Mineralien, die 50 Prozent der Masse darstellen. Der Rest verteilt sich auf Proteine und Wasser. Die großen Knochen stellen übrigens jeden Tag noch bis zu 5 Milliarden rote Blutkörperchen her.

TOP 3 DER KNOCHENBRÜCHE

1. UNTERARM
2. SCHULTER
3. OBERARM

GEBROCHENEN ARM RUHIG STELLEN

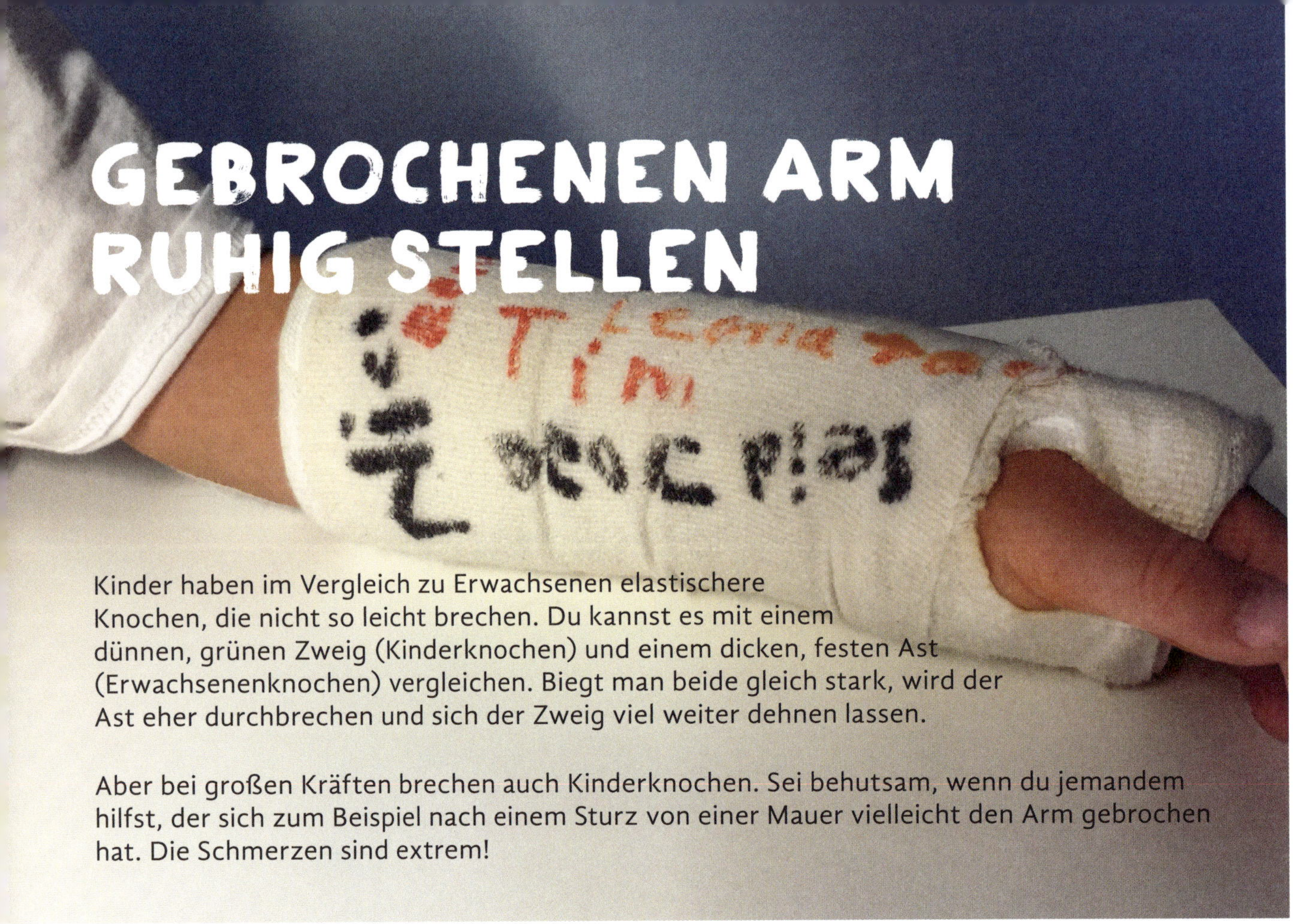

Kinder haben im Vergleich zu Erwachsenen elastischere Knochen, die nicht so leicht brechen. Du kannst es mit einem dünnen, grünen Zweig (Kinderknochen) und einem dicken, festen Ast (Erwachsenenknochen) vergleichen. Biegt man beide gleich stark, wird der Ast eher durchbrechen und sich der Zweig viel weiter dehnen lassen.

Aber bei großen Kräften brechen auch Kinderknochen. Sei behutsam, wenn du jemandem hilfst, der sich zum Beispiel nach einem Sturz von einer Mauer vielleicht den Arm gebrochen hat. Die Schmerzen sind extrem!

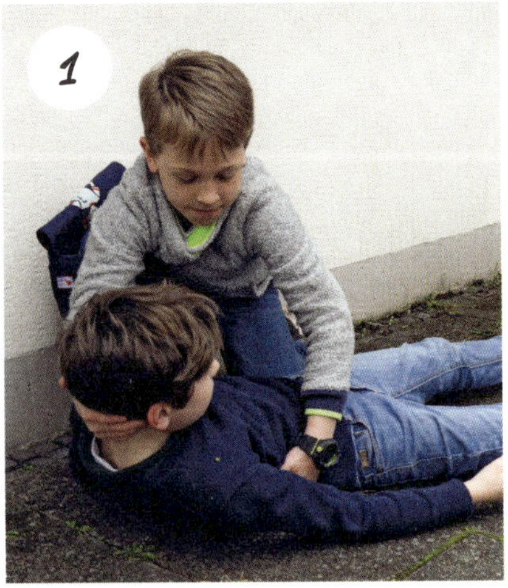

Beruhige das Kind und finde heraus, was geschehen ist. Richte es vorsichtig auf, damit es bequem sitzt und kein Druck auf dem verletzten Arm liegt.

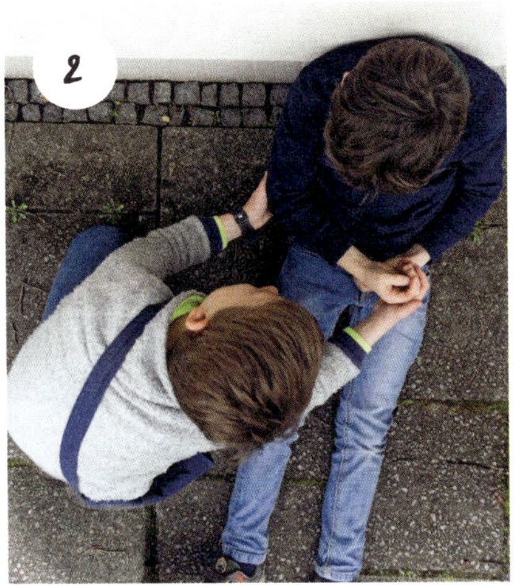

Führe den verletzten Arm vorsichtig vor den Körper des Kindes und schiebe die Hand des anderen Arms darunter. So kann es selbst seinen Arm abstützen.

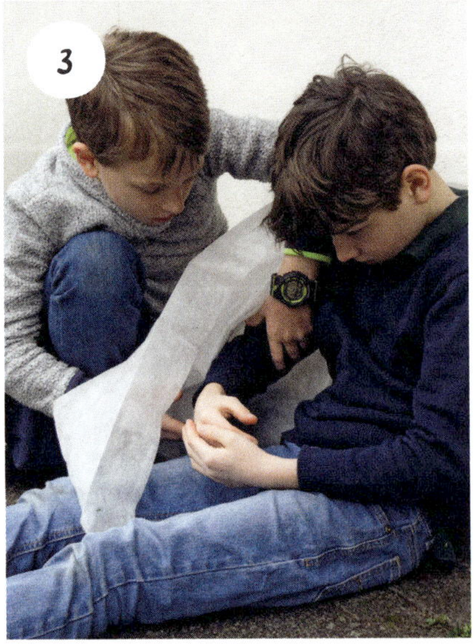

Lege das Dreieckstuch über die Schulter und führe das eine Ende hinter den Rücken des Kindes.

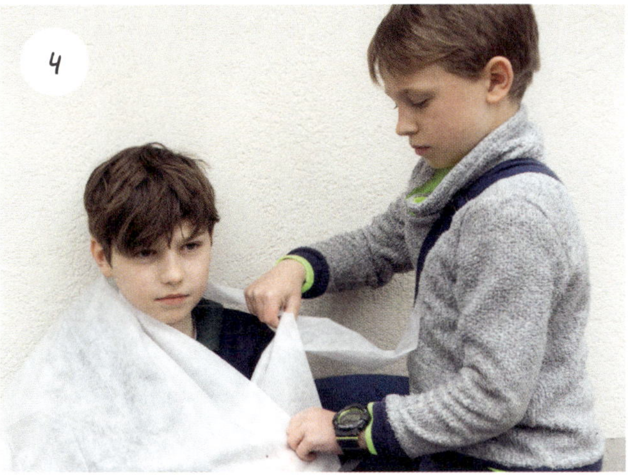

Zieh das andere Ende des Tuchs vorsichtig unter den verletzten Arm und führe es zur Schulter hoch.

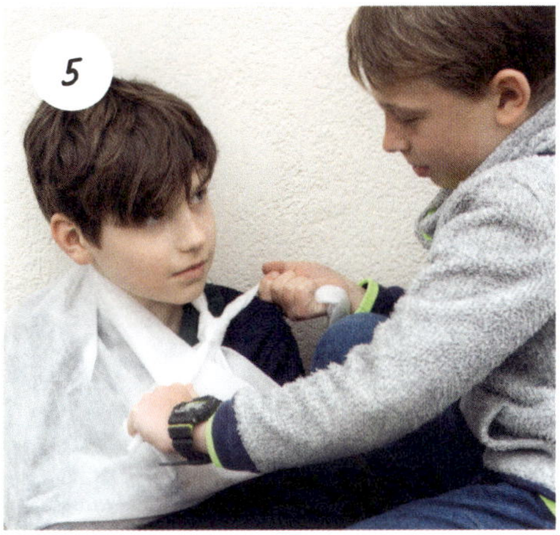

Verbinde beide Enden des Tuchs auf der Schulter mit einem Doppelknoten.

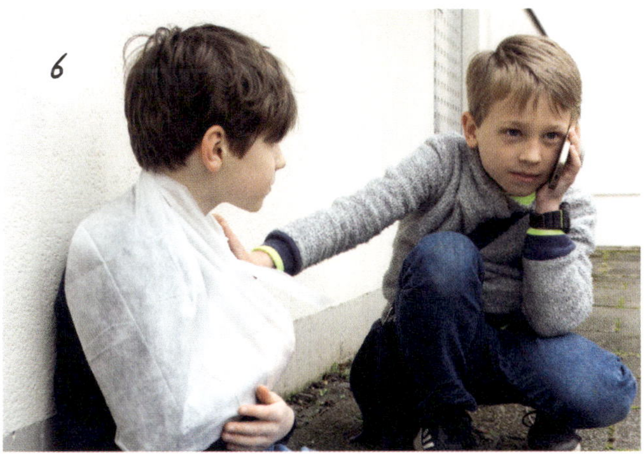

Rufe den Notarzt.

JULIUS RÄT

1. Einen Armbruch erkennst du daran, dass er sehr weh tut, der Arm unnatürlich schief aussieht oder der Knochen aus der Haut herausschaut (offene Fraktur).
2. Polstere den gebrochenen Arm, bevor du ihn mit einem Tuch ruhig stellst.
3. Hast du kein Dreieckstuch, improvisiere mit einem Schal, einem Pulli oder etwas anderem.
4. Trägt das Kind eine Jacke, kannst du die Hand des verletzten Arms seitlich hineinstecken oder den Ärmel mit einer Sicherheitsnadel an der gegenüberliegenden Brustseite befestigen.

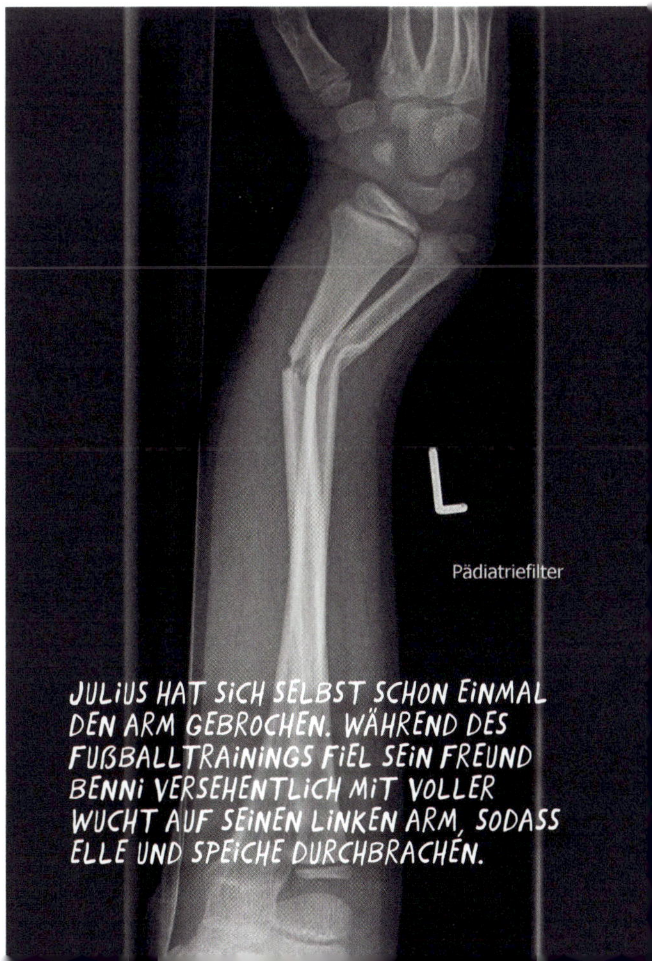

JULIUS HAT SICH SELBST SCHON EINMAL DEN ARM GEBROCHEN. WÄHREND DES FUSSBALLTRAININGS FIEL SEIN FREUND BENNI VERSEHENTLICH MIT VOLLER WUCHT AUF SEINEN LINKEN ARM, SODASS ELLE UND SPEICHE DURCHBRACHEN.

VERGESSEN, DICH VOR DEM S

KNIEGELENK MIT MUSKELN, SEHNEN UND BÄNDERN

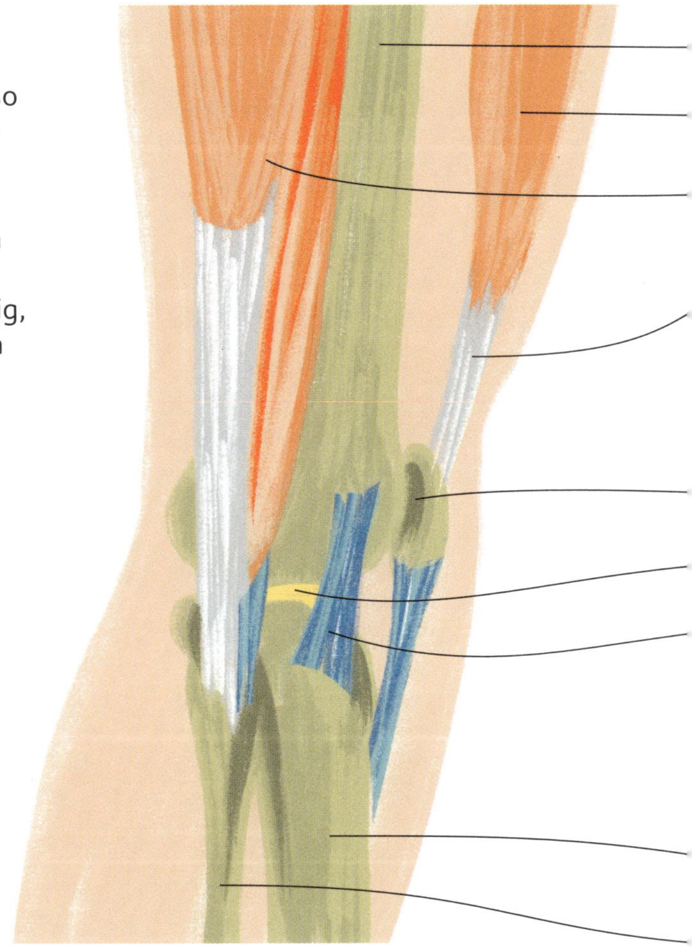

Das ist nicht gut! Denn ein „kalter" Muskel kann sich leichter überdehnen als ein „warmer". Und so eine Zerrung ist kein Spaß. Deshalb erst aufwärmen, dann kicken!

Wusstest du, dass du über 650 einzelne Muskeln hast? Du brauchst sie für jede Bewegung des Körpers. Alleine im Gesicht sind 26 Muskeln nötig, um zu lächeln, zu sprechen, die Augen zu öffnen oder Grimassen zu ziehen.

Die Muskeln arbeiten sogar, wenn du dich nicht bewegst, zum Beispiel beim Stehen. Auch beim Schlafen ist ein großer Muskel permanent aktiv: dein Herz.

WUSSTEST DU, DASS ...

... deine Augenmuskeln die aktivsten Muskeln sind?
... der Pomuskel der größte Muskel ist? Er steuert die Bewegung unserer Beine.
... der Kaumuskel der stärkste Muskel ist? Er kann die meiste Kraft auf ein externes Objekt ausüben.
... der wichtigste Nährstoff von Muskeln Traubenzucker ist? Sie verbrennen den Zucker und gewinnen dadurch Energie.

ORT AUFZUWÄRMEN?

OBERSCHENKELKNOCHEN

STRECKERMUSKEL

BEUGERMUSKEL

SEHNEN

Sie verbinden Muskeln und Knochen. Beim Bewegen oder beim Halten übertragen sie die Muskelkraft auf die Knochen.

KNIESCHEIBE

KNORPEL

BÄNDER

Sie verbinden zwei Knochen miteinander und stabilisieren die Gelenke. Durch sie können wir uns erst bewegen.

SCHIENBEIN

WADENBEIN

VERLETZUNGSARTEN BEI MUSKELN & CO.

Prellung
Wenn du stürzt, irgendwo aufprallst, einen Stoß oder Schlag bekommst, kannst du dich an den Muskeln, Gelenken oder Knochen prellen. Dies ist sehr schmerzhaft und kann auch zu einer Schwellung und einem Bluterguss führen. Wenn dabei auch Gewebe zerstört wird, spricht man von einer Quetschung.

Verstauchung
Sie ist eine typische Sportverletzung und geschieht häufig, wenn du plötzlich beschleunigst und abstoppst. Dabei kannst du mit dem Fuß umknicken und das Gelenk überdrehen. Besonders oft verstaucht man sich das Sprunggelenk am Fußknöchel (durch Umknicken) und das Knie- und Handgelenk (durch Abstützen bei einem Sturz). Eine Verstauchung ist zunächst von außen nicht erkennbar, kann aber später zu schmerzhaften Schwellungen und Blutergüssen führen.

Zerrung
Bei einer Zerrung wird ein Muskel, ein Band oder eine Sehne überdehnt. Dies kann zum Beispiel beim Sport passieren, wenn du dich vorher nicht ordentlich aufgewärmt hast, oder du knickst auf einem steinigen Waldweg um oder rutschst beim Treppenstiegen aus. Bei einer Muskelzerrung spürt man zunächst nur leichte Beschwerden, die langsam zunehmen. Dabei fühlt sich der Muskel hart an. Je nach Stärke der Überdehnung kann es zu Blutergüssen und Muskelfaserrissen führen.

Bei allen drei Verletzungsarten sollte man bei der Erstversorgung die PECH-Regel anwenden (siehe Seite 56).

FORMEL ZUM ERRECHNEN DES MUSKELGEWICHTS:

Frau: Körpergewicht × 31 Prozent = Muskelgewicht
Mann: Körpergewicht × 38 Prozent = Muskelgewicht

VERSTAUCHTEN KNÖCHEL VERSORGEN

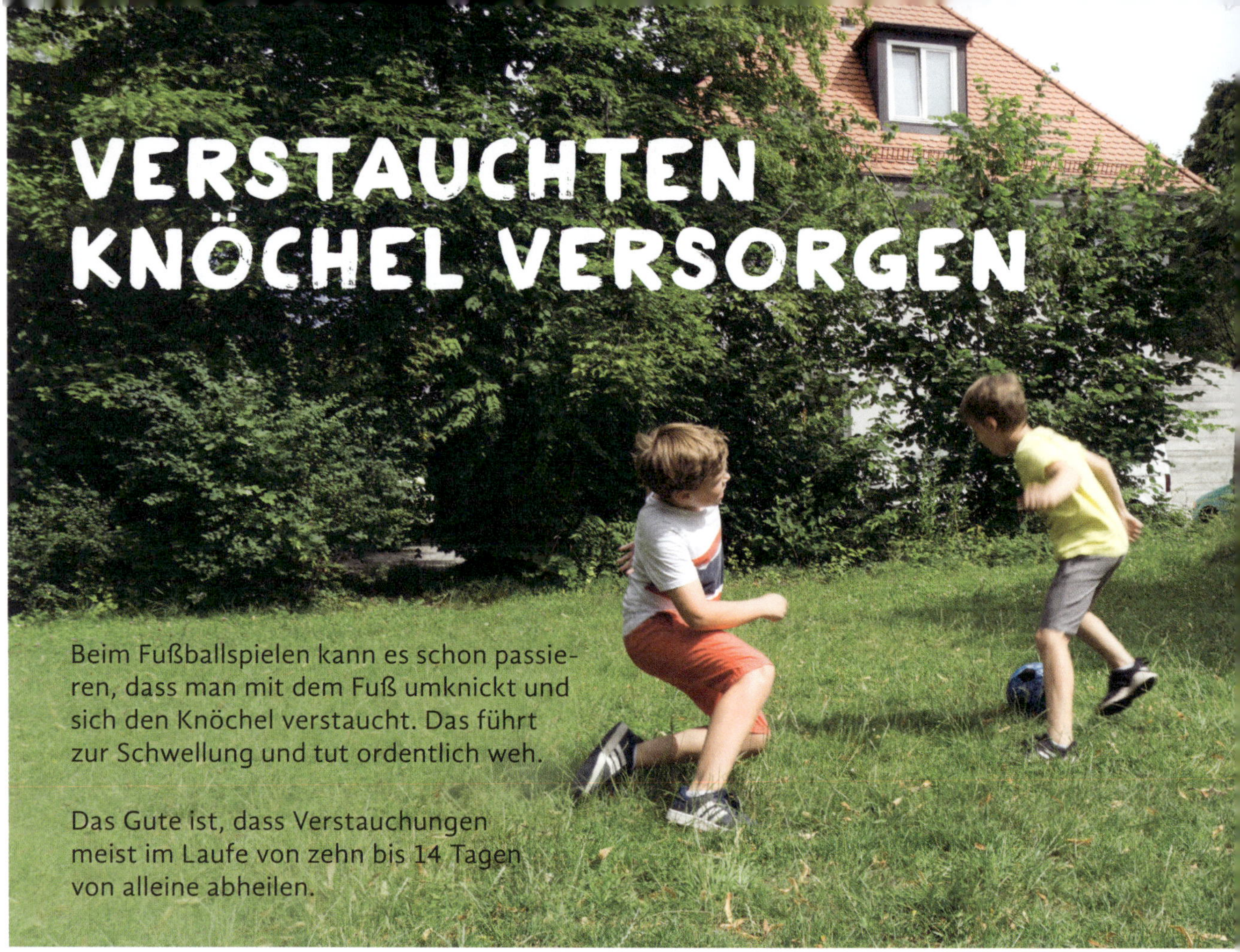

Beim Fußballspielen kann es schon passieren, dass man mit dem Fuß umknickt und sich den Knöchel verstaucht. Das führt zur Schwellung und tut ordentlich weh.

Das Gute ist, dass Verstauchungen meist im Laufe von zehn bis 14 Tagen von alleine abheilen.

Zur Ersten Hilfe bei Verstauchungen wird die PECH-Regel angewendet:

- **P** — **Pause** einlegen
- **E** — **Eis** auflegen
- **C** — **Compression** (Druckverband) anlegen
- **H** — **Hochlagern**

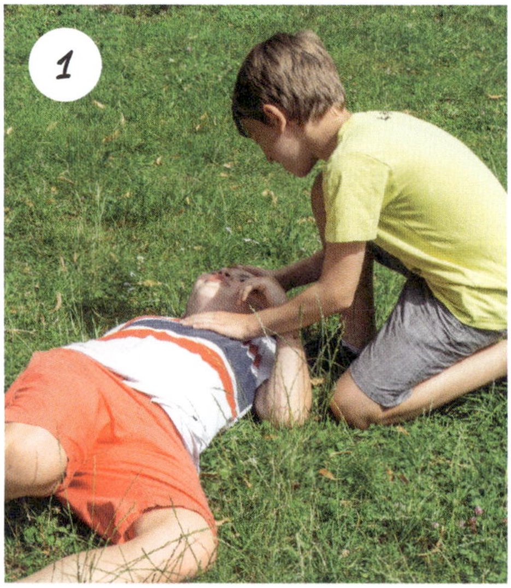

Beruhige das Kind und frag, wo es ihm wehtut.

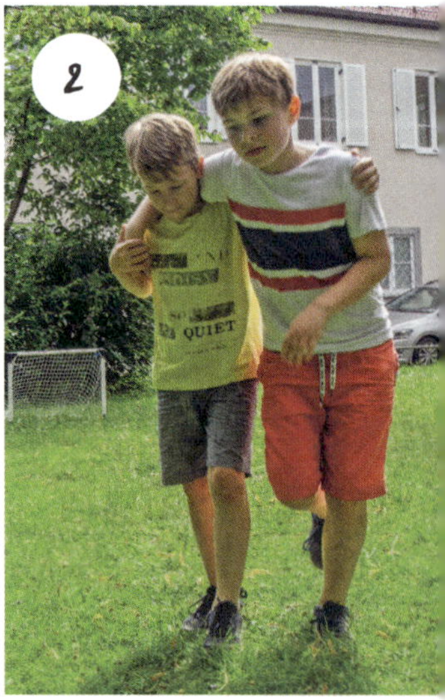

Stütze das Kind an der Seite des verletzten Fußes und führe es zu einem ruhigen Platz.

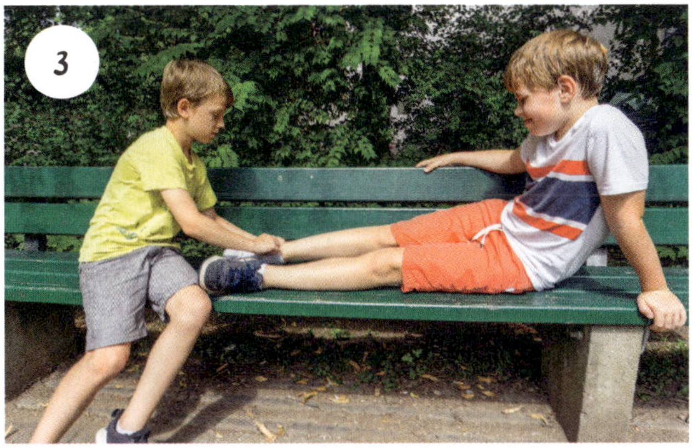

P Lege den verletzten Fuß zum Ausruhen hoch. Ziehe vorsichtig den Schuh und die Socke aus.

JULIUS RÄT

1. Falls du zum Kühlen einen Kühlakku verwendest, lege ihn wegen der Erfrierungsgefahr nicht direkt auf die Haut, sondern nimm ein Tuch oder ein Stück Stoff dazwischen.
2. Der Druckverband soll fest sitzen, um Schwellungen und Blutergüsse zu vermeiden, darf allerdings nicht den Blutfluss abschnüren.
3. Ruf den Notarzt, wenn das Kind starke Schmerzen hat. Es könnte sein, dass Bänder gerissen sind oder der Fuß gebrochen ist.

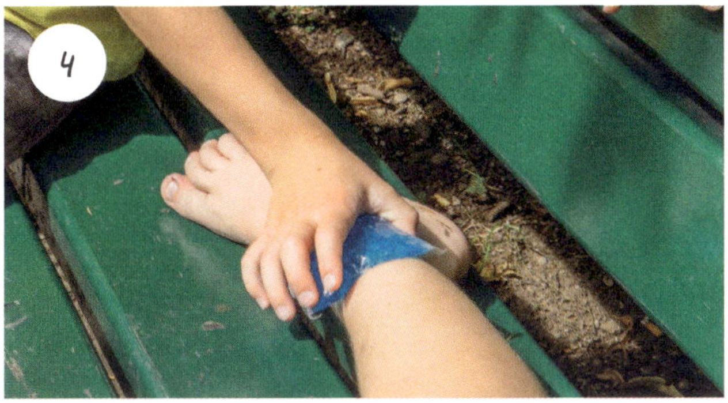

E Lege ein Coolpack oder einen in kaltes Wasser getauchten Lappen auf den Knöchel.

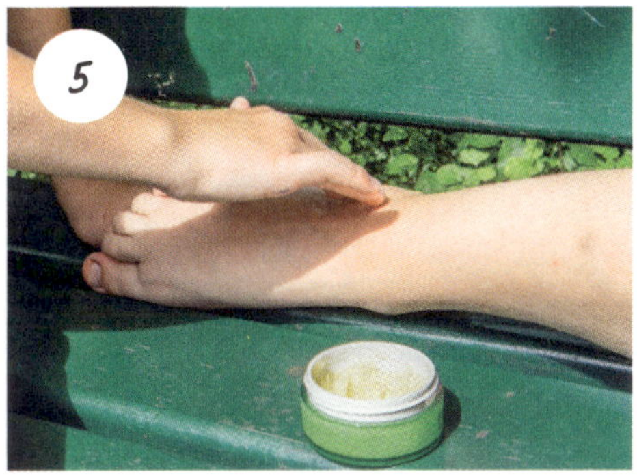

Creme den Knöchel mit Arnika- oder Spitzwegerichsalbe (Rezeptur siehe Seite 46) ein.

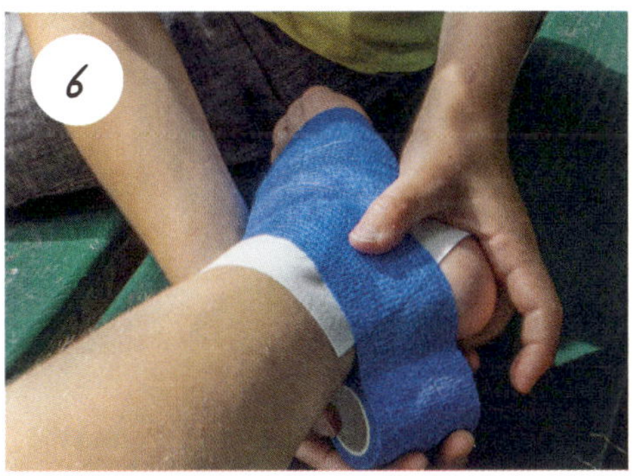

C Lege eine Kompresse auf die eingecremte Stelle und umwickle den Knöchel mit einem selbsthaftenden Verband – von unten nach oben.

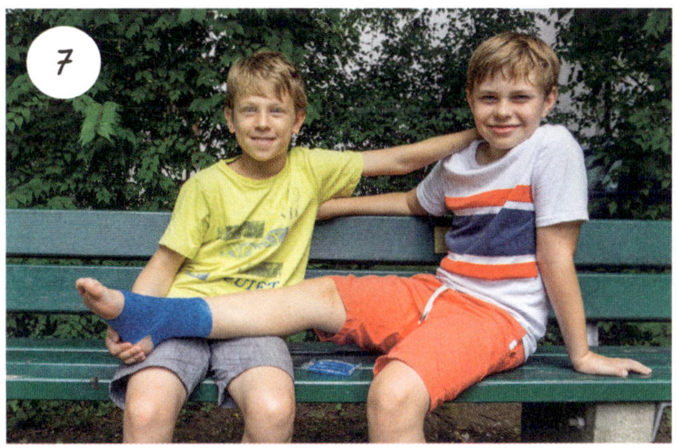

H Lagere den verletzten Fuß hoch und stütze ihn ab, damit das Blut gut abfließen kann.

DAS KNOCHEN-EXPERIMENT

AUS HART WIRD WEICH

Knochen halten viel aus. Das liegt an dem harten, widerstandsfähigen Kalzium. Hast du mal probiert, einen Hähnchenknochen durchzubrechen? Das braucht schon einiges an Kraft. Julius zeigt dir in einem Experiment, wie aus dem harten Beinknochen eines Hähnchens ein butterweicher Gummiknochen wird.

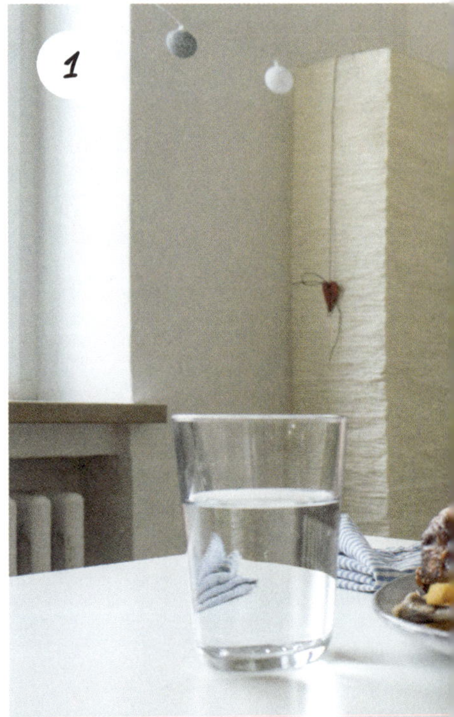

Ein halbes Hähnchen und eine Tüte Pomme
bei ihm übrig.

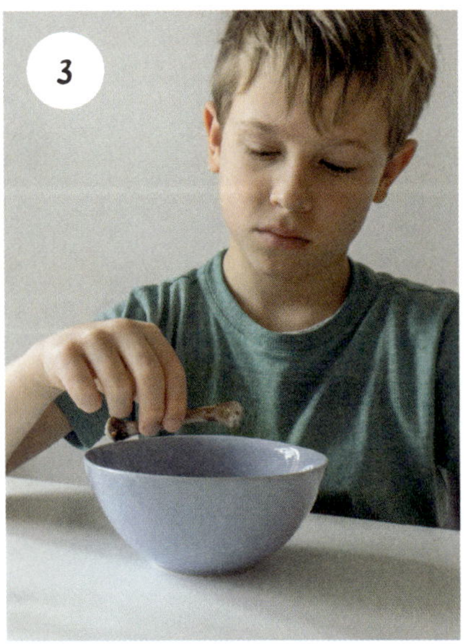

Den Knochen legt er in die Schale.

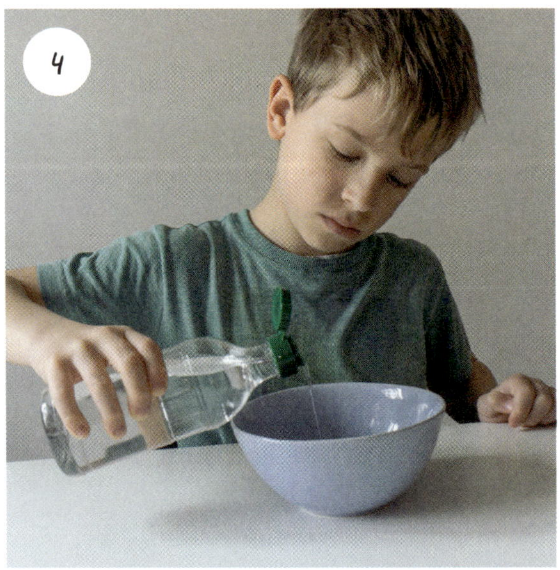

Er gießt Essigessenz hinein, bis der Knochen vollständig bedeckt ist.

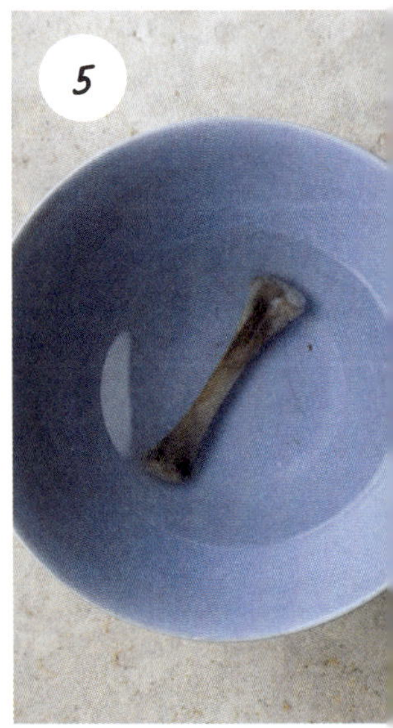

Die Schale lässt er drei bis vi
Tage in der Küche stehen.

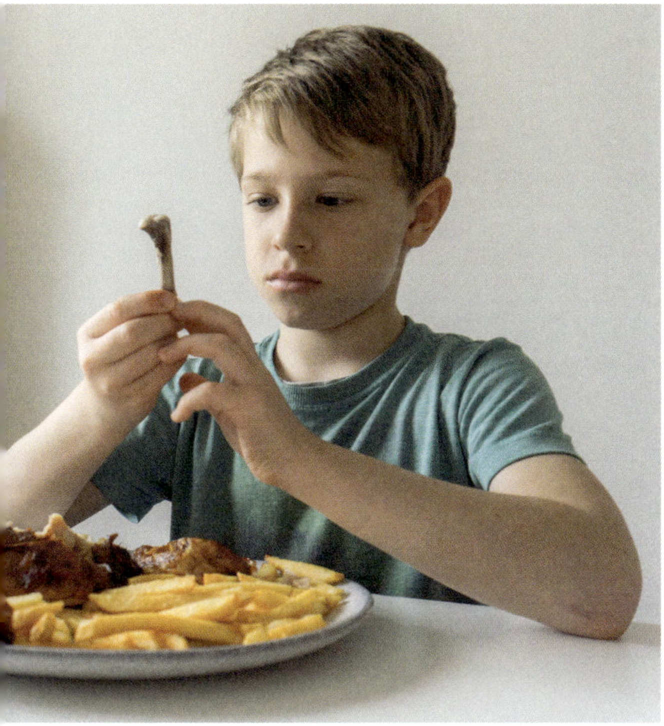

ker! Am liebsten mag Julius die Keulen. Nur die Knochen bleiben

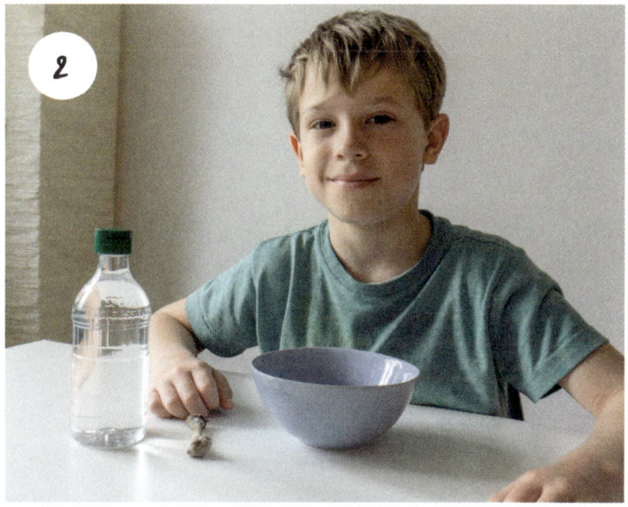

Für das Experiment legt er sich eine Schale, Essigessenz und einen abgenagten Knochen zurecht.

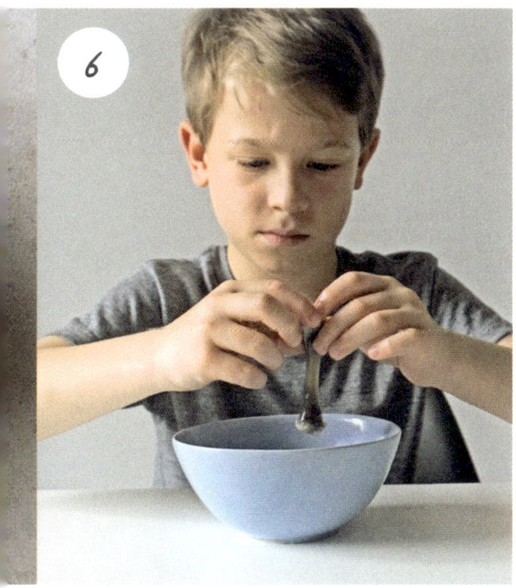

Danach nimmt er den Knochen heraus.

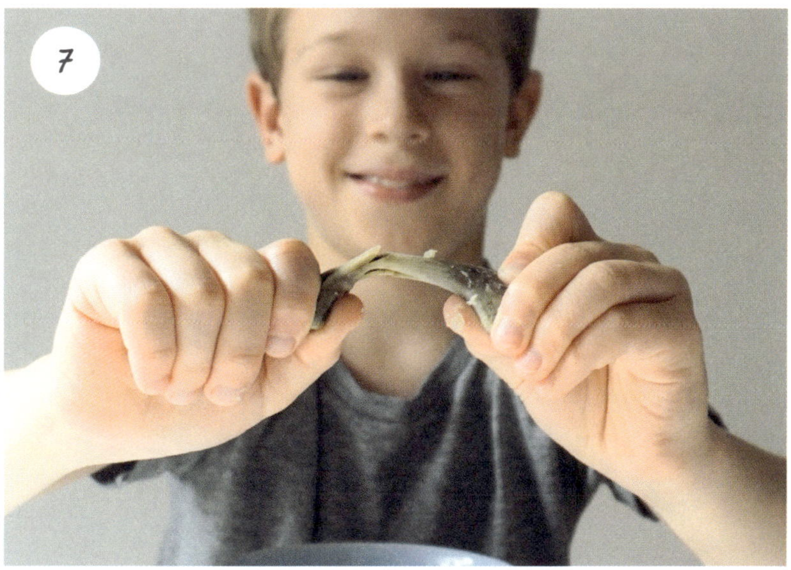

Er lässt sich biegen wie Gummi. Warum? Die Essigsäure hat das Kalzium aus dem Knochen gelöst, sodass nur noch die flexiblen Proteinfasern übriggeblieben sind.

DIY GIPSHAND

WIE DIE STARS IN HOLLYWOOD

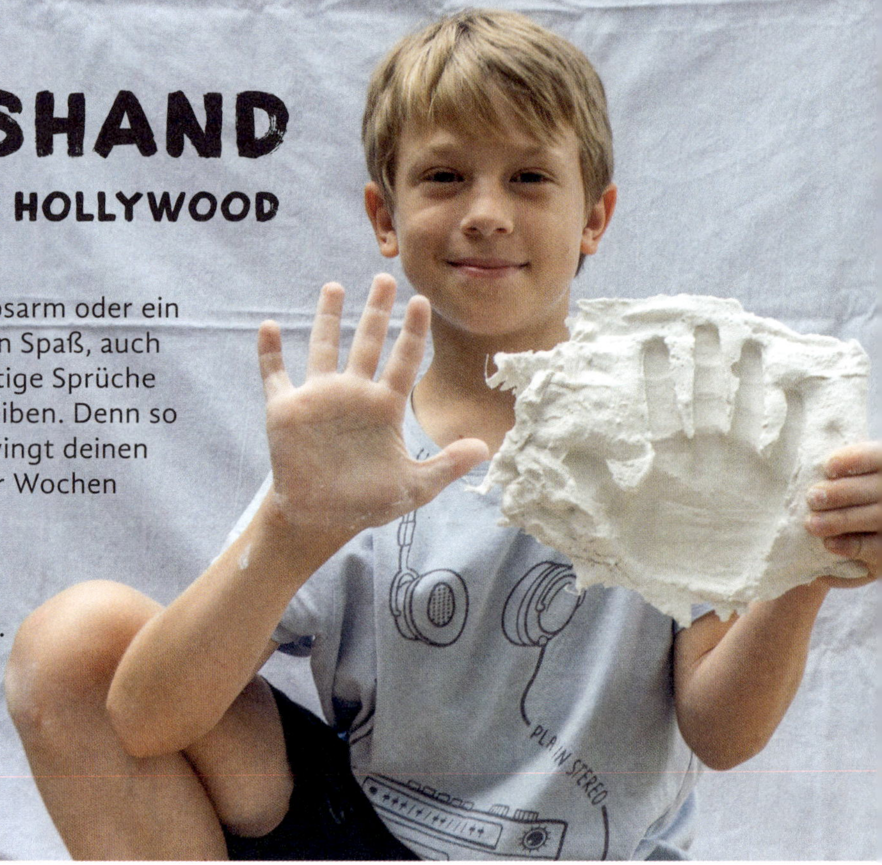

Hast du schon mal einen Gipsarm oder ein Gipsbein gehabt? Das ist kein Spaß, auch wenn die Freunde einem lustige Sprüche und ihre Namen daraufschreiben. Denn so ein Gips ist sehr hart und zwingt deinen Arm oder Bein, sich darin für Wochen nicht zu bewegen.

Julius erinnert sich noch gut an seinen gebrochenen Arm. Als Erinnerung bastelt er einen Gipsabdruck. Der ist dann aber für die Wand und nicht für die Hand.

DU BRAUCHST:

2 Gipsverbände (15 × 200 Zentimeter), 2 Liter Wasser, 1 Eimer, 1 großes Holzbrett

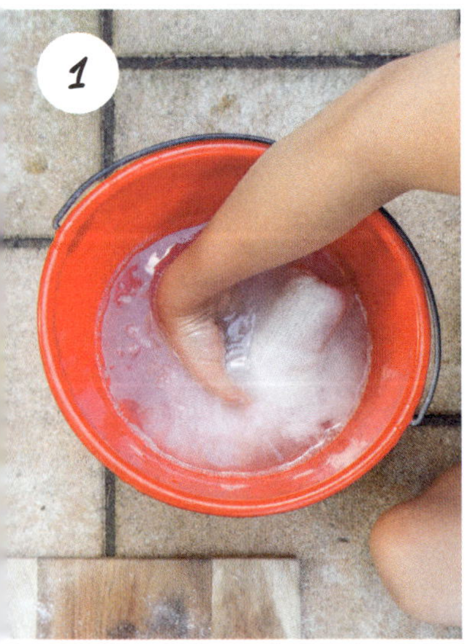

1

Einen Gipsverband in etwa 25 Grad warmem Wasser kurz einweichen.

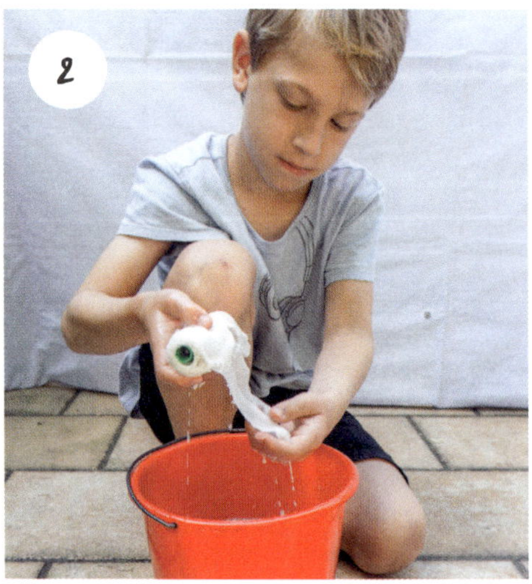

2

Den Verband aus dem Eimer nehmen und das Ende abrollen.

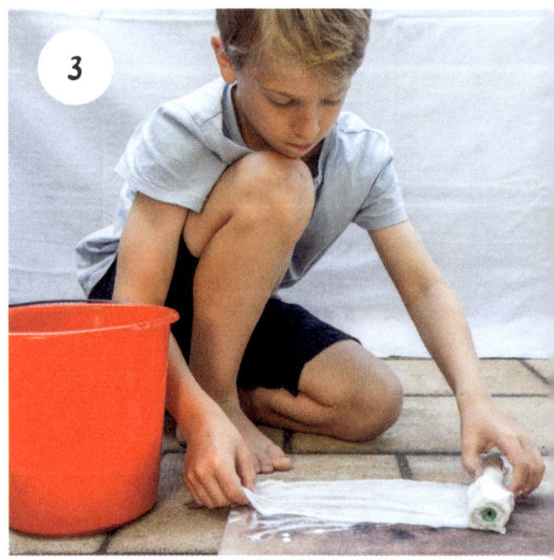

3

Nun muss es schnell gehen, denn der Verband wird innerhalb weniger Minuten hart. Lege ihn auf ein Holzbrett und wickele eine Lage aus.

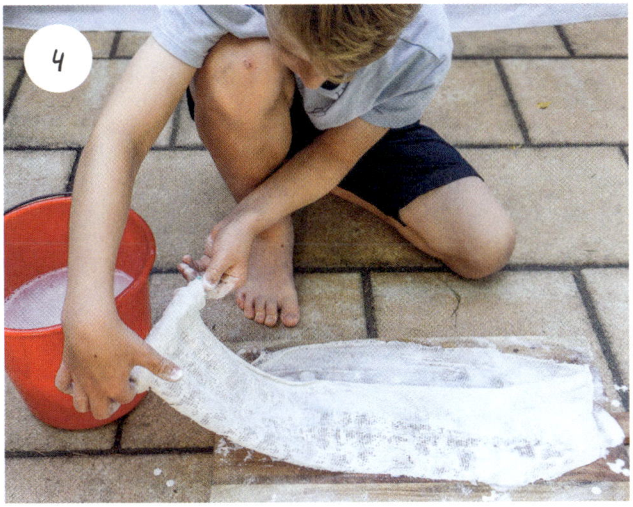

Am Ende des Brettes wechsele die Richtung und lege weitere Schichten im Wechsel übereinander, bis der Verband abgerollt ist. Nimm den zweiten Gipsverband und lege ihn in derselben Art (Schritte 1 – 4) auf den ersten.

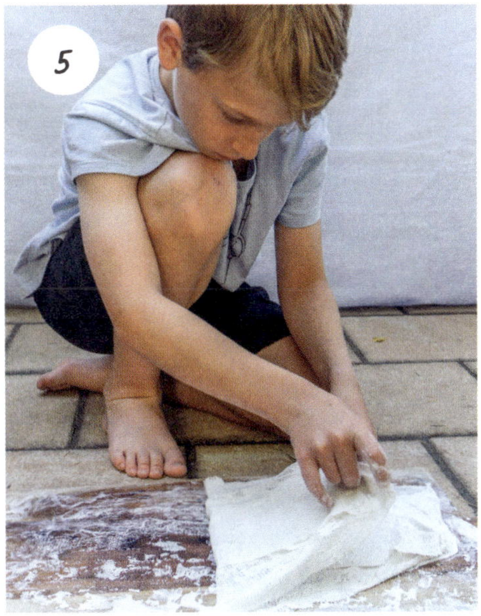

Falte die Schichten in der Mitte zusammen.

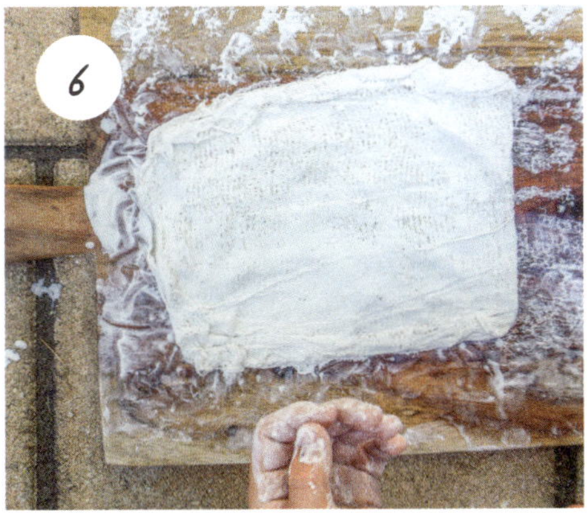

Nun gut zielen …

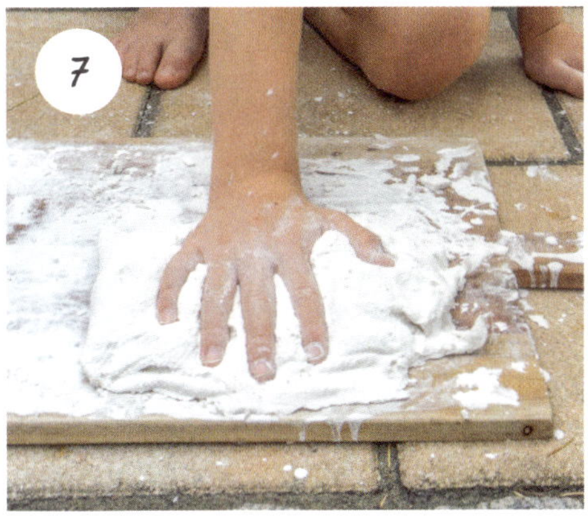

… und eine Hand eine Minute lang fest in das Gipspaket drücken.

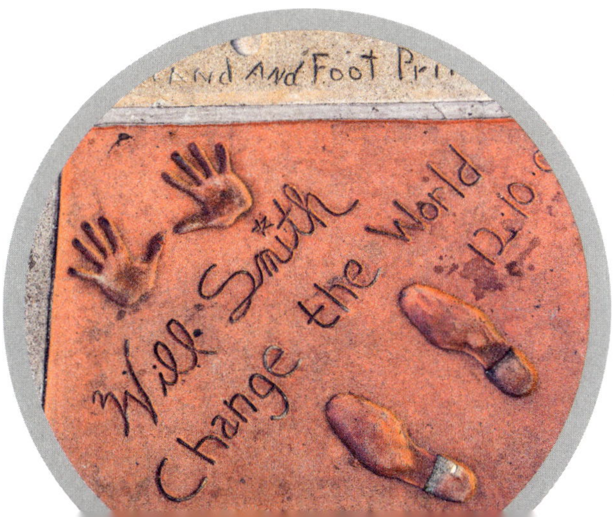

AUF DEM HOLLYWOOD BOULEVARD IN LOS ANGELES HABEN VIELE PROMINENTE IHRE HÄNDE UND FÜSSE IN FLÜSSIGEN ZEMENT GEDRÜCKT UND SICH SO VEREWIGT.

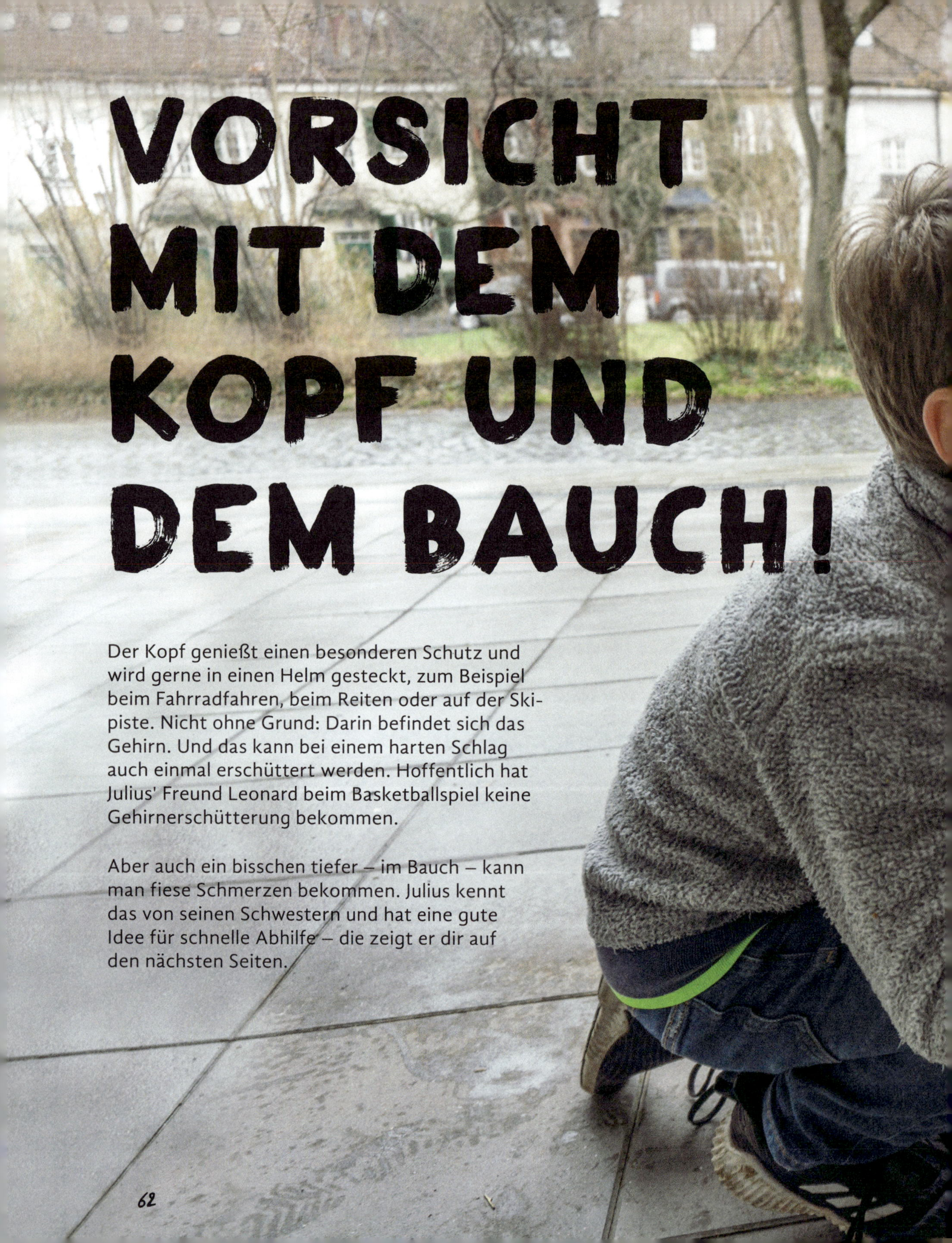

VORSICHT MIT DEM KOPF UND DEM BAUCH!

Der Kopf genießt einen besonderen Schutz und wird gerne in einen Helm gesteckt, zum Beispiel beim Fahrradfahren, beim Reiten oder auf der Skipiste. Nicht ohne Grund: Darin befindet sich das Gehirn. Und das kann bei einem harten Schlag auch einmal erschüttert werden. Hoffentlich hat Julius' Freund Leonard beim Basketballspiel keine Gehirnerschütterung bekommen.

Aber auch ein bisschen tiefer – im Bauch – kann man fiese Schmerzen bekommen. Julius kennt das von seinen Schwestern und hat eine gute Idee für schnelle Abhilfe – die zeigt er dir auf den nächsten Seiten.

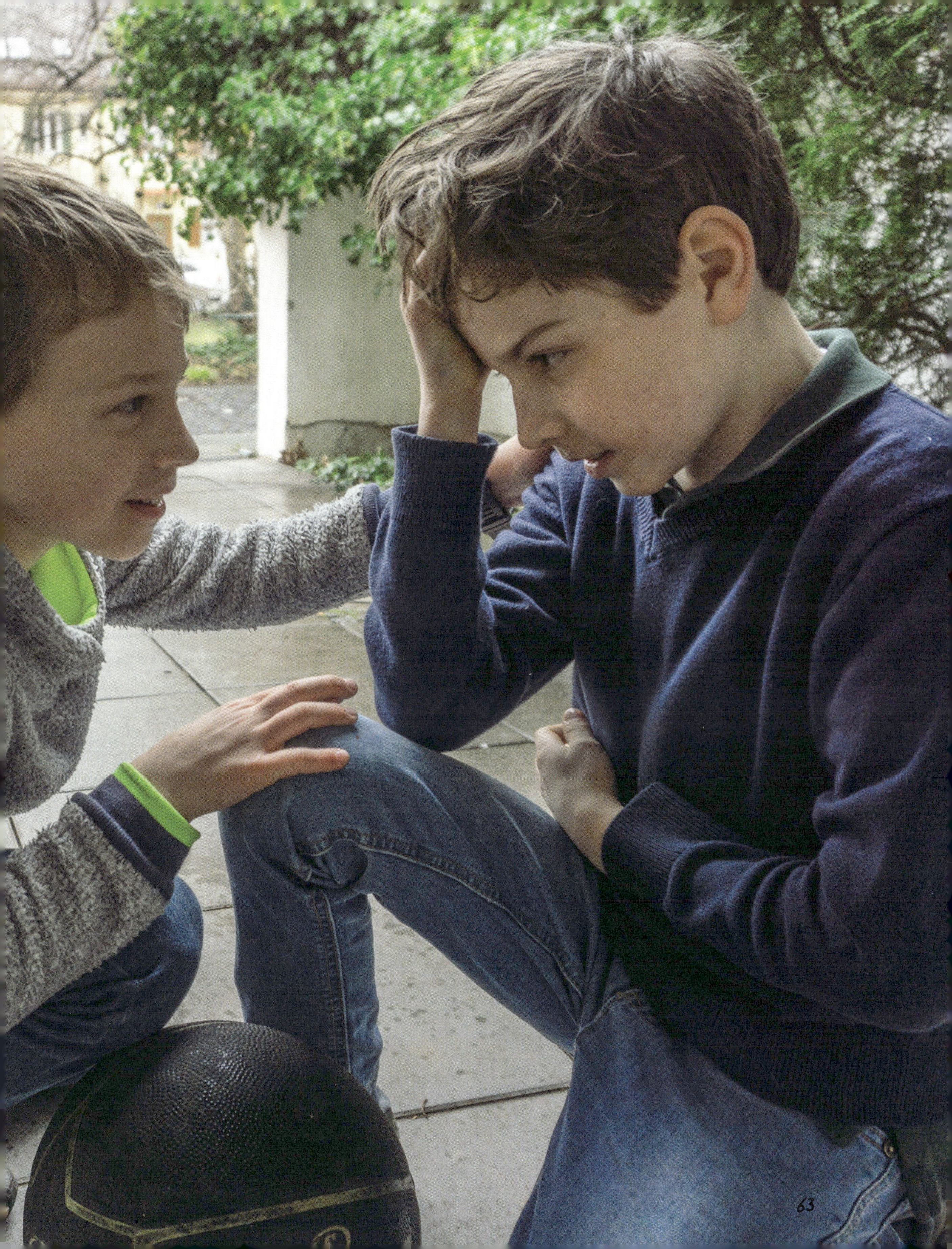

FINGER AN GEHIRN: ICH HABE MICH GESCHNITTEN!

Das Gehirn ist die Steuerungszentrale des Körpers. Von hier aus wird alles gemanagt. Wenn du dich in den Finger schneidest, merken das die Schmerzrezeptoren in deiner Haut und schicken die Nachricht über das Rückenmark die Wirbelsäule hoch ins Gehirn. Erst wenn der Reiz dort ankommt, nimmst du den Schmerz wahr.

Das Gehirn braucht für seine Arbeit riesige Mengen Nährstoffe und sehr viel Sauerstoff. 2.000 Liter Blut fließen täglich durch das Gehirn, um es mit der nötigen Menge an Sauerstoff zu versorgen. Würde es nur wenige Sekunden keinen Sauerstoff bekommen, würden Nervenzellen absterben. Damit es gegen Druck und Stöße von außen geschützt ist, liegt das Gehirn im Schädel und schwebt darin, gut gepolstert, in dem Gehirnwasser. Wie das funktioniert, zeigt Julius dir in dem Eierglasexperiment Seite 68.

KLEINHIRN

Es ist zuständig für Gleichgewicht und Bewegungen sowie deren Koordination. Bei Tieren – vor allem bei Vögeln – ist dieser Bereich des Gehirns stärker entwickelt als beim Menschen. Zusätzlich hilft es Kindern, die Sprache und soziales Verhalten zu erlernen.

RÜCKENMARK

Es verläuft geschützt im Wirbelkanal der Wirbelsäule und verbindet das Gehirn mit dem Nervensystem im Körper. Seine Aufgabe ist es, Informationen vom Gehirn zum Körper und von diesem zurück zu übertragen. Auf diese Weise gelangen Schmerzreize von einem Schnitt in den Finger in dein Gehirn und lösen dort den Schmerz aus.

FORMEL ZUM ERRECHNEN DES GEHIRNGEWICHTS:

Körpergewicht × 2 Prozent = Gehirngewicht

WUSSTEST DU, DASS …

… das Gehirn von allen Organen am meisten Sauerstoff verbraucht?

… das Gehirn zu 90 Prozent aus Wasser besteht und deshalb weich wie Butter ist?

… das Gehirn ungefähr 14 Milliarden Nervenzellen besitzt? Das sind mehr Nervenzellen als Sterne in der Milchstraße!

… das Gehirn so viele Informationen speichern kann, wie in ein 20-bändiges Lexikon passt?

… das Gehirn eines Neugeborenen etwa 300 Gramm wiegt, das eines Erwachsenen 1,4 Kilogramm und das eines Pottwals 9,5 Kilogramm? Keine Sorge, die Intelligenz hängt nicht mit dem Gewicht des Gehirns zusammen.

… Bakterien, Pflanzen und Pilze kein Gehirn haben?

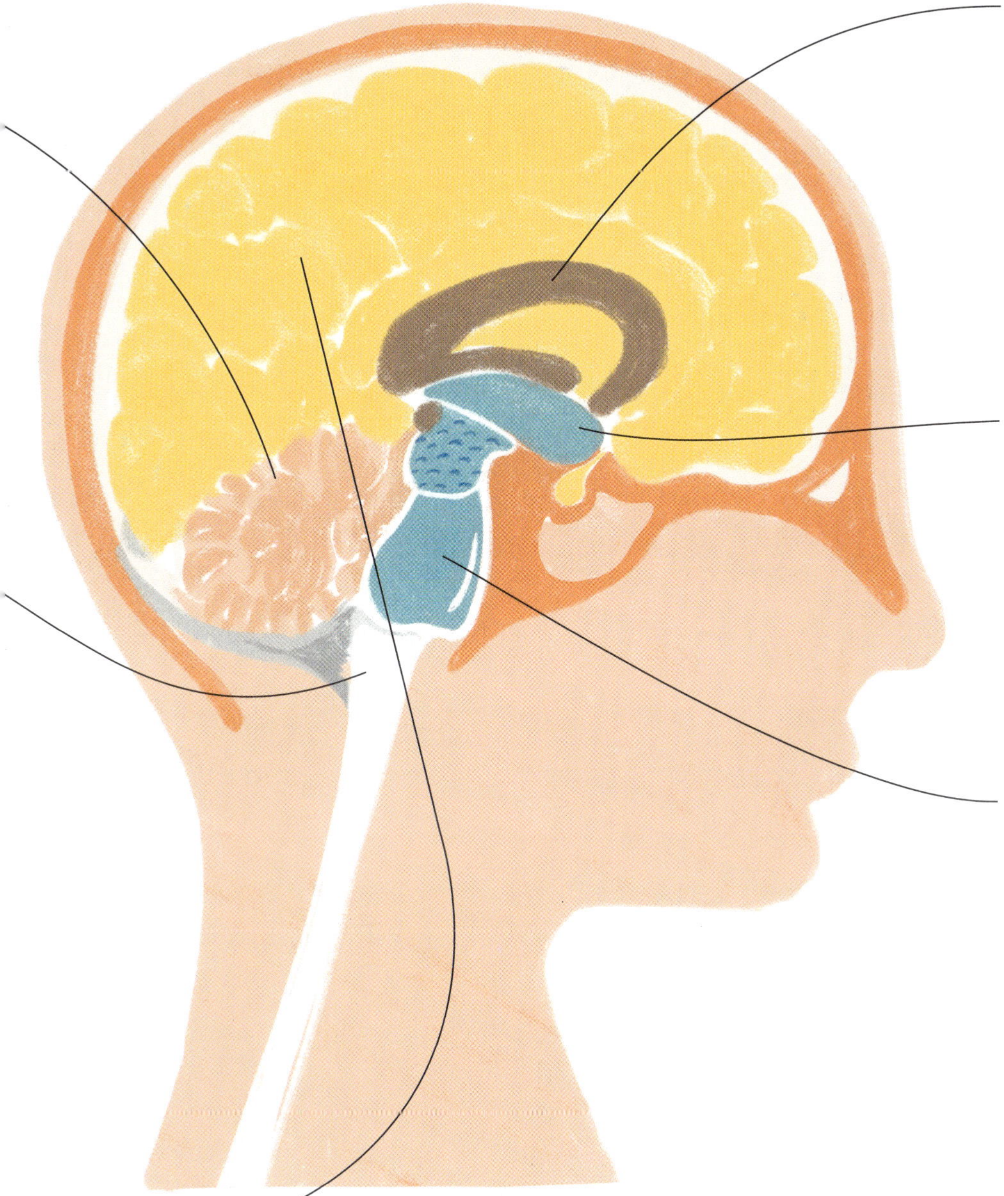

BALKEN

Die linke und rechte Hälfte des Großhirns sind durch einen dicken Nervenstrang (Balken) miteinander verbunden. Durch den Balken fließen Informationen und werden Aufgaben zwischen beiden Gehirnhälften koordiniert.

ZWISCHENHIRN

Hier ist das Zentrum für das Empfinden von Schmerzen, für die Regulation der Körpertemperatur und das Empfinden von Gefühlen. Im Zwischenhirn wird auch erkannt, ob du Hunger oder Durst hast oder müde bist.

HIRNSTAMM

Hier werden die lebenswichtigen Funktionen wie Herzschlag, Atmung und Verdauung gesteuert. Der Hirnstamm ist auch dafür verantwortlich, dass du schnell die Augen schließt, wenn ein Gegenstand in deine Nähe kommt (Lidschlussreflex), oder du hustest, wenn du dich verschluckt hast (Hustenreflex).

GROßHIRN

Es steuert Denken und Handeln und bringt alle Informationen in einen sinnvollen Zusammenhang. Mit den fünf Sinnen (Sehen, Hören, Riechen, Tasten und Schmecken) stellt das Gehirn fest, was draußen in der Welt geschieht. Die Sinneseindrücke werden ans Gehirn geschickt und dort in Gedanken und Gefühle umgewandelt.

Das Großhirn besteht aus zwei Hälften, die je auf bestimmte Aufgaben spezialisiert sind: in der linken Gehirnhälfte sitzen die Sprache und die Logik, in der rechten Gehirnhälfte die Kreativität und der Orientierungssinn.

GEHIRNERSCHÜTTERUNG VERSORGEN

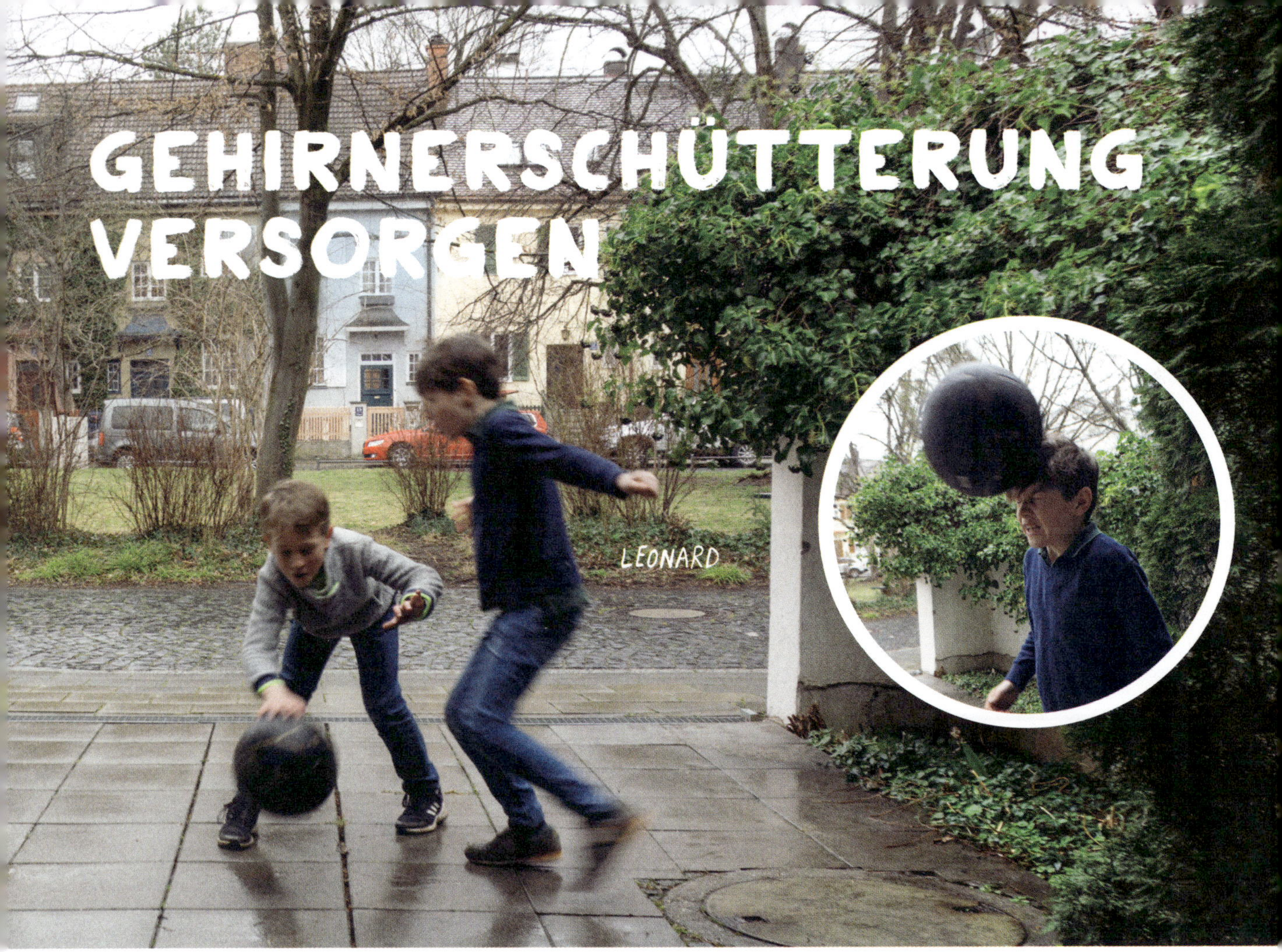

Schläge und Stürze auf den Kopf sind bei Kindern keine Ausnahme. Da ihr Schädel elastischer ist als der von Erwachsenen, kann er Stöße zum Glück besser abfangen. Zudem schützt das Gehirnwasser das Gehirn bei kleinen Unfällen.

Bei stärkeren Stößen kann es zu einer Erschütterung des Gehirns kommen. Hier ist es wichtig, das Verhalten des Verletzten zu beobachten und gegebenenfalls den Notarzt zu rufen.

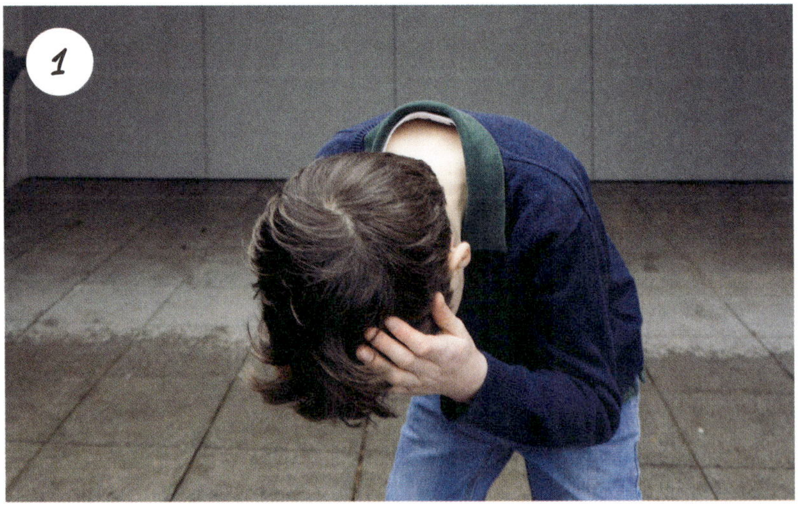

Durch einen starken Stoß am Kopf wird das Gehirn irritiert, aber nicht verletzt. Sollte das Kind bei Bewusstsein bleiben, lass es sich setzen und versorge kleine Prellungen mit einer kalten Kompresse und Wunden mit einem Pflaster oder einem Verband.

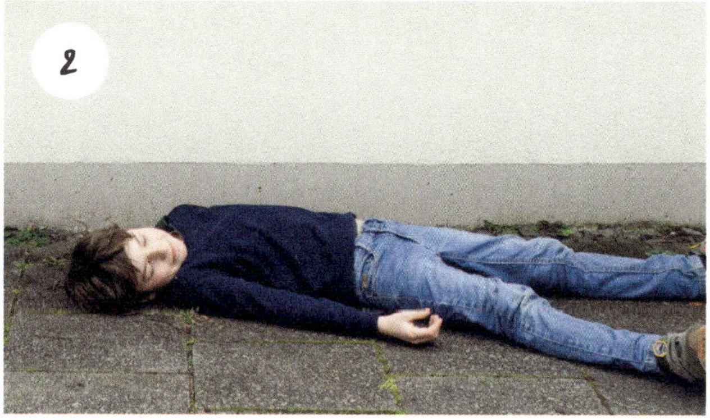

Wird das Kind kurz bewusstlos, beobachte es genau. In der Regel kommt es in weniger als 20 Sekunden wieder zu sich.

LÄNGER BEWUSSTLOS?

NEIN
Weiter mit Schritt 3

JA
Atemcheck (Seite 84)

JULIUS RÄT

1. Da man Verletzungen im Kopf von außen nicht erkennen kann, gehe vom Schlimmsten aus.
2. Lass das Kind ruhen, damit sich das Gehirn regenerieren kann.
3. Beobachte das Kind auf Verhaltensauffälligkeiten.
4. Wunden im Gesicht sollten aus kosmetischen Gründen im Krankenhaus versorgt werden.

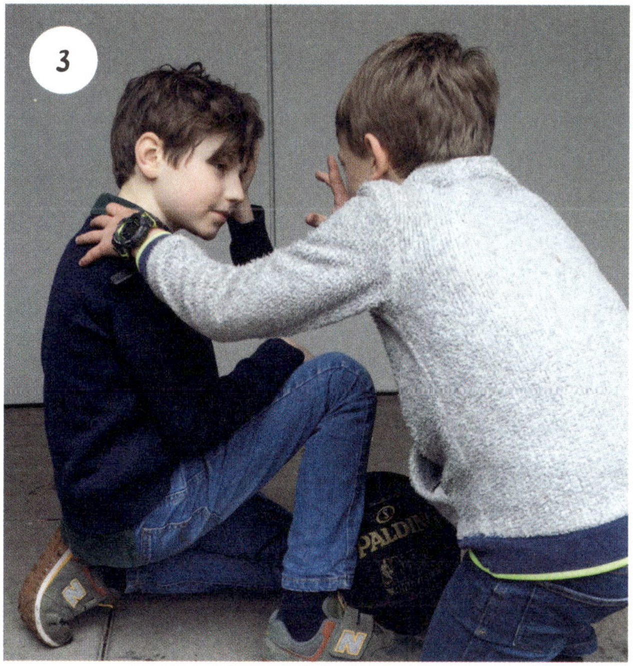

Nachdem das Kind aus der kurzen Bewusstlosigkeit wieder zu sich gekommen ist, beobachte, ob es sich auffällig verhält, zum Beispiel ob es müde wird, nicht mehr so gut sieht, Kopfschmerzen bekommt, ihm schwindelig ist oder es erbricht.

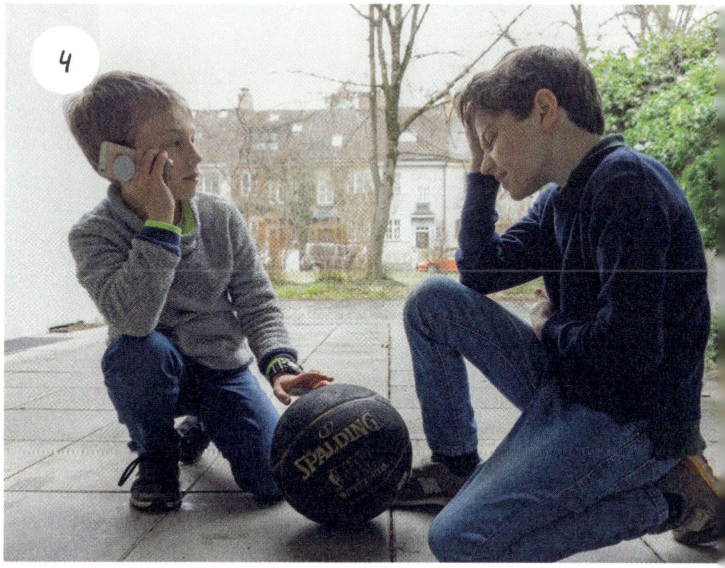

Wenn sich das Kind auffällig verhält, rufe den Notarzt, da es sich um eine Gehirnerschütterung handeln könnte.

DAS EIERGLAS-EXPERIMENT

ODER: WIE FUNKTIONIERT SCHWERELOSIGKEIT?

Obwohl unser Gehirn leicht verletzbar ist, hält es im Alltag jede Menge Stöße aus. Selbst einen Kopfball steckt Julius locker weg. Das Geheimnis liegt in der Flüssigkeit, in der das Gehirn schwerelos schwimmt. Wie das funktioniert, zeigt Julius dir in diesem Experiment.

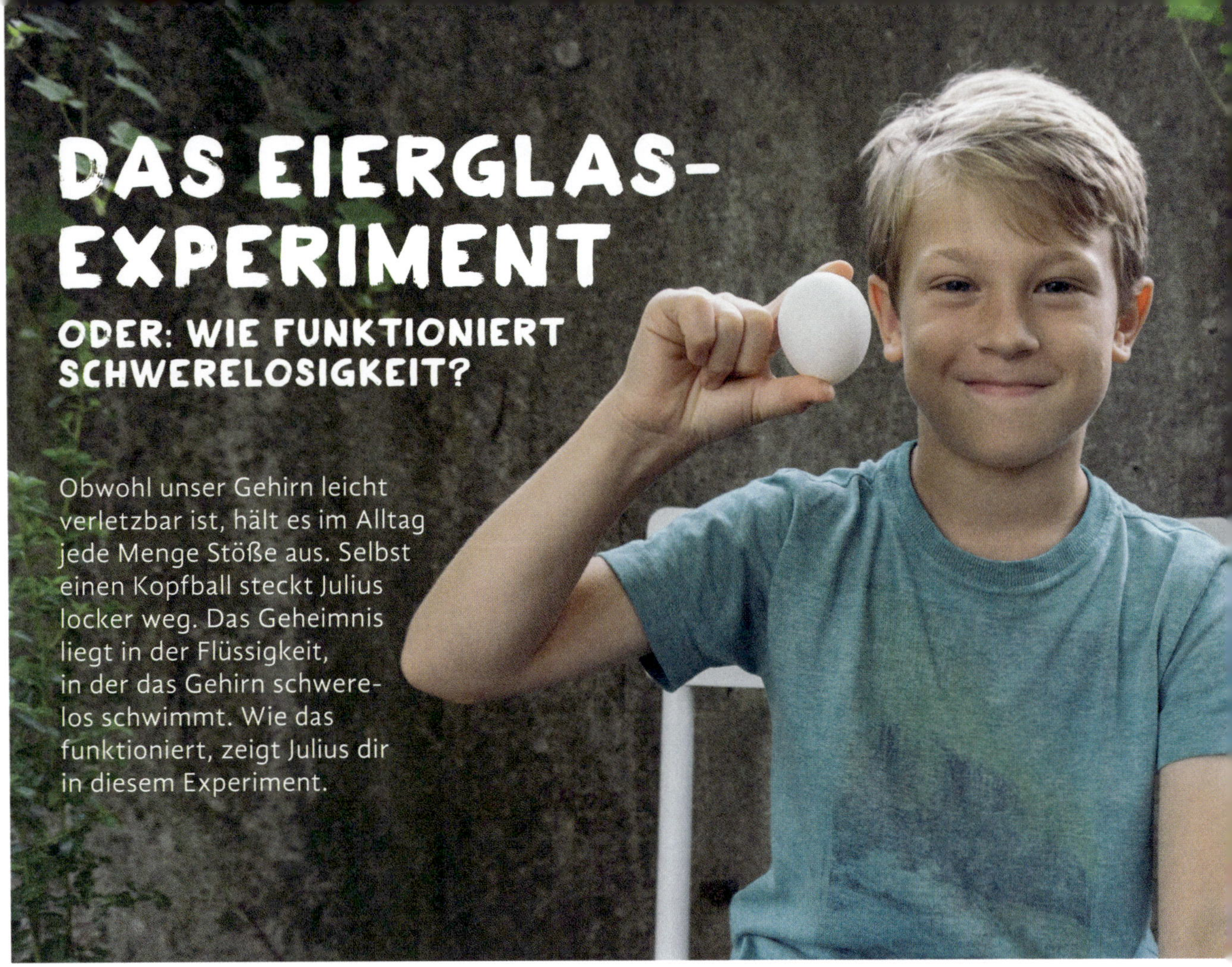

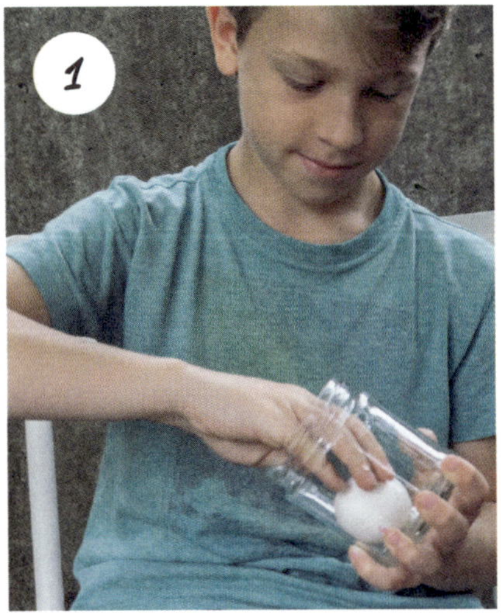

Lege vorsichtig ein rohes Ei in ein Marmeladenglas.

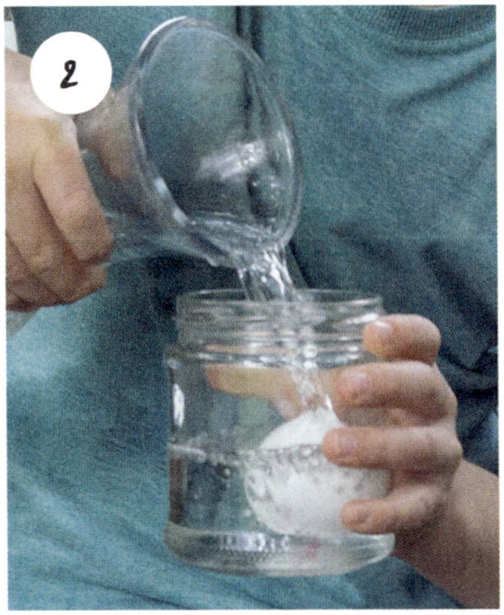

Gieße Wasser bis zum Rand ins Glas.

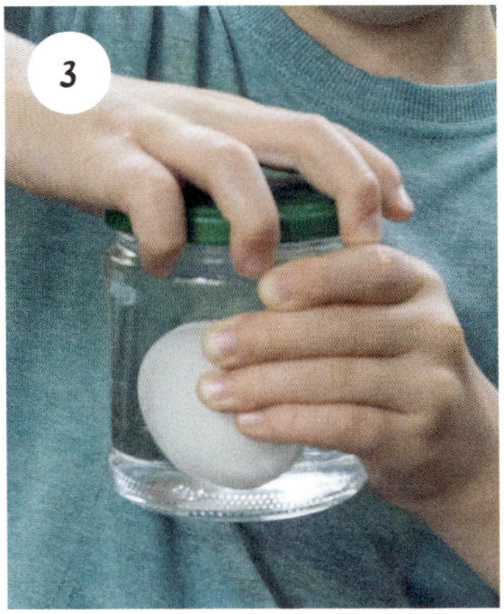

Schraube das Glas fest zu.

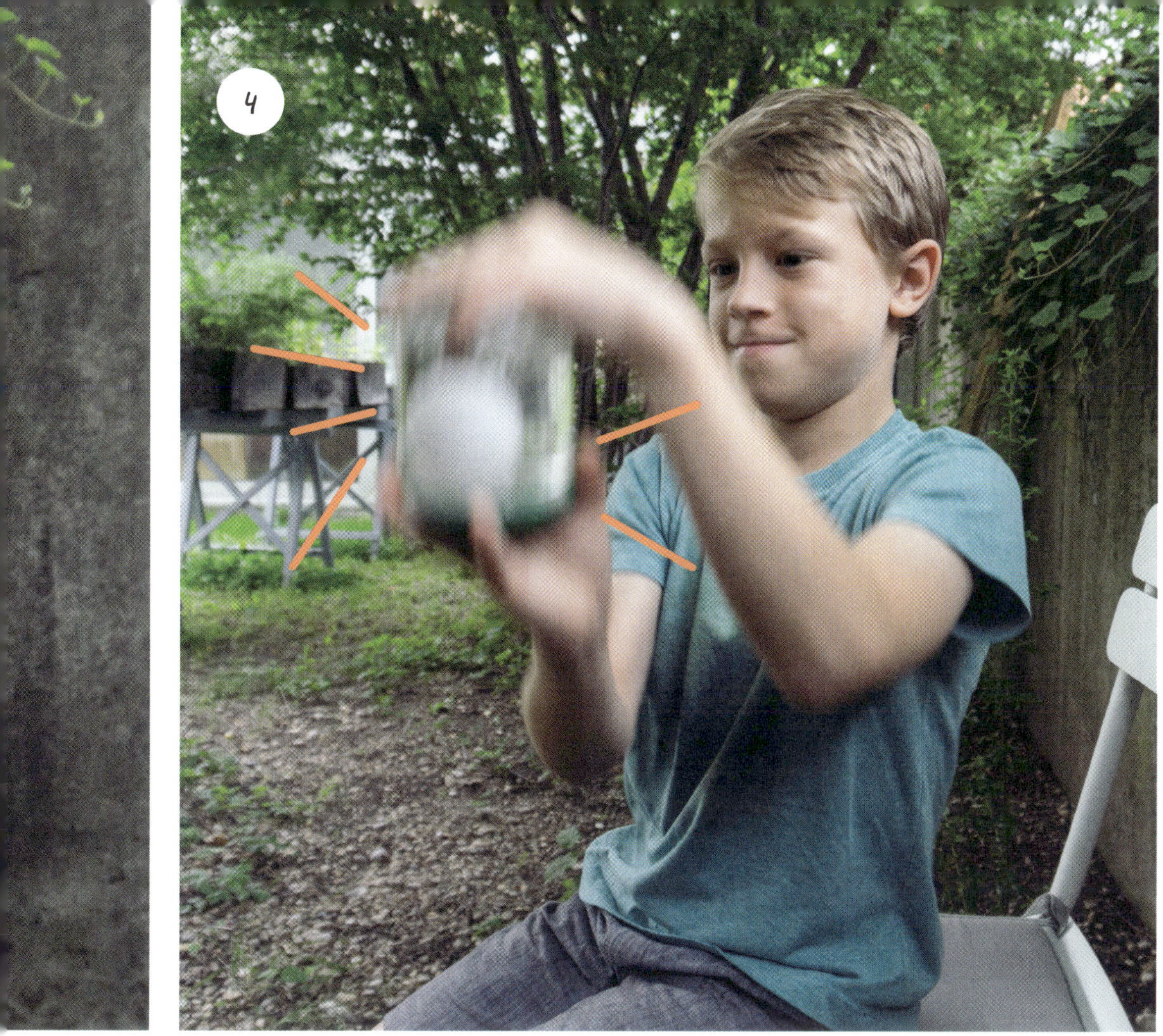
4

Nun das Glas mit dem Ei kräftig schütteln.

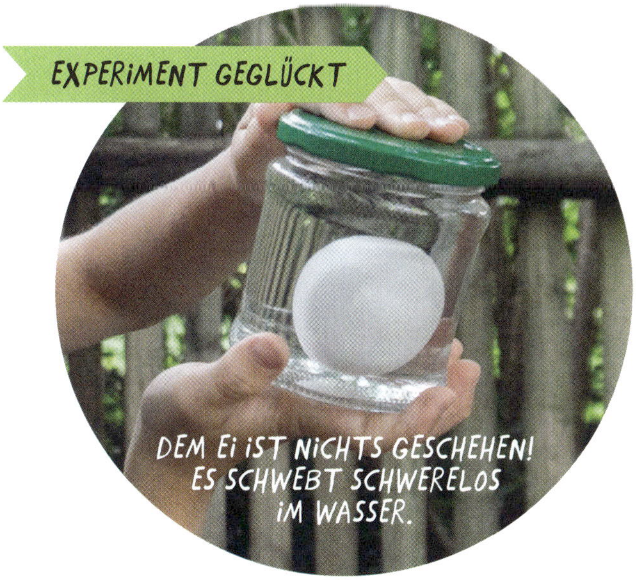
EXPERIMENT GEGLÜCKT
DEM EI IST NICHTS GESCHEHEN! ES SCHWEBT SCHWERELOS IM WASSER.

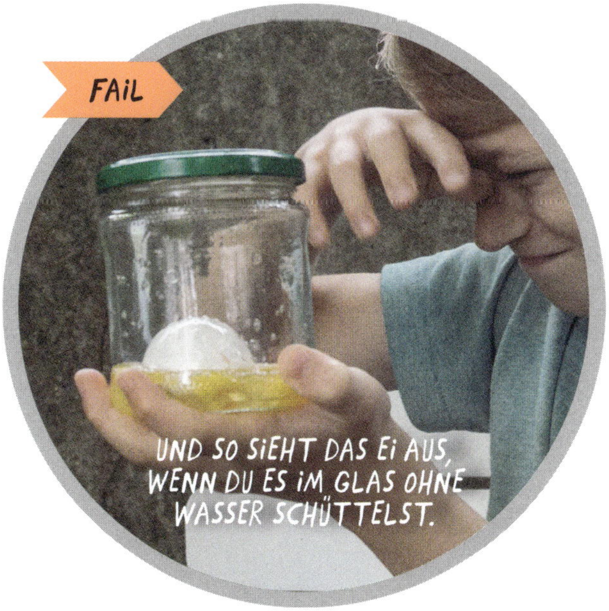
FAIL
UND SO SIEHT DAS EI AUS, WENN DU ES IM GLAS OHNE WASSER SCHÜTTELST.

NUR DEN MAGEN VERDORBEN

Kinder haben häufig Bauchschmerzen. Das kann damit zusammenhängen, dass sie zu viel oder zu schnell oder etwas Verdorbenes gegessen haben. Oft übertragen sich auch Schmerzen von anderen Teilen des Körpers auf den Bauch, etwa vom verstauchten Knöchel, von der Beule am Kopf oder vom Wespenstich am Bein. Aber auch Stress in der Schule oder seelische Probleme können auf den Magen schlagen. Eine gute Erste Hilfe ist eine Wärmflasche oder ein Kirschkernkissen. Wärme wirkt schmerzlindernd, da sie die Muskulatur entspannt und Krämpfe lindert.

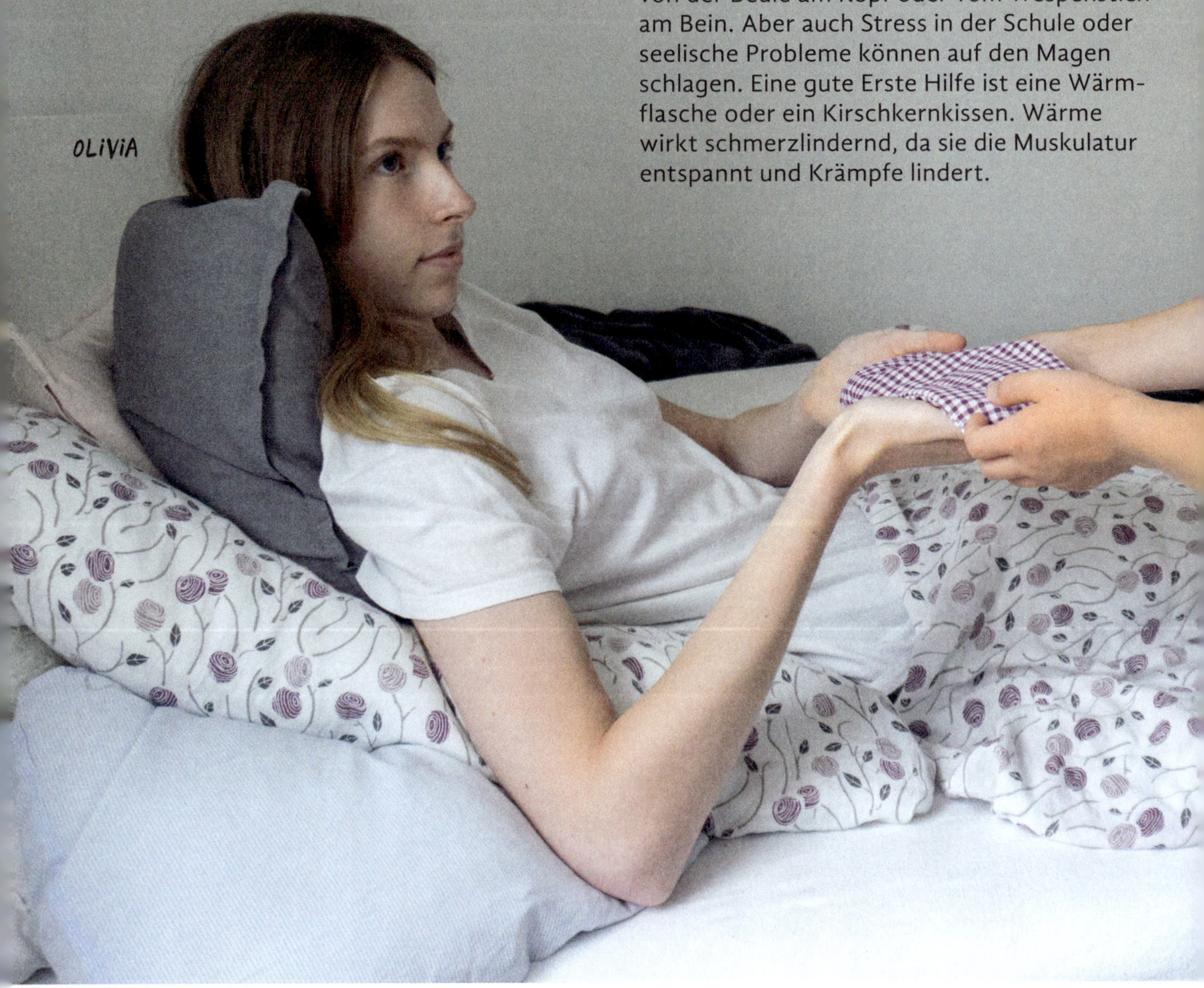

OLIVIA

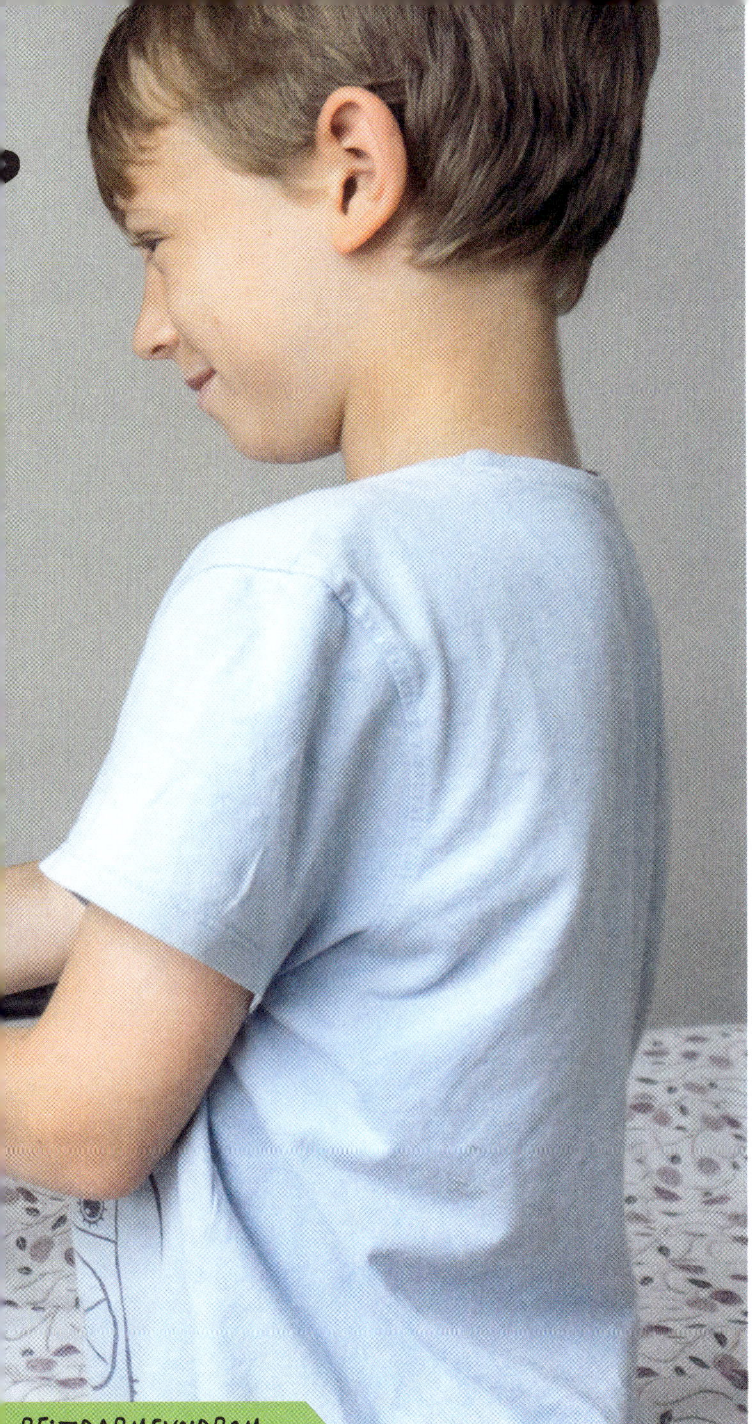

REIZDARMSYNDROM

Hierbei handelt es sich um eine Funktionsstörung des Darms, der verschiedene Zuckerarten wie Milch- oder Fruchtzucker nicht verarbeiten kann. Die Folgen sind häufige, krampfartige Bauchschmerzen, Blähungen, Verstopfungen und Durchfall. Diese Krankheit tritt bei etwa 15 Prozent der Bevölkerung auf – etwa doppelt so oft bei Frauen als bei Männern.

JULIUS RÄT

1. Lege das Kind hin und lass es sich ausruhen. Es sollte seine Kleidung rund um den Bauch öffnen beziehungsweise lockern.
2. Lege ihm etwas unter die Knie, damit sich der Bauch entspannt.
3. Sind die Schmerzen sehr stark, rufe den Rettungsdienst. Es könnte sich um eine Blinddarmentzündung oder einen anderen Notfall handeln.

BLINDDARMENTZÜNDUNG

Wenn sehr starke Bauchschmerzen plötzlich ohne ersichtlichen Grund auftreten, könnte es sich um eine Blinddarmentzündung handeln. Die Schmerzen beginnen in der Bauchmitte und „wandern" in den rechten Unterbauch. Hier muss schnell gehandelt werden, da der Blinddarm platzen kann und der Darminhalt sowie Bakterien in die Bauchhöhle gelangen können. Die Entzündung breitet sich dann im Bauch aus, woran Menschen sogar sterben können.

Eine Blinddarmentzündung erkennst du an den folgenden Anzeichen:

- Bauchschmerzen im rechten Unterbauch
- Temperaturunterschied von mehr als 1 Grad zwischen Messung im Mund und im Po
- Verstopfung und Appetitlosigkeit
- Übelkeit, Erbrechen und Durchfall
- Schmerz nimmt zu, wenn man das rechte Bein anwinkelt, weil neben dem Blinddarm ein Muskel verläuft, der den Oberschenkel beugt

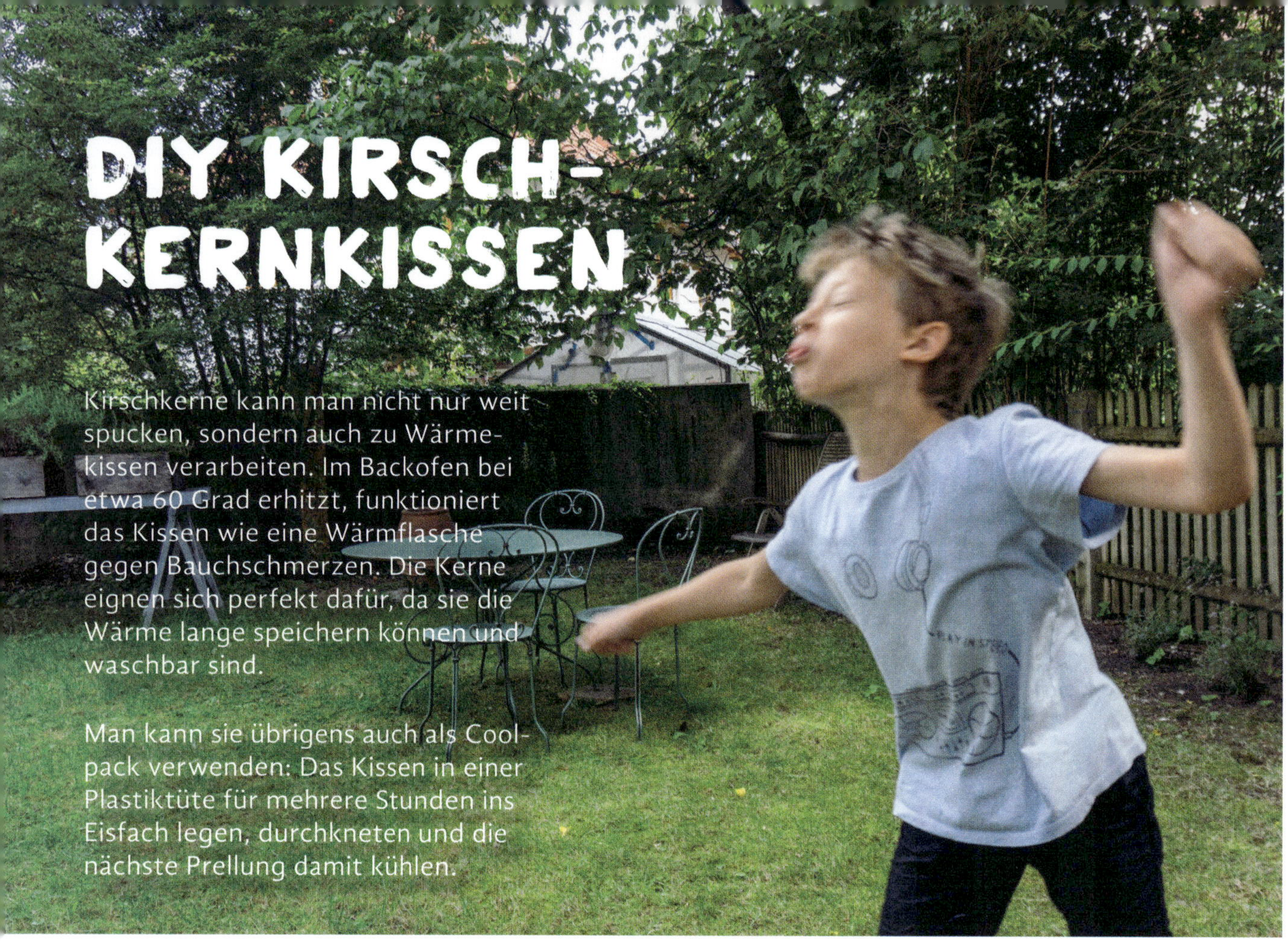

DIY KIRSCH-KERNKISSEN

Kirschkerne kann man nicht nur weit spucken, sondern auch zu Wärmekissen verarbeiten. Im Backofen bei etwa 60 Grad erhitzt, funktioniert das Kissen wie eine Wärmflasche gegen Bauchschmerzen. Die Kerne eignen sich perfekt dafür, da sie die Wärme lange speichern können und waschbar sind.

Man kann sie übrigens auch als Coolpack verwenden: Das Kissen in einer Plastiktüte für mehrere Stunden ins Eisfach legen, durchkneten und die nächste Prellung damit kühlen.

DU BRAUCHST:

200 Gramm Kirschkerne, 1 Stoffrest (25 × 25 Zentimeter), Nähnadel, Nähgarn

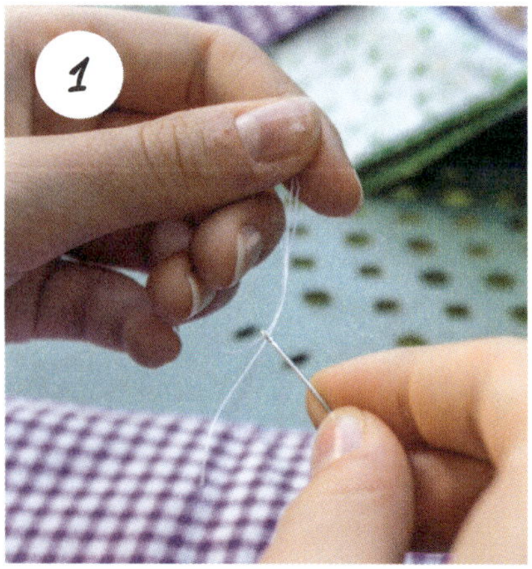

Lege das Nähgarn am Ende doppelt und fädele das feste Ende durch das Nadelöhr.

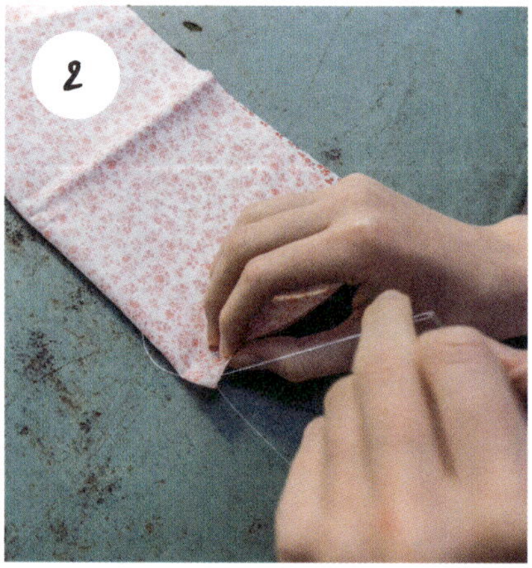

Klapp den Stoff in der Mitte zusammen, die schöne Seite nach innen. Mach den ersten Stich an einer kurzen Kante.

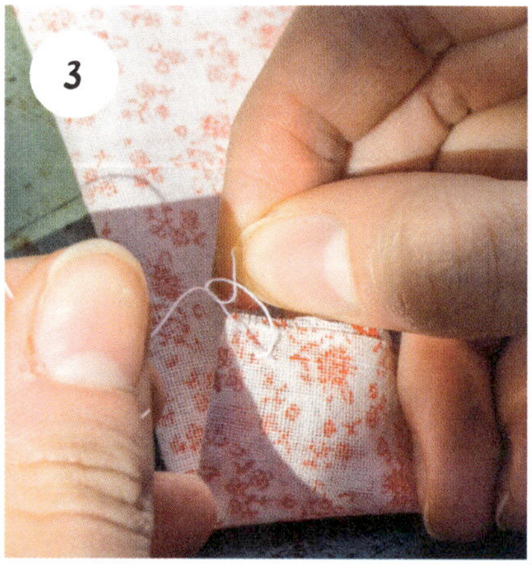

Lege das Fadenende in eine Schlaufe und verknote es zweimal mit dem restlichen Faden.

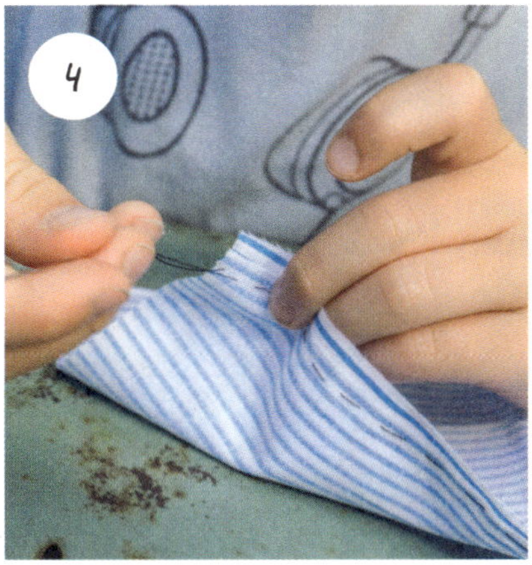
4

Nähe eine enge Naht entlang der kurzen und lange Kante.

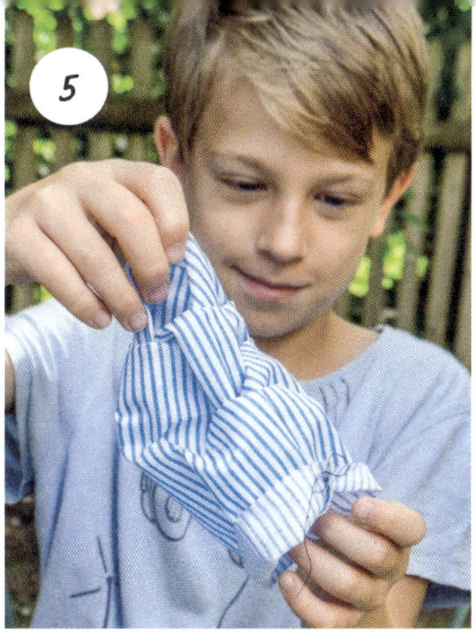
5

Steck deine Hand in das Kissen, zieh die schöne Innenseite nach außen und stoße mit den Fingern die Ecken aus.

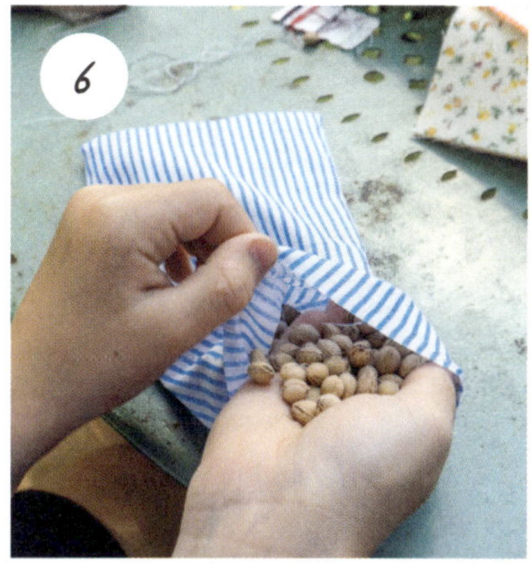
6

Fülle Kirschkerne in das Kissen.

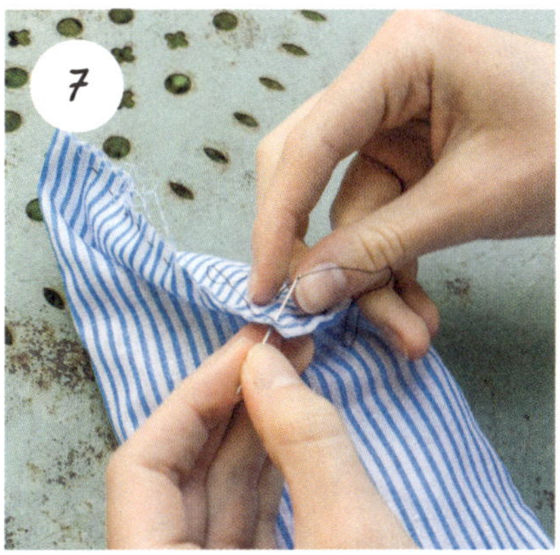
7

Nähe die letzte Kante zusammen und mach einen Doppelknoten. Schneide das übrig gebliebene Garn ab.

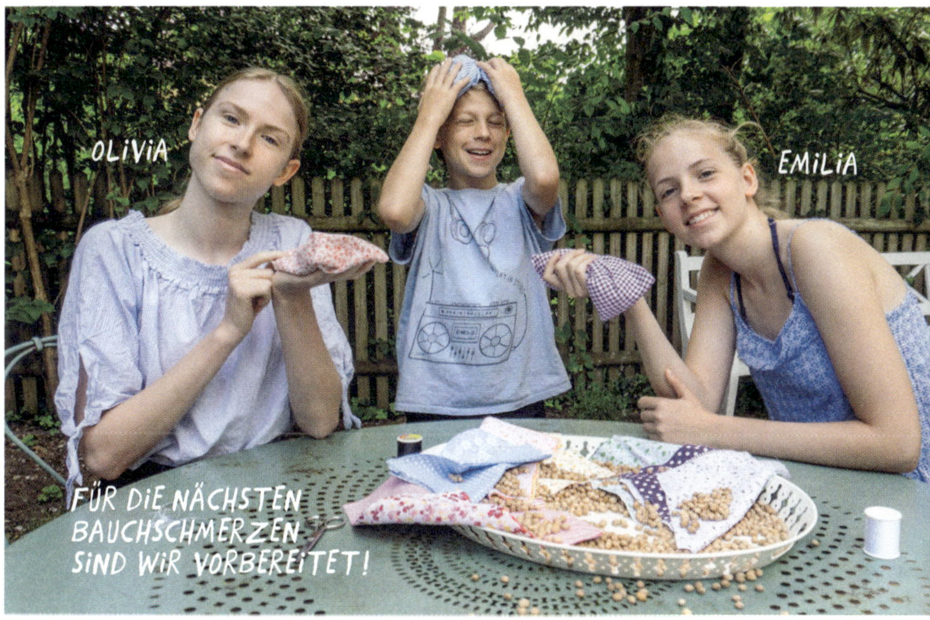
OLIVIA
EMILIA
FÜR DIE NÄCHSTEN BAUCHSCHMERZEN SIND WIR VORBEREITET!

FÜLLUNGEN FÜR ANDERE WÄRMEKISSEN (NICHT WASCHBAR)

Weizenkorn
Gute Eigenfeuchtigkeit, duftet nach Getreide, nicht geeignet für Personen mit Glutenunverträglichkeit

Rapssamen
Sehr anschmiegsam wegen der kleinen Kügelchen, riechen neutral

Leinsamen
Sehr anschmiegsam wegen der schmalen, kurzen Samen, haben einen feinen, nussig-öligen Geruch

Johanniskerne
Sehr kleine Samen, die die Kissenfüllung sehr fein machen, duften angenehm fruchtig

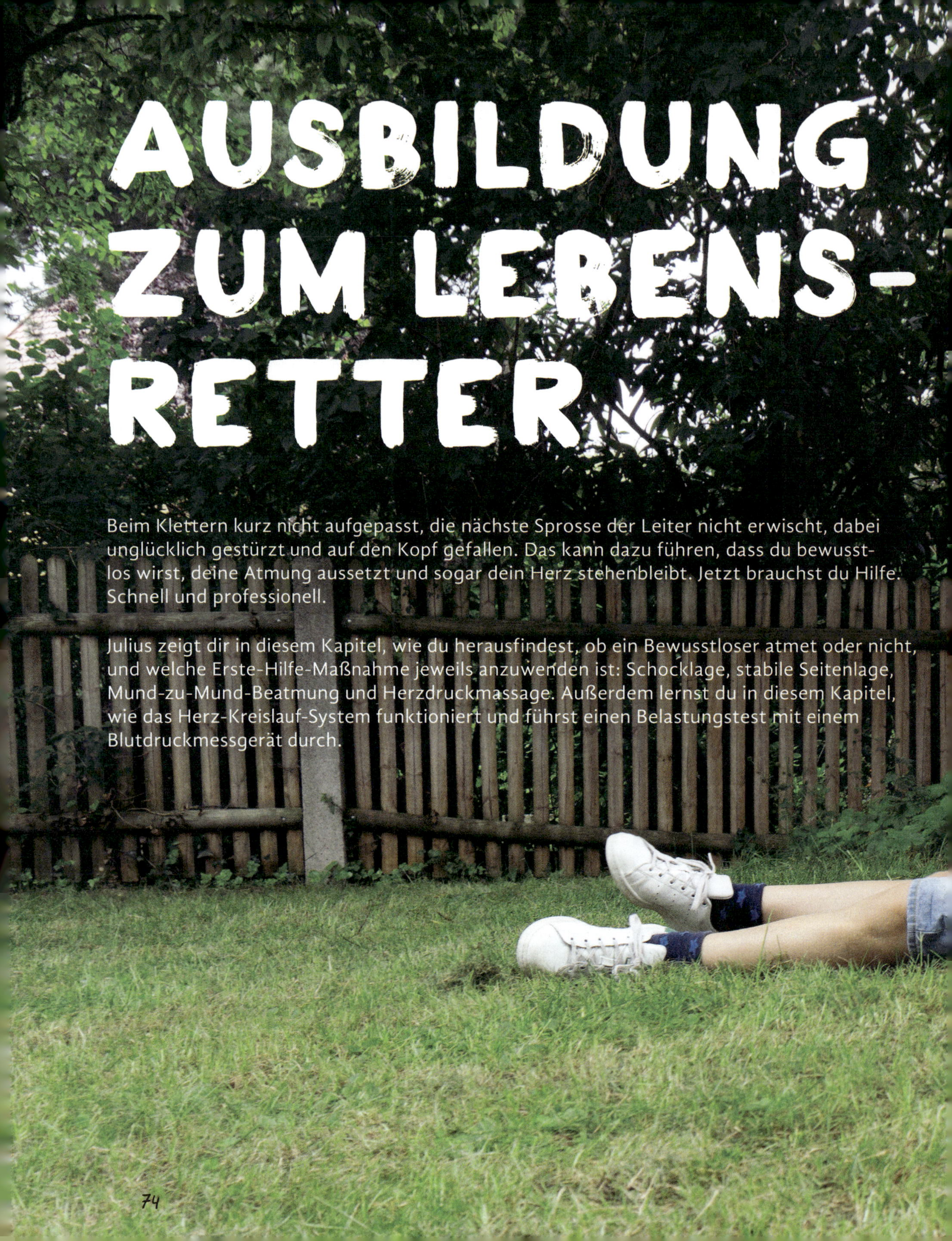

AUSBILDUNG ZUM LEBENS-RETTER

Beim Klettern kurz nicht aufgepasst, die nächste Sprosse der Leiter nicht erwischt, dabei unglücklich gestürzt und auf den Kopf gefallen. Das kann dazu führen, dass du bewusstlos wirst, deine Atmung aussetzt und sogar dein Herz stehenbleibt. Jetzt brauchst du Hilfe. Schnell und professionell.

Julius zeigt dir in diesem Kapitel, wie du herausfindest, ob ein Bewusstloser atmet oder nicht, und welche Erste-Hilfe-Maßnahme jeweils anzuwenden ist: Schocklage, stabile Seitenlage, Mund-zu-Mund-Beatmung und Herzdruckmassage. Außerdem lernst du in diesem Kapitel, wie das Herz-Kreislauf-System funktioniert und führst einen Belastungstest mit einem Blutdruckmessgerät durch.

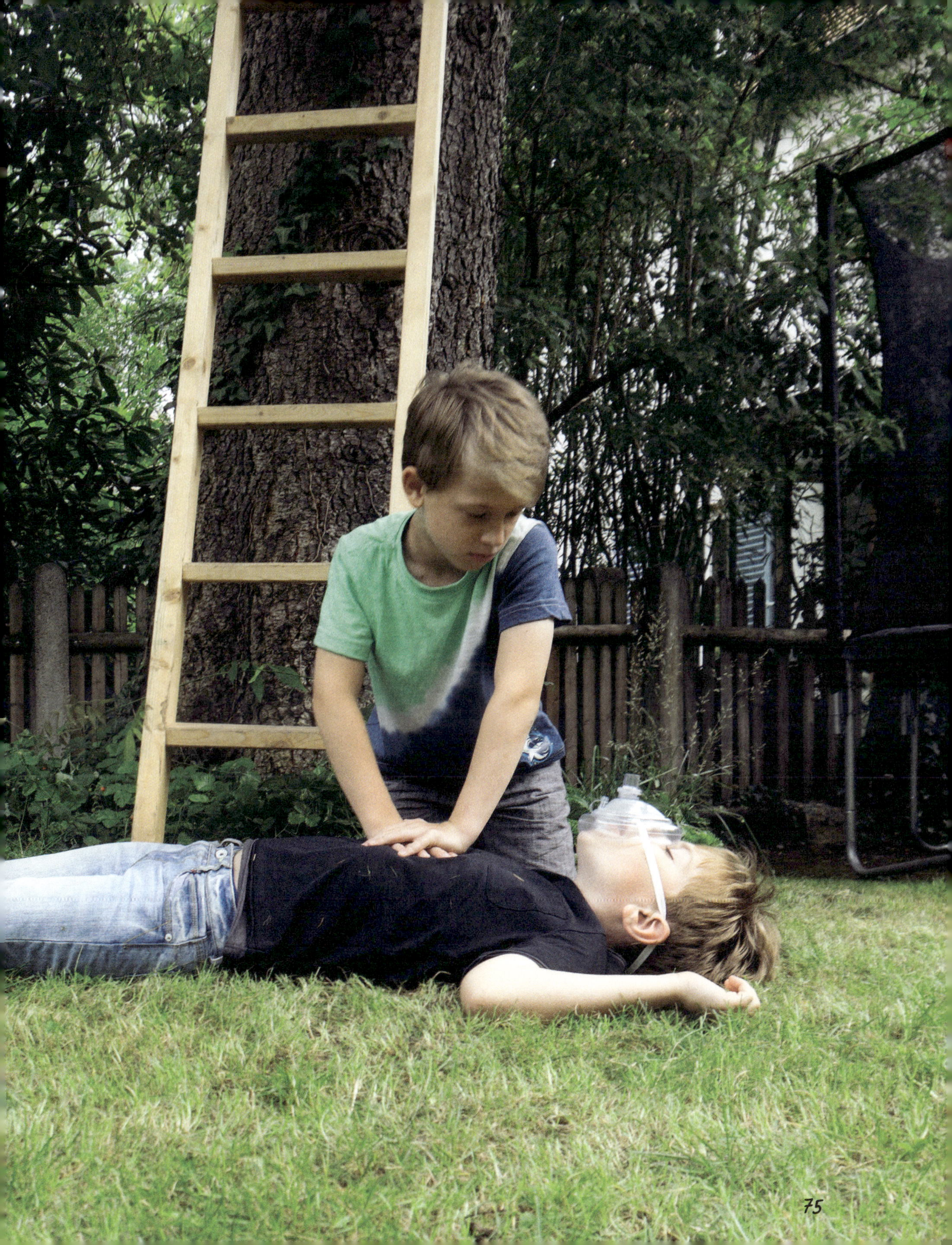

DIE LUFT ZUM LEBEN

Das Herz pumpt das Blut durch unseren Körper und versorgt ihn mit Sauerstoff und wichtigen Nährstoffen. Dies geschieht regelmäßig im Takt (Puls). Wenn du auf dem Sofa liegst und chillst, ist der Puls ruhig, auf dem Bolzplatz mit Freunden steigt er dann an. Auch im Alter verändert sich der Puls: Das Herz eines Babys schlägt etwa 120 Mal in der Minute, das eines Erwachsenen nur 70 Mal.

Wenn das Herz das Blut durch den Körper pumpt, versorgt es zwei Kreisläufe: den kleinen Lungenkreislauf (zwischen Herz und Lunge) und den großen Körperkreislauf (zwischen Herz und Körper). Das Zusammenspiel funktioniert so: Du atmest frischen Sauerstoff ein, der kleine Kreislauf transportiert diesen ins Herz und der große Kreislauf schickt den Sauerstoff gleich weiter in den Körper und das Gehirn. Der verbrauchte Sauerstoff wird als Kohlendioxid über diese beiden Kreisläufe in umgekehrter Richtung wieder aus dem Körper herausgeschafft. Die Arterien und Venen verbinden alles miteinander.

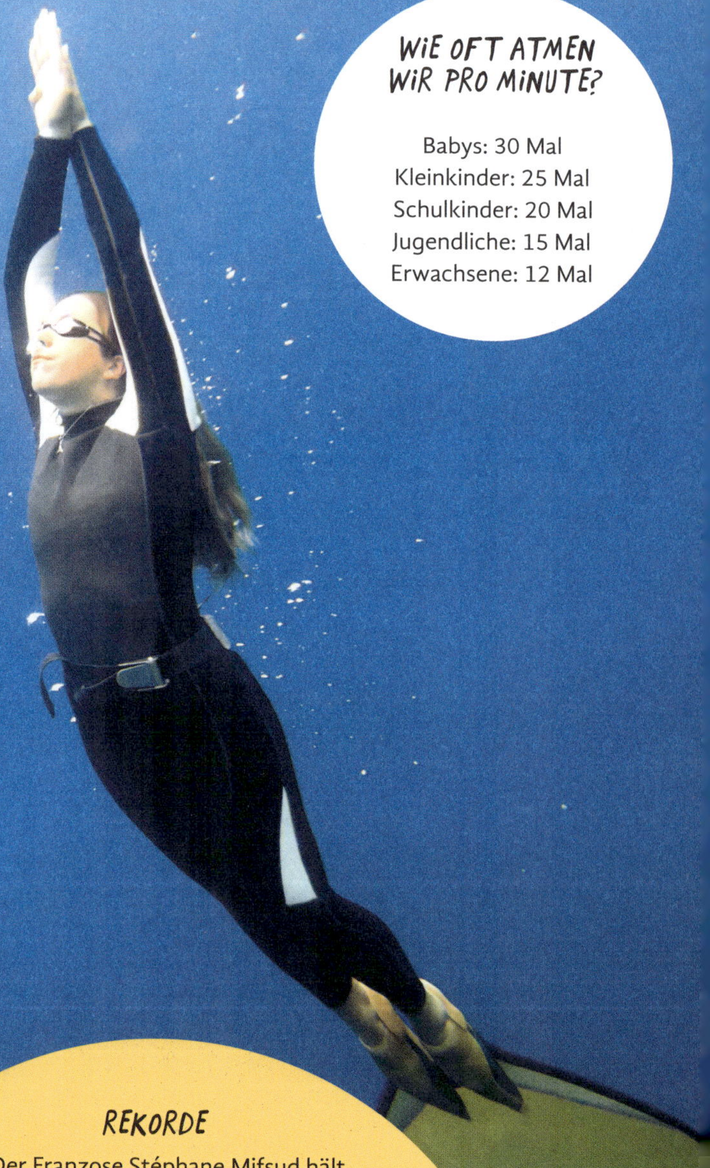

WIE OFT ATMEN WIR PRO MINUTE?

Babys: 30 Mal
Kleinkinder: 25 Mal
Schulkinder: 20 Mal
Jugendliche: 15 Mal
Erwachsene: 12 Mal

REKORDE

– Der Franzose Stéphane Mifsud hält den Rekord im Zeittauchen: 11:35 Minuten. Kein Wunder, seine Lunge fasst 10,5 Liter!
– Fast 10 Bahnen (244 Meter) taucht der Pole Mateusz Malina im Schwimmbad weit – mit einem Atemzug. Mit Flossen schafft er sogar 300 Meter.
– Die Japanerin Sayuri Kinoshita ist 92 Meter tief getaucht – ohne Flossen und Hilfsmittel. Dabei zog sie sich mit einem Seil in die Tiefe und wieder hinauf.
– Der Österreicher Herbert Nitsch schaffte es am tiefsten. Ein Tauchschlitten brachte ihn auf 214 Meter Tiefe, eine Seilwinde half ihm wieder aufzutauchen.

DAS HERZ-KREISLAUF-SYSTEM

ARTERIEN

Sie transportieren das Blut vom Herz unter hohem Druck in den Körper (mit Sauerstoff) und die Lunge (mit Kohlendioxid). Da man an ihnen das Schlagen des Herzens spüren kann, werden sie auch Schlagadern genannt. Damit die Gefäße diesen Druck auf Dauer aushalten, sind ihre Wände dick und muskulös.

Die größte Arterie (Aorta) verläuft direkt vom Herz in den großen Kreislauf. Sie hat einen Durchmesser von etwa 3 Zentimeter!

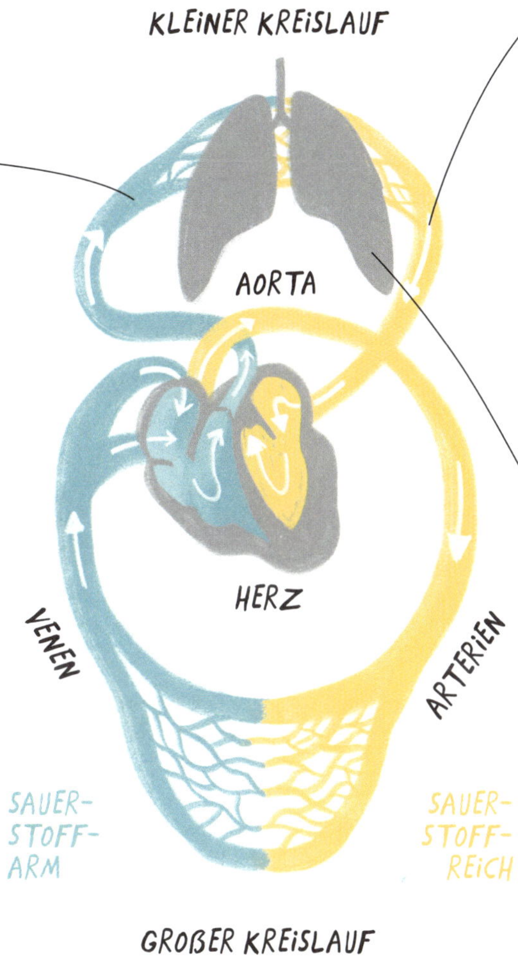

VENEN

Sie transportieren das Blut vom Körper (mit Kohlendioxid) und der Lunge (mit Sauerstoff) zum Herz zurück. Da der Blutdruck in den Venen deutlich niedriger als in den Arterien ist, sind ihre Wände auch dünner und dehnbarer.

Schwierig wird es, wenn die Venen Blut über einen langen Weg, etwa vom Fuß zum Herz, transportieren müssen. Hierbei helfen ihnen Venenklappen und Beinmuskeln (siehe Seite 33).

LUNGE

Sie besteht aus zwei Flügeln, in denen sich ungefähr 300 Millionen Lungenbläschen befinden. Durch die Wände dieser winzigen Bläschen wird der Sauerstoff ins Blut aufgenommen und das Kohlendioxid aus dem Blut an die Luft abgegeben. Pro Tag atmen wir etwa 12.000 Liter Luft ein – das entspricht etwa 80 gefüllten Badewannen!

LUNGENVOLUMEN

Das Fassungsvermögen der Lunge ist abhängig von Geschlecht, Körpergröße und Alter. Mit 20 Jahren erreicht man die maximale Kapazität. Bei einem 1,80 Meter großen Mann sind das 4,5 Liter. Im Alter geht das Lungenvolumen bis auf etwa 2 Liter zurück. Profisportler erreichen Spitzenwerte von 8 Litern, Apnoetaucher (Taucher ohne Sauerstoffgerät) sogar bis zu 10 Litern.

Übrigens: 1,5 Liter Luft bleiben in der Lunge zurück, damit immer eine Notreserve da ist, falls du kurze Zeit nicht atmen kannst.

FORMEL ZUM ERRECHNEN DES DURCHSCHNITTLICHEN LUNGENVOLUMENS:

Mann: Körpergröße × 2,5 = Lungenvolumen
Frau: Körpergröße × 1,9 = Lungenvolumen
Junge: Körpergröße × 1,9 = Lungenvolumen
Mädchen: Körpergröße × 1,4 = Lungenvolumen

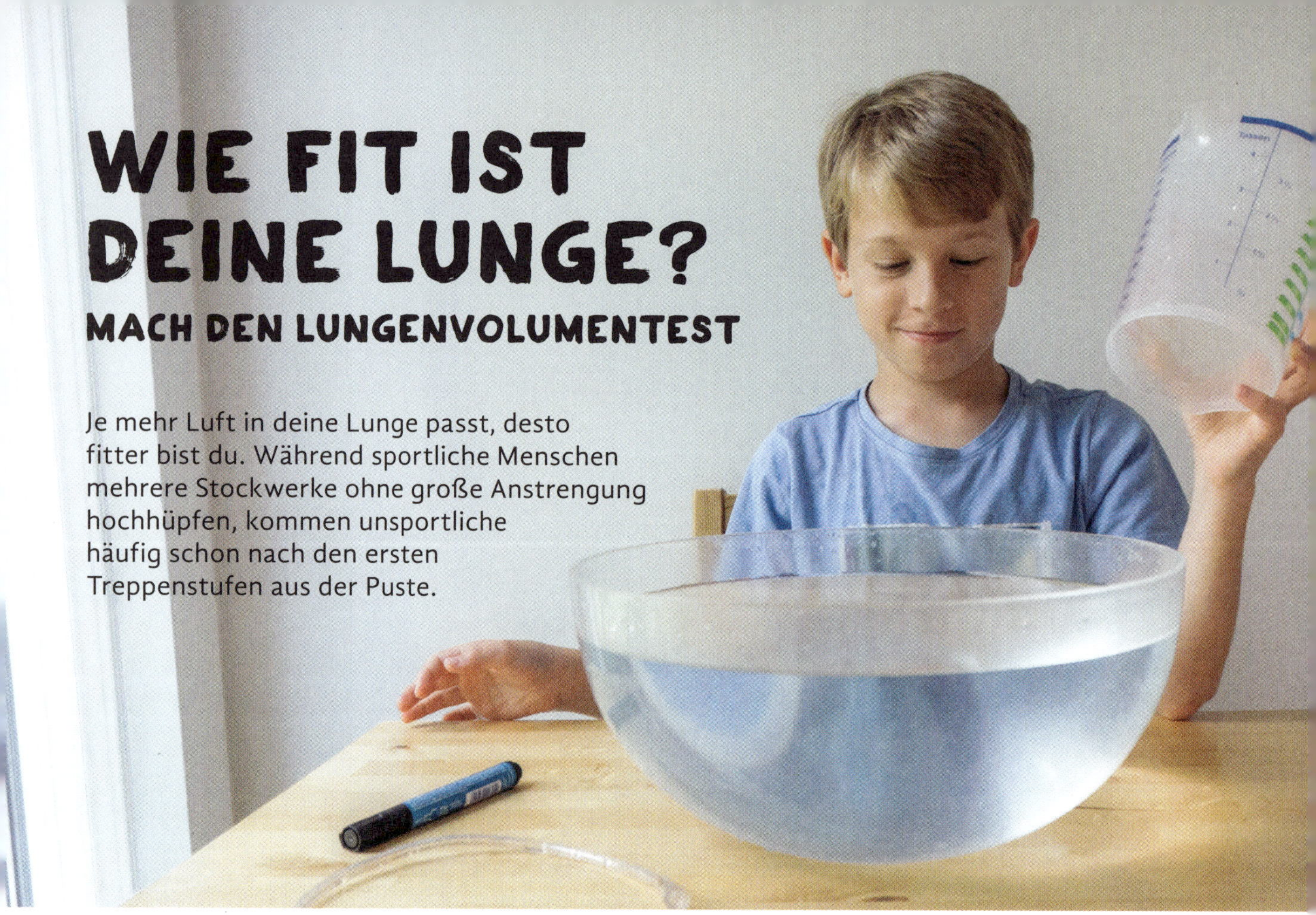

WIE FIT IST DEINE LUNGE?

MACH DEN LUNGENVOLUMENTEST

Je mehr Luft in deine Lunge passt, desto fitter bist du. Während sportliche Menschen mehrere Stockwerke ohne große Anstrengung hochhüpfen, kommen unsportliche häufig schon nach den ersten Treppenstufen aus der Puste.

Julius ist topfit. Aber wie viel Luft passt genau in seine Lunge? Nach der Formel wären es 2,5 Liter (1,35 Meter × 1,9). Ob das stimmt, prüft er mit dem Lungenvolumentest.

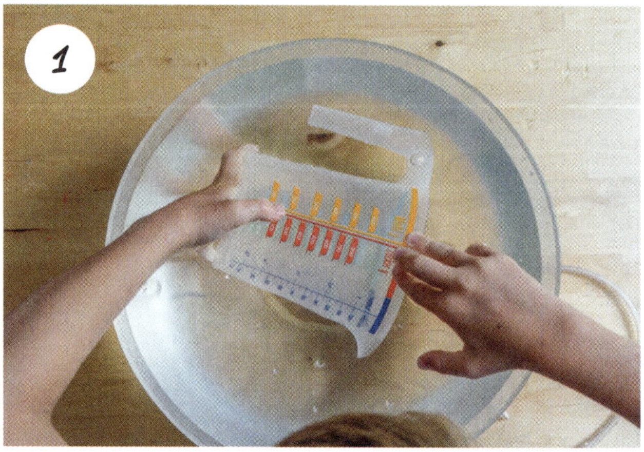

Fülle eine große Schüssel mit Wasser und tauche darin einen Messbecher vollständig unter.

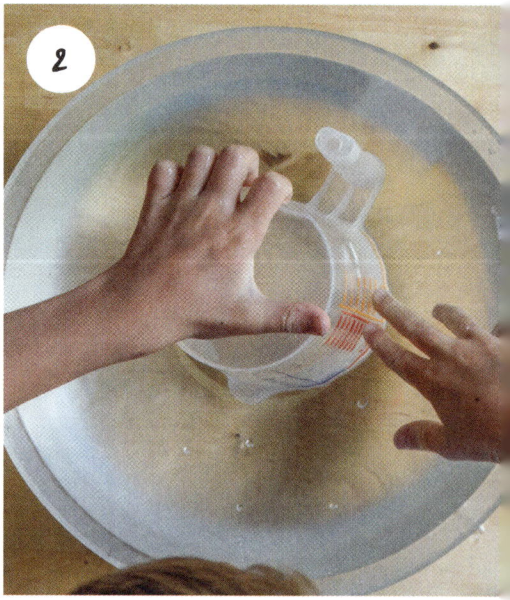

Drehe den Becher unter Wasser, sodass sein Boden nach oben zeigt.

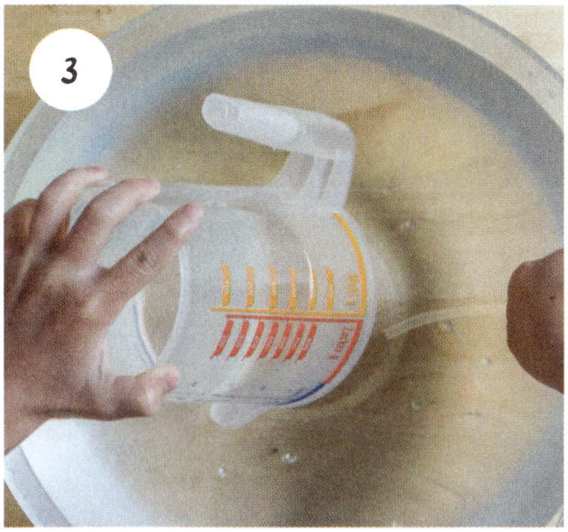

Führe das Ende eines Schlauchs von unten in die Becheröffnung.

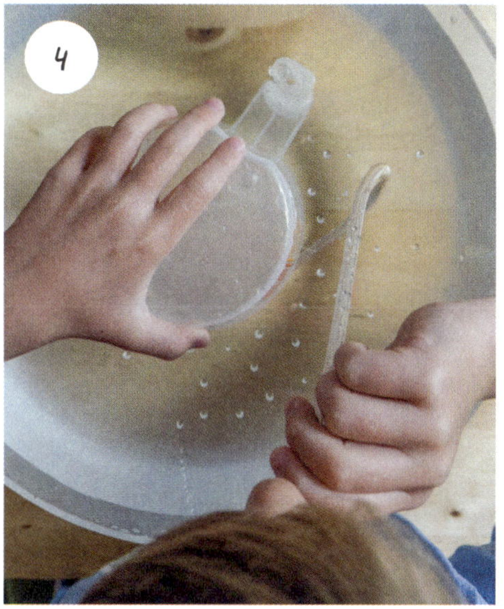

Führe das andere Schlauchende an deinen Mund und atme tief ein.

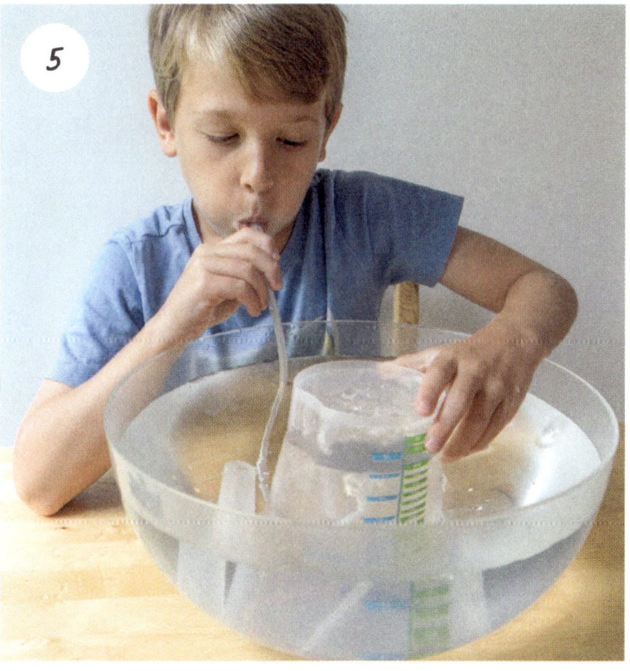

Blase über den Schlauch Luft in den Messbecher, bis das Wasser ganz verdrängt ist. Halte die Luft an, fülle den Becher schnell wieder mit Wasser und blase erneut Luft hinein. Wiederhole den Vorgang, bis du keine Luft mehr hast.

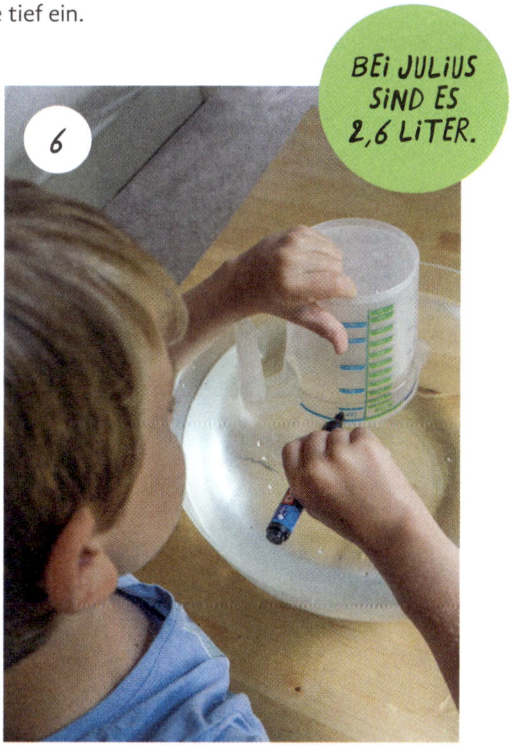

Markiere den Wasserstand beim letzten Puste-Durchgang auf dem Becher mit einem Stift. Drehe den Becher um und lies die Litermenge ab. Addiere diese mit der Menge der zuvor „ausgepusteten“ Becher – das ergibt dein Lungenvolumen.

STÖRUNG IM SYSTEM

Wenn das Herz-Kreislauf-System normal arbeitet, bist du bei Bewusstsein, das heißt du kannst hören, sehen, riechen, fühlen und schmecken, weißt, wer du bist, wo du bist und kannst andere verstehen und mit ihnen sprechen. Klingt eigentlich ganz normal, oder?

Bekommt das Gehirn jedoch nicht genügend Sauerstoff über das Blut, wird dein Bewusstsein gestört. Du merkst das daran, dass dir schwindelig und schwarz vor Augen wird und du vielleicht sogar kurz ohnmächtig wirst. Eine Ohnmacht ist nicht so gefährlich wie eine Bewusstlosigkeit. Aber woran erkennst du den Unterschied? Und wenn jemand bewusstlos vor dir liegt, was kannst du tun? Am besten erst einmal checken, ob er noch atmet!

Bei einer Störung des Herz-Kreislauf-Systems verändert sich häufig der Herzschlag. Das Blut wird stärker durch den Körper und in die Lunge gepumpt. Um dies zu beobachten, solltest du den Puls und den Blutdruck messen.

BLUTDRUCK MESSEN

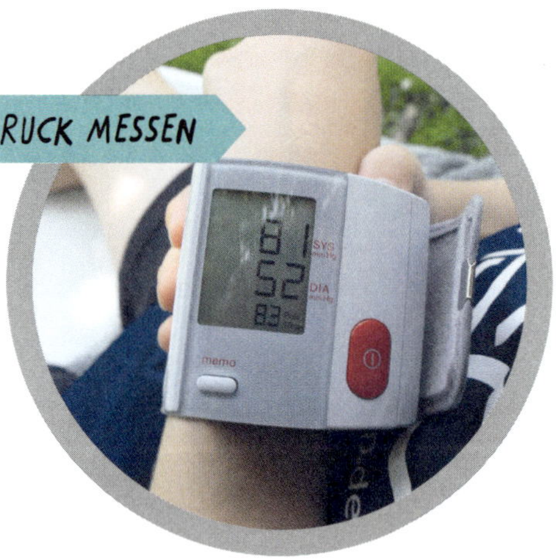

Den Druck, mit dem das Herz das Blut durch die Blutgefäße pumpt, kann man mit speziellen Geräten messen. Dabei unterscheidet man zwei Werte:

- Druck im Blut, wenn das Herz pumpt (systolischer Druck)
- Druck im Blut, wenn das Herz entspannt (diastolischer Druck)

Laut der Weltgesundheitsorganisation gelten Werte bis 120/80 (systolisch/diastolisch) als optimal. Ab 140/90 spricht man von Bluthochdruck und sollte sich beim Arzt untersuchen lassen, denn durch den dauerhaft hohen Druck des Blutes können Schäden im Körper auftreten.

Menschen mit Bluthochdruck – in Deutschland leidet fast jeder dritte Erwachsene darunter – sollten regelmäßig den Druck messen. Dies kann man ganz einfach selbst mit einer Manschette für das Handgelenk durchführen.

Übrigens: Sportliche Kinder haben später deutlich seltener Bluthochdruck als „bewegungsfaule“ Kinder. Also: Turnschuhe an und raus!

ARTEN DER KREISLAUFSTÖRUNG

OHNMACHT

Sie dauert nur kurz an, in den meisten Fällen ist sie nach spätestens 20 Sekunden wieder vorbei. Meist wacht man ganz von selbst wieder auf oder dadurch, dass man von jemandem angesprochen oder angefasst wird.

Ausgelöst werden kann die Ohnmacht zum Beispiel dadurch, dass man bei starker Hitze in der prallen Sonne spielt und dabei zu wenig trinkt oder lange in Menschenansammlungen, etwa bei einem Musikkonzert, steht. Aber auch bei hohem Fieber oder einer Verletzung im Gehirn kann eine Ohnmacht auftreten.

BEWUSSTLOSIGKEIT MIT ATMUNG

Ist jemand längere Zeit nicht ansprechbar und reagiert nicht darauf, dass man ihn an der Schulter rüttelt, ist er bewusstlos. Eine Bewusstlosigkeit kann lebensgefährlich sein, da das Gehirn den Würgereflex ausschaltet. Das kann dazu führen, dass der Bewusstlose an seiner Zunge erstickt. Deshalb musst du ihn in die stabile Seitenlage legen (siehe Seite 85).

Die Bewusstlosigkeit tritt in Folge von schweren Kopfverletzungen, Schlaganfall oder Herzversagen auf. Das Gehirn versucht bei solchen Bedrohungen, die lebenswichtigen Funktionen (Atmung und Herzschlag) zu schützen und schaltet die nicht lebensnotwendigen Funktionen (wie das Bewusstsein) aus, um den Sauerstoff für die wichtigeren Aufgaben zu sparen. Man wird bewusstlos und sinkt zu Boden. Dort wird das Gehirn in der waagerechten Lage wieder besser durchblutet.

BEWUSSTLOSIGKEIT OHNE ATMUNG

Sollte der Bewusstlose nicht mehr atmen, besteht akute Lebensgefahr, denn das Herz ist stehengeblieben. Dadurch zirkuliert das Blut nicht mehr durch den Körper und das Gehirn erhält keinen Sauerstoff mehr. In diesem Fall muss der Bewusstlose sofort wiederbelebt werden, das heißt er braucht eine Beatmung und eine Herzdruckmassage (siehe Seite 86).

Eine Bewusstlosigkeit ohne Atmung geschieht selten und vor allem bei Erwachsenen, die an einer Herzkrankheit oder einer Durchblutungsstörung leiden. Kindern passiert dies zum Glück sehr selten und wenn, dann zumeist bei Kleinkindern, die Gegenstände verschluckt haben und keine Luft mehr bekommen.

PULS MESSEN

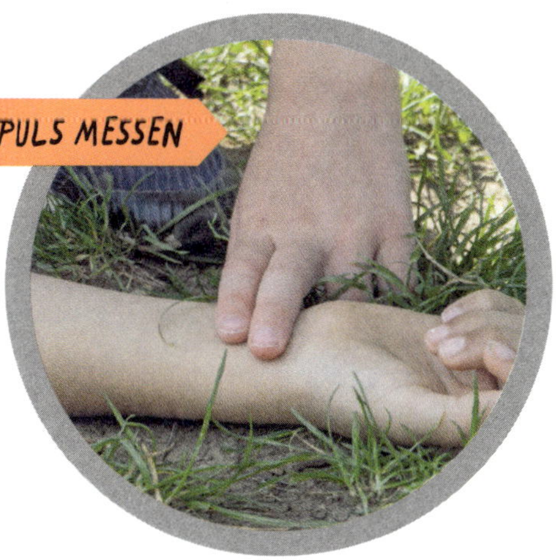

Besonders stark fließt das Blut durch die Arterien, deshalb wird auch dort der Puls gemessen. Hierzu lege Zeige- und Mittelfinger auf die Innenseite des Handgelenks unterhalb des Daumens und zähle 30 Sekunden lang die Schläge. Diesen Wert multipliziere mit zwei, und du hast den Puls pro Minute.

Du kannst den Puls auch an der Halsschlagader messen. Aber pass auf, dass du die Ader nicht zu lange und zu stark abdrückst, denn sie versorgt das Gehirn mit Sauerstoff.

EINEM OHNMÄCHTIGEN HELFEN

Da Kinder sich gerne bewegen, sollten sie immer viel trinken. Mindestens einen Liter Flüssigkeit pro Tag empfehlen die Experten. Gerade im Sommer wird es beim Sport draußen schnell heiß, und wenn man dem Körper zu wenig Flüssigkeit gibt, kann das zu einer Kreislaufstörung führen. Beim Fußballspielen in der prallen Sonne ist Julius' Freund Kilian plötzlich zusammengeklappt und war kurz ohnmächtig – klares Zeichen für eine Hitzeerschöpfung.

Diese vorübergehende Kreislaufstörung hat nichts mit dem Hitzeschock (Hitzeschlag) zu tun, der zum Beispiel bei einer Überhitzung im Auto vorkommen kann. Die Temperaturen im Wageninneren können im Sommer bis zu 70 Grad erreichen und bei dort „vergessenen" Kindern zur Erblindung, zu Gehirnschäden oder sogar zum Tod führen.

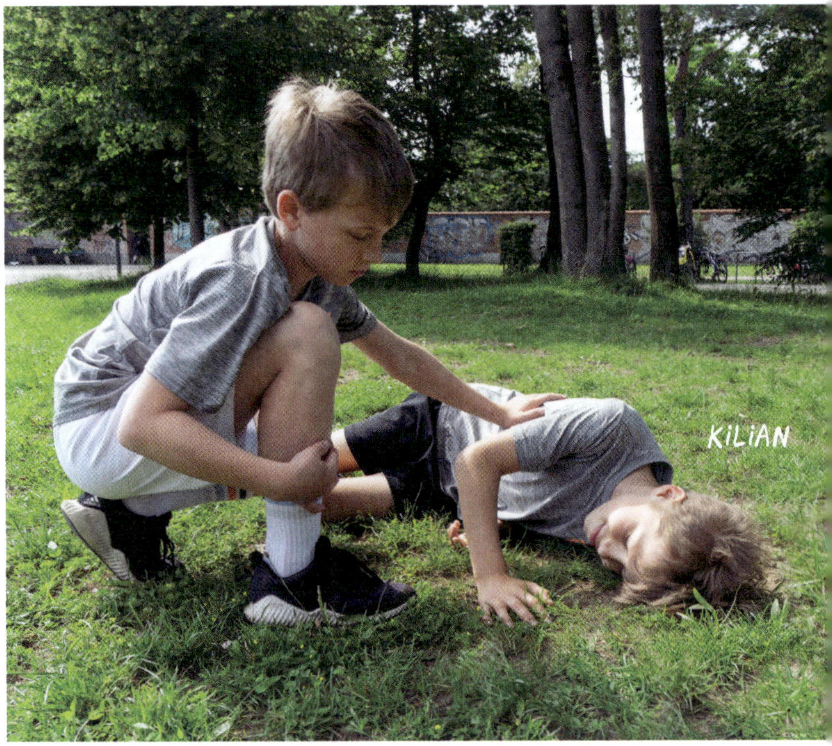

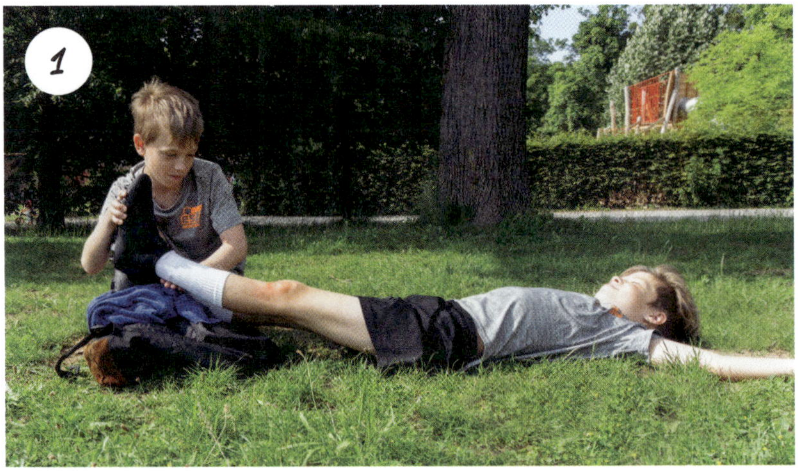

Leg das Kind auf den Rücken, heb die Beine an und lagere sie hoch auf einem Rucksack, einer Jacke etc. In dieser Schocklage kann wieder vermehrt Blut in die Körpermitte und ins Gehirn strömen.

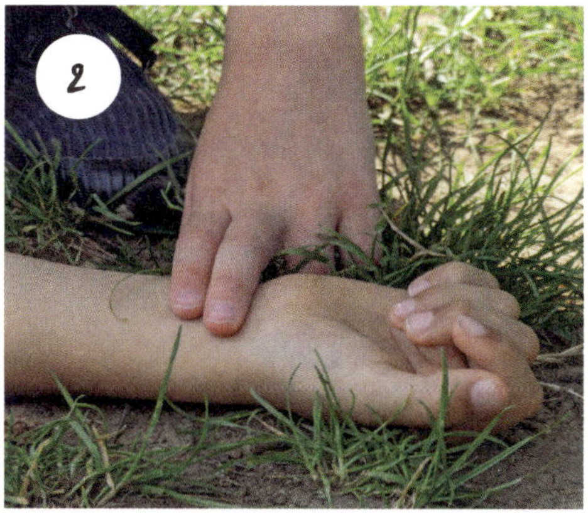

Miss den Puls des Kindes an der Armschlagader (siehe Seite 81). Durch die Hitzeerschöpfung ist dieser höher als normal und sollte langsam wieder sinken.

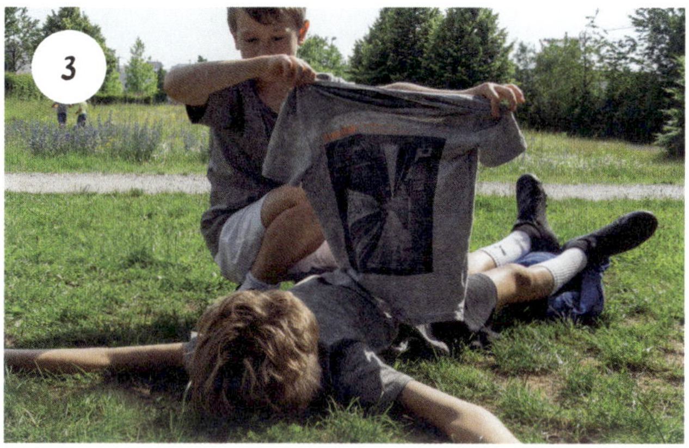

Ziehe das Kind entweder in den Schatten oder nimm ein Tuch oder Kleidungsstück, um Schatten zu spenden.

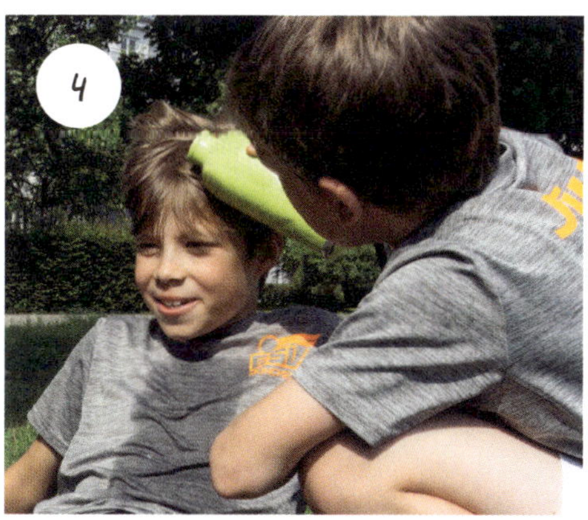

Kühle den Nacken und die Stirn mit kalten Umschlägen oder begieße sie mit Wasser.

JULIUS RÄT

1. Lass das Kind nicht unbeaufsichtigt und kontrolliere regelmäßig seinen Puls.
2. Beruhige es und lass es deine Fragen beantworten oder etwas erzählen.
3. Eng anliegende Kleidung lockern, um die Atmung zu erleichtern.
4. Falls du es nicht schaffst, das Kind in den Schatten zu ziehen, bitte einen Erwachsenen um Hilfe.
5. Sollte der Zustand nicht besser werden, rufe einen Notarzt.

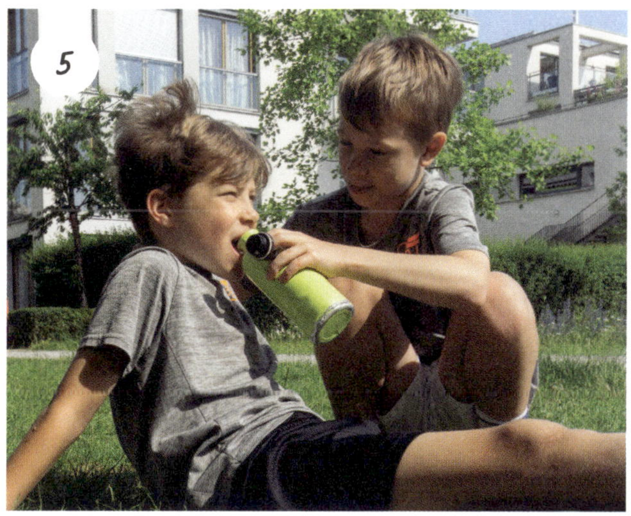

Gib dem Kind ausreichend Wasser zu trinken.

EINEM BEWUSSTLOSEN HELFEN

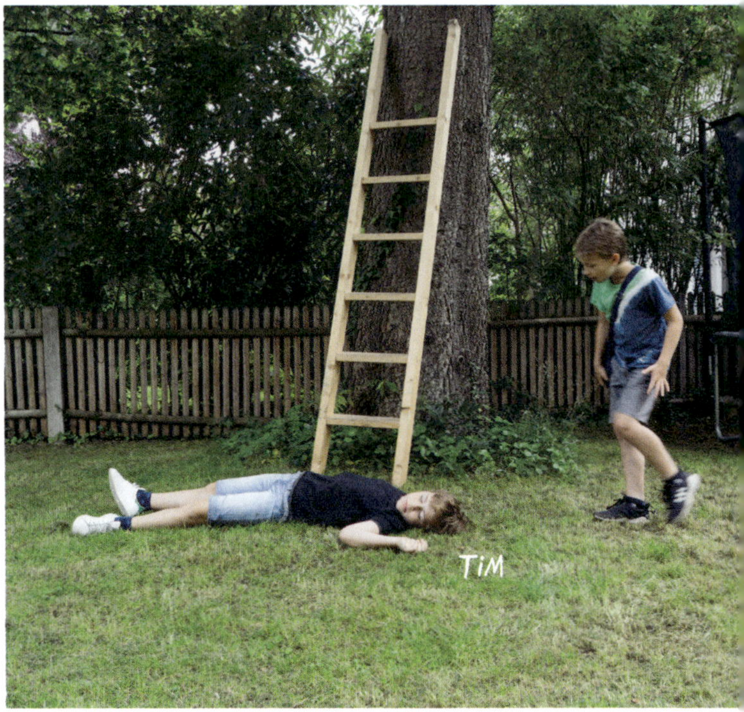

Keiner will je in die Lage kommen, jemanden wiederbeleben zu müssen. Aber wenn jemand zum Beispiel in Folge eines Sturzes ohnmächtig wird, ist es gut, die richtigen Maßnahmen zu kennen. Julius zeigt dir, was im Notfall zu tun ist.

ATEMCHECK

Prüfe zuerst, ob das Kind noch atmet.

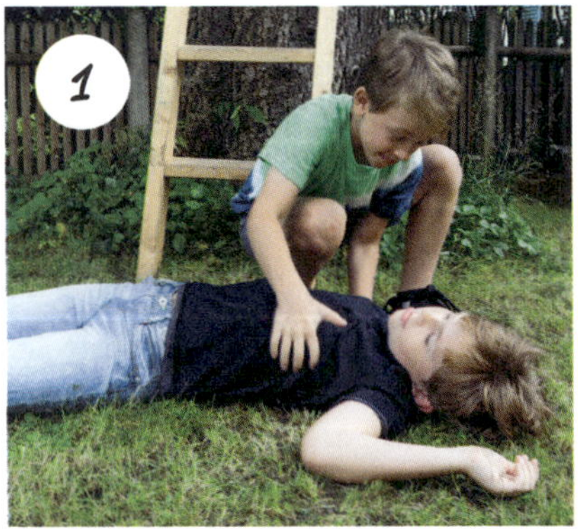

Sprich das Kind an und schüttele es sanft, um zu sehen, ob es reagiert. Falls nicht, ist es bewusstlos. Rufe laut um Hilfe.

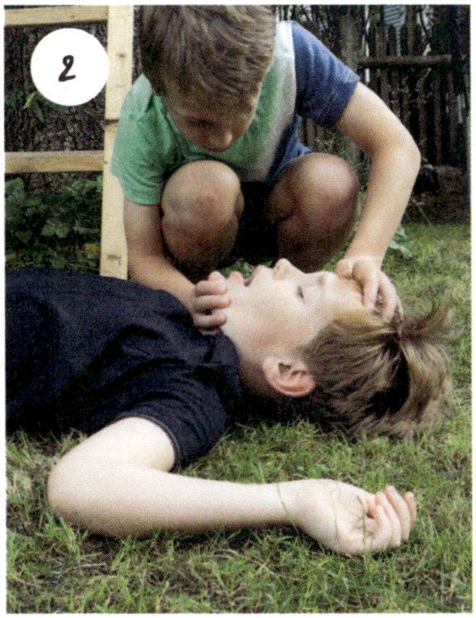

Strecke den Kopf des Kindes zurück, öffne seinen Mund und kontrolliere, ob etwas darin liegt. Falls ja, hole es mit dem Finger raus.

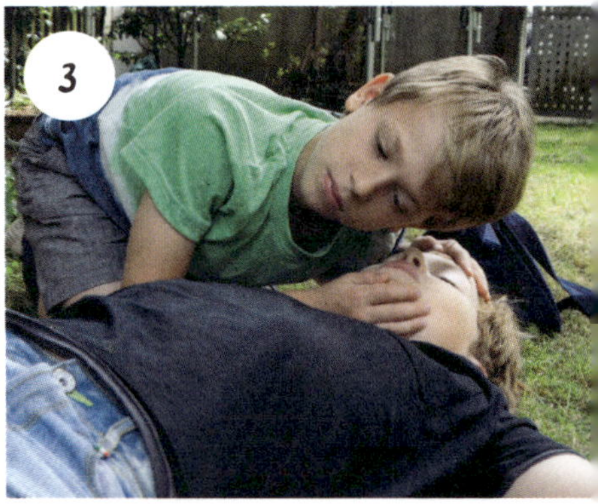

Beuge deinen Kopf schräg über den des Kindes und prüfe, ob es atmet: Hörst du Atemgeräusche? Spürst du Atemluft an deiner Wange? Siehst du, dass sich der Brustkorb bewegt?

ATEMCHECK ERFOLGREICH?

NEIN
Wiederbelebung (Seite 86)

JA
Stabile Seitenlage (Seite 85)

STABILE SEITENLAGE BEI BEWUSSTLOSEN MIT ATMUNG

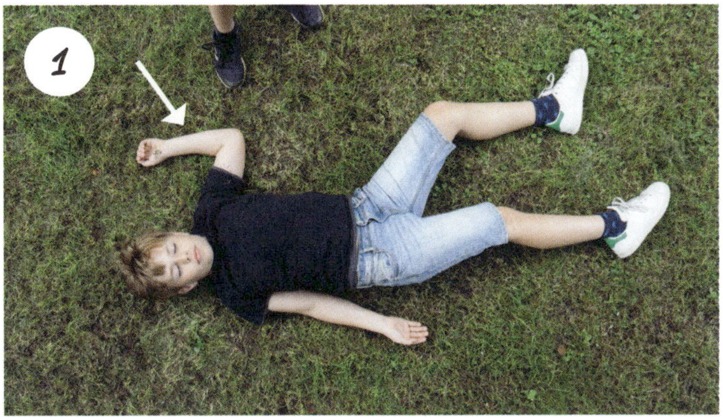

Lege den linken Arm des bewusstlosen Kindes angewinkelt nach oben.

JULIUS RÄT

1. Versuche ruhig zu bleiben.
2. Rufe laut um Hilfe, damit jemand den Notarzt rufen kann, während du den Bewusstlosen versorgst.
3. Bei Verdacht auf Knochenbruch lege das Kind so hin, dass die verletzte Seite nach oben zeigt.
4. Trägt das Kind eine Brille, nimm sie ihm vorsichtig ab.
5. Du musst die stabile Seitenlage nicht perfekt beherrschen. Hauptsache, das Kind liegt nicht auf dem Rücken.

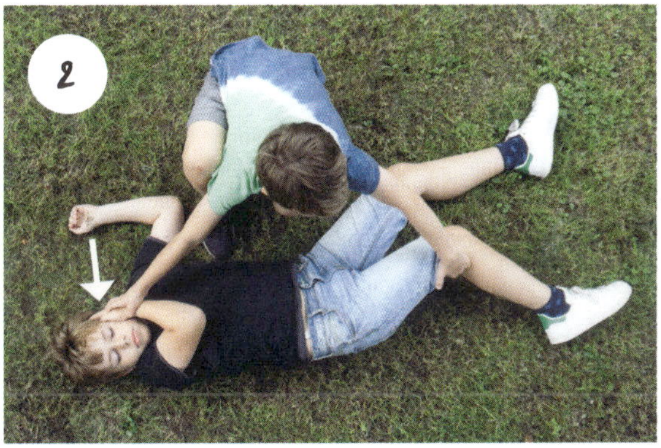

Greife mit deiner rechten Hand nach der rechten Hand des Kindes und lege diese unter seine linke Wange.

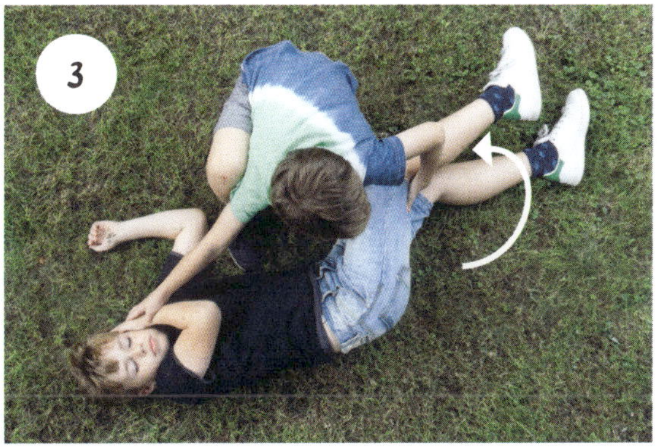

Greife mit deiner linken Hand den rechten Oberschenkel des Kindes und ziehe ihn zu dir rüber.

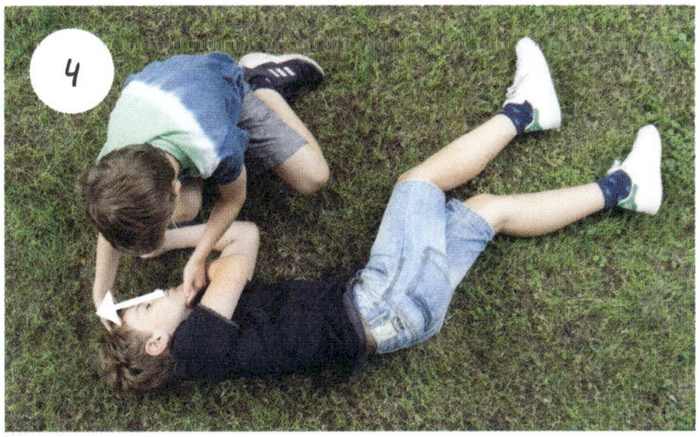

Strecke den Kopf des Kindes leicht zurück. Rufe nun den Notarzt.

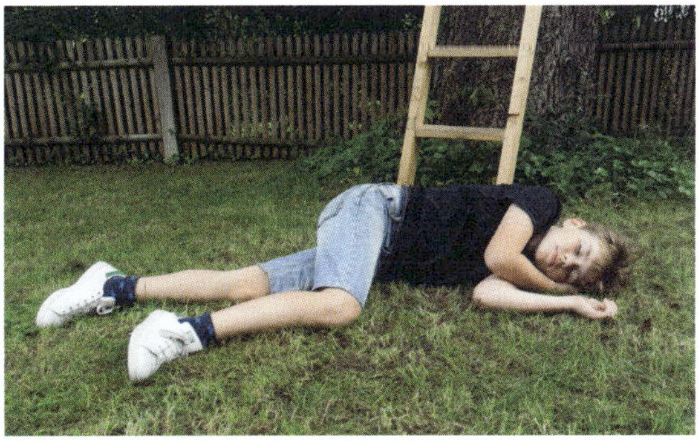

In der stabilen Seitenlage kann ein Bewusstloser nicht an seiner Zunge oder an Erbrochenem ersticken.

WIEDERBELEBUNG BEI BEWUSSTLOSEN OHNE ATMUNG

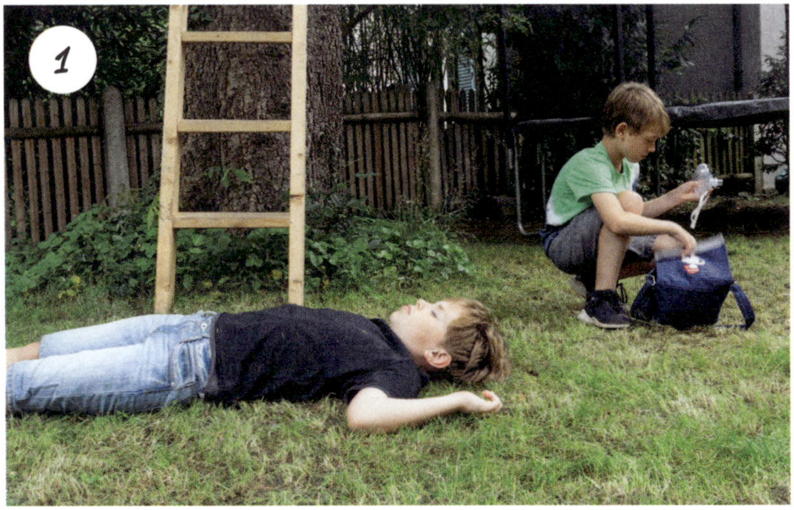

Hole die Beatmungsmaske und das Handy aus deiner Erste-Hilfe-Tasche.

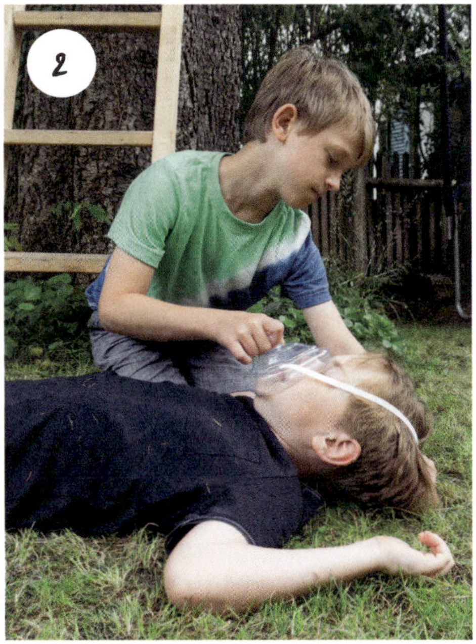

Setze dem Kind die Maske auf das Gesicht und ziehe das Gummiband hinter seinen Kopf.

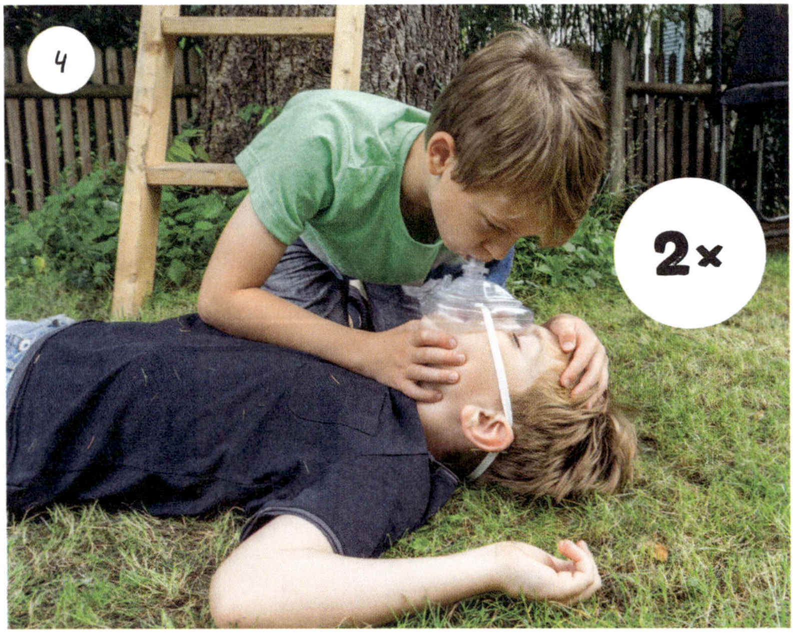

Beatmung: Strecke den Kopf des Kindes zurück und blase etwa eine Sekunde lang gleichmäßig Luft in seine Lunge. Wiederhole die Beatmung noch einmal.

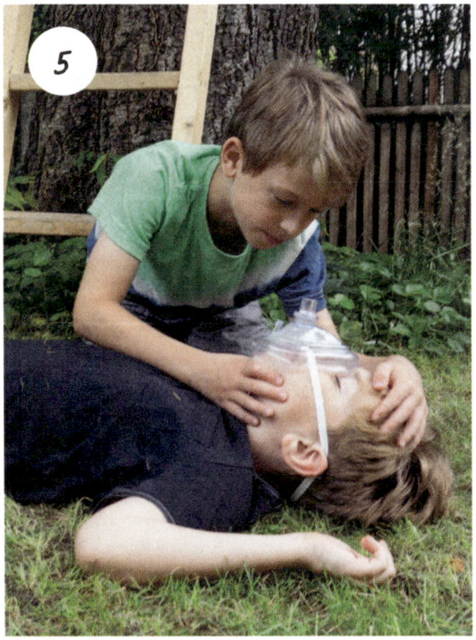

Kontrolliere beim Beatmen, ob sich der Brustkorb hebt und die Atmung wieder einsetzt. Falls ja, bringe das Kind in die stabile Seitenlage.

JULIUS RÄT

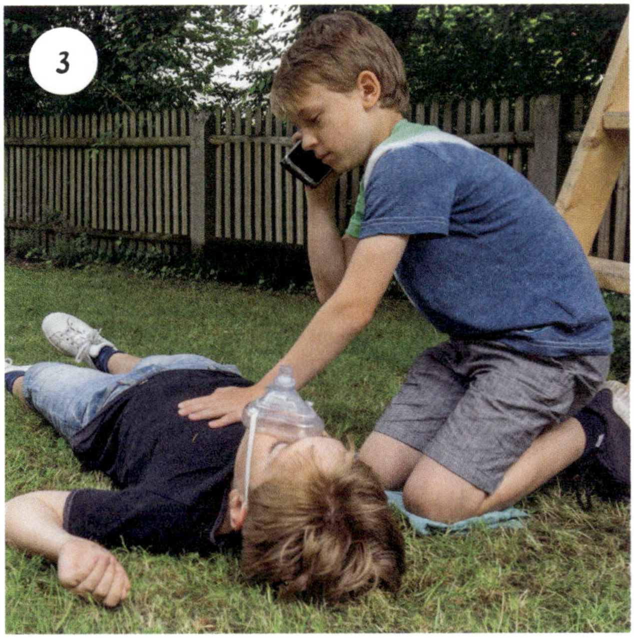

Rufe den Notarzt.

1. Versuche ruhig zu bleiben.
2. Rufe laut um Hilfe, damit jemand den Notarzt rufen kann, während du den Bewusstlosen versorgst.
3. Trägt das Kind eine Brille, nimm sie ihm vorsichtig ab.
4. Wenn du dich mit der Mund-zu-Mund-Beatmung unwohl fühlst, kannst du sie auch weglassen. Konzentriere dich lieber auf die Herzdruckmassage – sie ist wichtiger.
5. Habe keine Angst, Schaden anzurichten – der Brustkorb ist bei Kindern sehr elastisch. Bei Erwachsenen können Rippen brechen, die wachsen aber wieder zusammen.

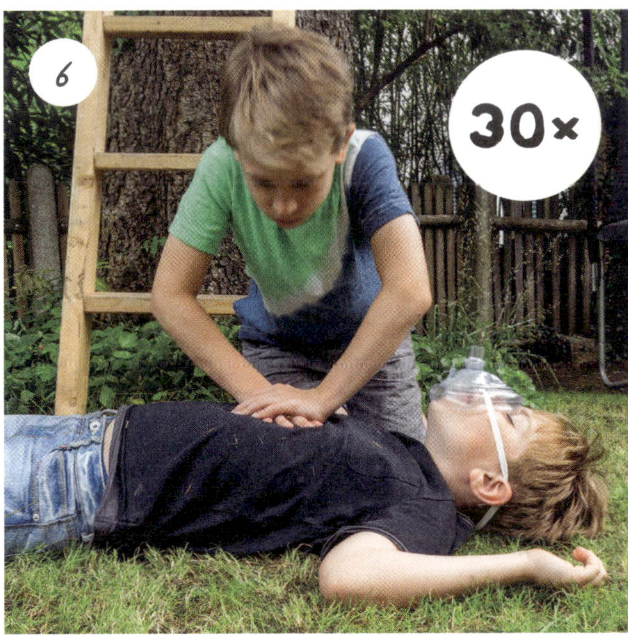

Herzdruckmassage: Lege den Ballen einer Hand auf die Mitte des Brustkorbs und den anderen Handballen darauf. Strecke deine Arme und drücke 30 Mal etwa 5 Zentimeter tief den Brustkorb ein – etwa 100 Mal pro Minute.

STAYING ALIVE

Um den richtigen Rhythmus für die Herzdruckmassage zu finden, orientiere dich an dem Takt von dem Lied der Bee Gees „Staying alive". Das passt perfekt. Da du es vermutlich nicht kennst, bitte deine Eltern, es dir vorzuspielen oder vorzusingen.

ATMET DAS KIND WIEDER?

NEIN
Wiederhole die Herzdruckmassage und Beatmung (Schritte 4–6), bis der Notarzt eintrifft.

JA
Stabile Seitenlage (zurück zur Seite 85)

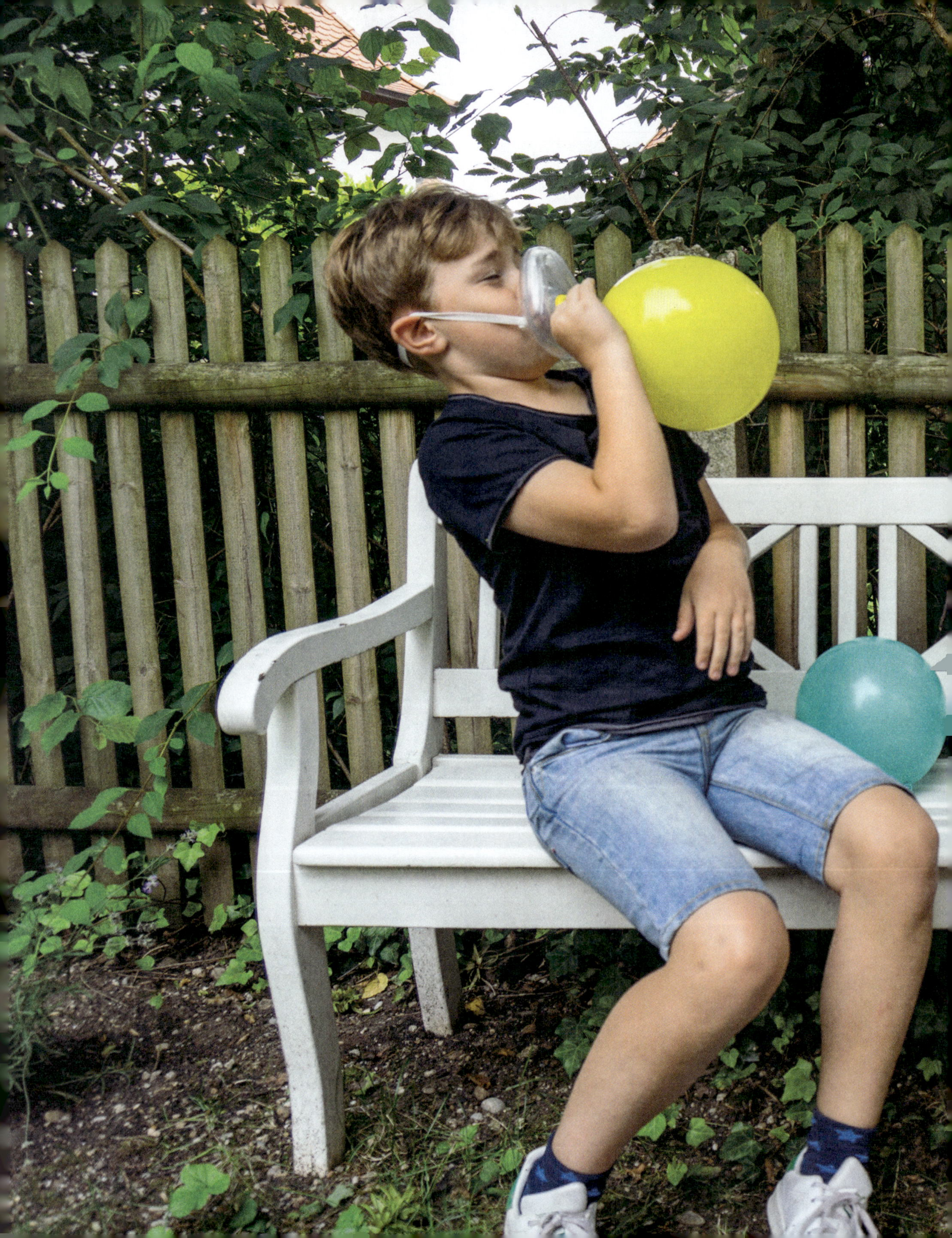

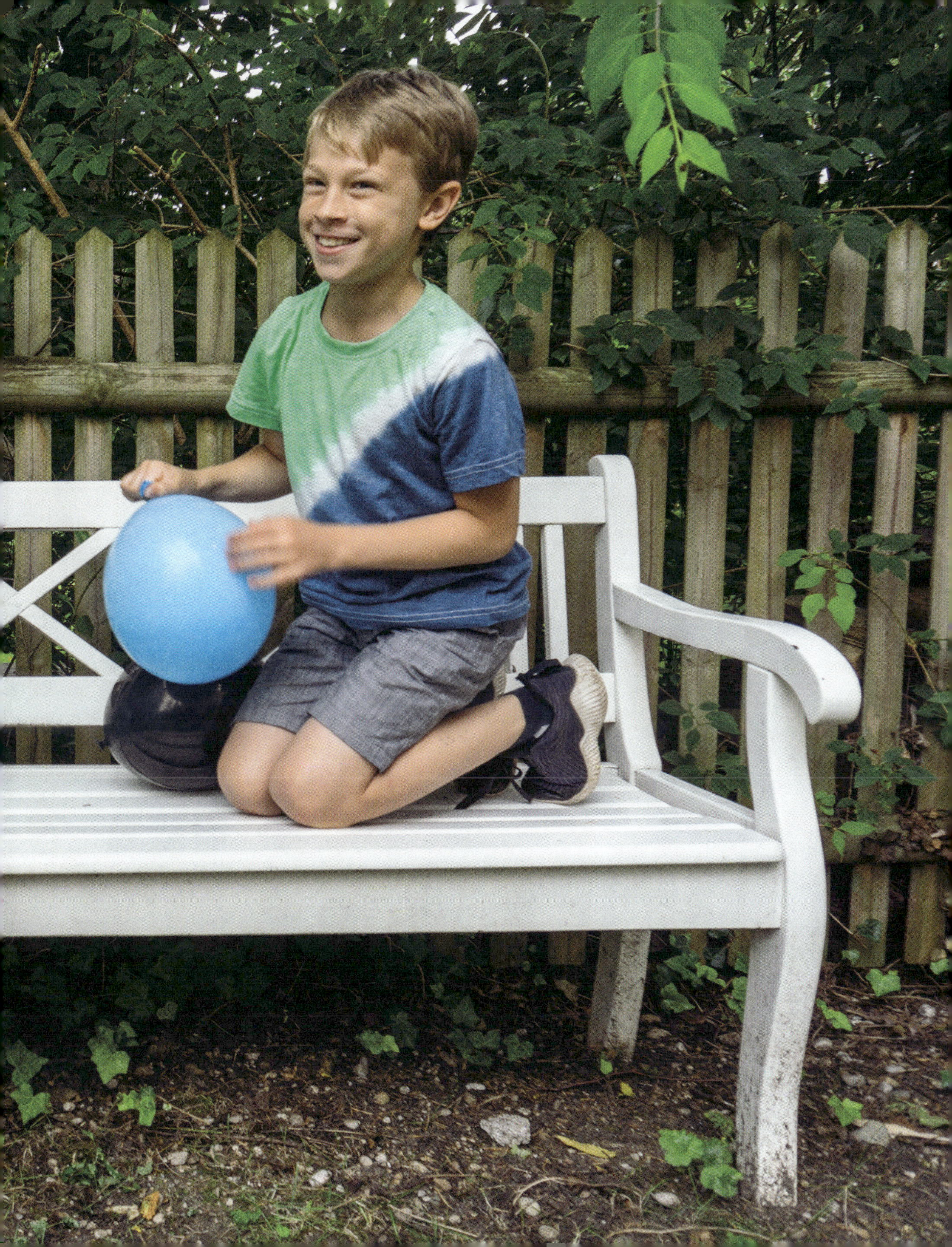

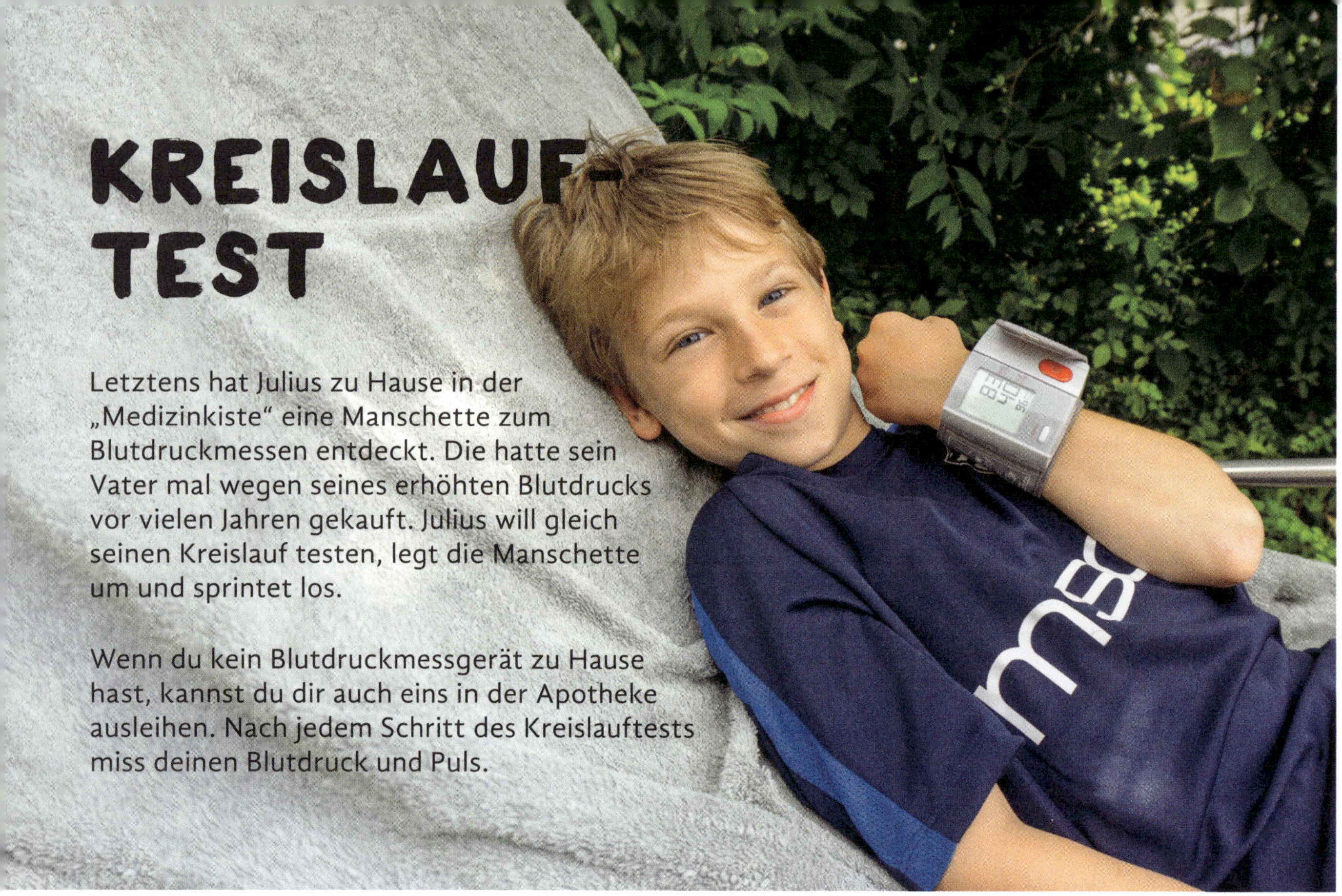

KREISLAUF-TEST

Letztens hat Julius zu Hause in der „Medizinkiste“ eine Manschette zum Blutdruckmessen entdeckt. Die hatte sein Vater mal wegen seines erhöhten Blutdrucks vor vielen Jahren gekauft. Julius will gleich seinen Kreislauf testen, legt die Manschette um und sprintet los.

Wenn du kein Blutdruckmessgerät zu Hause hast, kannst du dir auch eins in der Apotheke ausleihen. Nach jedem Schritt des Kreislauftests miss deinen Blutdruck und Puls.

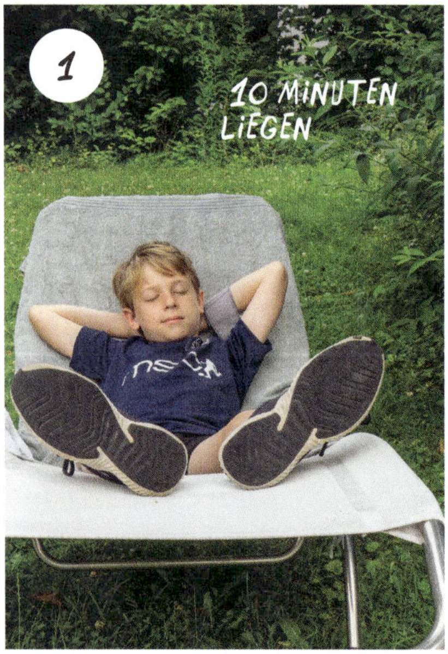
1
10 MINUTEN LIEGEN

Mach es dir auf einer Liege oder einer Decke gemütlich, damit sich dein Kreislauf beruhigt.

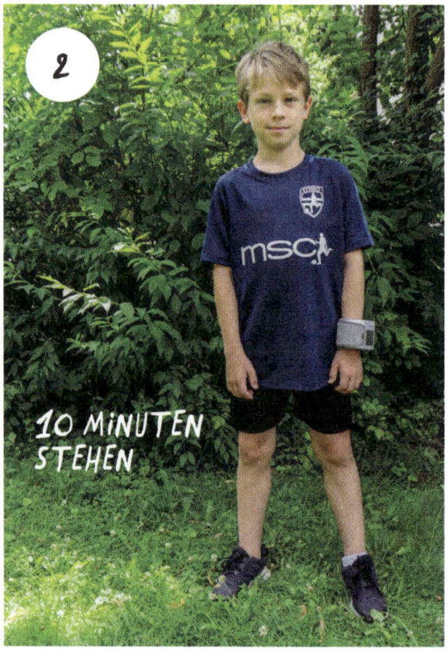
2
10 MINUTEN STEHEN

Richte dich auf und bleib ruhig stehen. Dabei sackt ein Teil des Blutes in die Beine. Dein Körper reguliert das, indem er das Herz schneller schlagen lässt.

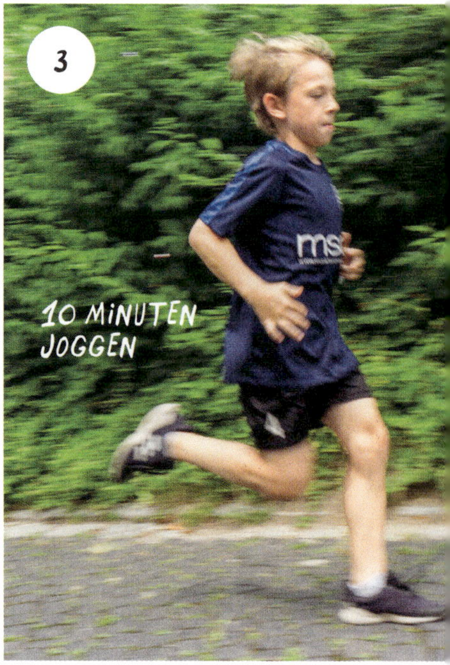
3
10 MINUTEN JOGGEN

Laufe entspannt deine Runden. Hierbei kommt dein Kreislauf in Fahrt.

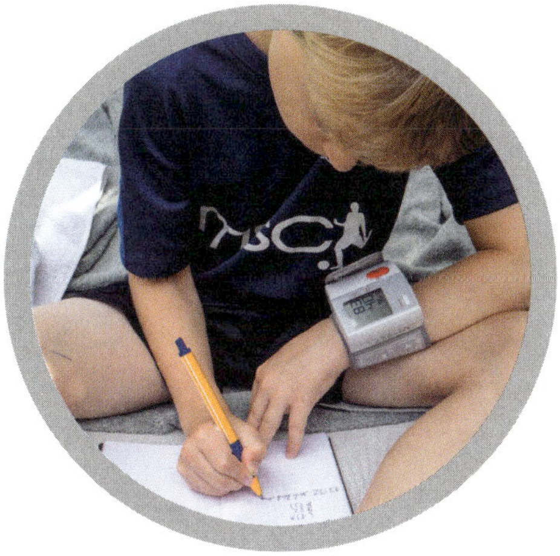

Miss nach jedem Testschritt den Blutdruck (systolischer und diastolischer Wert) und den Puls. Notiere die Werte.

JULIUS TESTERGEBNISSE

Man kann gut sehen, wie das Herz beim Laufen häufiger schlägt und stärker Blut durch die Adern pumpt.

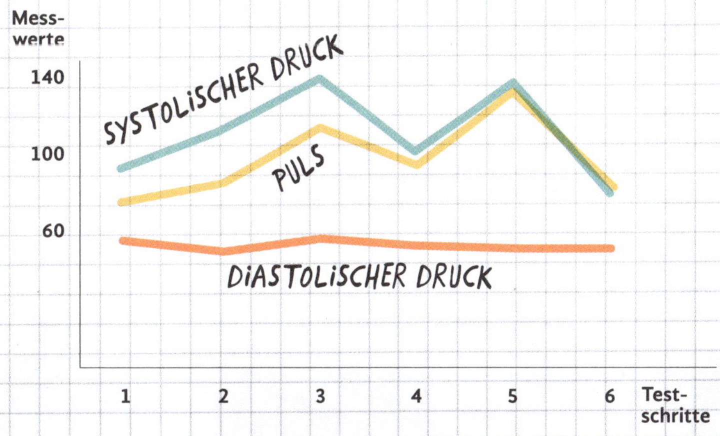

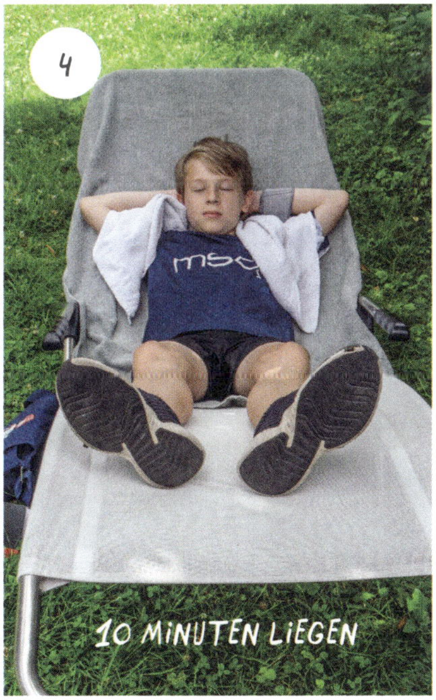

Nach dem Lauf erstmal trinken und wieder zur Ruhe kommen.

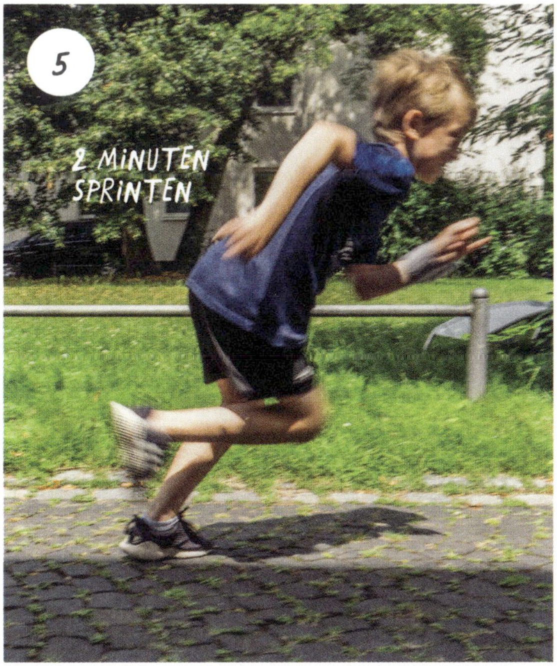

Jetzt gib Gas und laufe in schneller Geschwindigkeit.

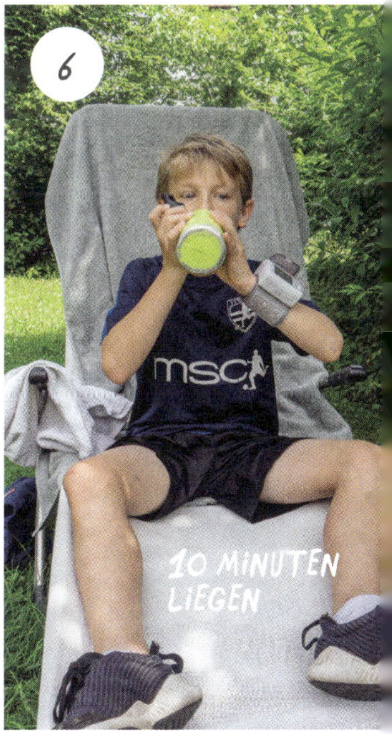

Trink viel Wasser und entspanne auf der Liege.

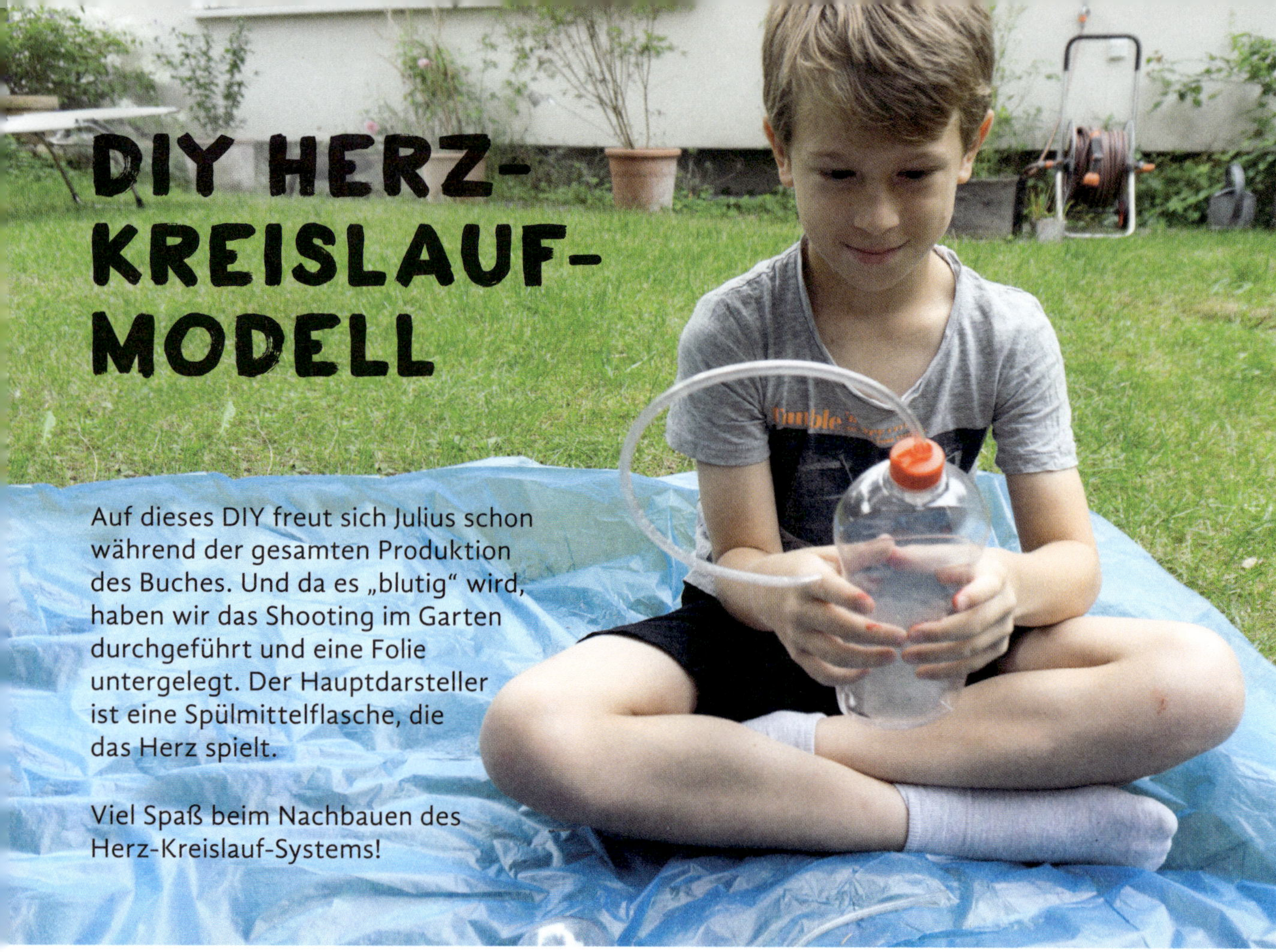

DIY HERZ-KREISLAUF-MODELL

Auf dieses DIY freut sich Julius schon während der gesamten Produktion des Buches. Und da es „blutig“ wird, haben wir das Shooting im Garten durchgeführt und eine Folie untergelegt. Der Hauptdarsteller ist eine Spülmittelflasche, die das Herz spielt.

Viel Spaß beim Nachbauen des Herz-Kreislauf-Systems!

DU BRAUCHST:

1 große Plastikdecke
1 leere Spülmittelflasche
1 leere kleine Flasche mit Deckel
1 große volle Wasserflasche mit Deckel
2 Schläuche (je 40 Zentimeter lang)
2 Gummibänder
1 Trichter
1 Handbohrer
1 Liter Wasser
5 Milliliter rote Lebensmittelfarbe

1

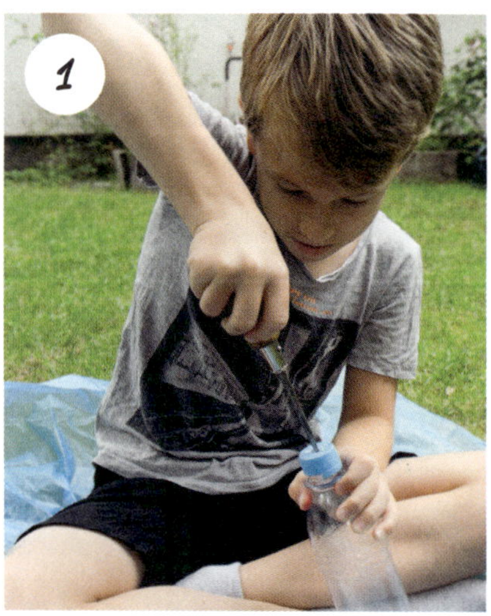

Bohre Löcher in den Boden der Spülmittelflasche (Herz) und in Deckel und Boden der kleinen Flasche (Körper).

2

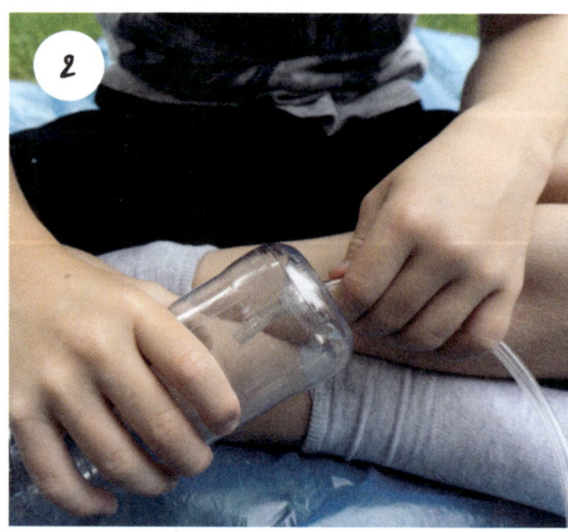

Stecke die Schläuche in die Löcher von Herz und Körper.

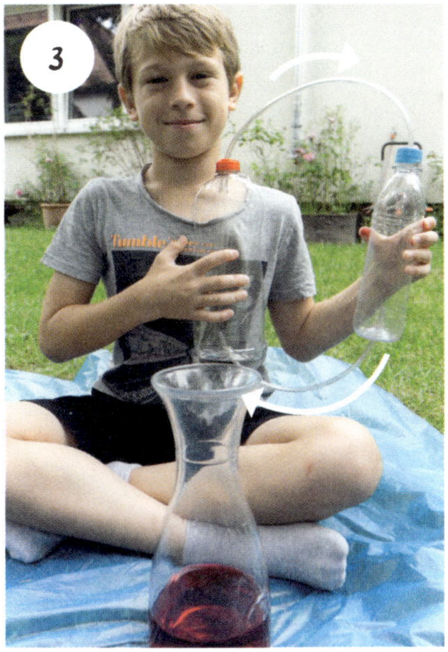

So sieht der Herz-Kreislauf im Modell aus. Mixe einen halben Liter Wasser mit roter Lebensmittelfarbe (Blut).

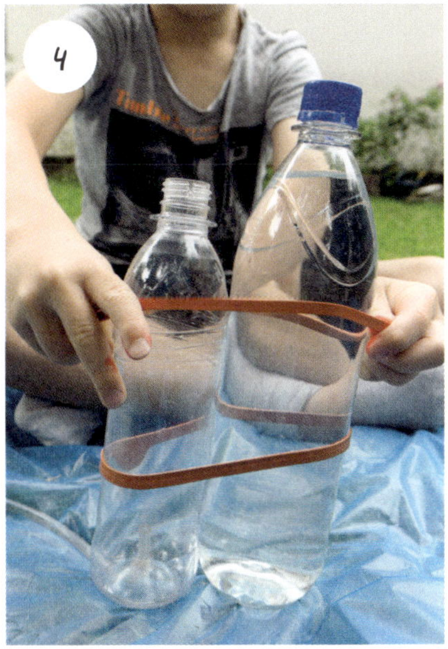

Befestige den Körper mit Gummibändern an die große Wasserflasche (Stütze).

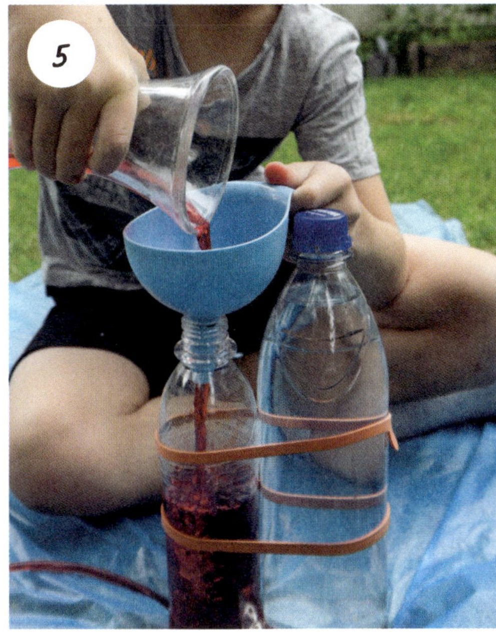

Gieße das Blut mithilfe des Trichters in den Körper.

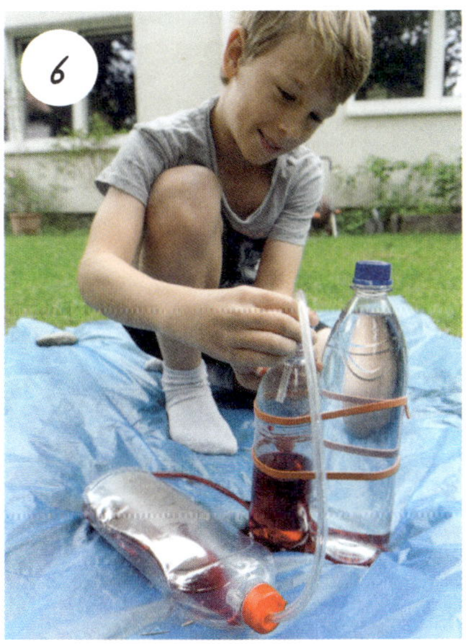

Verschließe den Körper wieder.

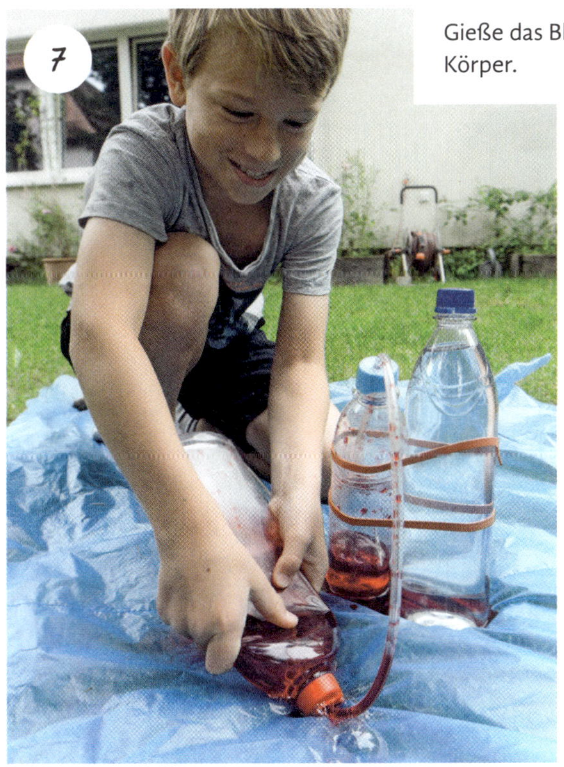

Drücke in regelmäßigen Stößen mit den Händen auf das Herz. Beobachte, wie dadurch das Blut in den Körper und wieder zurück ins Herz gepumpt wird.

DAS GAB'S ZUR ERSTEN HILFE

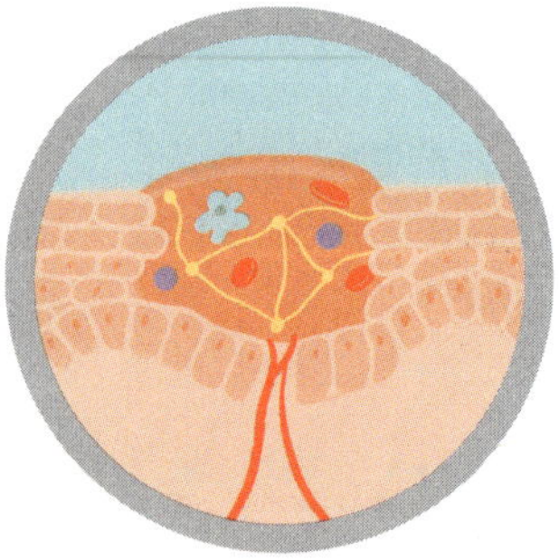

FORSCHERGEIST

8 Allgemeine Maßnahmen der Ersthilfe
10 Erste-Hilfe-Tasche packen
20 Der Saft des Lebens
22 Wie funktioniert die Wundheilung?
24 Kampf der Antigene gegen die Antikörper
38 Unser Hautkleid
40 Gestochen, gebissen und verbrannt
50 Brechen Knochen zweimal an derselben Stelle?
54 Vergessen, dich vor dem Sport aufzuwärmen?
64 Finger an Gehirn: Ich habe mich geschnitten!
76 Die Luft zum Leben
80 Störung im System

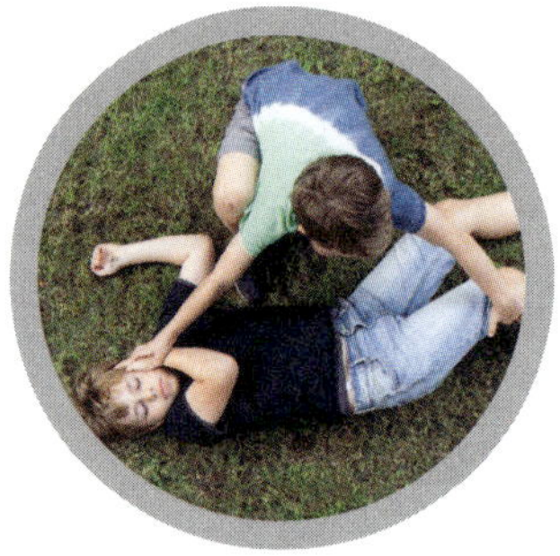

ENTDECKERLUST

12 Erfahrungswissen aufbauen
26 Schnittwunde versorgen
28 Schürfwunde verbinden
30 Nasenbluten stillen
32 Das Venenexperiment
44 Der Drei-Schalen-Versuch
52 Gebrochenen Arm ruhig stellen
56 Verstauchten Knöchel versorgen
58 Das Knochenexperiment
66 Gehirnerschütterung versorgen
68 Das Eierglasexperiment
70 Nur den Magen verdorben?
78 Wie fit ist deine Lunge?
82 Einem Ohnmächtigen helfen
84 Einem Bewusstlosen helfen
90 Kreislauftest

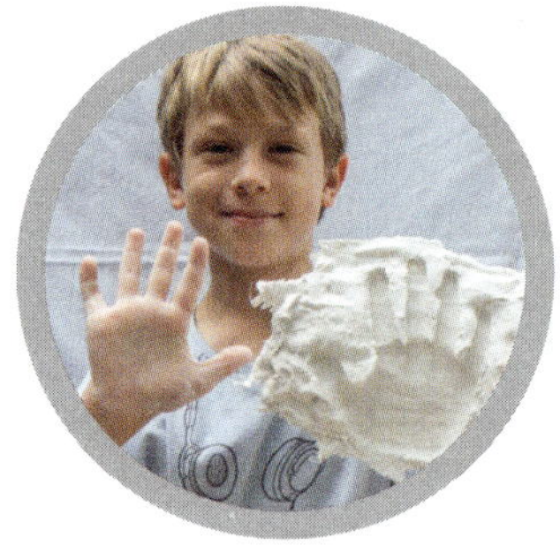

BASTELSPAß

14 Ersthelfer-Quartett
34 Kunstwerk aus Verbänden und Pflastern
46 Spitzwegerichsalbe
60 Gipshand
72 Kirschkernkissen
92 Herz-Kreislauf-Modell

JULIUS FORSCHT WEITER ...

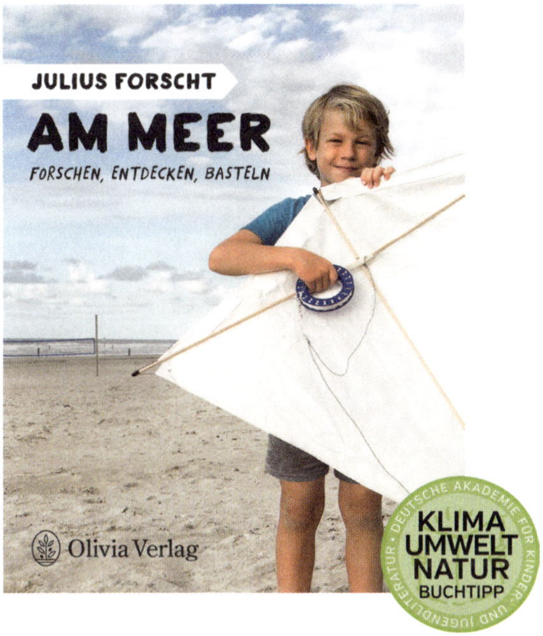

Wieso ist das Meerwasser salzig? Wie entsteht eigentlich Wind? Was ist das für ein Pilz, der in den Dünen wächst? Begleite Julius dabei, wie er diesen und vielen anderen Fragen auf den Grund geht. Und das neue Wissen gleich ausprobiert: Er nimmt einen Krebs auf die Hand, um dessen Gang genau zu beobachten. Oder er beißt in den Queller, der das Meersalz in seinen Stängeln ablagert. Als großer DIY-Fan gibt er tolle Basteltipps, zum Beispiel für einen Drachen oder einen coolen Schlüsselanhänger aus Treibholz.

Michael König
JULIUS FORSCHT – AM MEER
Forschen, Entdecken, Basteln
96 Seiten, 19,0 × 24,5 cm, Flexcover
15,00 € (D) | 15,50 € (A)
ISBN 978-3-98145-666-0

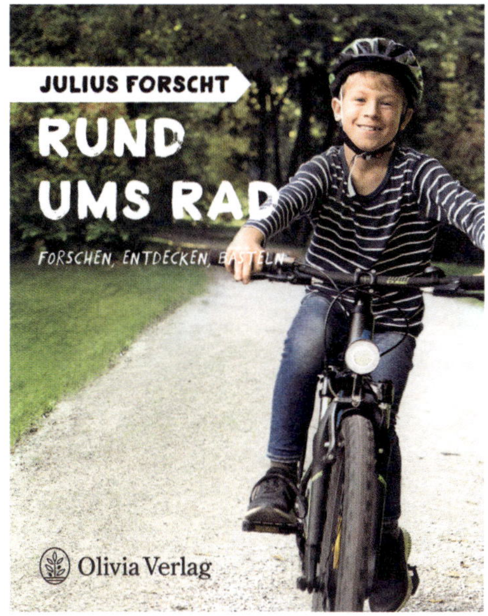

Der erste Schritt in die Freiheit, volle Pulle den Berg runtersausen – das Fahrrad macht's möglich. Aber welcher Radtyp passt zu mir? Wie gut schützt ein Fahrradhelm aus Kunststoff? Ist ein Mountainbike ohne Lampen im Straßenverkehr erlaubt? Julius will alles genau verstehen und probiert das neue Wissen selbst aus: Er testet seine Bremsen auf unterschiedlichen Böden und macht ein Gangschaltungsexperiment. Für DIY-Fans gibt Julius Tipps zur Verschönerung von Lenker und Klingel und bastelt aus einer alten Bremse eine Schreibtischlampe.

Michael König
JULIUS FORSCHT – RUND UMS RAD
Forschen, Entdecken, Basteln
96 Seiten, 19 × 24,5 cm, Flexcover
15,00 € (D) | 15,50 € (A)
ISBN 978-3-98145-668-4

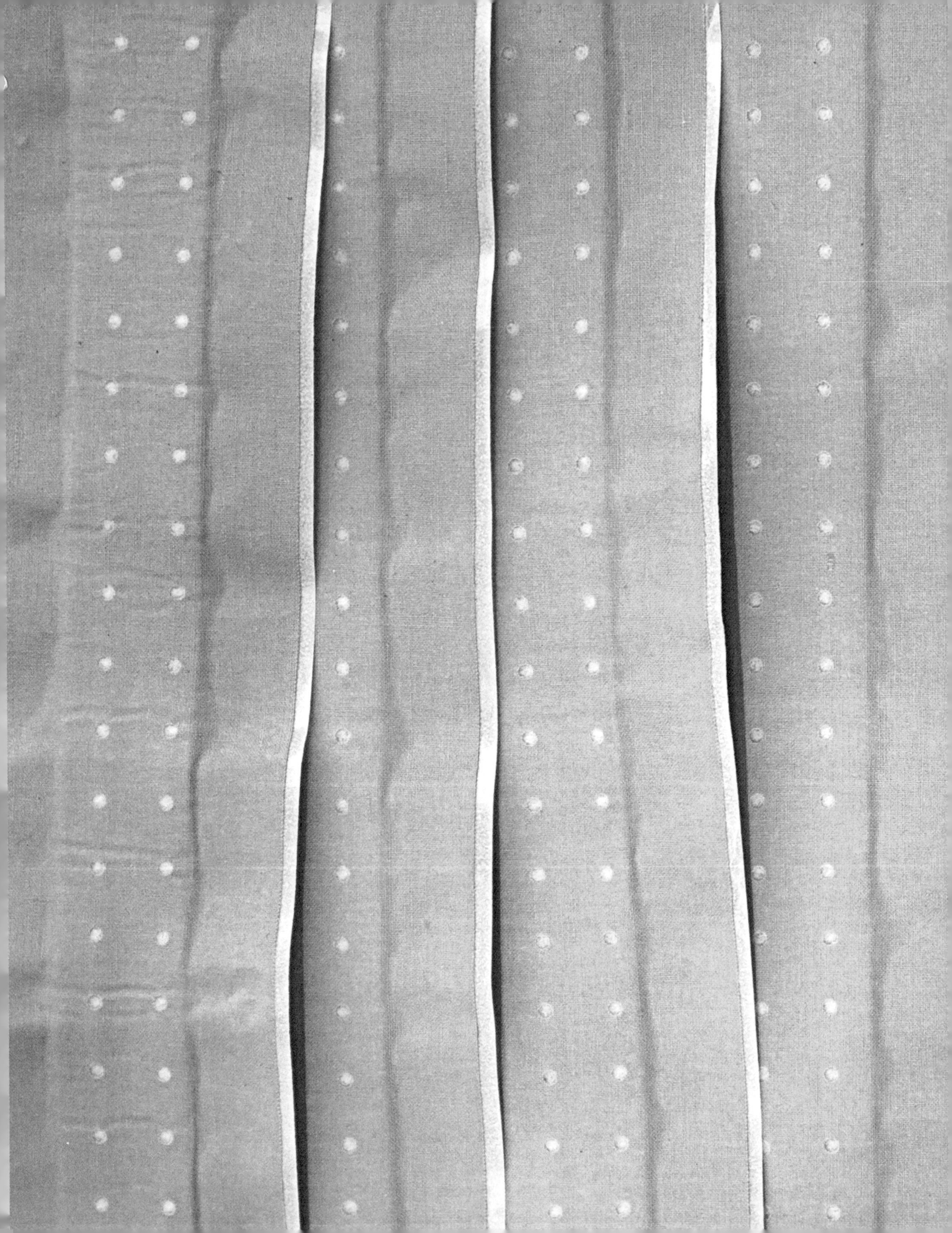